内科重症感染性疾病
中西医结合诊治

主　编　韩　云　谢东平　杨小波
副主编　张　燕　翁燕娜　赖　芳　黄东晖　郑静霞
主　审　晁恩祥　刘伟胜

编　委（按姓氏笔画排序）
　　　　左　天　麦舒桃　杜炯栋　杨龙珍　吴巧媚
　　　　陈配配　陈瑞兰　周耿标　郑　义　郑静霞
　　　　姚晓彬　韩　彦　廖继旸

人民卫生出版社
·北京·

图书在版编目（CIP）数据

内科重症感染性疾病中西医结合诊治 / 韩云，谢东平，杨小波主编 . —北京：人民卫生出版社，2020.9
ISBN 978–7–117–29677–9

Ⅰ. ①内…　Ⅱ. ①韩…②谢…③杨…　Ⅲ. ①内科 – 感染 – 险症 – 中西医结合 – 诊疗　Ⅳ. ①R505.97

中国版本图书馆 CIP 数据核字（2020）第 162937 号

人卫智网　www.ipmph.com	医学教育、学术、考试、健康，购书智慧智能综合服务平台	
人卫官网　www.pmph.com	人卫官方资讯发布平台	

内科重症感染性疾病中西医结合诊治
Neike Zhongzheng Ganranxing Jibing
Zhongxiyi Jiehe Zhenzhi

主　　编：韩　云　谢东平　杨小波
出版发行：人民卫生出版社（中继线 010-59780011）
地　　址：北京市朝阳区潘家园南里 19 号
邮　　编：100021
E - mail：pmph @ pmph.com
购书热线：010-59787592　010-59787584　010-65264830
印　　刷：三河市宏达印刷有限公司（胜利）
经　　销：新华书店
开　　本：787×1092　1/16　印张：24　插页：3
字　　数：599 千字
版　　次：2020 年 9 月第 1 版
印　　次：2020 年 10 月第 1 次印刷
标准书号：ISBN 978-7-117-29677-9
定　　价：88.00 元
打击盗版举报电话：010-59787491　E-mail：WQ @ pmph.com
质量问题联系电话：010-59787234　E-mail：zhiliang @ pmph.com

主 编 简 介

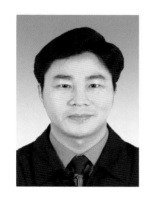

韩云,男,主任中医师,教授,临床医学博士,博士研究生导师,现任广东省中医院芳村医院重症医学科主任,为第四批全国老中医药专家学术经验继承工作学术继承人。师承国医大师晁恩祥教授、广东省名中医刘伟胜教授。

主要从事危重症医学及呼吸病学的中西医结合临床研究,主持国家自然科学基金面上项目1项,省部级课题6项,参与国家级、省部级、厅局级课题10余项,发表论文30余篇,主编专著3部,副主编专著3部,参编专著、教材共8部。曾获教育部、中华中医药学会二等奖各1项,广东省政府抗击非典"二等功",广州市政府抗击非典标兵,2008年获"全国百名杰出青年中医",2015年获中国中医科学院"中青年名中医"称号。现任中国民族医药学会热病分会副会长,世界中医药学会联合会呼吸病、热病专业委员会常务理事,中国中药协会呼吸病药物研究专业委员会常务委员,广东省基层医药学会中西医结合呼吸与危重症专业委员会主任委员,广东省中医药学会呼吸病专业委员会副主任委员,广东省药学会呼吸用药专家委员会常务委员等。

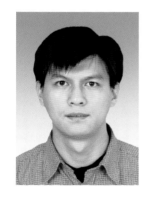

谢东平,男,主任医师,临床医学博士,硕士研究生导师,现任广东省中医院芳村医院重症医学科秘书,师从国医大师沈宝藩教授、广东省名中医刘伟胜教授。

主要从事重症医学,主攻方向为脓毒症及多器官功能障碍综合征的中西医结合临床及基础研究,主持国家自然科学基金项目1项,参与国家级、省部级课题6项,曾获广州中医药大学科研成果二等奖2项,主编学术专著《重症肺病名医学术经验传承与实践》(人民卫生出版社),副主编学术专著2部,参编学术专著4部,发表论文10余篇。2012年被评为医院"朝阳计划"青年后备人才,2018年被评为医院"拔尖人才"、广东省杰出青年中医药人才。2020年国家援鄂中医医疗队队员,获湖北省人民政府"最美逆行者"荣誉证书。现任中国民族医药学会热病分会常务理事,广东省中医药学会呼吸病专业委员会委员,广东省中医药学会热病专业委员会委员等。

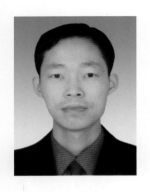

杨小波,男,主任中医师,博士研究生导师,医学博士,现任广东省中医院证候研究团队负责人、广东省中医证候临床研究重点实验室副主任,师从广东省名中医罗云坚教授。

主要从事中医证候、复杂干预、消化系统疾病等的中西医结合临床及基础研究、科研方法学研究,主持国家自然科学基金等国家级课题 2 项、省部级课题 5 项,获得广东省科学技术进步奖一等奖等各级奖励 5 项,副主编论著 2 部,发明专利/著作权 3 项,发表论文 40 多篇,其中 SCI 收录 15 篇。2006 年获评广东省中医院"拔尖人才",2015 年获广东省中医院首届"青年名中医"称号,2017 年获"广东省杰出青年中医药人才"称号。现任广东省中医药学会个体化证治专业委员会主任委员,中国中西医结合学会循证医学专业委员会常务委员,中华中医药学会体质分会委员,创新方法研究会个人会员等。

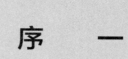

序 一

　　广义的热病是指一切以发热为突出表现的疾病，而狭义的热病是指感受六淫之邪或温热疫毒之气而引发的以发热为主症的外感病症总称，主要包括西医学的急性感染性及传染性疾病。感染性疾病、传染性疾病是人类最常见的疾病，涉及各个系统。各专科医师均会面对感染性疾病的患者，又以内科感染性疾病所占比例最多，部分患者可能发展为重症感染。正确的诊断和治疗，不仅对这类患者的预后至关重要，也对防止耐药菌的产生及传播有深远意义。时代在进步，抗感染理论在不断深化，抗病原体药物在不断升级换代，但药物更新速度却似乎跟不上病原体的变迁与耐药菌的产生，以至于产生全耐药、无药可用的所谓"超级细菌"。

　　作为中西医结合工作者，面对重症感染性疾病，不仅要千方百计寻找感染源、病原体，合理、规范运用抗感染治疗，还应同时积极探索中医药在此领域的环节优势与阶段优势。随着中医药干预重症感染性疾病的研究不断深入，在如何减少耐药菌产生、改变其耐药性、预防多重感染的发生、应对炎症反应和免疫损害等问题上，中医药的思路与方法逐渐发挥其优势。但由于重症感染性疾病的病理生理机制尚未完全明确，病情进展迅速，加之病原体耐药的问题，中西医结合之路仍然任务艰巨，期待更多高质量的成果产生，希望今后有切实可行的精准治疗方案的出现。

　　经过多年的临床实践，广东省中医院芳村医院重症医学科在中西医结合治疗重症感染方面有了一定的积累，成功救治了大量的重症感染患者。总结既往经验，能继往开来，便于在今后的研究中确定主攻方向，同时对于学界加深这方面的研究有所裨益。因此，该团队针对内科重症感染性疾病，编写了一部专门的中西医结合治疗专著《内科重症感染性疾病中西医结合诊治》，不仅涵盖西医学诊断及治疗的进展，更囊括各类重症感染性疾病的中医药切入环节及优势。不仅展示自身经验，也对其余名医经验进行拓展。不仅有理论解读，也有具体的临床实践作为解读。可供同道参考、借鉴。对于危急重症，我一直强调"中西医两法，中西医并重"，中医西医结合临床创新发展，以提高临床疗效。故乐为之序，与同道共勉！

国医大师　*晁恩祥*

2020 年 6 月

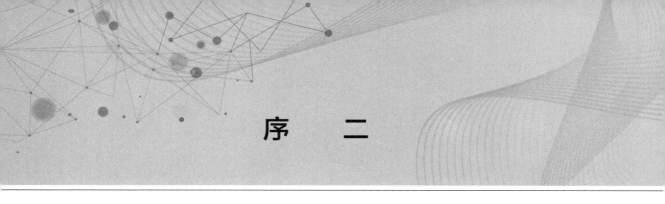

序 二

感染是一个古老的话题，伴随着人类的整个发展历史。在 3 000 年前的殷商甲骨文中，就已发现 10 余处"疬（疫）"，反映了对流行性疾病的记载。而在西方，2 400 多年以前的雅典瘟疫，翻开了瘟疫的编年史。到了现代，即使医学已经有了长足的发展，但在与感染的斗争中，人类也未能取得明显的优势。人类的发展史其实就是一个与感染不断斗争的历史，而且在可以预见的将来，感染依旧会是人类健康的重要威胁。

中医在与感染的斗争中积累了丰富的经验，形成了一个巨大的宝库。屠呦呦教授发现青蒿素，与晋代葛洪所著的《肘后备急方》密不可分，其中记载的"青蒿一握，以水二升渍，绞取汁，尽服之"，为屠呦呦教授采用乙醚制取青蒿提取物提供了重要思路。我们相信，除了青蒿素，中医药宝库还有其他重要内容值得深入探索和挖掘，这其中便包括中医热病理论。

早在先秦时期的《仓公诊籍》中，便出现了热病这一名词术语。到了《素问》，热病诊治的理论雏形初步形成，其后通过历代医家的不断完善，形成了较为完善的热病理论体系。中医学的"热病"，是指以发热为最主要、最明显临床表现的一类疾病。从病因角度来分，可分为外感热病、疫病和内伤发热三大类，其中的外感热病、疫病与现代的急性感染性疾病密切相关。对中医热病进行研究，将经典的伤寒、温病等理论融会贯通，构建现代的中医热病理论体系，将对感染性疾病的中医治疗产生深远的影响。若能对其中的某些关键知识深入探索，或许第二个、第三个"青蒿素"亦能成为现实，让人类在与感染的斗争中取得更伟大的胜利。

广东省中医院芳村医院重症医学科在韩云主任的带领下，在临床工作过程中，一直努力应用中医药方法解决各类重症感染。感染所导致的脓毒症已经成为重症医学经常面临的问题，而多重耐药菌导致的难治性感染则更是日益严峻的挑战。在这种情况下，韩云主任带领的团队立足中医热病理论，积累经验，将历年所思、所得进行整理，形成本书，涵盖了内科各个系统常见的重症感染，对于现代热病理论的完善具有很好的促进作用。期待更多的同道加入热病的研究，共同推动热病的发展。

广东省名中医 刘伟胜

2020 年 6 月

前　言

感染（infection）是指病原性的或潜在病原性的微生物侵入正常时无菌的组织、体液或体腔的过程。在与感染的斗争中，随着对病原学认识的日益加深，以及新疫苗、新药物的推陈出新，有时会让人们产生一种错觉——人类似乎正在赢得抗感染斗争的胜利。但事实上，到目前为止，除了天花，尚无其他传染病被人类彻底根除。相反，近年来不断出现新的病原体，如新型流感病毒、寨卡病毒、埃博拉病毒等，对人类的健康带来严重的威胁。同时，抗生素的使用也诱发了"超级细菌"，且细菌的广泛耐药性已经成为全球性问题。"道高一尺，魔高一丈"，医学在解决一些问题的同时，却也在不断面临新的困境。感染性疾病依然是人类面临的重要挑战。

重症感染是指导致了急性器官功能障碍的严重感染；通俗来说，是指危及生命的严重感染。根据西医学的认识，重症感染不仅仅与感染本身有关，还与感染导致的失控的全身炎症反应相关。这种由感染导致的全身炎症反应综合征（systemic inflammatory response syndrome，SIRS）被定义为脓毒症（sepsis）。在 2016 年脓毒症新定义 3.0 版中，将脓毒症定义为宿主对感染的反应失调，产生危及生命的器官功能损害。当然，除了脓毒症外，还有一些感染通常被认为属于严重感染，如人类免疫缺陷病毒（HIV）感染等，但无论如何，脓毒症是重症感染中最为重要的一部分内容。对于导致脓毒症的失控性全身炎症反应，西医学同样缺乏有效的药物治疗手段。同时，伴随着抗生素的应用带来"超级细菌"问题，专业界发出"今天不好好用药，明天将无药可用"的声音，提示细菌广泛耐药的严峻挑战！

与西医学相比，中医学对于感染性疾病的相关认识起源更早。早在《黄帝内经》《伤寒杂病论》中，就有对感染性疾病的系统论述。清代叶桂、吴瑭创立的温病学说，进一步丰富了中医学对感染性疾病的病机认识，至今仍在有效地指导临床治疗，且疗效显著。在不涉及病原学的情况下，中医学从整体出发，从机体对感染的反应出发，调整机体反应状态，这是中医治疗的长处，而这恰恰可以弥补西医学的不足。在不同的场景下，中西医各有优势及不足，将两者的长处进行结合，扬长避短，必将有助于临床疗效的提高。

随着中西医结合研究的广泛开展，共识成果越来越被重视。在 2014 年的《脓毒症中西医结合诊疗指南》中，首次把中医药对脓毒症的治疗方案收入，指出对于重症感染，中西医并用，寻找并发挥各自的优势。如王今达教授的"四证四法"，体现了中医在某些疾病环节点、并发症防治、已病防变等方面的优势。随着中医药治疗脓毒症研究的不断深入，在减少耐药菌产生、改变耐药菌耐药性、预防继发感染、应对炎症反应和免疫抑制、治疗胃肠功能障碍等问题上，中医药的思路方法逐渐发挥其优势。但由于脓毒症病理生理机制的不明确、病情进展迅速、涉及器官范围广等问题，中西医结合研究之路仍然任务艰巨。

经过 16 年的临床实践，广东省中医院芳村医院重症医学科在中西医结合治疗重症感染方面有了一定的积累，成功救治了大量的重症感染患者。为进一步总结既往经验，为今后的研究确定方向，结合本专科经验与体会，以内科系统重症感染性疾病为主要病种，组织专家与专科骨干编写了本书，力争在涵盖重症感染性疾病西医学诊治进展的基础上，凸显各类疾病的中医切入环节及优势。由于自身经验有限，因此还进一步检索、收集全国名医的治疗经验，以期博采众长，拓展思路。

本书共分9章，第一章为感染性疾病的中医认识，第二章为感染性疾病的西医学认识，第三章从案例出发探讨感染性疾病的护理；余下的6个章节，则分别讨论了呼吸系统、心血管系统、中枢神经系统、消化系统、肾脏系统等5个系统的常见重症感染性疾病，同时将难以归入器官系统的其他常见重症感染性疾病，如导管相关性血流感染等归入最后一章。在各章的每个疾病中，分为"西医认识""中医认识""典型案例与诊治评析"三块内容。其中西医认识涵盖诊断标准、病原学、治疗三部分内容，中医认识则包括病因病机、辨证论治、名医经验三部分内容，典型案例部分则收集了专科治疗该疾病的典型病案，并在最后对案例的诊治做一评析。

在专科的发展过程中，深受国医大师晁恩祥教授、广东省名中医刘伟胜教授两位恩师的悉心指点与大力支持。两位教授年事已高，仍对本专著进行审阅，提出了宝贵意见，并作序鼓励！感谢恩师在学科建设与人才培养方面毫无保留的指导！同时本书还得到世界中医药学会联合会热病专业委员会会长、广州中医药大学副校长、广东省中医院副院长、广东省名中医张忠德教授，以及中国民族医药学会热病分会会长、广东省中医院呼吸大科主任林琳教授的指导，在此表示感谢！

本书在整理成文过程中得到时任广东省中医院芳村医院医务处胡学军处长、影像科张思伟教授、检验医学部徐宁教授、罗强教授等的大力支持及帮助，在此致以衷心的谢意！

2020年初，新型冠状病毒肺炎疫情暴发，面对国家危难，编委中共3位专家毅然前往武汉一线援助抗疫。在此次新型冠状病毒肺炎疫情中，中医药在抗疫一线彰显了优势，其疗效为世人所瞩目，也再一次验证了中医药在重症感染性疾病中的重要地位。中医药在重症感染性疾病中大有可为！因此，特增补新型冠状病毒肺炎相关内容——在武汉一线诊治新型冠状病毒肺炎的经验和临床案例。

我们希冀这本书能够为从事中西医结合诊治感染性疾病的同道提供参考，起到抛砖引玉的作用。在整理过程中，我们也深知本书的局限性，仅仅是我们临床中积累与学习的初步成果。由于临证思考有深浅不同，加上重症感染性疾病的复杂性，临床实践还存在许多不足，希望同道批评指正。

编者

2020 年 6 月 18 日

目　　录

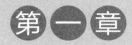

第一章
感染性疾病的中医认识

第一节　概　　论

感染性疾病简称感染(infection),是指各种病原体侵犯人体所引起的疾病。获得感染性疾病后,人体的反应状态是极其复杂的,不同的病原体与不同个体之间的相互作用更是千变万化。例如有些病原体与人体宿主之间可以达到互相适应、互不损害对方的共生状态,有些感染可能引起局部的、轻微的、长期的炎症反应,而重症感染却表现为全身的、严重的、短时间内危及患者生命的炎症反应。在千变万化的临床表现中,发热应该是感染性疾病中最常出现的症状。而早在《黄帝内经》时代,以发热为最主要临床表现的疾病都被统称为"热病"。因此,如果要将西医学的感染性疾病在中医领域找一个相对恰当的术语进行对应,"热病"应该是最为恰当的,尽管还存在争议。例如不是所有的感染性疾病都会出现发热,而中医"热病"可能还包括不明原因发热等其他非感染性发热。

一、热病的定义

中医"热病",是指以发热为最主要、最明显临床表现的一类疾病。从病因角度来分,又可分为外感热病、疫病和内伤发热三大类。其中的外感热病、疫病与西医学的急性感染性疾病密切相关,而内伤发热则对应了西医学中具有发热特点的慢性感染性疾病。

外感热病是指感受外邪而引发的以发热为主症的一类疾病。古人称之为"伤寒"(后世称之为"广义伤寒"),即《素问》所谓"今夫热病者,皆伤寒之类也"。后世又将其分为"伤寒"(又称"狭义伤寒")和"温病"两大类。西医学的急性感染性疾病,皆属中医外感热病的范畴。

疫病是指外感具有传染性的疫疠之气而引发的热病。之所以将其从外感热病中独立出来,皆因其具有传染性的特点。如《素问(遗篇)·刺法论》说:"五疫之至,皆相染易,无问大小,病状相似。"称为"疠"者,是指这类疾病不仅具有强烈传染性,还有死亡率高的特点。因此,疫病虽同属于热病,但其有别于一般的外感热病,具有独特的临床特点,诊疗方案亦应单独研究。西医学中的急性传染性感染性疾病,归属于中医疫病范畴。

内伤发热是指劳伤所致脏腑功能失调,阴阳失于平衡而引起发热的一类疾病。与外感发热相比,其发热病程较为迁延。内伤发热所对应的现代疾病范畴非常广泛,除了慢性感染性疾病外,不明原因发热、肿瘤发热、自身免疫性疾病所致发热等均可归属于内伤发热范畴。

本书探讨的为内科重症感染性疾病,其临床表现主要为急性发热性疾病,故主要归属于外感发热、疫病范畴。但由于部分患者可能具有反复感染、而后急性加重的病程特点,亦应详细询问患者的发病过程、四诊特点,区别是否属于内伤发热范畴。

二、热病定义的发展源流

1. 秦汉时期，初步建立起以伤寒为代表的热病理论体系　感染是个古老的疾病，热病同样如此。甲骨文之中就已发现 10 余处"瘕（疫）"，记载流行性疾病。先秦时期，《仓公诊籍》便有"《脉法》曰'热病阴阳交者死'"的论述，出现热病这一名词术语。长沙马王堆西汉墓出土的《导引图》，则展示了秦汉之前古人"引热中""引温病"的形象。

至《素问》，热病诊治的理论雏形初步形成，其中的《热论》《刺热》《评热病论》记载了外感热病的病因、临床症状，并且用六经来划分外感病不同时期的症状、转归及治疗大法等，对后世影响深远。首先《素问·热论》中"今夫热病者，皆伤寒之类也""人之伤于寒也，则为病热"的论述，反映了对热病病因的认识，即"伤于寒"。但在《素问》中还是更重视病症中的热，而不是病因之寒，这从疾病的命名可以看出，故其篇名为"热论""刺热""评热病论"，而无一篇是以"伤寒"命名的专论。其次，《素问·热论》中形成了"一日太阳""二日阳明""三日少阳""四日太阴""五日少阴""六日厥阴"的六经传变次序及其相应的症状论述，虽仍显粗糙，但直接影响着后面《伤寒杂病论》六经辨证理论体系的形成。此外，除了《素问·热论》中的论述，《素问·刺热》还按五脏来分类外感热病，将其分为"肝热""心热""脾热""肺热""肾热"，并对其相应的症状进行了叙述，可以称为外感病脏腑辨证的先驱。其中对于肺热病的描述如下："肺热病者，先淅然厥，起毫毛，恶风寒，舌上黄，身热。热争则喘咳，痛走胸膺背，不得太息，头痛不堪，汗出而寒，丙丁甚，庚辛大汗，气逆则丙丁死。刺手太阴、阳明，出血如大豆，立已。"这些描述非常形象地反映了肺部感染患者的临床表现，因此不少学者认为肺热病可以作为肺部感染的中医病名诊断。

至《难经·五十八难》"伤寒有五，有中风、有伤寒、有湿温、有热病、有温病，其所苦各不同"，提出了广义伤寒概念，开启了"伤寒"的时代，体现了对病因认识的重视。而张仲景则进一步继承和发扬了这种伤寒思想，其经典著作《伤寒杂病论》标志着中医以伤寒为代表的热病理论体系的建立，而《素问》《灵枢》中以病症之热来命名的"热病"学说则逐渐退出历史舞台。

对张仲景所著《伤寒杂病论》中"伤寒"的认识，有学者认为具有代表性的应该来源于张仲景在其《伤寒例》中引《阴阳大论》之文："其伤于四时之气，皆能为病。以伤寒为毒者，以其最成杀厉之气也。中而即病者，名曰伤寒；不即病者，寒毒藏于肌肤，至春变为温病，至夏变为暑病。暑病者，热极重于温也。"即《伤寒杂病论》中所论述的"伤寒"为广义伤寒。《伤寒杂病论》进一步发展了《难经》"伤寒有五"的理论，使之成为"伤寒有十"，不再把伤于寒邪的热病称为"热病"，而是直接以病因的伤于寒，命名这一类疾病为"伤寒"。同时以《素问·热论》的六经传变次序为基础，对"伤寒"的不同病程阶段特点进行总结，形成了外感病六经辨证理论体系，一直深入影响至今。从《黄帝内经》的"热病"演变至《伤寒杂病论》的"伤寒"，反映了对疾病表象的认识过渡到对病因的探讨，应该是一种认识上的深入。但限于当时的认识，对病因的探讨只能是基于病者的临床表现与当时的气候、地理等因素，因此难免有含糊、混淆之处，这便为后世寒温之辩留下伏笔。

2. 从晋唐时期的寒温模糊到宋元温病概念的萌芽　到了晋唐时期，伤寒与温病的界限出现混淆模糊的趋势。葛洪在其《肘后备急方》中载有"又贵胜雅言，总名伤寒，世俗因号为时行，道术符刻言五温，亦复殊，大归终止是共途"的观点。在治疗上主张"伤寒有数种，人不能别，令一药尽治之者，若初觉头痛、肉热、脉洪，起一二日，便作葱豉汤……"客观反映了在临床上对"伤寒有十"进行鉴别区分存在难度,因此葛洪从临床治疗的务实角度出发,提出了葱豉汤及其后续治疗方案。

《诸病源候论》由隋代巢元方等撰写,是我国现存最早的一部论述病因和证候学的专著。其中的《伤寒病诸候》吸收了《伤寒杂病论》的相关精华并有所拓展,而其中的《温病诸候》,以"日传一经"论述温病诸候,但不少学者均认为其为对照、承袭《伤寒病诸候》的体例、内容加以铺张而成,使本已有所混乱的温病与伤寒的界限更加模糊不清。

晋唐时期寒温混淆模糊的趋势到了宋元时期逐渐改善。宋元时期的医家对张仲景的六经辨治学说进行了广泛的探讨,学说纷呈,逐渐形成了一大伤寒学派。值得注意的是,尽管这些医家深入探讨仲景六经辨证的学术内涵,但在具体的治疗方法上面却并不简单遵循仲景之方。如韩祗和解表不用仲景方,其论伤寒,避开了病因上的"寒"字,从证候上的热病和"伏阳为热"的病机上着眼,为辛凉解表铺垫了理论依据。其后的庞安时、朱肱等均受韩祗和影响,开始在仲景的麻桂方中加入石膏、知母、黄芩、葛根等,将辛温发汗之方更改为辛凉清解之方,在理论和临床实践中开辟出了不同于仲景的新思路,可谓是刘完素"伤寒六经皆热论"的先声。

到金代刘完素,则明确在其《伤寒直格》中指出:"《内经》既直言热病者,言一身为病之热气也;以至仲景直言伤寒者,言外伤之寒邪也。"认为仲景所论伤寒与《黄帝内经》所载热病,是一病二名。因此其主张伤寒即是热病,治法多施辛凉。他在《伤寒标本心法类萃》中进一步指出:"不若通用天水散,或双解散之类,甚佳,无使药不中病而益加害也。白虎合凉膈散乃调理伤寒之上药,伤风甚妙。"因此,刘完素在治疗外感热病时,已经改用辛凉清解的方法。

在金元时期,医学争鸣之风渐盛,促进了中医学的发展,其中的另一个重要学术特点就是杂病辨治逐渐形成了一套独立的体系。在金元之前,杂病辨治往往借用外感病方法,即倡导"仲景伤寒为百病立法"。但杂病与外感伤寒存在区别,如果用仲景六经辨治体系治疗内伤,固然有用之得当"其效如神"的可能,但也不少用之失当"多致伐人生气,败人元阳,杀人于冥冥之中"。张元素有鉴于此,提出了脏腑辨证论治杂病。其后的李东垣更是创"内伤脾胃,百病由生"的脾胃学说,王好古、罗天益、朱震亨等均在内伤病机的阐发上有所创见。自金元时期开始,内伤杂病的辨治逐渐形成自身独特的体系,并成为后世内伤发热相关理论的源流。

3. 明清时期广义温病理论体系的建立 外感热病发展到明清时期,温病学说日渐成熟。这一时期的医家把《伤寒论》当做专门治疗冬季狭义伤寒的著作对待,在否定辛温解表法的同时,也限定了仲景《伤寒论》对外感热病的指导作用。在这个时期,温病学迅速发展,不仅在治疗方法上空前丰富,而且在发病季节、证候表现、涵盖病种等方面,都与广义伤寒难以区分,形成广义温病向古代广义伤寒回归的特点。

清代温病学家对仲景关于温病的定义进行了很大程度的修改。首先,关于温病的名称,清代温病学家认为除了冬季的伤寒之外,四时皆有热病,并将它们总称为温病而不是总称为伤寒或广义伤寒。如吴瑭在《温病条辨》中云:"温病者,有风温,有温热,有温疫,有温毒,有暑温,有湿温,有秋燥,有冬温,有温疟。"吴瑭所说的这九种温病,与仲景《伤寒例》中广义伤寒的概念非常接近。正如其言:"此九条,见于王叔和《伤寒例》中居多,叔和又牵引《难经》之文以神其说。按时推病,实有是证,叔和治病时,亦实遇是证。但叔和不能别立治法,而叙于《伤寒例》中,实属蒙混,以《伤寒论》为治外感之妙法,遂将一切外感悉收入《伤寒例》中,而悉以治伤寒之法治之。"这个观点与叶桂《温热论》中的相关论述如出一辙。叶桂在《温热论》中说,温病"辨营卫气血虽与伤寒同,若论治法则与伤寒大异"。总的来说,明清时代的温病,逐渐形成了广义温病,与广义伤寒的概念有趋同表现。所谓广义温病,是指与狭义温病相对而言。所谓狭义温病,是广义伤寒里的一个概念,即伏气温病;其仅发于春季,初期即见壮热烦渴,无恶寒表证,治当清泄里热,无须发汗解表,属于里热外发型热病。而广义温病,即清代温病学家所创立的新感温病。

对于温病的发病机制认识,明清时代最著名的当属吴瑭的三焦辨证和叶桂的卫气营血理论。吴瑭的三焦辨证,认为温病之邪由上而下,从心肺上焦,逐渐发展到脾胃中焦,最后深入到肝肾所在的下焦。而叶桂的卫气营血理论也同样反映了一个由表入里,由浅入深,由轻到重的过程。而在治疗方面,明清温病学家将辛凉解表作为基本法则,其中具有代表性的则为吴瑭所创制的桑菊饮、银翘散,以及发展到营血之后的清营汤和犀角地黄汤。

从《素问》的"热病",到《伤寒杂病论》的"伤寒",再到对宋金元认识到辛温发汗之难用,倡辛凉解表之易施,最后到明清时期的"温病",历史走了一个大的循环,而在循环中不断加深着中医对外感病的认识。但需要认识到的是,辛凉解表同样存在弊端,即可能导致过用寒凉,而致病情缠绵难愈。明清温病学家同样认为外感热病表证初期不可过用寒凉药物,否则表闭不解,外邪无出路,反而可导致疾病不愈。

4. 现代热病理论体系的建立 及至现代,随着西方医学广泛进入中国,西医学中感染相关的理论对中医学温病、伤寒理论体系产生了巨大的影响。结合西医学对感染的相关理论,认识到外感病有细菌、病毒、非典型病原体等病原学方面的差别;认识到部分病原体具有强烈的传染性,如严重急性呼吸综合征(SARS)冠状病毒、甲型流感病毒、禽流感病毒,而其他一些病原体并无传染性;认识到部分病原体具有强烈的致病性和毒力,如肺炎链球菌、肺炎克雷伯菌等,而部分病原体的毒力较弱,如普通的感冒病毒,临床表现相对轻微。西医学的抗感染治疗也使得中医的部分优势丧失,如抗生素的广泛使用,使得中医在治疗急性细菌性感染性疾病方面落后于西医学。这些新的形势变化,使得建立现代中医热病理论体系成为迫切需要。

首先,现代热病理论可以考虑建立在病证结合的基础之上。西医学在感染性疾病的病因研究方面具有优势,如可区分细菌、病毒、真菌以及其他病原体,而不同的病原体感染在临床表现上具有相应的特点。例如同为肺部感染,虽然都表现为发热、咳嗽、气促,但细菌所致的肺部感染可出现明显的脓性气道分泌物,属于中医学痰热范畴;而病毒所致的肺部感染则往往无明显的气道分泌物,更倾向于中医学毒热范畴。在中医热病的框架内,探讨不同病原体、不同感染部位所致感染性疾病的中医病机特点,不断丰富总结,有望逐步形成病证结合的中医热病理论体系。

其次,现代热病理论应该融合中医传统伤寒、温病理论。伤寒、温病有各自独特的理论体系,但六经辨证、卫气营血辨证、三焦辨证都是建立在中医经典的阴阳、五行、脏腑、经络等基础理论之上的,这便在先天上决定伤寒、温病理论有融合的基础。因此,近现代不少学者主张寒温融合、寒温统一,如邓铁涛、董建华、张学文等。但在如何构建寒温统一的理论体系方面仍存在争议。如董建华通过临床实践,将伤寒与温病熔于一炉,合为一体,吸收"六经"和"三焦"的长处,提出以八纲辨证为基础,选用卫气营血辨证的分析方法,把热性病分为"表证""表里证"和"里证"三期,三期里面再分为21个证候,以指导各种热性病的辨证治疗。邓铁涛亦根据临床报道和自己的临床经验提出了一套可供参考的外感病辨证统一纲要,这个纲要融六经、三焦、卫气营血于一体,阐明了风寒、风温、暑温、湿温、秋燥、冬温、温毒等作为中医外感热病的主体,由表入里、由浅入深的发生、传变过程。总的来说,对于如何构建寒温融合的现代热病理论仍存在争议,是在六经的理论基础上,还是在卫气营血的理论基础上,抑或另立体系,有待于进一步研究探讨。

此外,现代热病理论应该充分发挥中医的整体观和辨证论治的优势。尽管西医学在感染性疾病的病原学认识、抗感染治疗方面存在一定的优势,但同样应该认识到其存在不少的缺点。例如病原学培养、鉴定能帮助临床医师明确致病菌,但存在获得培养结果时间较长、培养阳性率低、部分病原体难以通过培养鉴别等难题,即使获得阳性培养结果,也可能存在与临床表现、治疗反应不匹配的情况。不少感染性疾病的抗感染治疗均存在疗效不满意的问题,如病毒、真菌所致的感染。即使是细菌感染,多重耐药菌的产生同样使得西医抗感染治疗的疗效大打折扣。还有,患者的宿主状态也非常关键,直接决定了西医抗感染治疗的疗效。在这种情况下,应该充分发挥中医的整体观和辨证论治的优势,立足于患者的宿主状态、与病原体斗争的态势等角度,重点针对西医治疗的难点,综合应用中成药、中药汤剂、中医特色疗法等多种治疗手段,必将能有效改善患者预后。

第二节　热病的中医病因病机认识

如前所述,感染性疾病属于中医热病范畴,从病因角度来分,可分为外感热病、疫病和内伤发热三大类。因此,感染性疾病的中医病因复杂,涵盖了外因、内因、病理产物形成的病因等各类病因。

在复杂的病因中,又以外感六淫、疠气、饮食不慎、劳逸失度、七情内伤、病理产物形成等最为常见。在这些病因中,六淫邪气是外感热病的主要病因,疠气则是疫病的病因,而饮食不慎、劳逸失度、七情内伤则是内伤发热的主要病因。瘀血、水饮痰湿等病理因素则在各类热病的发病中均起到促进的作用。

在不同的病因中,外感病邪可因其性属阳而使机体阳热偏盛而成热病,亦可因其性属阴而困阻机体阳气而成热病。内伤病因可使机体局部气有余而为热,发为热病,亦可因内伤导致机体局部阳气虚衰,进而阴邪盘踞、阳气衰微而表现为发热。由于病因的复杂性,加之机体的不同状态,带来病机的千变万化。以下就其常见病因、病机逐一进行简述,仅能得其大概,未能万全。

一、六淫邪气

六淫病因说可追溯至春秋战国时期,当时的秦国名医医和提出"六气病源"说。六气指"阴、阳、风、雨、晦、明",其中的阴、阳、风、雨是指四种自然界气候异常变化作用于人体产生的邪气,而明与晦是指情志致病和房劳致病,不属于外感病因。在"六气病源"说的影响下,逐渐形成了外感"六淫"说。

六淫,即风、寒、暑、湿、燥、火六种外感病邪的统称。风、寒、暑、湿、燥、火本是自然界正常存在的六种不同的气候变化,这种气候变化称为"六气"。当这种气候变化太过,或人体的正气不足而不能耐受时,则"六气"可变成致病因素,此时则被称为"六淫"。

六淫邪气是外感热病的主要致病因素。在六种致病因素中,又以风邪为长,其余诸邪气渐次与四季天时变化而关联,如夏以暑、湿为多,而秋令主燥,冬主寒,四时各有所主,各致其病。此外,根据五运六气学说,其主气、兼气相并又合五运,随岁次之不同,形成相应的运气变化,而人感而为病。由于外感热病与六淫、运气变化密切相关,因此在临床治疗时必须考虑气候、季节的影响。正如《时病论·五运六气论》所言:"不知年之所加,气之盛衰,不可以为工也。"

六淫所致的外感热病具有相应的特点,以下逐一说明。

1. 风邪与外感热病　自然界的风是一种无形的气流。因此,自然界中具有风之轻扬开泄、善动不居特性的外邪被称为风邪。风为春季的主气,春季应五行为木。

《素问·生气通天论》曰:"风者,百病之始也。"风为百病之首,是外邪致病的主要因素,其他六淫邪气多依附于风邪而侵犯人体,表现为风邪与其他邪气夹杂,合而为病,如风寒袭表、风热犯表、风湿侵表等。因此,风邪常是六淫致病,包括热病发生的先导。

风性轻扬开泄,因此在病机上具有易袭阳位的特点。风邪具有轻扬、上升、向上、向外的特性,故外感风邪,首先出现症状的部位包括肌肤、头部以及面部的鼻等清窍,表现为畏风、头痛、鼻塞、喷嚏等症状。风性开泄,故风邪易使腠理疏泄开张,而其他邪气借此入侵,由于腠理疏泄,故可见汗出。

以风邪为主引起的外感热病的典型代表为风温。风为春之时邪,在春季感受风温、风热病邪,即病"风温"。由于风邪还具有善行而数变的特点,这就决定了风温起病迅速、变化颇多的病机特点,甚至可出现"逆传心包"的危候。风温初起临床表现以肺卫见证为主,继则可出现邪热壅肺等气分证候,同时多伴有肺胃阴伤的表现,治疗上在早期当以疏风泄热、辛凉透表法治之。

2. 寒邪与外感热病　寒为冬季主气,故寒邪致病多发生于冬季。《素问·热论》云:"人之伤于寒也,则为病热。"由于寒性凝滞、收引,因此当寒邪侵犯肌表时,可闭塞腠理,致使阳气不得发越,而出现发热表现,引起外感热病。

寒邪引起的外感热病,又分为感邪即病的"伤寒"和邪气伏而不即发的"伏邪"两种情况。

感寒即发者即《伤寒论》中的太阳病,可主要分为表寒实证的麻黄汤证、表寒虚证的桂枝汤证。麻黄汤证临床表现为恶寒、无汗、发热、体痛、脉浮紧,而桂枝汤证表现为恶寒、汗出、发热、苔白不渴、脉浮缓或浮弱。

总的来说,寒邪引起的外感热病,虽可见发热症状,但必有恶寒症状,甚至以恶寒作为更加强烈的主诉,且恶寒症状先于发热症状。此外,由于寒性凝滞、收引,往往伴有体痛、头痛、呕吐等症状,并且体痛、头痛具有得温痛减的特点。

而感邪不即发的"伏邪",即"冬伤于寒,春必病温"。冬天感受了寒邪,伏而不发,至春天发为温病。"伏邪"理论在临床上存在争议,对于临床治疗的指导作用有限。

3. 暑邪与外感热病　暑为夏季主气,其致病有着明显的季节性。《素问·热论》记载:"先夏至日者为病温,后夏至日者为病暑。"后世温病大家叶桂也称之为"夏暑"。因此,凡夏至之后,立秋之前,致病具有炎热、升散、兼湿特性的外邪,称为暑邪。由于暑为火热之气所化,人感而为病,则为外感暑热病。

暑为阳邪,其性炎热,且具有升散、酷烈的特性,易耗气伤津,故起病迅急。暑热为病,初起难见肺卫证候而直达气分,表现为壮热、大汗出,不恶寒反恶热,口渴欲饮,尿赤短少,脉洪大或洪数,舌苔黄燥。部分患者由于气、津耗伤太过,可因清窍失养而突然昏倒、不省人事。此刻治疗上应即投辛寒重剂治之,以清暑泄热,除烦止渴。

暑邪为患,还具有易夹湿邪的特点。暑季气候炎热,且常多雨而潮湿,热蒸湿动,所谓

"天暑下逼,地湿上蒸"。此时天暑与地湿合而为患,故临床表现除见发热、烦渴外,还具有身热不扬、四肢困顿、胸闷呕恶、大便溏稀不爽等湿邪症状。此时治疗上当兼顾利湿,以健脾、通利二便为主,以期湿邪由二便而出,而"湿去热孤"。对于暑湿一病,由于其与下述的湿热病在病机治法上极为一致,故有学者主张可归于湿温之下,不必另立。

4. 湿邪与外感热病　湿为长夏主气,为阴邪。凡具有重浊、黏滞、趋下特性的外邪,称为湿邪。湿邪虽为阴邪,但易困阻阳气,郁遏气机,且长夏热盛,常与热邪合而为患,而发为湿热之病,称为湿温,是外感热病的一大类型。湿温的发病还往往与机体内伤有关,素体太阴脾伤,则其人有内湿,易与外淫之湿感而为病。正如薛雪所言:"太阴内伤,湿饮停聚,客邪再至,内外相引,故病湿热。"

由于脾为太阴湿土,在病机上易为湿邪所犯,正所谓"同气相求",因此湿温病变往往以脾胃为病变中心。根据湿热之邪弥漫的部位不同,可分为上焦湿热、中焦湿热和下焦湿热。如湿温早期,病位仍偏上,其证属表,病位在肺与皮毛,则临床表现为恶寒,发热轻微,或不发热,或午后发热,头重如裹,肢体困重,胸闷无汗,或见咳嗽等肺卫症状。而待湿热以中焦为主,则表现为身热不扬、胸闷痞满、呕恶、口黏不渴、大便黏滞等症状。下焦湿热则以小便淋沥灼痛或癃闭、大便腥臭稀溏或秘结、小腹胀痛,或带下黄白而腥臭、身热口渴、身重疲乏、舌红苔黄腻、脉濡数或滑数等为常见临床表现。

根据湿与热的轻重不同,又可分为湿重于热、热重于湿和湿热并重三种类型。湿重于热重在芳香化湿,热重于湿重在六七分清热、佐以三四分化湿,湿热并重则清热与化湿并举。在治疗方法上,总以开上、宣中、达下,逐湿泄热为根本原则。

5. 燥邪与外感热病　燥为秋季主气,其气清肃,其性干燥,凡具有干燥、收敛等特性的外邪,称为燥邪。

燥邪所致热病,与秋季气候节气特点有一定的相关性。如初秋气候尚暖,其燥多属热,为阳。及至深秋天气转寒,其燥多属寒,为阴。总的来说,秋燥有凉燥与温燥的分别,凉燥应以辛温甘润法治之,温燥应以辛凉甘润法治之。

温燥、凉燥均可出现发热,引起外感热病,但以温燥为主。温燥为病,由于燥性本干,则更易伤津液,且燥为秋季主气,内应于肺,故易伤肺。因此,温燥引起的外感热病常表现为发热,干咳无痰,声嘶,口咽干而喜饮,尿短便干,舌红苔干,脉细或细数。治疗上当以辛凉甘润法治之。

6. 火(热)邪与外感热病　火为阳邪,无特定季节性,春夏多见。在六淫之中,火与温、热相近相似,一般认为,热为温之渐,火为热之极,但异名同类,本质相同。而暑则是在夏季特定时期气候炎热,暑热既盛而湿气又重的一种致病邪气,指向相对特异。随着温病学的兴起,言温邪者多,而言火邪者少。外感中的温邪、火邪、热邪,其本质是相同的,应概而言之。

火邪虽多见于春夏,但非季节主气,也不受季节气候的限制,只要火热之气太过,则变为火热之邪,故一年四季均可发生,故在温病中有四时温病的称谓。

火热为患,其病机演变应参照卫气营血理论。四时温病尽管各有特点,但从病邪的性质来分,一般不外"温热"与"湿热"两大类型。温热者,其病机传变参照卫气营血;湿热者,则参考三焦传变。

因此,火热引起的外感热病,早期为卫分证,因卫气功能失调、肺失宣降而出现的表热证候,以发热、咳嗽、咽痛、微恶风寒、脉浮数等为主要表现。及至气分,临床则以发热不恶寒,舌苔转黄为特点,病机以中焦阳明(胃、肠)为主,也包括肺、脾、胆等脏腑。如热结胃肠而见口渴引饮,大便秘结或下利;又如热郁于肺则鼻扇气促、咳嗽痰黄。热邪深入营分证,则以身热夜甚,心烦不寐,舌质红绛,脉细而数为辨证要点。血分证是营分证的加重,根据病理改变及受损脏腑的不同,又可分为血分实热证和血分虚热证。

对于火热引起的外感热病,在治疗上总以"热者寒之"为主要治则,但应根据病邪所在的病位、病势及兼夹邪气进行综合判断,进而形成具体的治疗方法。如热在气分、肺脏,且已灼液为痰,伤及气津,此时治疗上应清热肃肺化痰,佐以益气养阴。

二、疠气

疠气是指一类有别于六淫邪气,具有强烈致病性和传染性的外感病邪,以其"为病颇重""如有鬼厉之气"而名。在中医文献中,疠气又称疫毒、疫气、异气、疫邪、毒气、乖戾之气等。

对疠气致病的认识,《黄帝内经》已有记载。《素问(遗篇)·刺法论》曰:"五疫之至,皆相染易,无问大小,症状相似。"《说文解字》:"疫,民皆疾也。"即在同一时期,有众多的人发生症状相类似的疾病。其后,不少医家对疠气致病进行了探讨,但一直到明末吴又可《温疫论》问世,才真正明确地将疠气独立出来进行深入阐述。《温疫论·自叙》中云:"夫温疫之为病,非风、非寒、非暑、非湿,乃天地间别有一种异气所感。"认为温疫不是由于气候导致,而是另有一种病原,并指出这种剧烈的传染病原是从口鼻传入,具有明确的临床指导意义。

目前认为,疠气可以通过空气传播,经口鼻侵入致病,也可随饮食、蚊虫叮咬、皮肤接触等途径传染而发病。疠气侵犯人体所引发的疾病被称为疫病、瘟病、瘟疫病。西医学中传统的传染病,如猩红热(烂喉丹痧)、疫毒痢、天花、霍乱等,以及近年来在全球引起广泛关注的新型病毒性传染性疾病,如2003年的严重急性呼吸综合征(SARS)、2011年的甲型流感、近年的禽流感等,均属于由疠气引起的疫病。因此,研究不同疠气的致病特点与病机演变规律具有重要的现实意义。

大多数疠气所引起的疫病均具有发热的特点,部分疫病可出现高热,因此,疠气所致的疫病归属于外感热病范畴。一般认为,疠气的致病特点具有以下几方面:

1. 发病急骤,病情危笃 由于疠气多属火热之邪,除属阳属热外更兼具毒性,故其性疾速,其致病比六淫更显急骤,来势凶猛,病情险恶。在发病过程中,其发热常表现为高热,且容易出现热扰心神、热盛动血、热盛生风等危重症状。因此,在治疗疠气所致的疫病时,在常规的清热、凉血等治法基础上,常需配合清热解毒药。部分疫病已发现有针对性治疗作用的清热解毒药,如青蒿治疗疟疾。

2. 传染性强,易于流行 疠气具有强烈的传染性和流行性,可通过空气、食物等多种途径传播。不同的疠气有其相应的流行、传播途径,主要的传播途径包括经空气传播、经食物传播、经皮肤接触传播、经血液传播等。发现不同疠气的传播途径和规律,可采取有效的消毒隔离措施,防止疠气在更大范围内的传播。

3. 一气一病,症状相似 疠气作用于脏腑组织器官,发为何病,具有一定的特异性,故其临床表现也基本相似。每一种疠气所致的疫病,有各自的临床特点和传变规律,即所谓的"一气致一病"。例如流行性出血热,典型的流行性出血热临床表现为起病急骤、发热外,并可出现"三红、三痛"相对特异性的表现,其中"三红"为面、颈、上胸部充血潮红,"三痛"为头痛、眼眶痛、腰痛。因此,需要对不同疠气的发病和病机特点进行单独研究,总结各自的特点和治法、用药规律。

三、饮食不慎、劳逸失节、七情内伤

六淫邪气、疠气是引起外感热病的主要病因,而饮食不慎、劳逸失节、七情内伤则是引起内伤发热的主要病因。以下逐一论之。

1. 饮食不慎 人之生,除了依赖肺吸入的自然清气外,尚需依赖经胃肠摄入的饮食水谷精微。饮食是人类赖以生存和维持健康的基本条件,但饮食要有节制、洁净,并注意五味均衡以养五脏,勿使偏颇。宋代严用和《济生方》说:"善摄生者,谨于和调,使一饮一食,入于胃中,随消随化,则无留滞为患。"如饮食不慎,可导致内伤发热,主要包括如下几种类型:

(1)饮食过量:人之禀赋不一,纳食或多或少,但脾胃所纳皆有一定的定数,若饮食过量,超过机体承受的范围,则可致脾胃难于受纳、消化而为病,正如《素问·痹论》所说"饮食自倍,肠胃乃伤。"轻者表现为饮食积滞,出现纳差、胃脘胀满等消化不良症状。重者可出现发热,引起内伤发热。此时除发热外,往往伴有腹胀腹痛、呕吐、大便秘结等症状,典型者如阳明腑实证。西医的急性阑尾炎、胆囊炎、肠梗阻等多种消化道感染性疾病均可因饮食过量而诱发发病。治疗当以通下积滞为主。

(2)饮食不洁:饮食不洁是指进食不洁净的食物而导致疾病的发生,如进食陈腐变质的食物,或被疫毒污染的食物。饮食不洁,可伤及气血、脏腑,扰乱气机升降,引起吐泻、腹痛、痢疾等疾病的发生,均可出现发热的临床表现,形成内伤发热。其轻者,待秽浊之物经大便排泄后便可缓解、好转;而重者,如进食疫毒污染的食物,可毒气攻心而迅速出现昏迷、死亡。

(3)饮食偏嗜:饮食偏嗜是指特别喜好某种性味的食物或专食某些食物而导致某些疾病的发生。食物有寒热之偏,饮食亦有五味之偏,若偏食热性食物,过食辛、甘,或嗜酒成癖等,均可引起内伤发热。

从中医而言,饮食亦有寒、热、温、凉的偏性,若长期服用温、热性的食物,久易聚湿、生痰,使胃肠积热,机体寒热失衡而引起内伤发热。常见的温热性食物包括粮食类中的高粱、糯米及其制品;肉类中的羊肉、狗肉、鹅肉等;蔬菜中的香菜、辣椒、韭菜、蒜苗、大蒜等;水果中的荔枝、龙眼、芒果等;酒水中的酒、酒酿、红糖、红茶、咖啡等。上述温热性食物,长期偏食可致内伤发热。除此之外,若有发热性疾病,无论外感、内伤,若为实热,上述温热性食物均不宜在病期食用,以免助热为患。

2. 劳逸失节 劳逸适度是指劳动与休息的合理调节,是保证人体健康的必要条件。而劳逸失节,则是指长时间的过于劳累或者过于安逸静养,导致脏腑经络及气血津液神的失常,进而诱发疾病。其中,过劳则耗伤气血精液,过逸则气血失于畅达。

(1)过劳:过劳可分为劳力过度、劳神过度、房劳过度三种情况。

劳力过度则耗气。《素问·举痛论》说:"劳则气耗。"肺为气之主,脾为生气之源,劳力太过尤易耗伤脾肺之气,出现少气懒言、体倦神疲、喘息汗出等表现,并且可因气虚失摄而出现发热。这种因气虚而导致的内伤发热多为低热,遇劳则重,可采用甘温益气法治之。

劳神过度可耗伤心脾之血。心藏神,脾主思,用神过度,长思久虑,则易耗伤心血,损伤脾气,导致气血虚衰而出现虚热症状。这种阴血亏虚所致的发热,多为夜间低热,同时存在心烦躁扰、失眠多梦等症状,还往往伴有纳少、腹胀、便溏、消瘦等脾失健运的表现。

肾藏精,为封藏之本,肾精不宜过度耗泄。若房事不节则肾精、肾气耗伤,根本动摇,亦可出现低热。由于同样为阴精亏损,发热同样多见于夜间,但此时往往伴有腰膝酸软、眩晕耳鸣、精神萎靡、性功能减退等肾精亏虚的表现。

（2）过逸：过度安逸者，由于长期运动减少，人体气机失于畅达，可以导致脏腑经络的功能下降，气血呆滞不振，久则形成气滞血瘀、水湿痰饮内生等病变。血瘀、水湿痰饮病理产物蕴久可化热，形成内伤发热。

劳逸失度，导致脏腑经络及气血津液神的失常，也往往带来机体卫外功能的下降，容易被外邪所乘，导致外感热病的发生，此亦不可不察。

3. 七情内伤　七情是指喜、怒、忧、思、悲、恐、惊七种情志活动。七情一般情况下不会导致或诱发疾病，但强烈持久的情志刺激可以损伤机体脏腑精气，导致功能失调，进而诱发疾病，称之为"七情内伤"。

七情损伤有其相对应的脏腑。《黄帝内经》《三因极一病证方论》等医籍对此均有表述。心在志为喜为惊，过喜或过惊则伤心；肝在志为怒，过怒则伤肝；脾在志为思，过度思虑则伤脾；肺在志为悲为忧，过悲或过忧则伤肺；肾在志为恐，过恐则伤肾。

在七情损伤中，与内伤发热关系较为密切的为过怒伤肝、过思伤脾。

（1）过怒与内伤发热：怒则气上，是指过怒导致肝气疏泄太过，气机上逆，甚则血随气逆，并走于上的病机变化。如《素问·生气通天论》说："大怒则形气绝，而血菀于上，使人薄厥。"《素问·举痛论》说："怒则气逆，甚则呕血及飧泄。"过怒伤肝，临床表现为头胀头痛、面红目赤、呕血，甚则昏厥猝倒；若兼肝气横逆，可兼见腹痛、腹泻等症。除了上述表现外，尚可出现发热症状。如巢元方在《诸病源候论》中云："怒气则上气不可忍，热痛上抢心，短气欲死，不得气息也。"肝气上逆，可成肝火，进而导致内伤发热，治疗上当疏肝、清肝、平肝。

（2）过思与内伤发热：思则气结，是指过度思虑伤心脾，导致心脾气机结滞，运化失职的病机变化。此种临床情况与上述过劳中的劳神过度相同，由于过思劳神，而致心血亏虚、脾失健运，进而诱发内伤发热。

除了过怒与过思，其他情志内伤与内伤发热亦存在相关性。如刘完素指出"五志过极皆为热甚"，提出"七情者，喜、怒、哀、乐、惧、恶、欲。……情之所伤，则皆属火热"，认为各种情志过极，都能引起火热之邪，便有可能导致内伤发热。

四、病理产物形成

水湿痰饮、瘀血、结石等都是在疾病过程中形成的病理产物。这些病理产物一经形成，又作为新的致病因素作用于机体，导致脏腑功能失调而引起各种复杂的病理变化。因此，这些病理产物在中医病因学上被称为继发性病因。无论是外感发热还是内伤发热，病理产物中的水湿痰饮、瘀血都在其中发挥了重要作用，对热病的发生、发展产生着重大影响。

1. 水湿痰饮　水、湿、痰、饮都是机体水液代谢失常的产物，虽然在性状、致病特点、临床表现等方面有所区别，但四者同源异流，异名而同类。

一般认为，湿聚为水，水停成饮，饮凝成痰。就其形质而言，稠浊者为痰，清稀者为饮，清澈澄明者为水，而湿乃是水气弥散于人体组织中的一种状态，其形质不如痰、饮、水明显。就其停留的部位而言，湿多呈弥散状态布散全身，易困阻脾土，一般无明显的异形异物；水多溢于肌表，以头面、四肢或全身水肿为特点；痰则外而皮肉筋骨，内而脏腑，无处不到，致病范围广泛；饮多停留于肠胃、胸胁、胸膈、肌肤等脏腑组织的间隙或疏松部位，因其停留的部位不同而表现各异，故有痰饮、悬饮、溢饮、支饮等不同病名。

总的来说，水、湿、痰、饮既有区别又有着密切的关系，相互间或同时并存，或相互转化。因此，许多情况下难以截然分开，故在临床上"水湿""水饮""痰湿""痰饮"等常相提并论。

水、湿、痰、饮与热病存在密切的联系,尤其是其中的湿邪、痰邪。

(1)湿邪与热病:在外感热病中,湿邪作为六淫之一,可引起外感热病的发生。此时的湿邪乃自然界中存在的外湿,非机体内生的病理产物。但机体内生的湿邪在外感热病的发生中同样具有重要的作用。

若其人素有湿邪内蕴,恰逢湿热之邪外侵,则可因"同气相求"的机理而迅速出现湿热弥漫三焦的危重格局,或者其素有内蕴湿邪之脏腑呈现出湿热独盛的态势。

若其人素有湿邪内蕴,再感受湿邪之外的其他六淫邪气,如风邪、火邪等,亦可因其内湿而迅速演变为湿热蕴结的病机特点。

而在内伤热病中,随着湿邪的产生,湿邪可蕴久发热,同样出现湿热内蕴的临床表现。因此,无论外感之湿热,还是内伤之湿热,其产生的病因不同,但其最终形成的病理及临床表现却高度一致。湿一旦与热相结合,便具有发热缠绵、身热不扬、口干不喜饮、苔腻、脉滑濡等相对特异的临床表现。而在治疗上,则必须谨记"湿去热孤"的原则,视湿邪所在的部位,分别采用分消走泄等方法祛除湿邪。

(2)痰邪与热病:痰有"有形之痰"和"无形之痰"之别。所谓有形之痰,系指视之可见,闻之有声,触之可及,有形质的痰液而言,如咳出可见之痰液,喉间可闻及痰鸣,体表可触之瘰疬、痰核等。所谓无形之痰,系指停滞在脏腑经络等组织中,直接视之不可见,但却有征可察,如梅核气、眩晕、癫狂、呕吐、肿块、腻苔等,临床上主要通过分析其所表现的症状和体征,运用辨证求因的方法加以确定。

痰邪在热病中的作用关系表现在两个方面:

首先,热病可以产生痰邪。例如在外感热病中,温邪犯表,首先侵入肺卫,温邪为阳、为火,可煎灼肺之津液而炼液为痰,从而出现发热、咳嗽、咳痰的临床症状,其痰或黄或白,但必黏稠,而非稀痰。

其次,痰邪可影响热病的发病过程。痰邪为病,具有易于蒙蔽心神的特点。若其人素有内生之痰,在外感热病中,外侵之热邪可与痰邪相结,迅速出现痰热蒙蔽清窍的危重病候。此外,痰邪为病,还具有致病广泛、变幻多端的特点。热邪一旦与痰相结,往往形成发热反复、缠绵不愈的格局。在许多长期发热、不明原因发热患者的诊治过程中,痰热相结为患是其中一个重要的病机特点。

2. 瘀血 凡离经之血积存体内,或血行不畅,阻滞于经脉及脏腑内的血液,均称为瘀血。瘀血是疾病过程中形成的病理产物,又是某些疾病的致病因素。其形成原因有气虚、气滞、血寒、血热的不同,均可使血行不畅,而形成瘀血。此外,各种外伤损伤肌肤和内脏,亦可使离经之血积存体内而形成瘀血。

与痰邪相类似,瘀血在热病中的作用关系也表现在两个方面:

首先,热病可产生瘀血。外感火热邪气,在卫气分之后,可入营舍于血,血热互结,煎灼血中津液,使血液黏稠而运行不畅,或者迫血妄行、溢于脉外而出血,最终血液壅滞于体内而成瘀血。如《医林改错·方叙·膈下逐瘀汤所治之症目·积块》说:"血受热则煎熬成块。"

其次,瘀血也影响着热病的发病过程。瘀血为病,具有易于阻滞气机的特点。在内伤发热中,其中一种情况为气有余便是火,与气机郁滞相关,如肝郁化火,若此时合有瘀血,则进一步阻滞气机,加重郁火。此种情况在肝病中尤为常见,盖肝主藏血,有"恶血归肝"之说,故丹栀逍遥散除了在逍遥散基础上加栀子清热外,还加牡丹皮以清热活血。

第三节 热病的中医辨治思路

一、概论

中医热病的概念极广,但分而论之,可分为外感热病、疫病和内伤发热三大类。这三大类热病在临床上有其相应的病机特点,宜采用不同的辨证论治思路。

1. 外感热病的中医辨治思路 外感热病的辨证论治法,通常有三焦、四层、五段、六经之说。吴瑭著《温病条辨》,倡三焦辨证,按上中下三焦论治。叶桂著《温热论》,创"卫气营血"的四层辨证。祝味菊所著《伤寒质难》以五段代六经,认为:"一切外感,无论其为何种有机之邪,苟其有激,正气未有不来抵抗者,其抵抗之趋势,不外五种阶段,所谓六经证候,亦不出五段范围。……太阳为开始抵抗,少阳为抵抗不济,阳明为抵抗太过,太阴少阴同为抵抗不住,厥阴为最后之抵抗。"六经辨证为仲景之创举,后世多有发挥。如此便形成了外感热病辨证的三焦、四层、五段、六经之说。

对于这几种辨证方法,有的学者认为各有其应用范围。如《中医诊断学》关于外感病辨证便是认为"属风寒者,用六经辨证方法;属温热者,可选用卫气营血或三焦辨证方法"。不少温病学大家,如赵绍琴等则进一步指出,温病无非分为温热病和湿热病两类,温热病宜采用卫气营血辨证,而湿热病宜用三焦辨证。从而形成外感寒邪用六经辨证,外感温邪中的温热病用卫气营血辨证,外感温邪中的湿热病用三焦辨证的格局。这种思路在临床上有应用价值,其优势在于不破坏各自理论的原有格局,指向明确,便于临床应用。

除了上述思路,亦有不少学者强调外感热病寒温统一,主张将上述几种辨证论治方法进行融合。如国医大师邓铁涛,认为上述三种辨证方法各有长短,必须统一起来使互相补充,才能较为全面。但对于如何统一,目前尚存争议,此内容在前已有论述,不再赘述。但无论是否融合、统一,都是建立在对六经、卫气营血、三焦辨证全面掌握、认识的基础之上。在临床过程中,认识上述三种辨证论治方法的适应对象和优缺点,自能有的放矢,不拘于绳墨。

2. 疫病的中医辨治思路 疠气所致的疫病虽然亦属外感热病,但由于每一种疫病都有其独特的病机演变过程,因此应该在六经、卫气营血、三焦辨证方法的基础之上,对每一种疫病进行单独研究,总结每一种疫病的独特病机特点,形成每一种疫病相对应的辨证论治思路。

如登革热,以南方居多,通过研究后发现其具有相对特异性的病机演变过程。在疾病的早期阶段,登革热以湿热郁遏、卫气同病最为常见。临床除表现为发热、恶寒外,常见乏力、倦怠、头痛、腰痛、肌肉疼痛,口渴,多伴恶心、干呕、纳差、腹泻等中焦脾虚湿阻的症状,因此治疗上以清暑化湿、解毒透邪为法,以甘露消毒丹、达原饮等加减可取得良好效果。而到了登革热的极期,以出血作为突出的临床表现,又可主要分为毒瘀交结、扰营动血证和暑湿伤阳、气不摄血证,分别采用解毒化瘀、清营凉血和温阳益气、摄血止血法进行治疗。

近年来的急性传染性疾病,如严重急性呼吸综合征(SARS)、甲型 H1N1 流感等,通过临床研究,均发现其在一般外感热病的基础上,各有其相对特异的病机特点。抓住这些病机特点,对于研究、治疗疫病具有重要的意义。

3. 内伤发热的中医辨治思路 对于内伤杂病,常用的辨证方法包括病因辨证、气血津液辨证、十二经脉辨证、脏腑辨证等。根据藏象学说,气血津液、十二经脉俱统属于五脏六腑,脏腑是人体的核心。内伤杂病,包括内伤发热,总以脏腑气化失常为病机。内伤发热中的气血津液、经络气血运行的病变都不能离开脏腑而孤立存在,临床要辨明内伤发热病证的部位、性质,并确立治疗原则,最后都必须落实到脏腑上。因此,内伤发热的辨证可以脏腑辨证为总纲。

在脏腑辨证过程中,病机失常局限于一脏一腑者少见,而往往涉及多个脏腑,因此需要对多个脏腑的内在病机影响进行分析:何脏为主?何脏为次?生克制化如何?对于这些问题,经典的分析方法为五行学说,但五行学说存在局限,可应用国医大师邓铁涛建立的"五脏相关"理论。五脏相关理论源于五行学说,继承五行学说合理内核,创新五脏相关理论,是"五脏相关理论"与传统"五行学说"的辩证关系。

内伤发热的辨证应该考虑以脏腑辨证为总纲,以五脏相关学说为指导。

内伤发热辨证首先需辨其病位的脏腑归属。例如发热每因劳累而起,伴倦怠乏力、自汗、纳呆食少、食后腹胀、大便溏稀者,知其病在脾胃;若同时兼见思虑过重,时有太息,则知其累及肝;此时必再问其肺,若时有咳嗽、咳痰,知其母病及子,而肺亦病矣。在辨脏腑归属后,应该以五脏相关学说为指导,分析脏腑间的相互影响。此脾、肝、肺三脏皆病,需分主次,可以通过询问起病的过程而知,若脾胃先伤,而后久病不愈,成土虚木盛,则以土为主,兼治木、金。若以忧思愁苦在先,先有木郁,后有土虚,则需以木为主,疏肝以疏土。若发热因郁怒而起,伴胸胁胀痛,叹气则舒,口苦口干,则病位主要在肝,当治以疏肝清热。

明了脏腑病灶,进而辨其病机、证候之虚实。由气郁、痰湿、血瘀、内生五邪所致之发热属实,如湿热蕴脾、肝郁化火、大肠湿热等;由阴阳气血亏虚所致者属虚,如肝肾阴虚发热证、脾肾阳虚发热证等。注意虚实证候之间可以相互兼夹、转化,在临床上虚实夹杂更为常见,需辨识虚实的主次、比例。

当然,上述所论仅是一种倾向性意见,有擅长应用六经辨证者,认为"六经钤百病",能应用六经辨证治疗各种热病,亦有其理之所在。

二、发热的症状特点与辨证论治

热病是以发热作为主要症状的一类疾病。从中医传统而言,发热指患者主观感觉的全身或局部的一种热感,强调的是患者的一种自觉症状。而至今日,发热包括体温高于正常范围者或体温正常而患者自觉有发热感者。发热是机体正气与病邪相争或体内阴阳失调的结果。根据发热的时间、程度、部位以及伴随症状的不同,发热又可以分为以下几种不同的类型,常见的包括恶寒发热、壮热、潮热、往来寒热、烦热、微热、骨蒸等。不同类型的发热在辨证上具有不同的倾向性,现逐一简述。

1. **恶寒发热** 是指患者在发热的同时伴有怕冷的感觉,通过加衣被或近火取暖仍不能缓解怕冷的感觉。这种伴有恶寒的发热主要见于外感发热,如六经辨证中的太阳病,卫气营血辨证中的卫分证,三焦辨证中的上焦证,是外感表证的主症。太阳病的风寒表证往往表现为恶寒重而发热轻,而温病的卫分证则表现为发热重而恶寒轻,同时需结合其他临床表现进行鉴别。

2. **恶热** 是患者在发热的同时觉得怕热,欲去衣被,喜欢呆在凉快的地方,喜欢冷饮的现象。恶热往往提示患者为实热。在外感热病中,早期往往伴有恶寒或恶风,但表邪入里化热,多表现为但热不寒,因此将不恶寒、但恶热作为病邪入里的表现。而内伤发热中,无论为实热、虚热均可见恶热的表现,需结合其他临床表现综合分析。除此以外,阴盛格阳的虚热、真寒假热证亦可出现患者不畏寒反恶热的情况,此时需要舍症从脉,根据舌脉及其他表现判断患者的寒热真假。

3. **壮热**　是指发热的热势壮盛,体温升高极为明显的现象,此时患者往往可伴随出现神志烦躁甚至昏蒙,身上皮肤摸之灼手。壮热多见于外感病发展到阳明、气分阶段。由于阳明多气多血,此时邪正相争剧烈,所以出现壮热。温病的营血分阶段常可见壮热,内伤发热的实热证亦可见壮热。此外,真寒假热证患者亦可以出现测量体温明显升高,符合西医学的高热,但不应称之为壮热。

4. **微热**　是指患者发热轻,用手摸患者的皮肤,仅有轻微发热的感觉,或者是测量体温正常,而患者主观感觉有轻度发热的现象。微热见于外感中的轻症,更常见于内伤发热缠绵不愈者。内伤发热中的各种虚性发热,如气虚发热、阴虚发热、阳虚发热、瘀血发热等,往往均表现为低热,此时应结合其他症状、舌脉等判断发热病机。

5. **潮热**　是形容发热如潮水一样定时而至。每天到一定的时候(一般都在下午以后)体温就逐渐升高,维持一段时间并逐渐下降,接近或恢复到正常范围,每日如此反复不已。其中下午3—5时(即申时)热势较高者,称为日晡潮热,常见于阳明腑实证,故亦称阳明潮热。对于长期潮热的患者,根据十二经气血循行的时间规律,从而推导患者发热时的对应脏腑,对于分析患者发热病机具有指导意义。此外,内伤发热中的阴虚发热和瘀血发热亦常见潮热现象。其中阴虚潮热多表现为午后潮热,兼有五心烦热、盗汗、舌红脉细数等虚火上炎表现;而瘀血潮热多为午后或夜间潮热,兼见肌肤甲错、痛有定处、舌有瘀斑或青紫等瘀血内停的表现。

6. **寒热往来**　是指患者发热与恶寒交替出现,发热时不恶寒,恶寒时不觉热,发有定时或不定时,一天内可发数次或数十次。寒热往来多见于伤寒少阳证、外感疟邪以及湿热郁阻三焦证。少阳证除寒热往来外,尚可见口苦咽干、心烦喜呕、不欲饮食等表现;此外,判为少阳证后,还需注意其兼证,临床上还有太阳少阳合病、少阳阳明合病、三阳合病等不同情况,需要结合其他临床表现综合分析。外感疟邪的寒热往来表现为休作有时,两日一发或三日一发(正疟)。湿热郁阻三焦者,表现为寒热起伏,病势缠绵,汗出不解,应有舌苔厚腻或白如积粉、脉濡等湿热特征。

7. **身热不扬**　是指患者体温高于正常,但触摸体表的肌肤时,一开始不觉甚热,但时间稍久则觉灼手的现象。身热不扬多见于湿温病,此时热为湿遏,以致发热在里,热势不扬,待时间稍久才能感知其热。

8. **五心烦热**　是指患者两手心、足心发热又兼觉心胸烦热,体温有的升高,有的并不升高的一种虚烦发热症状。五心烦热可见于阴虚血亏,亦可见于邪伏阴分或火热内郁。手足心、心胸在人体属里、属阴,因此阴虚则热生,表现为五心烦热。而邪伏阴分五心烦热,多因外感失治、误治,余邪伏阴分所致,表现为夜热早凉,热退无汗,能食而形瘦。至于火热内郁五心烦热,则属实热,内热郁,唯五心未塞而热能得出而觉五心烦热,必兼见头胀、口苦、尿赤、舌红苔黄、脉弦数等实热证表现。

9. **身热肢冷**　是指热病过程中同时出现具有发热又有肢冷的症状。身热肢冷可见于两种情况,一种为热深厥深导致身热肢冷,另一种为阴盛格阳导致身热肢冷。前者为温病热邪内陷,邪遏不达,热深厥深,表现为壮热肢寒、神昏烦躁、口渴脉数,以热为本、寒为标。后者为热病屡经汗下,阳气大伤,阴寒内生,或风寒之邪传入三阴,阴寒内盛,虚阳格拒,表现为四肢厥冷、身反不恶寒、脉微欲绝,以寒为本,而热为标。

三、六经辨证

六经辨证的概念源于《黄帝内经》。《素问·热论》记载了"一日太阳""二日阳明""三日少阳""四日太阴""五日少阴""六日厥阴"的六经传变次序及其相应的症状论述，虽仍显粗糙，但确为六经辨证之始源。张仲景在继承《黄帝内经》六经理论的基础上，结合外感病的临床实践，终于形成经典的六经辨证。六经辨证将外感热病划分为太阳、阳明、少阳、太阴、少阴、厥阴等六个不同的疾病阶段，根据不同阶段的症状及病机特点，分别给予相应的方药治疗，形成方证对应。应用六经辨证治疗外感热病，必须首先将六经的提纲、病机特点烂熟于心，然后从方证对应角度，熟练掌握各方证的病机特点。见症知证，有是证用是方，如此才能有效应用六经辨证体系治疗热病。待临证日久，不仅对于治疗外感热病能熟练应用六经辨证，对于其他的疾病亦能触类旁通，应用六经辨证体系治疗，最后进入"知犯何逆，随证治之"的境界。

1. 六经提纲与相应的病机特点

（1）太阳病：经典的太阳病提纲为"太阳之为病，脉浮，头项强痛而恶寒"。

在太阳病提纲中并没有发热这一症状，但根据胡希恕等前贤的意见，发热也是太阳病常见的表现，故太阳病的提纲为发热恶寒、头项强痛、脉浮。但由于太阳病的病邪以寒邪为主，故患者往往觉得恶寒重而发热轻。

太阳病为外感病的初期，病变部位主要在体表，病邪以寒邪为主，可兼有风邪或湿邪，从八纲分析，当属于表寒证。根据正气的情况，又可主要分为虚、实两端，分别为表实寒证的麻黄汤证和表虚寒证的桂枝汤证。麻黄汤证与桂枝汤证均可见发热症状，通过解表法使邪从汗解。

太阳病亦可累及足太阳膀胱腑，出现蓄水证。《伤寒论》云："若脉浮，小便不利，微热消渴者，五苓散主之。"蓄水证是由于太阳病汗不如法，或汗之太过，外邪不解，反随太阳经脉入里，致使膀胱水道失调，表现为小便不利、脉浮、口渴，同时兼有发热。因此，蓄水证同样可出现发热症状，应以五苓散化气利水。

除此以外，太阳病尚有"项背强几几，无汗恶风，葛根汤主之"的葛根汤证，以及结胸证、痞证等其他变证，同样亦可以出现发热症状，限于篇幅不再一一赘述。

（2）阳明病：阳明病的提纲为"阳明之为病，胃家实是也"。

阳明病为外感病热盛期，此时外邪入里，病变部位以胃肠为主，可影响到全身；此时病邪性质以热为主，可兼有湿或食积，从八纲而言，当属里实热证。

经典的阳明病提纲阐述的是"胃家实"这一病机特点，提示阳明病的性质为里实热证。其主症应主要包括发热不恶寒，汗出热不退，或腹满痛、便秘、脉大或滑实。如原文云："阳明病外证云何？答曰：身热，汗自出，不恶寒，反恶热也。"

经典的阳明病可以主要分为经病的白虎汤证和腑病的承气汤证。阳明经病的经典表现为大热、大渴、大汗出、脉洪大这四大症状，病机为阳明经热盛，以白虎汤清热生津。阳明腑病是由于热与肠中积滞相结而形成的腑实证，根据腑实的程度，又分为大承气汤证、小承气汤证和调胃承气汤证。其中，大承气汤为"峻下剂"，主治痞、满、燥、实四症俱全之阳明热结重证；小承气汤不用芒硝，为"轻下剂"，主治痞、满、实而燥不明显之阳明热结轻证；调胃承气汤不用枳、朴，称为"缓下剂"，主治阳明燥热内结，有燥、实而无痞、满之证。

阳明病常见的其他类型包括阳明湿热发黄证、阳明热入血室证，以及下后余邪郁于胸膈的栀子豉汤证等。这些变证同样具有发热的症状表现，限于篇幅不再一一赘述。

（3）少阳病：少阳病的提纲为"少阳之为病，口苦、咽干、目眩也"。

少阳病被认为属于外感病亚热盛期，此时病位在半表半里，病变部位以胆、三焦为主，可影响到全身；此时病邪已基本化热，常常兼有痰饮水气等病邪，以八纲而言，当属半表半里的热证；此时邪气仍在而正气略有不足，故为虚实夹杂证。

对于少阳病的提纲主症，除了口苦、咽干、目眩外，一般认为仍应包括往来寒热、胸胁苦满、嘿嘿不欲饮食、心烦喜呕、脉弦。少阳病的发热特点为寒热往来，是较为特异性的一种发热特点，但如前所述，需要与疟疾的往来寒热进行区分。

经典的少阳病主要为小柴胡汤证，但由于少阳为半表半里，在临床上往往存在兼证，如兼有表证的柴胡桂枝汤证、兼有里证的大柴胡汤证、兼有太阴证的柴胡桂枝干姜汤证，均可见发热。

（4）太阴病：太阴病的提纲为"太阴之为病，腹满而吐，食不下，自利益甚，时腹自痛"。

太阴病为外感病正衰期的轻证，病位属里，病变部位主要在脾，可影响到胃，此时病邪主要为寒湿，以八纲而言，当属里虚寒证。

根据太阴病的病机，太阴病以腹满而吐、下利、食不下、腹痛等脾胃症状为主，但因其属里虚证，故其腹满、腹痛必得温则痛、满减，腹部喜温喜按，同时兼有虚寒证的全身虚弱表现，包括神疲倦怠、劳则加重等，舌多淡嫩，脉弱无力。

太阴病为里虚寒证，故发热并非常见症状，但仍可以见发热症状。例如《伤寒论》原文所云："太阴病，脉浮者，可发汗，宜桂枝汤。"即是指外感入里，陷入太阴而表证仍未解的情况，称为太阴表证，此时治疗上仍以桂枝汤解表，可待表解后再温其里。当然，对于里虚寒合并表证中的重者，亦可四逆汤合桂枝汤，温里、解表并用。此外，太阴病还可出现大实痛的变证，若其人素体太阴病，可因饱食等因素出现食滞，使肠中出现实邪，此时在腹部大实痛的基础上，往往可出现发热症状，治疗上用桂枝加大黄汤。

总之，发热并非太阴病的常见症状，但太阴病的变证可以出现发热症状。

（5）少阴病：少阴病的提纲为"少阴之为病，脉微细，但欲寐也"。

少阴病为外感病正衰期的进一步加重，进入衰竭阶段，病位同样属里，病变部位主要在心、肾，可影响到全身，此时病邪性质可或寒或热，以八纲而言，属于里虚热证或里虚寒证。与太阴病相比，其里虚寒证往往更为严重。

少阴病有寒化和热化的不同，分别表现为心肾阳虚和心肾阴虚。上述少阴病的提纲仅涵盖少阴寒化证，即以心肾阳虚为主，临床表现为无热恶寒，精神萎靡嗜睡，脉微细。而少阴热化证，则表现为心肾阴虚，其主要病机是少阴阴亏火旺，临床表现为心烦失眠、口燥咽干、甚则咽痛，或见发热，舌红少苔，脉细数。

少阴病出现发热症状，主要见于以下几种情况：少阴兼表、少阴里实、少阴热化。

所谓少阴兼表，同样为素体少阴不足，感受寒邪，寒邪直中，形成太阳少阴合病，又简称为"太少两感"。即《伤寒论》原文所云："少阴病，始得之，反发热，脉沉者，麻黄细辛附子汤主之。"

而少阴里实，又称为少阴三急下证，一般认为其机理为少阴病，邪从热化，劫伤津液，复传阳明，燥结成实。与阳明腑实相比，其脉多沉、细数，但都以肠腑燥实为共同病机，所以治疗上同样用承气汤急下存阴。

少阴热化证，在《伤寒论》中属于黄连阿胶汤证。黄连阿胶汤用于治疗"少阴病，得之二三日以上,心中烦,不得卧"。由于热化伤阴津与阴血,所以表现为心烦躁扰失眠,多见舌红苔燥,脉细数,可以兼有发热的表现。

除此以外,少阴咽痛证等亦可出现发热症状。

(6)厥阴病:厥阴病的提纲为"厥阴之为病,消渴,气上撞心,心中疼热,饥而不欲食,食则吐蛔。下之利不止"。

厥阴病一般被认为是终末阶段,病位同样属里,病变部位主要在肝、肾,可影响到全身;此时病机性质为寒热夹杂或寒热转化,正气严重虚衰,以八纲而言,属于里虚证或里虚实夹杂证、里寒热夹杂证,病机复杂。

一般认为,厥阴病主要包括上热下寒证、厥热胜复证、厥逆证、下利吐哕证几种类型,均可见发热的临床表现。

上热下寒证表现为消渴、气上冲心、心中疼热的上热,与饥而不欲食、下之利不止的下寒同时并见。由于上热,患者可有发热、躁扰的表现,治疗上宜用乌梅汤。

厥热胜复证,其中的厥指四肢厥冷,而热指发热,胜复者即交错出现,即四肢厥冷与发热交替出现,又可以分为但厥无热、厥而见热、厥多热少、厥热相等、厥少热多等情况。在厥热胜复中,发热为阳复的表现,当视其阳复的程度分别处理。

厥逆证是指各种病因导致的四肢厥冷表现,有寒凝下焦之厥、亡血之厥、阳郁之厥、热厥、痰厥等多种类型。各种病因,只要引起气血逆乱,便可以导致四肢厥冷,而其中的阳郁之厥、热厥等可见发热表现。

在下利吐哕证中,热利下重为湿热下利,下利谵语为实热下利,下利清谷为虚寒下利。其中的热利下重、下利谵语等均可见发热表现。《伤寒论》云:"热利下重者,白头翁汤主之。"吐哕中的呕而发热为发热呕吐,同样可见发热表现。

(7)总结:总的来说,《伤寒论》六经辨证中,之于三阳病证,发热是一个普遍存在的症状,而三阴病证亦可因热化,或因兼证,或因气血紊乱等原因,导致发热症状的出现,需要结合其他症状及舌脉等表现来综合分析。

2. 掌握方证对应与相应的病机特点　在认识六经的整个层次后,要应用《伤寒论》为代表的经方治疗热病,还应该进一步熟练掌握与发热有关的方证对应知识,才能在临床上迅速见症知证,见证识机,有是证用是方。方证对应也称方证相应,是指方剂的主治病证范畴及该方组方之理法与患者所表现出来的主要病症或病机相符合。有是证则用是方,如"柴胡证仍在者,复与柴胡汤",以方名证,将小柴胡汤治疗有效的这一类临床表现及其背后所代表的病机命名为小柴胡汤证,在临床上治疗热病时,一旦发现其符合小柴胡汤证,便可以考虑应用小柴胡汤进行加减治疗。方证对应反映的是理、法、方的一气贯通,符合临床实践过程,因此能有效应用于临床并指导治疗。而要将方证对应有效地应用于临床,一方面必须对原文非常熟悉,另一方面必须同时对经文所反映的病机有充分认识,才能实现理、法、方的一气贯通。

四、卫气营血辨证

卫气营血辨证是清代医家叶桂在《黄帝内经》《伤寒论》等基础上,根据外感温热病发生发展的一般规律,总结出的一种辨证方法。卫气营血辨证将外感温热病发展过程中的临床表现分为卫分阶段、气分阶段、营分阶段、血分阶段等,反映了外感温热病不同阶段邪正斗争的形势,揭示了外感温热病由表入里、由浅入深的一般规律,从而为治疗提供依据。

以赵绍琴等为代表的不少学者均认为,温病按照病变的性质来分,可以分为温热病和湿热病两类,而卫气营血辨证揭示的是温热病的发展变化规律,因此主张将卫气营血辨证作为温热病的辨证纲领。

在应用卫气营血理论进行辨证时,应首先根据患者的主要症状确定位于卫气营血的哪个阶段。卫分阶段相对简单,而到气分阶段,需要重点辨识病邪所在的具体脏腑,包括肺、胃、脾、肠、胆、胸膈等。及至营、血分阶段,需要区分营分为主,抑或血分为主,有无兼夹卫分、气分证。

1. 卫分阶段　指温热病邪侵袭人体肌表,引起卫气功能失调、肺失宣降的一类证候。病理特点为邪郁卫表,肺气失宣,正气抗邪,邪正相争。临床主要症状为发热,微恶风寒,脉浮数。治疗上以辛凉清解为主,如兼有肺失宣降,应配以宣降肺气。

临床上卫分阶段常见以下几种证型:

（1）风热犯卫证

临床表现:发热,微恶风寒,头痛,无汗或少汗,咳嗽,咽红或痛,口微渴,舌边尖红,舌苔薄白,脉浮数。

治法:辛凉清解。

代表方药:银翘散。

（2）风热犯肺证

临床表现:但咳,身不甚热,口微渴,舌苔薄白,脉浮。

治法:辛凉宣肺。

代表方药:桑菊饮。

（3）外感温燥证

临床表现:发热,微恶风寒,头痛,口渴,鼻干咽燥,咳嗽少痰或干咳,尿少而黄,舌尖边红、苔薄白而干,脉浮数而右脉大。

治法:清润宣降。

代表方药:桑杏汤。

2. 气分阶段　气分证指温热病的入里化热阶段,病变较广泛,凡温热病邪不在卫分,又未传入营血分,皆属于气分阶段,涉及的病变部位可包括肺、胃、脾、肠、胆、膜原、胸膈等。病理特点为正邪剧争,里热蒸迫,热盛津伤。临床上以但发热,不恶寒,口渴明显,舌苔转黄为表现特点。

临床上气分阶段常见以下几种证型:

（1）热邪在肺的温热壅肺证

临床表现:身热恶热,汗出口渴,咳喘气急,甚则鼻翼扇动,胸胁满闷,痰白黏稠或黄,舌红苔黄,脉滑数。

治法:清宣肺热。

代表方药:麻杏石甘汤。

（2）热邪在肺的肺热成痈证

临床表现:发热,咳喘,咳吐脓臭痰,甚则痰中带血,胸背疼痛,舌苔黄腻,脉滑数。

治法:清热涤痰,逐瘀排脓。

代表方药:千金苇茎汤。

（3）热邪在肺的燥热伤肺证

临床表现：发热头痛，干咳无痰，或痰少而燥，甚则痰中带血，喘息气急，鼻燥咽干，心烦口渴，胁肋疼痛，少气乏力，舌尖边红，苔薄黄而干或少苔，脉数。

治法：清肺润燥。

代表方药：清燥救肺汤。

（4）热在胸膈的热郁胸膈证

临床表现：身微热，心烦懊憹，坐卧不安，胸闷欲呕，苔薄而略黄，寸脉略大。

治法：宣郁清热。

代表方药：栀子豉汤。

（5）热在胸膈的热灼胸膈证

临床表现：身热恶热，烦躁不安，胸膈灼热如焚，唇焦咽燥，口渴，咽喉肿痛，口舌生疮，面红目赤，小便短赤，大便秘结，舌心干四边色红、苔黄燥，脉数有力。

治法：凉膈泄热。

代表方药：凉膈散。

（6）肺胃热炽的白虎汤证（又称六经辨证中的阳明经证）

临床表现：高热恶热，面赤心烦，或喘息气急，大渴饮冷，蒸蒸汗出，舌苔黄燥，脉洪大而数。

治法：清热生津。

代表方药：白虎汤。

（7）温热在肠的大承气汤证（又称六经辨证中的阳明腑证）

临床表现：身热恶热，日晡潮热，腹部满痛拒按，大便秘结，或下利稀水，气味恶臭，神昏谵语，汗出口渴，小便短赤，舌苔黄厚干燥，甚则焦黑起芒刺，脉沉实有力。

治法：通腑泻下。

代表方药：大承气汤。

此外，还有温热在肠、阴液素亏的增液承气汤证，温热在肠、气阴两虚的新加黄龙汤证，温热在肠兼有痰热壅肺的宣白承气汤证，温热在肠兼小便赤痛的导赤承气汤证，温热在肠兼三焦火郁的解毒承气汤证等，需要在临床上加以鉴别。

（8）温热在胆的热郁胆经证

临床表现：身热口渴，口苦胁痛，干呕心烦，尿少而黄，舌苔黄，脉弦数。

治法：清宣胆经郁热。

代表方药：黄连黄芩汤。

（9）热在三焦的火郁三焦证

临床表现：憎寒壮热，一身尽痛，四肢厥冷，头痛眩晕，咽喉肿痛，口气如火，口干口渴，胸膈满闷，脘腹胀满，恶心呕吐，烦躁不安，大便干结，小便涩痛，舌质红苔黄燥，脉数有力。

治法：宣泻郁火。

代表方药：升降散。

（10）气分变证的热盛动风证

临床表现：本证多在阳明经／腑证的表现基础上，并见手足抽搐，颈项强直，甚则角弓反张。

治法：清热生津，或攻下热结，佐以凉肝息风。

代表方药:白虎汤或承气汤,加羚羊角、钩藤、菊花、僵蚕等。

(11)气分变证的余热未清、气阴两伤证

临床表现:低热口干,心胸烦闷,气短神疲,时时泛恶,纳差,舌红少苔,脉细数无力。

治法:清热生津,益气和胃。

代表方药:竹叶石膏汤。

(12)气分变证的邪热已退、肺胃阴伤证

临床表现:低热,或热已退,口燥咽干,或干咳,或口渴,舌红少苔,脉细或细而略数。

治法:滋润肺胃。

代表方药:沙参麦冬汤。

3. 营分阶段　营分证是指温病邪热内陷,营阴受损,心神被扰所表现的证候;是温热病发展过程中较为深重的阶段。根据温病邪热的兼夹不同,营分证又有不同的证型。

(1)热伤营阴证

临床表现:身热夜甚,烦渴或口反不甚渴,或竟不渴,心烦躁扰,甚或时有谵语狂躁,或见斑疹隐隐,舌质红绛无苔,脉细数。

治法:清营透热,养阴生津。

代表方药:清营汤。

(2)卫营合病

临床表现:发热,微恶风寒,咳嗽胸闷,身热夜甚,心烦不寐,皮肤发疹,疹点红润,舌红绛,脉数。

治法:辛凉清解,凉营透疹。

代表方药:银翘散去豆豉加细生地丹皮大青叶玄参方。

(3)气营两燔

临床表现:高热口渴,心烦躁扰,舌红绛苔黄燥,脉数。

治法:清气凉营。

代表方药:玉女煎去牛膝熟地加细生地玄参方。

(4)热陷心包

临床表现:身热灼手,痰壅气粗,四肢厥逆,神昏谵语或昏愦不语,或见手足抽搐,舌短缩,质红绛,苔黄燥,或舌质鲜绛无苔,脉细滑数。

治法:清心凉营,豁痰开窍。

代表方药:清宫汤送服安宫牛黄丸或至宝丹、紫雪。

(5)暑热卒中

临床表现:暑夏炎热,猝然昏倒,不省人事,身热气粗,喉中痰鸣,脉滑数,则名曰中暑。甚则四肢厥逆,脉沉伏或沉涩,名曰暑厥。

治法:芳香开窍,宣通气机。

代表方药:至宝丹。

4. 血分阶段

(1)血热动血

临床表现:身热夜甚,躁扰昏狂,或吐血,或衄血,或便血,或尿血,或非其时而行经,且血量多,或发斑,斑色紫黑,舌质紫绛而干,脉数。

治法:凉血散血。

代表方药:犀角地黄汤。

（2）血热蓄血

临床表现:夜热昼凉,少腹急结或硬满,神志如狂或发狂,小便自利,舌紫绛而暗,脉沉实或沉涩。

治法:凉血逐瘀。

代表方药:桃仁承气汤。

五、三焦辨证

三焦辨证由清代吴瑭所创立,是以上焦、中焦、下焦为纲,对温病,重点是湿热病过程中的各种临床表现进行综合分析和概括的辨证方法。该辨证体系可以区分病程阶段,识别病情传变,明确病变部位,归纳证候类型,分析病机特点,确立治疗原则并推测预后转归。三焦以部位进行区分,膈以上为上焦,包括心与肺;中焦包括脾与胃;脐以下为下焦,包括肝、肾、大小肠、膀胱。

如前所述,温病按照病变的性质来分,可以分为温热病和湿热病两类。卫气营血辨证揭示的是温热病的发展变化规律,而三焦辨证揭示的则是湿热病的发展变化规律。因此,卫气营血辨证是温热病的辨证纲领,而三焦辨证则是湿热病的辨证纲领。外感湿热病宜采用三焦辨证。

在运用三焦辨证治疗湿温病时,首先要明确病位,即病邪位于三焦的哪个层次,以及具体的累及脏腑。如根据主要症状定位在中焦,但具体是脾胃还是募原?还是胆?其次是辨湿邪、温邪的轻重程度,大致可分为湿重于热、热重于湿、湿热并重三种类型;最后据此遣方用药。

1. **上焦湿热**

（1）湿邪困表

临床表现:恶寒发热,少汗,头重痛昏蒙,身重疼痛,口淡不渴,胸闷痞满,或见呕恶纳呆,肠鸣泄泻,舌苔白腻,脉濡。

治法:疏散表湿,兼祛里湿。

代表方药:藿香正气散。

（2）暑湿外感

临床表现:发热恶寒,汗出,咳嗽,头晕,或见呕恶泄泻,舌苔白腻,脉濡数。

治法:化湿涤暑。

代表方药:雷氏清凉涤暑汤。

暑湿外感证与藿香正气散证比较,虽均属上焦湿热,然二者又有不同。藿香正气散证湿邪重而热邪轻,故以辛温芳香之品疏散表湿。暑湿外感证乃暑湿邪气,暑热、湿气均明显,故治以清凉之品,而不用辛温药物。

（3）湿热蕴痰,蒙蔽心包

临床表现:身热不扬,午后热甚,神志呆痴,时昏时醒,昏则谵语,醒则神呆,呼之能应,昼轻夜重,舌苔白腻或黄腻,脉濡滑或濡滑而数。

治法:化湿清热,芳香开窍。

代表方药:菖蒲郁金汤送服苏合香丸或至宝丹。

2. **中焦湿热** 湿热困阻中焦的主要受累器官为脾胃,分别表现为湿重于热、湿热并重及热重于湿。除了脾胃受累外,中焦湿热还可累及其他器官,常见的包括募原、胆等,从而出现其他证候表现。

（1）湿重于热

临床表现:微恶热,脘腹胀满,大便溏薄,周身重痛,舌苔白腻,脉濡。

治法:燥湿利湿,宣通表里。

代表方药:二加减正气散。

（2）湿热中阻

临床表现:身热心烦,胸脘痞闷,恶心呕吐,大便溏泄,色黄味臭,舌苔黄腻,脉濡数。

治法:燥湿清热。

代表方药:连朴饮、甘露消毒丹等。

（3）热重于湿

临床表现:高热汗出,烦渴饮冷,脘闷身重,舌苔黄腻而干,脉洪大。

治法:清泄胃热,兼祛脾湿。

代表方药:白虎加苍术汤。

（4）湿热伏于募原

临床表现:初起先憎寒而后发热,继则但发热而不憎寒,日晡益甚,头身疼痛,胸闷脘痞,时作呕恶,舌苔白腻如积粉,脉弦数。

治法:开达募原。

代表方药:达原饮。

（5）湿热郁于足少阳胆

临床表现:寒热如疟,热重寒轻,午后热甚,心烦口渴,胸脘痞闷,两胁胀满,呕恶口苦,小便不利,舌苔黄腻,脉滑数。

治法:清泄少阳,分消湿浊。

代表方药:蒿芩清胆汤。

（6）湿热黄疸

临床表现:周身、面目发黄,鲜明如橘子色,无汗,或但头汗出而身无汗,渴欲饮水,腹满胁痛,食少泛恶,小便不利,舌苔黄燥或黄腻,脉滑数。

治法:清热利湿退黄。

代表方药:茵陈蒿汤。

3. 下焦湿热　　下焦湿热主要累及的脏腑为膀胱、大小肠。膀胱湿热,主要表现为小便不利;肠道湿热,主要表现为大便不通,或黏滞不爽。此外,由于湿热已病至下焦,故往往合并上焦、中焦证候,甚则累及头部清窍,出现神志昏蒙等危重表现。

（1）湿重于热之湿阻膀胱

临床表现:小便不通,热蒸头胀,身重而痛,神志昏蒙,呕恶不食,口干而不欲饮,舌苔白腻,脉濡。

治法:淡渗利湿,芳香开窍。

代表方药:茯苓皮汤送服苏合香丸或至宝丹。

（2）湿重于热之湿滞大肠

临床表现:少腹胀满而不硬,大便不通,头昏胀如裹,神志昏蒙,脘痞呕恶,舌苔厚腻,脉濡。

治法:导浊通滞。

代表方药:宣清导浊汤。

（3）热重于湿之膀胱湿热

临床表现:身热口渴,尿频而急,溺时热痛,淋沥不爽,尿混色黄,甚则尿中带血,舌苔黄腻而干,脉数。

治法:泄热利尿。

代表方药:八正散。

（4）胃肠湿热夹滞

临床表现:身热呕恶,脘痞腹胀,大便溏臭不爽,色如黄酱,舌苔黄腻,脉滑数。

治法:导滞通下,清化湿热。

代表方药:枳实导滞汤。

（5）湿热痢疾

临床表现:身热不渴,下痢腹痛,里急后重,便下脓血,肛门灼热,舌苔黄腻,脉滑数。

治法:清热燥湿,凉血止痢。

代表方药:加味白头翁汤。

4. 其他变证、兼夹证

（1）湿热弥漫三焦

临床表现:发热恶寒,身热不扬,午后热甚,面色淡黄,头痛且重,周身沉重,四肢发凉,倦怠乏力,表情淡漠,胸脘痞闷,纳呆不饥,甚或呕恶,口干不欲饮,大便溏滞,小便黄少,舌苔白腻,脉濡。

治法:宣化湿热。

代表方药:三仁汤、藿朴夏苓汤。

（2）病后调理

临床表现:胸脘稍闷,知饥不食,食不甘味,精神倦怠,舌苔薄腻,脉缓。

治法:化湿和中。

代表方药:白术和中汤。

六、脏腑辨证

内伤热病是由于饮食不慎、劳逸失节、七情内伤等因素导致脏腑功能失调,进而气血失调、阴阳失衡,引起的以发热为主要表现的一类疾病。由于内伤热病是以脏腑为核心,故适合应用脏腑辨证理论体系。在内伤热病中,有时为单一脏腑出现病变,有时为复杂病变,涉及多个脏腑,此时应综合分析,尤其是根据五脏相关理论,从生克、乘侮角度进行分析,分清主次、轻重,方能照顾到整体,取得良好效果。限于篇幅,此处仅介绍单一脏腑病变导致的内伤热病的常见证型。

1. 心系内伤热病常见证型

（1）心火亢盛证

临床表现:发热,心烦,失眠,口舌生疮,甚则糜烂,口渴,尿黄、排尿灼痛,舌质红赤起刺,脉数等。

根据病变机理的不同又可分为心火内炽、心火上炎和心移热于小肠三种,治疗均以清心泻火为主。

心火内炽以情志失常为主要表现,轻则失眠、多梦,重则狂言昏乱、喜笑不休,尚可见各种出血。代表方药为泻心汤。

心火上炎以口舌生疮,甚则糜烂为主。代表方药为黄连上清丸。

心移热于小肠,则以小便黄赤,排尿灼热刺痛,甚或尿血为主。代表方药为导赤散。

（2）痰火扰心证

临床表现:心烦心悸,失眠不寐,多梦易惊,或见发热,面赤气粗,便秘尿赤,甚则神志失常,胡言乱语,狂躁妄动,舌红苔黄腻,脉弦滑有力。

治法:清热化痰,宁心安神。

代表方药:以癫狂为主者可选生铁落饮;以失眠不寐、心烦为主者可选用十味温胆汤。

2. 肝系内伤热病常见证型

（1）肝火上炎证

临床表现:发热,急躁易怒,头晕胀痛,痛如刀劈,耳鸣如潮,甚或突发耳聋,失眠,噩梦纷纭,或胁肋灼痛,或吐血、衄血,口苦咽干,小便短黄,大便秘结,舌红苔黄,脉弦数。

治法:清肝泻火,凉血止血。

代表方药:泻青丸。若兼有出血者,可用龙胆泻肝汤合犀角地黄汤。

（2）肝经湿热证

临床表现:胁肋胀痛,或见黄疸,或见发热,口苦,恶闻荤腥,身困乏力,或阴部潮湿、瘙痒,或带下量多,或阴器肿胀疼痛,或耳胀痛流脓水,舌红,苔黄腻,脉滑而数。

治法:泻肝清热除湿。

代表方药:湿重于热可选二金汤加茵陈,湿热并重者选茵陈蒿汤。若带下多,或阴部潮湿、瘙痒,或阴器肿胀疼痛,可选龙胆泻肝汤加减。

（3）肝郁化火证

临床表现:胸胁或少腹胀闷窜痛,急躁易怒,或见发热,头痛目赤,口苦,嘈杂吞酸,不寐,妇女乳房胀痛,月经不调,痛经,甚则闭经等。

治法:疏肝理气,清肝化火。

代表方药:丹栀逍遥散加减。若以胁痛为主,可用左金丸加减;若在瘿病中见肝郁化火证,可用藻药散加减。

3. 脾系内伤热病常见证型

（1）脾虚湿热证

临床表现:身热不扬,身体困重,食少,腹胀,便溏不爽,舌红胖、有齿印,苔黄厚腻,脉细濡数等。

治法:健脾清热化湿。

代表方药:升阳散火汤。若在消渴病中见脾虚湿热证,可用七味白术散加减;若在黄疸病中见此证,可用黄连丸加减。

（2）脾经湿热证

临床表现:身热,肢体困重,脘痞腹胀,纳呆呕恶,大便不爽,尿黄,甚则身目皆黄,或见皮肤湿疹,脓疱疮等,舌苔黄腻,脉濡数。

治法:清热化湿。

代表方药:甘露消毒丹、三仁汤加减。若黄疸病中见此证,可用茵陈蒿汤;以腹泻为主者,可用葛根芩连汤、黄芩滑石汤加减。

4. 肺系内伤热病常见证型

（1）痰热壅肺证

临床表现：发热，咳嗽，咳痰黄稠而量多，胸闷、胸痛，气喘息粗，甚则鼻翼扇动，或喉中痰鸣，或咳吐脓血腥臭痰，烦躁不安，口渴，舌红苔黄腻，脉滑数。

治法：清热化痰，宣肺止咳。

代表方药：清气化痰丸。

（2）阴虚肺热证

临床表现：病程较长，发热，多为低热，干咳少痰，口渴，大便秘结，舌质红，苔少或花剥或无苔，脉细数。

治法：养阴清热，润肺止咳。

代表方药：沙参麦冬汤、百合固金汤。

（3）肺热肠结证

临床表现：发热，咳嗽气喘，腹胀，甚则腹痛，大便秘结，口渴，舌红苔黄，脉数等。

治法：清肺泻热通腑。

代表方药：宣白承气汤。

5. 肾系内伤热病常见证型

肾阴虚火热证

临床表现：潮热盗汗，颧红，五心烦热，梦遗，性欲旺盛，腰痛，耳鸣，尿黄，舌红苔黄少津，脉细数。

治法：滋阴降火。

代表方药：知柏地黄丸。以阴虚为主，而火旺不明显者，可用六味地黄丸。

6. 胆内伤热病常见证型

胆热证

临床表现：发热，头晕耳鸣，口苦咽干，心烦不寐，面红目赤，胸胁苦满，舌红苔黄，脉弦等。

治法：清热泻胆。

代表方药：黄连温胆汤。

7. 胃内伤热病常见证型

（1）胃热证

临床表现：发热，多食善饥，渴喜冷饮，胃脘疼痛或有烧灼感，口秽便秘，牙龈肿痛，舌红苔黄，脉数有力。

治法：清热泻胃。

代表方药：玉女煎、清胃散。

（2）食积化热证

临床表现：身热，恶食，饮食稍多即脘腹胀满，呕腐吞酸，大便腐臭，舌苔黄腻，脉滑数。

治法：消食清热。

代表方药：枳实导滞丸、保和丸。若脾虚明显，可用健脾丸加减。

8. 大肠、小肠内伤热病常见证型

（1）大肠湿热证

临床表现：下利黏液或便脓血，里急后重，或便物如酱，或便如黄水而肛门灼热，并见腹痛，发热汗出，午后热盛，肢体沉重，纳呆，舌苔黄腻，脉滑数。

治法：调肠导滞，清化湿热。

代表方药：白头翁汤。若湿热壅滞有成肠痈倾向者，可用大黄牡丹皮汤加减。

（2）大肠结热证

临床表现：大便干燥秘结，肛门灼热，发热，腹胀硬满，甚则腹痛拒按，口干烦渴，小便短赤，舌苔黄燥，脉洪数有力。

治法：泄热通腑。

代表方药：小承气汤。兼有上焦热盛者，可用凉膈散加减。

9. 膀胱内伤热病常见证型

膀胱湿热证

临床表现：尿频，尿急，尿涩痛淋沥，尿道灼痛，尿黄赤混浊或尿血，或尿有砂石，或少腹拘急，或伴有发热，心烦，舌红苔黄，脉数等。

治法：清热利湿通淋。

代表方药：八正散。若以石淋为主，可用石韦散；若以血淋为主，可用小蓟饮子；以膏淋为主，用草薢饮。

上述为单一脏腑病变引起内伤发热的常见证型，但需要认识到的是，在临床上，情况往往更为复杂。例如多个脏腑复合为病，引起内伤发热。如上述所论的胆热，亦常并见有肝经热证，统称为肝胆湿热；而脾经湿热证亦有胃热的表现；肝经热甚可引起心火旺盛，称为木火刑金。面对这样一些复杂证候，应通过仔细询问病史、发病过程、临床表现，判断识别出涉及的脏腑范围，确定核心病变脏腑，进而基于五脏相关理论确定核心脏腑与受累脏腑的关系，才能使治疗更具针对性。如患者出现发热、头痛、心烦、失眠、口苦等临床表现，当属心火旺盛，但若询问其病前有情志刺激，平素急躁易怒，便知上述心火旺盛症状乃肝郁化火而来，治疗必须以疏肝泻火为主，兼以清心火。

此外，在临床上还可出现一脏有寒、一脏有热的寒热错杂证。例如高龄老人，素体脾胃虚寒，又因五志过极而出现肝经热盛，便可形成脾虚有寒而肝经热盛的格局，给治疗带来更深层次的矛盾。此时必须寒热兼用，在治疗内伤热病中标实证的同时，注意兼顾其本虚，做到寒不伤阳、攻不伐正。

七、其他辨证方法

对于外感热病，我们主张根据疾病的不同分别应用六经辨证、卫气营血辨证、三焦辨证进行治疗；对于内伤杂病，我们主张采用脏腑辨证为主进行治疗。除此以外，气血津液辨证、经络辨证在热病的辨证治疗中也有一定的作用。

1. 气血津液辨证 气血津液辨证是根据气血津液和相应脏腑的生理功能特点，运用八纲辨证的分析方法，找出气血津液的病理变化规律而进行辨证论治的方法。

在前面的热病病因中已述，瘀血、痰浊、水饮等既是机体代谢失常所产生的病理产物，也可以成为新的致病因素，参与导致热病的发生。对于瘀血、痰浊、水饮为主要病因导致的发热，可以应用气血津液辨证。

无论外感邪热内传营血，或是内伤肝气郁结化火，抑或瘀血内结、郁久为热，最终都能形成血热证，在临床上以身热、夜热较甚、心烦、或有出血、舌红绛、脉数等为共有特征，此时治疗中均需考虑清热凉血。在津液方面，无论外感、内伤，同样可以导致热痰的形成，均出现发热、咳嗽、痰黄、舌红苔黄腻、脉滑数等共有特征，治疗均需清热化痰。

2. 经络辨证　经络辨证是根据经络的循行分布、生理功能、病理变化,对疾病证候进行分析归纳,以判断病变所属经络、相关脏腑、病因、病性以及邪正关系的辨证方法。

与其他辨证方法相比,经络辨证对于说明经络循行部位所发生的症状具有独特优势。经络循行部位所发生的症状,有时是脏腑病变的特异性反应,不仅可以据此准确判定病变脏腑,而且对于分析病性等病机要素具有重要参考价值。因此,在辨证治疗外科痈疮、疔毒留注等热病时具有独特优势。如乳头属肝经所主,在此处出现红肿、渗液、疮毒时,需考虑为肝经湿热循经外溢之故,可考虑从肝经着手治疗。又如脐部属心脾所主部位,心经火毒,流入小肠,可积聚而成脐部疮毒,可据此实施辨证治疗。

当然,经络辨证在热病中的应用远不限于上述简单举例,但限于篇幅,此处不再展开论述。

第四节　热病的中医特色疗法

在热病治疗中,除了辨证应用中药外,包括针刺、放血、拔罐等在内的中医特色疗法也具有重要的治疗作用。应用中医特色疗法治疗热病源远流长,如《伤寒论·辨太阳病脉证并治》所载"太阳病初服桂枝汤,反烦不解者,先刺风池、风府,却与桂枝汤则愈",充分展示了在汤剂的基础上,联合针刺进行治疗的临床情景。对于热病,针灸医师单纯应用针刺法便可取得良好效果,但需要长时间的临床磨炼方可游刃有余。而除了针刺法外,其他的一些特色疗法也具有很好的退热作用,如外感风热所致的咽痛、发热,单纯应用少商穴刺血疗法即能快速、有效地止痛、退热。类似这样的特色疗法具有应用简单、便于掌握、疗效确切的特点,应该广泛发掘并加以推广。在辨证使用中药汤剂的基础上,探讨热病的中医特色疗法具有重要的临床意义,有助于提高疗效。

一、针刺法

1. 概述　针刺法又称刺法,是指使用不同的针具,通过手法将针具刺入机体的腧穴,或浅或深,激发经络气血,进而发挥调节脏腑经络的作用。目前,临床上主要应用的针刺法为毫针刺法。在热病中应用针刺法进行治疗时,主要采用辨证施治的方法,即在辨证的基础上,针对性选用相应经络的特定腧穴进行治疗。此方面涵盖的内容极多,仅能择一二简述。除了辨证施治外,一些穴位具有较为特异的退热效果,可供临床选择使用。

2. 操作方法

(1)针刺前的准备:首先需要根据患者的体质、年龄、胖瘦、针刺的部位和不同疾病等因素选择粗细、长短适宜的针具。其后根据针刺部位的不同,选择适当的体位,以保持患者舒适、便于坚持为原则。常用的体位包括卧位和坐位。

(2)针刺方法:根据病情选定穴位,然后常规消毒皮肤,进针时根据穴位的不同,可分别应用单手进针法、双手进针法、管针进针法,快速刺入穴位。注意根据治疗穴位的不同,调整针刺的方向、角度和深度,避免损伤。进针后在穴位内行针,以助得气,根据病邪性质,分别施以补法或泻法。根据治疗需要,可留针或不留针。

(3)注意事项:在行针刺治疗时,必须熟悉相应穴位的局部解剖,掌握不同穴位的针刺要点,避免过深、角度不正确等导致事故发生。此外,对于一些特殊人群,如孕妇、小儿、出血倾向的患者,尤其需要注意避免选择高危穴位。

3. 在热病中的应用

（1）辨证选穴组方，施用针刺法：针刺治疗热病历史悠久，早在《灵枢·热病》《素问·水热穴论》《素问·刺热》等篇中便有对"热病……五十九刺""热病五十九俞""热病气穴"的深入分析，揭示了热病用穴的规律和特点，成为后世针刺治疗热病的重要理论依据。

热病的针刺治疗内容广泛，其中最主要的治疗方式为辨证选穴组方、施加针刺治疗。与辨证应用中药相同，针刺的辨证组穴同样有不同的方法体系，有依六经辨证者，有依脏腑辨证者，有依经络气血辨证者。如著名的针灸大家承淡安先生便依六经辨证，针对六经病证，分别采用相应的针刺穴位组方进行治疗。限于篇幅，此处简单介绍承淡安先生六经辨证组穴的部分内容。

太阳病桂枝汤证，选穴组方：风府、风池、头维、外关、合谷。

太阳病麻黄汤证，选穴组方：合谷、经渠、风府、风池。

太阳病蓄水证，选穴组方：合谷、外关、中极、足三里、阴陵泉。

太阳病葛根汤证，选穴组方：合谷、经渠、风池、大椎、风门、身柱。

太阳病小青龙汤证，选穴组方：列缺、太渊、天突、中脘、足三里、丰隆。

阳明病白虎汤证，选穴组方：肩髃、曲池、外关、间使、大杼、中脘、足三里、丰隆、内庭。

阳明病大/小承气汤证，选穴组方：间使、曲池、承山、支沟、内庭。

阳明病发黄茵陈蒿汤证，选穴组方：大椎、身柱、至阳、脾俞、腕骨、公孙。

少阳病小柴胡汤证，选穴组方：期门、大椎、间使、足临泣。

太阴病表证桂枝汤证，选穴组方：大椎、风门、肩髃、曲池、外关、合谷、经渠、风市、阳陵泉、昆仑、内庭、行间。

少阴病表证麻黄附子细辛汤证，选穴组方：关元、合谷、经渠。

少阴病热化证黄连阿胶汤证，选穴组方：间使、太溪、涌泉。

厥阴病寒热错杂乌梅丸证，选穴组方：肝俞、期门、中脘、气海、间使、足三里、中封。

厥阴病湿热下利白头翁汤证，选穴组方：曲池、合谷、大肠俞、中膂俞、白环俞、足三里。

除了承淡安先生，还有不少针灸大家擅长外感热病中伤寒、温病的针刺治疗，积累了大量经验，有待于专题总结。

对于内伤发热的针刺治疗，同样是在辨证的基础上选穴组方。这方面已有不少学者针对不同疾病开展相应的临床研究。如对各类肺部疾病，辨证为肺热壅盛者，可以选择肺俞、天突、尺泽、膻中、丰隆、合谷等穴位，采取泻法。而对于肝胆湿热者，可选期门、日月、阳陵泉、侠溪、足临泣、太冲、中脘、内关等穴。

（2）针对高热的一些常用穴位：除了根据辨证进行处方选穴外，临床观察到在高热时一些穴位具有较好的退热效果，此类穴位组方为经验处方，可供参考。

在外感等原因所致的高热中，针刺大椎、合谷、曲池、足三里、十宣等穴位具有良好的退热作用。如肖蕾等观察了针刺大椎穴对外感高热患者的治疗效果，将261例患者随机分为治疗组133例与对照组128例，治疗组电针大椎穴，对照组肌内注射安痛定注射液，结果发现治疗组治疗后各时点体温均低于对照组，起效时间短于对照组，恶寒、肢体酸痛、头痛、汗出症状缓解起效时间均优于对照组。

二、刺血疗法

1. 概述

刺血疗法古称"启脉""刺络"，俗称"放血疗法"，现又称"刺络放血"。刺血疗法是指用三棱针或其他针具刺入"络脉",使血液适量流出或加挤压流出,以达到治疗疾病的目的。中医有关放血疗法的现存最早文字记载见于《黄帝内经》,如"络刺者,刺小络之血脉也";"菀陈则除之者,出恶血也"。一般认为,刺血疗法具有泄热解毒、通络止痛、调和气血、活络消肿、急救、镇静等作用。由于具有良好的泻热作用,可使热邪随血而泻出,因此刺血疗法在热病中具有广泛的应用价值。一般认为,辨证属实热者,无论外感或内伤发热,均可以考虑配合使用刺血疗法。

2. 操作方法　操作前应首先向患者做好解释,减轻患者顾虑。

根据放血的部位不同,刺血疗法又分为血络刺血法、孔穴刺血法、局部刺血法。

(1)血络刺血法:往往选择病变附近明显迂曲的皮下浅静脉,用三棱针等针具直接刺入皮下浅静脉,使其自然流出血液,血尽而止。

(2)孔穴刺血法:用三棱针在特定穴位处刺破皮肤,使之出血,待血尽而止,如果量不足,可于刺后用手挤压或加拔罐,以达到出血量要求。

(3)局部刺血法:用三棱针在患处局部或四肢末梢部位点刺,或用梅花针重叩局部后加拔火罐。

3. 在热病中的应用　由于刺血疗法具有泄热解毒的突出作用,所以早在《黄帝内经》中便有应用刺血疗法治疗热病的记载,如《素问·刺疟》所述"疟发身方热,刺跗上动脉开其空出其血,立寒"。而到了明清时期,随着温病学说的兴起,刺血疗法被广泛应用于温病的治疗,尤其是痧证、鼠疫和霍乱这三种疾病上。如王士雄在《霍乱论》中记载刺曲池、委中,先用手蘸温水,在两穴处拍击数下,使青筋显露,再用针刺出血;遇霍乱兼见神昏不语,或言语謇涩者,急撑开患者口腔,见舌底下有黑筋,即用针刺之出血。

而到了现代,根据文献整理,目前刺血疗法主要运用于流行性感冒、流行性腮腺炎、急性扁桃体炎、急性咽炎、急性胃肠炎、急性出血性结膜炎、带状疱疹以及多种内科发热性疾病。常用于刺血疗法的穴位包括耳尖、耳垂、大椎、十宣、少商等。如王燕军等报道采用三棱针耳尖放血治疗小儿外感发热,方法为先揉按、提捏患儿整个耳廓,待其稍充血后,经常规消毒,持三棱针刺入耳尖穴,使出血数滴,1~2ml 为宜,一般只选单侧耳尖,高热者可加选双侧,结果总有效率为97.6%。又如胡佳娜等应用大椎穴放血治疗肝癌癌性发热患者 19 例,结果 16 例癌性发热患者 1 小时内体温下降 0.5~1.3℃,最长维持时间大于 24 小时。

三、灸法

1. 概述　灸,灼烧的意思。灸法是指利用某些燃烧材料,熏灼或温慰体表一定部位,通过调整经络脏腑功能,达到防治疾病的一种方法。一般认为,灸法具有温经散寒、扶阳固脱、消瘀散结、防病保健的作用。

2. 操作方法　灸法有多种操作方法,包括艾炷灸、艾卷灸、温针灸、温灸器灸。

(1)艾炷灸:艾炷灸包括将艾炷直接放在皮肤上施灸的直接灸,以及在艾炷与皮肤上隔垫某种物品的间接灸。

直接灸:将艾绒捏紧成圆锥形艾炷,然后将艾炷直接置放在皮肤上施灸的方法。根据刺激程度的不同,可分为无瘢痕灸和瘢痕灸。其中无瘢痕灸是在艾炷燃烧后,当剩 2/5 左右,患者觉得烫时用镊子将艾炷夹去,换炷再灸。

间接灸:用于隔垫的物品包括姜、蒜、盐、附子等。将这些物品制备成合适厚度的薄片,如姜、蒜以 2~3mm 厚为宜,附子以 8mm 为宜,大小能充分覆盖施灸部位,然后垫于施灸部位,将艾炷放于隔垫物上施灸。

灸数一般直接灸 3~7 壮,间接灸的壮数可以稍多,以局部皮肤充血、红晕为度。

（2）艾卷灸:艾卷灸分为悬空于皮肤上方一定距离施灸的悬灸,以及实按灸。

悬灸:将艾卷的一段点燃,对准穴位、患处等施灸部位,在距离皮肤 2~3cm 处进行施灸,以患者局部有温热感而不灼痛为宜,每穴灸 10~15 分钟。此外,可应用雀啄、回旋的手法施灸。

实按灸:是指先在施灸腧穴部位垫上布或纸数层,然后将艾卷点燃的一端趁热按到施术部位,使热力透达深部的施灸方法。若按后艾火熄灭,再点再按,以局部皮肤充血、红晕为度。

（3）温针灸:是针刺与艾灸相结合的方法,可加强治疗效果。操作时先行针刺治疗后留针,然后在针柄上穿置一段长约 2cm 的艾卷施灸,或在针尾上搓捏少许艾绒点燃施灸,待艾燃尽后,再行出针。

3. 在热病中的应用　对于热病是否适合应用灸法,历来存在争议。不少观点认为热证禁灸,如张仲景便提出"病在三阴宜灸,在三阳宜针"的治疗原则,后世张介宾亦指出"其有脉数,烦躁、咽干、咽痛、面赤、火盛阴虚内热等证,俱不宜灸"。但也有少数观点认为热病同样可以应用灸法。如《灸绳·灸赋·热症贵灸赋》云:"寒凝气陷,灸之所擅;热升火郁,灸更有功……虚热用灸,元气周流;实热用灸,郁结能瘳;表热可灸,发汗宜谋;里热可灸,引导称优……同声相应,同气相求。"

根据灸法的机理,灸法可以应用于部分热病,主要包括外感发热中的风寒外感,以及如气虚发热、阴盛格阳类的虚寒性发热,而对于其他类型的发热,如辨证属实热证者、阴虚内热者,则不宜用灸法。

外感热病中的风寒外感,患者虽有发热症状,但同时以恶寒、头痛、脉紧等寒象为主,故灸法有良好的治疗效果。如韩冬等报道应用艾灸治疗外感发热病 86 例,其中 71 例为风寒束表证,有头痛、恶寒等症状。试验组给予艾条温灸大椎、身柱、曲池、合谷等穴位,60 分钟观察时间。使用艾灸后有 62 例表示头痛、恶寒症状明显减轻,8 例有改善,仅 1 例感觉没有变化。

四、拔罐法

1. 概述　拔罐法古称焦法,又称吸筒法,是一种以罐为工具,借助热力排出其中空气,造成负压,使之吸附于腧穴或应拔部位的体表,而产生刺激,使局部皮肤充血、瘀血,以达到防治疾病目的的方法。拔罐法在古代主要用于治疗疮疡、吸拔脓血,发展到现在,在内、外各科均有广泛应用,并且常常与针刺、刺血等其他疗法配合应用。一般认为,拔罐法具有通经活络、行气活血、消肿止痛、祛风散寒等作用。

2. 操作方法　拔罐的方法有多种,可分为火罐法、水罐法（又称煮罐法）、抽气罐法。根据方法的不同,操作手法有所差别。目前,在临床上广泛使用的为火罐法,将其操作方法介绍如下:

火罐法是利用燃烧时火的热力排出罐内空气,形成负压,从而将罐吸附在皮肤上。临床上常用的为闪火法。操作者一手持镊子,一手持玻璃罐;操作时一手用镊子夹 95% 酒精棉球并点燃,然后在另一手所持的玻璃罐内绕 1~3 圈后抽出棉球,同时迅速将罐子扣在应拔的部位上。注意燃烧的酒精棉球应在玻璃罐内绕,切勿将罐口烧热,避免烫伤皮肤。拔罐时动作要迅速,否则罐内再次流入空气而无法形成有效负压,拔罐不稳。

3. **在热病中的应用**　拔罐疗法多用于治疗外感热病,用于内伤发热较少,临床上常常与针刺疗法、刺血疗法配合应用,在针刺或刺血后再在局部行拔罐治疗,以达提高疗效的目的。

如钟荣报道使用针刺曲泽、大椎、委中放血治疗急性上呼吸道感染性发热,效果良好。方法:发热时在曲泽(肘横纹上,肱二头肌肌腱尺侧)外,或大椎(第7颈椎棘突下)处常规消毒。取1.5寸三棱针,在穴位处浅刺出血。另取小号火罐1个,在出血部位行拔罐放血治疗。30分钟后,可吸出血1~2ml,除去火罐。30例患者经过此方法治疗1小时后,其中12例体温下降至正常,11例体温下降1~1.5℃,5例体温下降0.5~1℃,2例无效。

此外,亦有单独应用拔罐疗法治疗外感热病者。如王华兰等报道采用推拿加拔罐治疗小儿外感发热病例36例,在推拿治疗后,将3号罐用闪火法在大椎、肺俞、风门、脾俞、胃俞拔罐,留罐15分钟。其目的在于通过拔罐以助机体祛邪外出。结果大部分小儿在1次手法后体温即恢复正常,或降低。

五、刮痧法

1. **概述**　刮痧疗法,是用特殊刮具,在人体皮肤的特定部位,涂抹刮痧介质后,在皮肤表面进行刮拭,至出紫黑色痧点为度的一种疗法。经络刮痧的工具包括牛角板、砭石板等,目前在临床上主要应用铜质、玉质、木制等材料制作的刮痧板。一般认为,刮痧疗法具有发表解肌、调整阴阳、清热解毒、舒筋通络等作用。

2. **操作方法**　刮痧的操作方法必须遵循不破皮肤的原则,根据操作方法的不同,分为直接刮痧疗法和间接刮痧疗法。

(1)直接刮痧疗法:医生用工具直接作用于人体某部位皮肤上,通过直接刮拭人体皮肤,使其发红发紫,或出现紫红色痧点、痧斑。这种方法多半用于患者体质比较强壮而病证又属于实盛之候。

(2)间接刮痧疗法:医生用毛巾或棉布铺在患者身上刮拭,使其皮肤发红发紫,或出现紫红色痧点、痧斑。这种方法多半用于婴幼儿、年老体弱患者,以及患有某种皮肤病的人。

3. **在热病中的应用**　由于刮痧疗法具有发表解肌、调整阴阳、清热解毒的作用,因此被用于外感及内伤热病的治疗。

如谭桥秀等采用点、线、面结合刮痧配合大椎刺络拔罐治疗外感发热,所谓点、线、面结合的方法,即循经脉刮拭的同时,加强重点穴位的刺激,并掌握一定的刮拭宽度,沿经脉循行路线刮拭约0.5寸宽,以疏通经络为主、重点穴位加强为辅,且应循经准确,穴在经中,"宁失其穴,勿失其经"。其中,外感发热具体刮痧方法:患者取俯卧位,颈部后发际至第7胸椎水平涂以刮痧油。①用刮痧板边缘从后发际至第7胸椎沿督脉从上到下刮拭,刮痧板边缘与皮肤约成45°角,重点刮拭大椎穴;②从后发际至第7胸椎旁沿膀胱经第一、二侧线,即脊柱旁开1.5寸和旁开3寸,由上至下刮拭,重点刮拭风门、肺俞;③双上肢沿肺经从上向下刮拭,以尺泽穴为中心上下总长约4寸,重点刮拭尺泽穴。手法均平补平泻,即刮痧板与皮肤约成45°角,速度、力度适中;患者身体壮实而热甚时可用泻法,即刮痧板与皮肤角度大于45°,速度较快,力度稍重。

六、药浴法

1. **概述**　药浴亦称"水疗",属中医外治法,可分为局部浴及全身浴,即在温水中加入中药煎煮液或提取物,然后浸泡、擦浴全身或局部,借助浴水温热之力与药力的共同作用,达到治疗目的的方法。我国现存最早的医书《五十二病方》中就有药浴疗法的记载,至张仲景运用百合洗方和苦参汤进行局部洗浴治疗百合病和狐惑病,则是药浴临床运用的成功范例。目前,限于临床实践条件,全身浴多用于小儿、皮肤科,而局部浴(如足浴)则作为一种行之有效的保健方法,走进了千家万户。一般认为,药浴能使全身腠理疏通,具有发汗退热、祛风除湿、温经散寒、疏通经络、调和气血、消肿止痛、祛瘀生新、杀虫止痒、祛腐生肌、美容保健等作用。

2. 操作方法　根据全身浴、局部浴的不同,所需要的浴具不同,但都是将中药方剂的煎煮液加入温水中,而后进行浸泡或擦浴。最关键的环节为拟定药浴处方。药浴处方的拟定同样需遵循辨证论治原则。药浴一是将内服之药变为外用,二是可选用一些不利于内服的药物进行外用、外浴。

3. 在热病中的应用　药浴的药理作用与所应用的药浴处方密切相关,应用具有疏风解表功效的处方进行药浴对外感发热具有治疗作用,而一些具有泄热解毒功效的药浴处方对于内伤发热亦具有治疗效果,值得进一步开展研究。

如侯江红等在基础治疗的基础上加中药药浴治疗风热型小儿外感发热,所用药浴方药由柴胡 20g、青蒿 20g、薄荷 20g、连翘 20g、荆芥 20g、炒牛蒡子 10g、川芎 10g 等组成,由制剂室将中药饮片粉碎成直径 0.5cm 的粗颗粒,装袋备用,每袋 160g。使用时,将药物放入清水中煎煮至煮沸后 5 分钟,滤出药液加清水配制成 2g/100ml 浓度,每次药浴 15~25 分钟,药液温度保持在 38~40℃,每天洗浴 1 次。结果发现,药浴对风热型小儿外感发热具有确定的退热疗效,中药药浴联合常规治疗可明显提高退热率,缩短解热时间。

我们专科在临床上应用荆防擦浴液辅助处理脓毒症患者的高热症状,结果发现与酒精擦浴相比,该药浴方法同样具有退热效果稳定、退热持续时间长的优势。荆防擦浴液为刘伟胜教授经验方,具体处方为薄荷、青蒿、荆芥穗各 20g,防风 15g。临床用法:上方中药制成粉剂,棉布包好,使用时,用 95~100℃的开水 500ml 浸泡搅动,呈棕色后,加室温清水 1 500ml,配成 32~34℃的擦浴液,即可用于擦浴。

擦浴手法:将大毛巾垫于擦拭部位下面,将浸有药液的小毛巾叠成长条绕在手上,用均匀的力量进行擦拭,边擦边按摩,以促进汗腺分泌、血管扩张。以擦拭至局部皮肤微微泛红为度。擦拭用的小毛巾要经常更换。

擦拭顺序:侧颈、肩、上臂外侧、前臂外侧、手背;侧胸、腋窝、上臂内侧、肘窝、前臂内侧、手心;颈下肩部、臀部;髋部、下肢外侧、足背;腹股沟、下肢内侧、内踝;臀下沟、下肢后侧、腘窝、足跟。

注意事项:上下肢、背部、颈部、腋窝、腘窝、腹股沟处擦拭时间稍长。禁忌擦拭胸前区、腹部、后颈部、足心部位。擦浴全过程不宜超过 20 分钟。重复擦 3 遍,0.5 小时后测量体温。

擦浴时机:在发热高峰期进行擦浴,避免在体温上升期进行操作。

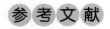

参考文献

1. 孙广仁. 中医基础理论[M]. 北京:中国中医药出版社,2002.

2. 邓铁涛. 实用中医诊断学[M]. 北京:人民卫生出版社,2004.

3. 赵绍琴. 温病纵横[M]. 北京:人民卫生出版社,2006.

4. 彭胜权．温病学［M］．上海：上海科学技术出版社，1996.

5. 姚乃礼．中医证候鉴别诊断学［M］．2 版．北京：人民卫生出版社，2006.

6. 董建华，杜怀棠，周平安，等．急性热病临床研究的初步设想［J］．中医杂志，1985（1）：62-65.

7. 承淡安．承淡安针灸师承录［M］．北京：人民军医出版社，2008.

8. 肖蕾，赵建国，蒋戈利，等．针刺大椎穴治疗外感高热 133 例综合评价［J］．中国中医急症，2007，16（5）：530-532.

9. 王燕军，李春兰．耳尖放血治疗小儿外感发热 126 例［J］．辽宁中医杂志，2006，33（2）：194-195.

10. 胡佳娜，董惠娟．大椎穴放血治疗肝癌癌性发热［J］．第二军医大学学报，2001，22（5）：417.

11. 韩冬，赵宇芳．灸法对于外感发热退热的临床研究［J］．中国药物与临床，2014，14（2）：266-267.

12. 钟荣．穴位放血拔罐治疗急性上呼吸道感染发热的疗效观察与护理［J］．时珍国医国药，2003，14（3）：184.

13. 王华兰，庞智文．推拿加拔罐治疗小儿外感发热［J］．中国针灸，2010，30（9）：730.

14. 谭桥秀，郑师强，潘兴芳，等．点、线、面结合刮痧配合大椎刺络拔罐治疗外感发热［J］．针灸临床杂志，2013，29（5）：13-14.

15. 侯江红，单海军，王晓燕，等．中药药浴对风热型小儿外感发热的退热疗效观察［J］．南京中医药大学学报，2012，28（4）：318-320.

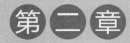

第二章
感染性疾病的西医学认识

第一节 概 论

感染性疾病（infectious disease）是指由病原体侵入人体导致健康受到损害的各种疾病，包括传染病和非传染性感染性疾病。对人类有致病性的病原体在500种以上，包括微生物（如病毒、衣原体、支原体、立克次体、螺旋体、细菌、真菌）和寄生虫（如原虫、蠕虫等）。

一、感染与传染的区别

以前，部分学者把感染与传染看成同义词，混淆一谈，表现在传染病学专著中则将"感染病"定义为"传染病"。事实上，感染与传染的含义并非完全相同，感染不一定具有传染性，而传染则属感染范畴，反之则不能成立。感染病应包括一切感染因子即病原体所致疾病，其中一部分具有传染性；而传染病属于感染病，是具有传染性的病原体所致的疾病。

在人类的历史发展长河中，感染性疾病占据着绝对的领导地位。人类的历史绝大部分是感染病的历史。感染病大流行伴随着人类文明进程而来，并对人类文明产生深刻和全面的影响。众多感染病的暴发流行被称为瘟疫，曾给人类带来巨大的灾难和痛苦，甚至改写过人类历史。20世纪末以前，人类的疾病主要是感染病。微生物的不断发现，推动了感染病学乃至整个医学的发展，19世纪末细菌学几乎占领了整个医学舞台；疫苗的研究推动了感染免疫学乃至整个免疫学的迅速发展；抗生素的发现和应用则被誉为20世纪最伟大的医学成就。20世纪70年代西方医学界曾认为，感染病正在消亡。但1981年开始被报道的获得性免疫缺陷综合征（艾滋病）、2003年的严重急性呼吸综合征（SARS）、2009年的甲型H1N1流感、2014年的埃博拉出血热等新发感染病不断敲响警钟，又引起了世界各国的普遍关注。据世界卫生组织报道，感染性疾病占全部死因的25%以上，仍然是人类头号杀手，严重影响世界经济发展和社会和谐。

二、历史上的重大感染病暴发流行

2 400多年以前的雅典瘟疫，翻开了瘟疫的编年史，希波克拉底用大火挽救了雅典，至今雅典瘟疫的病因仍未明确。历史上死亡人数最多的一次瘟疫既不是鼠疫也不是天花，而是几乎人人都得过的流行性感冒（简称流感）。有记载的流感第一次流行发生在1510年的英国，此后，文献记载了31次流感大流行。1918年，世界暴发了历史上最著名的流感——"西班牙流感"，又称"西班牙女郎"，它夺去了超过5 000万人的生命。1957年"亚洲流感"、1968年"香港流感"、1977年"俄罗斯流感"均导致数万人死亡。2009年，墨西哥出现猪流感病毒（病毒类型为H1N1）致死的病例。流感病毒就像一个幽灵，飘荡在世界各个角落，至今仍严重威胁着人类的生命。

鼠疫是称霸中世纪数百年的死神。历史上首次鼠疫大流行发生于 6 世纪,起源于中东,流行中心在近东地中海沿岸。这次疫情持续了五六十年,死亡总数近 1 亿人,导致了东罗马帝国的衰落。第二次大流行发生于 14 世纪,在短短 5 年内,就导致了欧洲 1/3~1/2 的人口死亡。第三次大流行始于 19 世纪末(1894 年),至 20 世纪 30 年代达最高峰,死亡达千万人以上。

天花与鼠疫相比肩。古代世界大约 60% 的人口受到了天花的威胁,1/4 的感染者会死亡,大多数幸存者会失明或留下瘢痕。1798 年,英国医生 Jenner 首创接种牛痘,使天花被人类彻底消灭,成了第一种被消灭的传染病。

狂犬病是不可治愈的疾病,在公元前 5 世纪的欧洲首次发现,到了 19 世纪后期,狂犬病已经在世界各国流行和被认识。迄今本病一旦发病,全部死亡,甚至还没有延长生命的方法。法国微生物学家 Pasteur 从 1880 年开始研究如何治疗狂犬病,最先研制出狂犬病病毒疫苗,并研制出用于人类的狂犬病疫苗,从而为现代免疫学奠定了强有力的基础。

霍乱是最可怕的瘟疫之一,滋生地在印度,因水源污染所致。近 100 多年来,有 7 次世界性大流行的记录。其多年后卷土重来,与环境恶化、卫生设施落后、居住条件恶劣、营养不良等因素有关。

结核病是惨白色的瘟神,又叫白色瘟疫,从滑铁卢战役到第一次世界大战爆发前,在 20~60 岁的成年人中,肺结核的病死率高达 97%。目前通过有效防治,本病的病死率已经降低,但仍属于第三世界国家的重要死因之一。

从 1981 年首次报道艾滋病以来,由于其病死率极高,被称为"超级绝症"。虽然全世界众多医学研究人员付出了巨大努力,但至今尚未研制出根治艾滋病的特效药物,也还没有可用于预防的有效疫苗。

2003 年的 SARS 则拉开了新世纪病毒肆虐的序幕,对我国,乃至整个世界造成了巨大的影响,病死率达 9.64%。其后的禽流感、甲型流感等不断给人类的公共卫生造成巨大的威胁。2014 年,埃博拉病毒在西非造成了大规模的疫情,是人类迄今发现的病死率最高的病毒之一,感染者病死率高达 50%~90%,其生物安全等级为 4 级,高于 3 级的人类免疫缺陷病毒(HIV)及 SARS 冠状病毒。同年,中东呼吸综合征冠状病毒在沙特阿拉伯、韩国等地造成了较大范围的流行。新的病毒正不断威胁着人类健康。

以上种种感染病暴发的历史给了我们以下启迪:①感染病只能控制而不可能消灭,这是因为病原体不可能被消灭,而只能交替和消长;②感染病多为人类侵犯自然的结果,这些侵犯可追溯到人类第一次农业定居所致天花流行、水源污染所致霍乱流行,以及人类与各种动物的接触导致鼠疫、SARS 等的流行;③忽略感染病的防控将受到大自然的惩罚,最好的例子是各种新发感染病的出现和多种再发感染病的回潮;④感染病的格局可能发生很大变化,但历史常常重演,如战争、贫穷、灾害等因素不断再现,新的生物恐怖主义行为更具威胁,日益发达的商贸和旅游使疾病的传播更快、更广、更容易,人类居住更加拥挤,对大自然的侵犯和破坏日益增多,因抗生素和抗病毒药物耐药,微生物适应和改变更为明显;⑤正确的策略应当是预防为主,即大处着眼,小处着手,未雨绸缪,防患于未然。

三、新发感染病及经典病的回潮

新中国成立前,卫生条件落后,医药水平低下,鼠疫、霍乱、天花、疟疾、血吸虫病、黑热病等广泛流行,使民众贫困交加。新中国成立后,在"预防为主、防治结合"的方针政策指引下,免疫接种率逐年升高,天花得到消灭,脊髓灰质炎、破伤风等发病率逐年下降,但由于病原体变异、自然环境及社会行为改变等原因,近年来某些感染病又有死灰复燃的趋势,如结核病、血吸虫病等过去被控制的"老"感染病都有上升的趋势。

新发感染病包括以下三类:①已存在的被认为是非传染病而又被重新定义为传染病,如消化性溃疡、T 细胞白血病等;②已存在的近代才被认知的传染病,如丙型和戊型病毒性肝炎、军团菌病、莱姆病等;③以往不存在,新发生的传染病,如甲型 H1N1 流感、SARS、艾滋病等。近 30 年来,全球新发 40 多种传染病,我国新发 20 多种。

经典传染病的回潮:经典传染病卷土重来是当前感染性疾病疾病谱变迁的一个重要特点。比如结核病发病率持续不下,甚至有上升趋势,多重耐药结核菌成为结核病不能得到有效控制的关键因素;A 组链球菌疾病的复燃;细菌对抗生素耐药问题;登革热、艾滋病流行病学的演变与病原体的进化等。同时,传统疾病的病原体方面也在发生变迁,如临床最常见的肺炎,肺炎链球菌独占鳌头的局面已不复存在,流感嗜血杆菌、金黄色葡萄球菌、卡他莫拉菌、大肠埃希菌、肠杆菌、军团菌、厌氧菌等的感染大幅度增加,肺炎衣原体和肺炎支原体引起的非典型肺炎在老年与儿童中亦不容忽视。

四、感染性疾病的治疗历程

1. 微生物的发现 1346 年以后,欧洲鼠疫的大流行使人类意识到疾病传染的可能性。1683 年,荷兰 Anton van Leeuwenhoek 用自制能放大 266 倍的显微镜发现了牙垢中的微小生物(包括细菌),以后又检查了汗水及粪便等多种标本,并正确地描述了微生物的形态有球形、杆状及螺旋状等,在技术方法上为发现引起传染病的微生物病原体开辟了道路。在前病菌理论时代,感染病的治疗也有所进展。17 世纪,秘鲁天主教教士发现印第安土著居民使用金鸡纳树皮治疗疟疾。从 1627 年起,这种含有奎宁的金鸡纳树皮被进口到欧洲,能有效治疗疟疾。1796 年,Edward Jenner 开创性地应用牛痘疫苗预防天花,为预防医学开辟了广阔途径。此外,卫生改革亦有很大发展。19 世纪,法国拿破仑时代曾用巴黎塞纳河水清洁街道路面,同时代英美开展的卫生运动改善了清洁卫生问题,但通过跳蚤和蚊虫或人体接触传播疾病的问题仍未解决,甚至未能解决饮水和污水排放的分隔问题。19 世纪 60 年代,法国科学家 Pasteur 首先通过实验证明有机物质的发酵和腐败是由微生物引起的,发明了 Pasteur 灭菌法,成功研制了鸡霍乱疫苗、炭疽疫苗和狂犬病疫苗。同时代的德国科学家 Koch 提出了著名的"Koch 法则"。至 19 世纪末,研究主要集中在细菌学,相继分离出众多人类致病微生物。

2. 免疫学的兴起 免疫学的兴起主要与疫苗相关。早在我国北宋时期,即 11 世纪时,就已创造性地发明了人痘苗,即用人工轻度感染的方法,达到预防天花的目的。至 17 世纪时,人痘法已传入朝鲜、日本及俄国,并由俄国传入土耳其,后经中东再传入欧洲。1721 年,英国驻土耳其公使夫人 Montagu 将人痘法传入英国,在英国曾进行了人体实验;将接种人痘者移居至天花流行区,结果发现接种者均获得免疫力。继人痘苗以后,免疫学上的一个重要的发展是 18 世纪末英国 Jenner 首创的牛痘苗,牛痘给人接种后,只引起局部反应,对人的毒力并不增加,对人体无害,此后就完全代替了人痘苗。

到 19 世纪末,由于微生物学的发展,免疫学也随之迅速发展。其中 Pasteur 受到人痘苗和牛痘苗的影响,通过系统研究,找到用理化和生物学方法,使微生物的毒力降低,以减毒株制备菌苗或疫苗,研制鸡霍乱疫苗、炭疽疫苗及狂犬病疫苗获得成功。德国 Behring 于 1891

年用白喉脱毒外毒素注射动物,在血清中发现一种能中和白喉外毒素的物质,称为抗毒素。此种中和毒素的能力能被动转移给正常动物,使后者获得抗白喉毒素的免疫力。后来用含白喉抗毒素的动物免疫血清成功治愈一名白喉患儿,此为首次被动免疫成功的病例。自此激起了免疫血清的研制热潮。同时,疫苗研制方面亦有很大进展,病原体的各种疫苗层出不穷,如口服脊髓灰质炎疫苗、卡介苗、肺炎球菌多糖疫苗。随着计划免疫预防接种广泛开展,众多传统感染病大幅度减少或绝迹。

3. 抗生素的发现和应用　抗生素的应用被誉为 20 世纪最伟大的医学成就,许多感染病因而得到有力的控制和根除,医师得以开展前所未有的手术和疗法而不用担心可怕的感染。

1928 年,英国细菌学家 Alexander Fleming 在研究葡萄球菌的菌落形态时,在实验平板中偶然污染了青霉菌的一个菌落,并于 1929 年把青霉菌培养物的滤液中所含有的抗细菌物质命名为青霉素,并予以报道。1935 年,英国病理学家 Florey 和侨居英国的德国生物化学家 Chain 合作,解决了青霉素的浓缩问题。当时正值第二次世界大战期间,青霉素的大量生产,拯救了千百万伤病员,成为第二次世界大战中与原子弹、雷达并列的三大发明之一。

20 世纪 40 年代是抗生素的快速发展期。Waksman 和其学生 Dubos 等于 1942 年首先给抗生素下了一个明确的定义——抗生素是微生物在代谢中产生的,具有抑制各种微生物生长和活动甚至杀灭各种微生物作用的化学物质。1944 年,他和他的研究小组发现了一种新抗生素——链霉素,由灰色链霉菌产生。链霉素发现的重要意义是,它改变了结核病的预后,宣告了无特殊治疗只能靠卧床静养和一般支持治疗的结核病治疗时代的结束。此后,他们抛弃了传统的靠碰巧来分离抗生素的方法,开始通过筛选成千上万的微生物来有意识、有目的地寻找抗生素。在短短的一二十年间,相继发现了金霉素、氯霉素、土霉素、制霉菌素、红霉素、阿米卡星等。这些抗生素的问世,使当时的细菌性疾病与立克次体病得以成功治疗,使人类的寿命显著延长。

20 世纪 50 年代末,进入了半合成抗生素的时代。1958 年,谢汉合成了 6- 氨基青霉烷酸,从而开辟了生产半合成青霉素的道路。1961 年,Abraham 从头孢霉菌代谢产物中发现了头孢菌素 C,并将头孢菌素 C 水解,加上不同侧链后,成功地合成许多高活力的半合成头孢菌素。此后,相继出现了头孢菌素第一代、第二代、第三代、第四代及第五代。如今,以青霉素和头孢菌素为主体的 β- 内酰胺类抗生素已成为最重要的化学治疗药物。

4. 治疗新挑战——耐药菌问题　随着抗生素的广泛应用,亦存在一些问题,如细菌耐药性。耐药菌问题是 21 世纪全球关注的热点,它对人类生命健康所构成的威胁不亚于艾滋病、癌症和心血管疾病所构成的威胁,是当前抗感染治疗中遇到的最为严峻的问题,也是临床难题。耐药病原体繁殖、进化很快,人类在这场抗战中处于不利的地位,加上滥用抗生素现象依然存在,也许有一天人类将会面对没有任何药物可以制伏的“超级病原体”。同时,抗生素的研发也不断获得进展,20 世纪 90 年代以来,针对临床上感到棘手的耐甲氧西林金黄色葡萄球菌、万古霉素耐药肠球菌和耐青霉素肺炎链球菌等耐药菌,从微生物代谢产物中不断地开发了一系列非常有效的药物,如替考拉宁、达托霉素等,以及新型抗真菌抗生素卡泊芬净、米卡芬净等,对控制耐药菌和真菌引起的感染起到了重要的作用。但由于耗资巨大,抗生素新品上市的速度很慢,而细菌却一直在朝着耐药的方向进化。因此,控制细菌耐药性绝不能单纯寄希望于研制和开发新的抗生素,应加强感染的预防和抗生素的合理使用。

治疗感染病的目的不仅在于促进患者康复,而且还在于控制传染源,防止进一步传播。

病原治疗是首要措施,但要坚持综合治疗的原则,即治疗与护理、隔离与消毒并重,一般治疗、对症治疗与病原治疗并重的原则。机体、病原体、药物之间的相互关系及三方的实际情况决定了抗感染治疗的难易程度。心理因素在感染病的治疗中也发挥着重要作用,必须考虑各方面因素,设计综合性个体化治疗方案。

第二节 重症感染的定义与脓毒症治疗

迄今为止,尚无关于重症感染的统一定义,但一般认为,重症感染是指导致了急性器官功能障碍的严重感染。通俗来说,是指危及生命的严重感染。根据西医学的认识,重症感染不仅仅与感染本身有关,还与感染导致的失控的全身炎症反应相关,这种由感染导致的全身炎症反应被定义为脓毒症(sepsis)。在 2016 年脓毒症新定义 3.0 版中,将脓毒症定义为宿主对感染的反应失调,产生危及生命的器官功能损害,重点强调了感染导致的器官功能障碍。当然,除了脓毒症外,还有一些感染通常被认为属于严重感染,如重症登革热、HIV 感染、急性黄疸型肝炎等。因此,脓毒症是最常见的重症感染,而重症感染不限于脓毒症。此外,对于器官功能障碍的界定标准也仍存在一定的争议,仍需在今后的研究中不断加以完善。由于脓毒症是最常见的重症感染,国内外对此进行了大量研究,拯救脓毒症的国际运动定期发布新版指南,以期促进对脓毒症的认识,改善患者预后。接下来简述 2016 年拯救脓毒症国际指南的相关内容。

一、脓毒症的定义

脓毒症对应的英文医学术语为 sepsis。Sepsis 源自于希腊文,意指"腐坏、衰败",在 2 700 年前的古希腊诗人荷马的诗中曾提到,希波克拉底描述了一个伤口如果发红、发热,会随着血管散布,在腿会到达腹股沟,甚至到全身而引发死亡。随着 19 世纪 Pasteur 发现细菌是造成腐败的原因后,20 世纪初将 sepsis 定义为当细菌或其毒素侵入血液中所引发严重且危及生命的症状。

对脓毒症的真正了解始于 20 世纪 80 年代末,当时认为脓毒症是一类由感染因素诱发的机体严重反应综合征,通常引起机体生理、病理及生化等出现异常改变。1992 年,美国重症医学会及胸科医师学会对脓毒症的诊断达成一个共识,首先提出全身炎症反应综合征(SIRS)这一概念。当患者符合两个 SIRS 条件,并且是感染所造成的,将诊断为脓毒症,同时提出严重脓毒症的概念,即脓毒症并发器官衰竭。2001 年,国际脓毒症定义会议认识到 SIRS 定义的局限,希望用生物标志物定义脓毒症,提出了更多诊断条件,包括一般性指标、炎症指标、血流动力学指标、器官衰竭评估指标及组织灌注指标等 21 项指标协助脓毒症的诊断,但由于过于烦琐,且无足够科学证据,临床实操性不大,最后仍使用感染引起的 SIRS 作为脓毒症的诊断。但以 SIRS 为基础的定义,可以将单纯病毒感染的感冒,症状为发热、白细胞计数高,诊断为脓毒症,因为单纯感染无须积极治疗,且病死率很低。同时,外伤、烧伤、胰腺炎等没有感染,也可造成 SIRS 的症状,以致假阳性过高。除此之外,包括宿主的个体反应、个体器官功能障碍的明确性及严重性等,都是 1992 年(Sepsis 1.0 版)及 2001 年(Sepsis 2.0 版)不能及时反应的。针对这些情况,2014 年欧洲危重病医学会(ESICM)和美国重症医学会(SCCM)通过 1 年的时间联手整理脓毒症的临床大数据,制定并于 2016 年 2 月在 *JAMA* 上公布了脓毒症新的定义(Sepsis 3.0 版)。新版本提出脓毒症是指因感染引起宿主反应失调而导致危及生命的器官功能障碍。既往"严重脓毒症"的概念被摒除。诊断脓毒症的临床条件为当患者在怀疑或确定感染的前提下,序贯器官衰竭估计评分(SOFA)超过2分。并提出快速SOFA(qSOFA)协助快速筛选脓毒症患者,即神志改变、收缩压≤100mmHg(1mmHg=0.133kPa),或呼吸频率≥22次/min,qSOFA评分≥2分需积极治疗。脓毒症可以引起器官功能障碍,提示其病理生理机制远较感染及其伴随的炎症反应更为复杂,细胞损害是导致器官系统发生生理和生化异常的基础。新的定义中,强调感染引发的非稳态宿主反应的重要性,这种反应超出直接感染本身的可能致命性,也强调了及时诊断的必要性。尽管目前也存在争议和反对,但值得通过后续的大型临床研究进一步评价。

二、脓毒症休克及多器官功能障碍综合征

1. **脓毒症休克** 脓毒症休克(septic shock)又称感染性休克、脓毒性休克、脓毒症性休克。按脓毒症旧版本定义,脓毒症休克指严重脓毒症患者在给予足量液体复苏后仍无法纠正的持续性低血压,常伴有低灌流状态(包括如乳酸性酸中毒、少尿或急性意识状态改变等)或器官功能障碍。所谓脓毒症引起的低血压是指收缩压<90mmHg或在无明确造成低血压原因(如心源性休克、失血性休克等)情况下血压下降幅度超过40mmHg。但应注意的是,某些患者应用影响心肌变力的药物或血管收缩剂,在有低灌注状态和器官功能障碍时可以不存在低血压,但也应视为脓毒症休克。既往有文献将这一过程称为脓毒综合征,但由于概念模糊、含义不清而建议停用。

脓毒症休克与脓毒症、严重脓毒症同样反映着机体内一系列病理生理改变及临床病情严重程度变化的动态过程。它属于脓毒症情况下所特有,与其他类型休克的血流动力学改变有明显不同。其主要特点为体循环阻力下降、心排血量正常或增多、肺循环阻力增加、组织血流灌注减少等。

Sepsis 3.0版重新定义脓毒症的同时也重新定义了脓毒症休克。新版的定义原文是"Septic shock is a subset of sepsis in which underlying circulatory, cellular and metabolic abnormalities are associated with a greater risk of mortality than sepsis alone"。脓毒症休克作为脓毒症的一部分,在循环系统、细胞层面、新陈代谢异常的基础上比单纯的脓毒症具有更高的死亡风险。新版中的脓毒症休克,对于临床症状的纳入标准是低灌注状态下在应用血管活性药物后方能维持平均动脉压≥65mmHg,并且尽管使用大量液体复苏后血清乳酸浓度依旧在2mmol/L以上。

2. **多器官功能障碍综合征** 多器官功能障碍综合征(multiple organ dysfunction syndrome, MODS)指机体遭受严重创伤、休克、感染及外科大手术等急性损伤24小时后,同时或序贯出现两个或两个以上的系统或器官功能障碍或衰竭,即急性损伤患者多个器官功能改变不能维持内环境稳定的临床综合征。其中由感染诱发者称感染性MODS,而由创伤等其他原因引起者称非感染性MODS。MODS旧称多器官功能衰竭(multiple organ failure, MOF),最早在1973年由Tilney等报道腹主动脉瘤术后并发"序贯性器官衰竭"。此后近20年内,MOF的命名被普遍承认和接受,但这一传统的命名主要描述临床过程的终结及程度上的不可逆性,概念上较为机械和局限,忽视了器官功能动态的变化特征。1992年,美国胸科医师学会/重症医学会(ACCP/SCCM)在芝加哥集会,共同倡议将MOF更名为MODS,目的是为了纠正既往过于强调器官衰竭程度,而着眼于SIRS发展的全过程,重视器官衰竭前的早期预警和治疗。MODS的内涵既包括某些器官完全衰竭,也可包括脏器仅有实验室检查指标的异常,能较全面地反映功能进行性变化过程及病变性质的可逆性,比较符合临床实际。

三、脓毒症的西医学治疗

脓毒症目前仍然是临床医师面临的巨大挑战。拯救脓毒症运动（surviving sepsis campaign，SSC）自2004年发布首部脓毒症与脓毒症休克治疗国际指南以来，分别在2008年、2012年、2016年进行更新。指南的更新是为了使脓毒症诊治不断进步，使治疗切合临床实际，符合重症医学的根本。指南是为成人脓毒症和脓毒症休克的处理提供指导意见，但所推荐的内容不能取代临床医师的决策。

1. **早期复苏** 早期液体复苏仍然是治疗脓毒症的关键。复苏的最终目标是恢复组织灌注。脓毒症和脓毒症休克是临床急症，建议立即开始治疗与复苏。对脓毒症所致的低灌注建议在起始3小时内输注至少30ml/kg晶体液进行液体复苏，在完成初始液体复苏后，需要反复评估血流动力学以指导后续液体复苏，包括全面的体格检查、生理指标的评价及可获得的有创或无创监测参数。

如果临床检查无法明确休克类型，建议采用血流动力学监测（如心功能评估）来协助判断诊断。在判断容量反应性时，建议使用动态指标而非静态指标来评价液体的反应性，且在复苏过程中，对无自主呼吸和心律失常、非小潮气量通气的患者，可选用脉压变异、每搏量变异作为脓毒症患者液体反应性的判断指标；而机械通气、自主呼吸或心律失常时，可选用被动抬腿试验预测脓毒症患者的液体反应性。对于需要使用血管活性药物治疗的脓毒症休克患者，推荐初始的目标平均动脉压为65mmHg。对于乳酸升高的组织灌注不足患者，建议根据乳酸指导复苏，使其恢复至正常水平。

2. **筛查** 早期识别并给予规范化的治疗可以显著改善患者预后，所以需要不断改善脓毒症筛查及诊疗行为，建议医院和卫生系统建立脓毒症的诊疗流程及质量改进计划，包括对急症、高危患者进行脓毒症的筛查。

3. **诊断** 对于可疑脓毒症或脓毒症休克的患者，建议只要不明显延迟抗微生物治疗，应先常规进行包括血培养在内的合适的微生物培养。血培养包括需氧和厌氧。

4. **抗生素治疗** 抗生素治疗是脓毒症治疗的关键。在识别脓毒症或脓毒症休克后，推荐在1小时内尽快静脉给予抗生素治疗，并推荐经验性使用一种或者几种抗生素进行广谱治疗，以期覆盖所有可能的病原体，包括细菌及可能的真菌或者病毒。一旦确认病原体并获得药敏结果和/或临床症状体征充分改善，建议缩小经验性抗生素治疗的范围。每日评估抗生素降阶梯治疗的可能。

抗生素的剂量优化策略应基于目前公认的药效学/药代动力学原则及药物的特性。对于大多数脓毒症和脓毒症休克的患者，使用抗生素疗程为7~10日。对临床改善缓慢、感染源难以控制、金黄色葡萄球菌菌血症、某些真菌及病毒感染，以及中性粒细胞减少在内的免疫缺陷患者，可适当延长治疗疗程。对于感染源得到有效控制、临床症状得到迅速缓解的腹腔或者尿路感染、非复杂性急性肾盂肾炎的患者，可适当缩短治疗疗程。

建议检测降钙素原水平，有助于缩短脓毒症患者使用抗生素的疗程。对于初始怀疑脓毒症，但之后感染证据不足的患者，建议将降钙素原水平作为终止经验性抗生素使用的证据。

在对脓毒症休克的早期处理中，建议经验性联合使用至少两种不同种类的抗生素以覆盖最可能的病原体。对于大多数其他严重感染，包括菌血症及没有休克的脓毒症患者，建议不常规使用联合治疗。对于中性粒细胞减少的脓毒症/菌血症，不常规进行联合用药治疗。

对于脓毒症休克,如果初始启动了联合治疗而在之后的几天内临床症状好转/感染缓解,推荐停止联合方案的降阶梯治疗,这适合于目标性(培养阳性的感染)和经验性(培养阴性的感染)的联合治疗。对于非感染原因引起的严重炎症状态(如严重胰腺炎、烧伤),不推荐持续的全身预防性使用抗生素。

5. 感染源的控制　脓毒症与其他疾病治疗原则一样,尽早明确发病诱因并处理是治疗最有效的方法。针对新的脓毒症定义并结合指南的治疗策略,尽可能明确感染病灶仍是脓毒症治疗过程中最必不可少的一步。脓毒症及脓毒症休克患者应尽快明确感染灶,在符合医疗原则的情况下尽可能快地控制感染源,如脓肿的外科引流、感染坏死组织的清除等,亦是彻底清除病原菌的重要环节。当血管内导管是可能的感染源时,在建立新的血管通路后,建议迅速拔除。

6. 液体治疗　液体治疗时强调进行容量负荷试验判断患者容量反应性。休克患者在液体复苏过程中的容量管理可分为四阶段——复苏、优化、稳定、撤退。复苏时液体过负荷会增加患者死亡率,因此复苏过程中需注意液体的量,避免出现严重的液体过负荷。推荐进行补液试验,如果血流动力学指标持续改善,则可以继续输注液体。

对于脓毒症及脓毒症休克患者,在早期液体复苏及随后的补液中,推荐选择晶体液,建议使用平衡液或者生理盐水进行液体复苏,不建议使用羟乙基淀粉。在早期复苏及随后的血容量扩充阶段,当需要大量的晶体液时,建议可以加用白蛋白。

7. 血管活性药物的使用　推荐去甲肾上腺素作为首选的血管加压药物,建议可以联合抗利尿激素或者肾上腺素以达到目标平均动脉压,或者加用抗利尿激素以减少去甲肾上腺素的剂量。建议只有针对高选择性的患者群体(如快速型心律失常低风险、绝对和相对心动过缓的患者),才将多巴胺作为去甲肾上腺素的替代药物。反对使用低剂量多巴胺作为肾脏保护。在充分的液体复苏及使用血管活性药物之后,如果仍然存在持续低灌注,建议使用多巴酚丁胺。建议所有需要血管加压药治疗的患者,如果资源许可,应尽快行动脉置管连续监测血压。

8. 糖皮质激素　对于脓毒症休克,如果充分的液体复苏及血管加压药治疗能够恢复血流动力学稳定,不建议静脉使用氢化可的松。如果无法达到血流动力学稳定,建议静脉使用氢化可的松,剂量为 200mg/d。

9. 血制品　当血红蛋白降至 <70g/L 时才输注红细胞,但要除外心肌缺血、严重低氧血症或者急性出血等情况。对于脓毒症相关的贫血,不推荐使用促红细胞生成素。在没有出血或者计划侵入性操作时,不建议使用新鲜冰冻血浆纠正凝血功能异常,对于血小板计数 $<10 \times 10^9$/L 且无明显出血征象,或者 $<20 \times 10^9$/L 同时伴有出血高风险,建议预防性输注血小板。对于活动性出血、外科手术或者侵入性操作,血小板计数需要达到 $\geq 50 \times 10^9$/L。

10. 免疫球蛋白　对于脓毒症或脓毒症休克患者,不建议静脉使用免疫球蛋白。

11. 血液净化　对于血液净化技术,无相关推荐。

12. 抗凝治疗　反对使用抗凝血酶治疗脓毒症和脓毒症休克。不推荐使用血栓调节蛋白或者肝素治疗。

13. 机械通气　对于成人脓毒症导致的急性呼吸窘迫综合征(ARDS),主张保护性通气策略,减轻呼吸机相关性肺损伤,推荐使用 6ml/kg(理想体重)的潮气量,设置平台压的上限为 $30cmH_2O$($1cmH_2O$=0.098kPa)。对于中度到严重的 ARDS,建议使用较高的呼气末正压(PEEP),重度者建议使用肺复张手法。如果 $PaO_2/FiO_2<150mmHg$,推荐使用俯卧位通气。如

果 $PaO_2/FiO_2<150mmHg$，建议使用神经肌肉阻滞剂的时间要≤48小时。

如果没有组织低灌注的证据，推荐使用限制性液体治疗策略。不推荐使用高频振荡通气及常规使用肺动脉置管。如果无支气管痉挛，不建议使用 β_2 受体激动剂。对于成人脓毒症导致的非 ARDS 的呼吸衰竭，建议使用低潮气量通气。推荐床头抬高 30°~45° 以减少反流误吸，防止发生呼吸机相关性肺炎。计划脱机时应进行自主呼吸试验，在可以耐受脱机时，推荐使用脱机流程。

目前有不少新型的治疗方式，如体外膜氧合、高流量鼻导管吸氧等，由于研究相对较少，指南上暂时没有给出建议。

14. 镇静与镇痛　对于机械通气的脓毒症患者，推荐应用最小剂量的连续性或间断性镇静，以达到特定的镇静目标，并需要不断评估并调整镇静药物剂量，达到最佳目标。指南没有推荐具体药物，最近的研究显示短效的镇静剂如丙泊酚和右美托咪定具有更大的优势。

15. 血糖控制　对于重症监护病房（ICU）脓毒症患者，建议使用基于规范流程的血糖管理方案，在 2 次血糖 >10mmol/L（180mg/dl）时，启用胰岛素治疗。目标是控制血糖 ≤10mmol/L（180mg/dl），而不是 ≤6.11mmol/L（110mg/dl）。在接受胰岛素治疗时，推荐每 1~2 小时监测血糖，直至血糖水平和胰岛素剂量达到稳定，然后改为每 4 小时监测。对床旁检验或毛细血管血测得的血糖值要谨慎解读，因为这些测量方法可能无法准确反映动脉血或血浆的糖水平。如果患者有动脉置管，建议使用动脉血而不是毛细血管血进行血糖监测。

16. 肾脏替代治疗　对于脓毒症合并急性肾损伤的患者，建议给予连续性肾脏替代治疗或者间断性肾脏替代治疗。对于血流动力学不稳定的脓毒症患者，建议使用连续性肾脏替代治疗，有助于液体平衡的管理。对于脓毒症合并急性肾损伤的患者，如果仅有肌酐升高或者少尿而无其他透析指征时，不建议进行肾脏替代治疗。

17. 碳酸氢钠的使用　对于低灌注导致的乳酸酸中毒，如果 pH≥7.15，不建议使用碳酸氢钠来改善血流动力学或者减少血管活性药物的剂量。

18. 静脉血栓预防　对于没有禁忌证的患者，推荐使用普通肝素或者低分子肝素进行静脉血栓栓塞（venous thromboembolism，VTE）的预防；如果没有使用低分子肝素的禁忌证，推荐使用低分子肝素而不是普通肝素来预防 VTE。建议尽可能采用药物联合机械性装置预防 VTE，当存在药物的禁忌证时，建议使用机械性装置预防 VTE。

19. 应激性溃疡的预防　对于脓毒症或者脓毒症休克患者，如果存在消化道出血的风险，建议使用质子泵抑制剂或 H_2 受体拮抗剂进行应激性溃疡的预防。对于无消化道出血风险的患者，不建议进行应激性溃疡的预防。

20. 营养治疗　对于脓毒症和脓毒症休克患者，在能够接受肠内营养的情况下，应该早期启动肠内营养，反对早期单独使用肠外营养或者肠外联合肠内营养。如果危重症患者早期肠内营养不耐受，建议在最初 7 天内静脉输注葡萄糖，反对早期使用全肠外营养或者肠外营养联合肠内营养治疗。

对于危重症患者，建议早期采用滋养性 / 低热量肠内营养或者足量的肠内营养。如果早期启动滋养性 / 低热量肠内营养，则应根据患者的耐受性，逐步增加肠内营养的量。非外科的重症患者不建议常规监测胃残余量，但对于喂养不耐受或者存在高误吸风险的患者，建议监测胃残余量。如果喂养不耐受，建议使用促胃肠动力药物；如果存在高误吸风险，建议留置幽门后喂养管。不建议使用 ω-3 脂肪酸增强免疫，不建议使用精氨酸、谷氨酰胺或通过补硒治疗脓毒症和脓毒症休克患者。

21. 设置治疗目标 建议与患者及家属充分讨论治疗目标和预后。推荐将治疗目标纳入治疗以及临终关护计划中,在适当情况下采用姑息治疗原则。建议尽早制订治疗目标,最迟应在入住 ICU 的 72 小时内完成。

随着对指南依从性的增加,患者的预后也进一步得到改善,正确充分理解指南的内容是提高诊疗准确性的关键,但是指南不可能适用于所有患者,临床实际工作中仍然需要兼顾到患者的个体差异及特点,使患者得到最优的针对性治疗方案。

第三节　重症感染的常见病原学、检测方法及治疗用药

一、细菌

细菌属于原核生物界的一种单细胞微生物,具有细胞壁、细胞膜、细胞质、核质等基本结构,在一定条件下可致机体感染,是感染病常见的病原体。

细菌的分类方法较多,原则上有传统分类和种系分类两种。传统分类是以细菌的生物学性状为依据,将形态结构、染色性、培养特性、生化反应、抗原性等作为分类的依据。如根据大体形态结构将其分为球菌、杆菌,根据革兰氏染色反应可分成革兰氏阳性菌(G^+)和革兰氏阴性菌(G^-)两大类,根据对氧气的需求又可分为专性需氧菌、微需氧菌、兼性厌氧菌和专性厌氧菌。由于对分类性状的选择和重视程度带有一定的主观色彩,又称为人类分类。种系分类则以细菌的发育进化关系为基础,又称为自然分类。现代细菌的分类主要根据细菌 DNA 和 RNA 的同源性、分子生物学数值,结合生化表型和抗原性进行分类。细菌种以上的分类单元自上而下依次分为七级——界、门、纲、目、科、属、种。目前国际上公认、最具权威性的细菌分类鉴定书目是《伯杰鉴定细菌学手册》。但在临床上,目前仍以传统分类为主。

细菌感染的轻重主要取决于病菌和宿主两方面,且环境因素和社会因素对感染的发生、发展也有明显影响。细菌的致病作用包括三大要素:一是毒力,表示细菌致病性的强弱程度,构成病原菌毒力的物质基础主要包括侵袭力和毒素两个方面;二是侵入的数量,一般来说细菌的毒力越强,引起感染所需的细菌数量越少,反之则细菌数量越多;三是入侵的途径,具有一定的毒力及足够数量的致病菌,如果侵入易感机体的途径或部位不适宜,也不能引起感染。宿主方面,宿主具备免疫防御机制来抵抗细菌的入侵,包括非特异性免疫、特异性免疫。其中,非特异性免疫主要由屏障结构、吞噬细胞、自然杀伤细胞(NK 细胞)以及正常体液和组织的免疫成分等组成,而特异性免疫包括体液免疫和细胞免疫两大类。

在细菌与机体的斗争中,抗菌药物的应用发挥了重要的作用。但随着抗菌药物的应用,细菌对某些抗菌药物产生了耐药性。这种耐药性有固有耐药性和获得耐药性两类。前者属于天然耐药,基因来自亲代,具有种属特异性;后者的机制主要包括钝化酶的产生、药物作用靶位的改变、抗菌药物的渗透障碍、主动外排机制和细菌自身代谢状态改变等。虽然抗菌药物逐渐发展,但细菌耐药性同样变得日益严峻,"超级细菌"正成为重症医学科难以逃避的挑战。

【重症感染常见的细菌种类】

(一)革兰氏阳性球菌

革兰氏阳性球菌是指革兰氏染色为阳性的一群球菌,通常引起化脓性感染,又称化脓性球菌。临床最常见的兼性厌氧球菌,包括葡萄球菌属、链球菌属、肠球菌属。

1. 葡萄球菌属 葡萄球菌属广泛分布在自然界,存在于人和动物皮肤黏膜上的菌株可致多种化脓性感染,如疖、痈、脓肿、菌血症等,还可引起烫伤样皮肤综合征和毒性休克综合征等疾病。

(1)分类:葡萄球菌属目前有 39 个种、21 个亚种,引起人类疾病的重要菌种有金黄色葡萄球菌、表皮葡萄球菌、头状葡萄球菌、人葡萄球菌和腐生葡萄球菌,其余尚有一些能在人体中分离到的葡萄球菌如溶血葡萄球菌、沃氏葡萄球菌、模仿葡萄球菌等。

临床上常以是否产生凝固酶将葡萄球菌分为凝固酶阳性(如金黄色葡萄球菌)和凝固酶阴性葡萄球菌。根据噬菌体分型,又可将金黄色葡萄球菌分成 4~5 群 26 型,用于研究细菌的致病性、耐药性、流行病学特点与细菌鉴别的关系。

(2)临床意义:凝固酶阳性的金黄色葡萄球菌是人类重要致病菌,可引起社区和医院感染。感染常以急性、化脓性为特征,如果未经有效治疗,感染可扩散至周围组织或经菌血症转移至其他器官。常见的感染有疖、痈、外科切口、创伤等局部化脓性感染和骨髓炎、化脓性关节炎、肺炎、心内膜炎、脑膜炎、菌血症等全身性感染。

金黄色葡萄球菌的致病性主要与各种侵袭性酶类和多种毒素有关。某些菌株产生肠毒素可引起食物中毒,表现为急性胃肠炎。噬菌体 Ⅱ 群金黄色葡萄球菌产生的剥脱毒素(或称表皮溶解素)可引起人类烫伤样皮肤综合征,多见于新生儿、幼儿和免疫功能低下的成人。患者皮肤呈弥漫性红斑和水疱形成,继而表皮上层大量脱落。噬菌体 Ⅰ 群金黄色葡萄球菌产生的毒性休克综合征毒素 -1 属超抗原家族,可刺激 T 细胞诱发肿瘤坏死因子(TNF)和白细胞介素 -1(IL-1),导致机体发生多器官功能障碍综合征。

凝固酶阴性葡萄球菌是人体皮肤黏膜正常菌群之一,但也是医院感染的主要病原菌。其中表皮葡萄球菌可引起人工瓣膜性心内膜炎、静脉导管感染、腹膜透析相关性腹膜炎、血管相关感染和人工关节感染等;腐生葡萄球菌则是女性尿路感染的重要病原菌;其他凝固酶阴性葡萄球菌也已成为重要的条件致病菌和免疫受损患者的感染菌。感染的发生常和细菌产生荚膜多糖或糖萼有关,它增强细菌与外来物质(人工瓣膜、导管等)表面的黏附或在其表面形成一层生物膜而保护细菌对抗杀菌物质作用。

2. 链球菌属 链球菌属的细菌种类多,分布广,是人和某些动物的寄生菌。其中某些菌种为毒力强的致病菌,另一些则是作为正常菌群栖居于宿主的呼吸道、消化道、泌尿生殖道,还有一些是皮肤上的过路菌和黏膜上的定居菌。

(1)分类:链球菌属的分类较为复杂,传统以血平板上溶血现象和 Lancefield 抗原血清分型。目前,通过种系分类法研究链球菌属的分类较以前的分类有较大的变化。但在临床上对分离株的鉴定仍采用传统的分类方法。

根据链球菌属各种细菌在血平板上的溶血现象分为甲型(α)溶血性链球菌、乙型(β)溶血性链球菌和不出现溶血的丙型(γ)链球菌。根据 Lancefield 抗原血清分型将链球菌属分为 A、B、C、D 等 20 群,血清群与溶血特性没有相关性。对人类致病的主要是 A 群。在临床上,根据血平板上溶血现象和 Lancefield 抗原血清分型,将分离的菌株分成下述几个大类:① A、C、G 群 β 溶血性链球菌;② B 群 β 溶血性链球菌,又称无乳链球菌;③ α 溶血性链球菌,包括肺炎链球菌和草绿色链球菌;④不溶血 D 群链球菌。

(2)临床意义

1)A 群链球菌:A 群链球菌致病力强,产生多种外毒素、M 蛋白、脂磷壁酸和胞外酶等致病因子。M 蛋白能抗吞噬和抵抗吞噬细胞内的杀菌作用,与心肌、肾小球基底膜有共同抗原,可刺激机体产生特异性抗体,引起超敏反应性疾病。A 群链球菌引起的疾病占人类链球菌感染的 90%,可引起化脓性感染,如急性呼吸道感染、产褥热、丹毒、软组织感染等;也可引起中毒性疾病,即猩红热;还与急性肾小球肾炎、风湿热等超敏反应性疾病有关。

2)B 群链球菌:B 群链球菌常寄居于下呼吸道、泌尿生殖道和肠道,可经产道或呼吸道感染,引起新生儿菌血症、脑膜炎及肺炎;其对成人侵袭力较弱。

3)肺炎链球菌:肺炎链球菌的荚膜、溶血素、神经氨酸酶是重要致病物质,有抗吞噬作用。当感染、营养不良及免疫力下降等因素导致呼吸道异常或受损时易引起大叶性肺炎、支气管炎、脑膜炎、中耳炎、乳突炎、鼻窦炎和菌血症等。

4)其他链球菌:草绿色链球菌是人体口腔、消化道和女性生殖道的正常菌群,通常不致病,偶尔引起亚急性细菌性心内膜炎、龋齿;猪链球菌病则是由 C、D、E、L 群链球菌引起,人通过接触病死猪感染;血液链球菌、温和链球菌、格氏链球菌、口腔链球菌、中间型链球菌常在深部脓肿中分离到,尤其是肝脓肿和脑脓肿。

3. 肠球菌属 肠球菌属是人、动物肠道的正常菌群,也可栖居于女性生殖道,为医院感染的重要病原菌。

(1)分类:肠球菌属原归于链球菌属,与 D 群链球菌血清型一致,后来种系分类法证实粪肠球菌、屎肠球菌不同于链球菌属的细菌,1984 年将其命名为肠球菌属。现肠球菌分为 5 群 38 个种,临床分离的肠球菌多属于第 2 群。

(2)临床意义:肠球菌具有黏附素、溶细胞素等致病因子,可增强其在肠道外的侵袭力,引起肠道外感染,如尿路感染、腹腔感染、盆腔感染、菌血症及心内膜炎等。肠球菌是重要的医院感染病原菌,常发生于有严重基础疾患的老年人、长期住院接受抗生素治疗的免疫功能低下患者。所致感染最多见于泌尿道感染,临床中分离最常见的是粪肠球菌,约占 80%~90%,屎肠球菌约占 5%~10%,对抗菌药物的耐药性较强。

(二)革兰氏阴性球菌

革兰氏阴性球菌包括奈瑟菌属和莫拉菌属,奈瑟菌属中的淋病奈瑟菌、脑膜炎奈瑟菌以及莫拉菌属中的卡他莫拉菌是主要致病菌。

1. 奈瑟菌属 奈瑟菌属中淋病奈瑟菌和脑膜炎奈瑟菌可使人致病,其余均为腐生菌,是鼻、咽喉和口腔黏膜的正常菌群。

(1)分类:奈瑟菌属包括脑膜炎奈瑟菌、淋病奈瑟菌、解乳糖奈瑟菌等。

(2)临床意义:脑膜炎奈瑟菌是流行性脑脊髓膜炎的病原体,常寄居在人的鼻咽腔和口腔黏膜上,流行期间正常人群带菌率高达 70% 以上,经飞沫传播。其主要致病物质是荚膜、菌毛和脂多糖。感染者以 5 岁以下儿童为主,6 个月至 2 岁儿童发病率最高。感染后多为隐性感染或表现为上呼吸道症状,少数发展为菌血症、化脓性脑膜炎,甚至是弥散性血管内凝血(DIC)、休克。

淋病奈瑟菌是淋病的病原体,其致病物质包括外膜蛋白、菌毛、IgA1 蛋白酶及脂多糖。成人淋病主要通过性接触感染,也可经污染的毛巾、衣裤、被褥等感染。初期为尿道炎、宫颈炎,男性可进展为前列腺炎、附睾炎等,女性引起前庭大腺炎、盆腔炎等。新生儿经产道感染致淋菌性结膜炎。

2. 卡他莫拉菌 卡他莫拉菌又称卡他布兰汉菌,是最常见的与人类感染有关的莫拉菌。一般不致病,当机体免疫力低下时引起与呼吸道有关的感染,如中耳炎、鼻窦炎及慢性阻塞性肺炎等。免疫抑制和在 ICU 的患者,感染本菌可导致菌血症。本菌是社区呼吸道感染的主要病原体之一。

（三）革兰氏阴性杆菌

临床常见的革兰氏阴性杆菌主要是肠杆菌科细菌和非发酵菌。此外，还有一些对营养要求苛刻的革兰氏阴性杆菌，如嗜血杆菌属、鲍特菌属、军团菌属；引起人畜共患病的革兰氏阴性杆菌，如布鲁氏菌属等。

1. 肠杆菌科　肠杆菌科细菌是一大群形态、生物学特性相似，需氧和兼性厌氧的革兰氏阴性杆菌；广泛分布在自然界中，可栖居在人和动物的肠道内。肠杆菌科中不少细菌是人肠道的正常菌群。肠杆菌科细菌多数为条件致病菌，少数为致病菌。目前与医学有关的肠杆菌科菌属主要有 33 个。临床常见埃希菌属、克雷伯菌属、肠杆菌属、枸橼酸杆菌属、沙雷菌属、沙门菌属、志贺菌属、爱德华菌属、耶尔森菌属、哈夫尼亚菌属、摩根菌属、泛菌属、邻单胞菌属、变形杆菌属、普罗威登斯菌属等 15 个菌属。

肠杆菌科细菌是临床最常见的病原菌，是泌尿道、呼吸道、肠道、腹腔和盆腔等感染的常见病原菌。其中，埃希菌属、志贺菌属、沙门菌属、耶尔森菌属细菌常引起人的腹泻或肠道感染；克雷伯菌属、枸橼酸杆菌属、肠杆菌属、沙雷菌属、变形杆菌属、泛菌属、普罗威登菌属和摩根菌属是医院感染有关的条件致病菌。

肠杆菌科细菌是人和动物肠道感染的重要病原菌。比较明确的肠道病原菌属有埃希菌属、志贺菌属、沙门菌属和耶尔森菌属等，主要引起各种急性肠道感染、慢性肠道感染、食物中毒、腹泻等。除志贺外，多数肠杆菌科细菌均可引起肠道外感染，如大肠埃希菌、肺炎克雷伯菌等可引起泌尿道、呼吸道、伤口和中枢神经系统等感染，且往往为获得性感染。鼠疫耶尔森菌可引起自然疫源烈性传染病鼠疫，为我国甲类传染病的病原菌；伤寒沙门菌可经粪 - 口传播引起血流感染。以下主要阐述临床常见重症感染的致病菌。

（1）肠杆菌科埃希菌属

1）分类：埃希菌属目前属内有 6 个种，包括大肠埃希菌、蟑螂埃希菌、弗格森埃希菌、赫尔曼埃希菌、伤口埃希菌、艾伯特埃希菌。

2）临床意义：大肠埃希菌是临床最常见的病原菌，其致病因素主要与侵袭力、内毒素和肠毒素有关。大肠埃希菌的 K 抗原和菌毛与侵袭力有关。K 抗原能抗吞噬，并能够抵抗抗体和补体的作用。菌毛能帮助细菌黏附于黏膜表面，使细菌在肠道内定植，产生毒素而引起相应症状。内毒素为大肠埃希菌细胞壁上的结构成分，其毒性部位在类脂 A，能引起患者发热、休克、DIC 等。大肠埃希菌可产生两种肠毒素，一种是不耐热肠毒素，加热 65℃、30 分钟即被破坏；另一种是耐热肠毒素。两者均可使肠道细胞的环鸟苷酸（cGMP）水平升高，引起肠液分泌增加而导致腹泻。

大肠埃希菌可引起各种肠内、肠外的感染，是泌尿道、腹腔内等感染以及腹泻的主要病原菌；其引起人的肠道外感染主要是泌尿道感染，还可引起胆囊炎、新生儿脑膜炎、菌血症及肺炎等。

大肠埃希菌是人和动物肠道的正常菌群，但其中有些菌株能引起人肠道内感染并致腹泻，并能引起致死性并发症如溶血性尿毒综合征。根据不同的血清型别、毒力和所致临床症状的不同，将引起人腹泻的大肠埃希菌分为肠产毒性大肠埃希菌、肠致病性大肠埃希菌、肠侵袭性大肠埃希菌、产志贺毒素大肠埃希菌、肠集聚性大肠埃希菌等 5 类。

（2）肠杆菌科克雷伯菌属：克雷伯菌属为条件致病菌，临床感染中以肺炎克雷伯菌多见，也是引起医院感染的重要病原菌。

1）分类：克雷伯菌属临床常见的主要是肺炎克雷伯菌和产酸克雷伯菌2个种。肺炎克雷伯菌又分肺炎亚种、臭鼻亚种、鼻硬结亚种3个亚种。原来属于克雷伯菌属的解鸟氨酸克雷伯菌、植生克雷伯菌和土生克雷伯菌2001年以后被划出，归为拉乌尔属，分别命名为解鸟氨酸拉乌尔菌、植生拉乌尔菌和土生拉乌尔菌。

2）临床意义：肺炎克雷伯菌的临床分离率仅次于大肠埃希菌，也是临床检出率最高的致病菌，其中肺炎克雷伯菌亚种可引起原发性肺炎。肺炎克雷伯菌肺炎亚种还能引起各种肺外感染，包括肠炎和脑膜炎、泌尿道感染及菌血症，也是酒精中毒者、糖尿病和慢性阻塞性肺疾病患者并发肺部感染的潜在危险因素。本菌对氨苄西林天然耐药，若产生超广谱β-内酰胺酶（ESBL）则对头孢菌素耐药。

（3）肠杆菌科志贺菌属：志贺菌属细菌是引起人类细菌性痢疾的主要肠道病原菌之一。

1）分类：志贺菌属根据特异性抗血清分为4个血清群（种）——A群为痢疾志贺菌，B群为福氏志贺菌，C群为鲍特志贺菌，D群为宋内志贺菌。1989年，美国疾病预防控制中心分类系统将生化反应特性相近的A、B、C群归为一群，统称为志贺菌A、B、C血清群；而将生化反应特征与之相异，鸟氨酸脱羧酶和β-半乳糖苷酶均阳性的宋内志贺菌单列出来。

2）临床意义：志贺菌属的致病主要与细菌的侵袭力、内毒素和外毒素有关。志贺菌属细菌因菌毛的作用，黏附于肠黏膜的表面，并侵入上皮细胞内生长繁殖，形成感染病灶，引起炎症反应。本菌属各菌株均有强烈的内毒素，由于内毒素的释放可造成上皮细胞死亡及黏膜下发炎，并形成毛细血管血栓，导致坏死、脱落和溃疡，患者出现典型的脓血便；另一方面可引起全身中毒症状（内毒素血症），导致发热、意识障碍，甚至中毒性休克。

志贺菌属细菌主要引起人类细菌性痢疾（简称菌痢），一年四季均可发病，以夏秋季节发病率最高，典型的表现为腹痛、腹泻、黏液脓血便、里急后重、发热等症状。小儿常可引起中毒性菌痢，患儿常无明显的消化道症状而表现为全身中毒症状，若抢救不及时，容易造成死亡。四种志贺菌中，痢疾志贺菌引起的菌痢较为严重，其他志贺菌引起的感染则相对较轻，具有自限性且很少致死。我国以福氏志贺菌和宋内志贺菌引起的菌痢最为多见。多数菌痢为散发病例，可引起人与人之间的传播。偶可因食用了被污染的水和食物而引起暴发流行。

（4）肠杆菌科沙门菌属：沙门菌属可从人和动物中分离得到，根据抗原结构，有2 500多个血清型，其致病性具有种系特异性，如人是伤寒沙门菌、甲型副伤寒沙门菌、乙型副伤寒沙门菌、丙型副伤寒沙门菌的天然宿主；有些菌种专对动物致病，也有些对人和动物都能致病。

1）分类：沙门菌属包括肠沙门菌和邦戈沙门菌2个菌种。肠沙门菌又分6个亚种：①亚种Ⅰ为肠沙门菌肠亚种，临床常见的伤寒沙门菌、副伤寒沙门菌均属于本亚种不同血清型；②亚种Ⅱ为肠沙门菌萨拉姆亚种；③亚种Ⅲa为肠沙门菌亚利桑那亚种；④亚种Ⅲb为肠沙门菌双相亚利桑那亚种；⑤亚种Ⅳ为肠沙门菌豪顿亚种；⑥亚种Ⅵ为肠沙门菌因迪卡亚种。亚种Ⅰ常常分离自人和温血动物体内；其余的亚种通常从冷血动物和环境中分离，偶尔可引起人类致病。

2）临床意义：沙门菌主要通过污染食品和水源经口感染，引起人类和动物的沙门菌病，出现相应的临床症状或亚临床感染，主要分为伤寒沙门菌感染和非伤寒沙门菌感染。其中，伤寒沙门菌感染为血流感染的表现，而非伤寒沙门菌感染通常表现为肠道感染，引起患者腹泻、发热和腹痛；少数引起肠道外感染，可致菌血症、泌尿道感染和中耳炎，常发生于免疫低下患者。

　　临床常见的伤寒和副伤寒是由伤寒沙门菌和副伤寒沙门菌引起，表现为发热、血培养或肥达反应阳性。本病潜伏期7~20天，典型病程3~4周，发病2周后机体可出现免疫反应，通过特异性抗体和致敏淋巴细胞消灭细菌，使疾病好转，但同时也可引起迟发性变态反应，导致肠壁孤立和集合淋巴结的坏死和溃疡，甚至造成肠穿孔而危及生命。伤寒沙门菌感染后约3%患者可成为携带者，通过粪便持续排菌长达1年或1年以上。

　　（5）肠杆菌科变形杆菌属：变形杆菌属细菌是一群动力活泼、产硫化氢、苯丙氨酸脱氨酶和脲酶均阳性的细菌，可形成迁徙生长。

　　1）分类：变形杆菌目前属内有4个种，包括普通变形杆菌、奇异变形杆菌、产黏变形杆菌和潘氏变形杆菌。2000年又将原普通变形杆菌生物3群新命名为豪氏变形杆菌。可以引起食物中毒。

　　2）临床意义：奇异变形杆菌和普通变形杆菌引起人的原发性和继发性感染，是泌尿道感染的主要病原菌之一，仅次于大肠埃希菌，并与泌尿道结石的形成（碱化尿液）有关。

　　（6）肠杆菌科肠杆菌属：肠杆菌属存在于污水、土壤和蔬菜中，能引起多种条件致病性感染。

　　1）分类：肠杆菌属有14个种，包括产气肠杆菌、阴沟肠杆菌、日勾维肠杆菌、坂崎肠肝菌、泰洛肠肝菌、河生肠肝菌、中间肠肝菌、阿氏肠肝菌、生癌肠肝菌、溶解肠杆菌、超压肠杆菌、霍氏肠杆菌、神户肠杆菌、梨树肠杆菌。

　　2）临床意义：临床上常培养出的是阴沟肠杆菌和产气肠杆菌，一般引起肠道外感染，如泌尿道、呼吸道和伤口感染，亦可引起菌血症和脑膜炎。多重耐药的阴沟肠杆菌引起的菌血症有很高的病死率。

　　（7）肠杆菌科沙雷菌属

　　1）分类：沙雷菌属包括黏质沙雷菌、液化沙雷菌、深红沙雷菌、气味沙雷菌、普城沙雷菌、无花果沙雷菌、居泉沙雷菌、变形斑病沙雷菌、格氏沙雷菌、嗜虫沙雷菌、食醌沙雷菌。

　　2）临床意义：沙雷菌属具有侵袭性，对很多常用抗菌药物有耐药性，是一种重要的条件病原菌，其中黏质沙雷菌是引起肠道外感染的主要病原菌，与很多医院获得性感染的暴发流行有关，可引起肺炎、菌血症、输血和外科术后感染及泌尿道感染等。亦有报道气味沙雷菌与医院感染菌血症有关，普城沙雷菌可致社区感染菌血症。

　　2. 非发酵菌　非发酵菌是一大群需氧或兼性厌氧、无芽孢、不发酵葡萄糖或仅以氧化形式利用葡萄糖的革兰氏阴性杆菌或球杆菌，广泛存在于人体体表、开放体腔以及医院相关的外环境中，多为条件致病菌。除不动杆菌属和嗜麦芽窄食单胞菌等少数菌种外，其他菌种氧化酶均为阳性。近年来，由非发酵菌引起的临床感染日益增多，部分菌株呈现多重耐药和泛耐药，引起临床重视。

　　分类学上，非发酵菌分属于不同的科、属和种。与人类疾病相关的非发酵菌主要包括假单胞菌属、窄食单胞菌属、不动杆菌属、伯克霍尔德菌属、产碱杆菌属、无色杆菌属、莫拉菌属、伊丽莎白菌属和金黄杆菌属等。铜绿假单胞菌、鲍曼不动杆菌和嗜麦芽窄食单胞菌是临床最常见的分离菌。

　　（1）假单胞菌属

　　1）分类：假单胞菌属为严格需氧、无芽孢、无荚膜、有鞭毛的革兰氏阴性直或微弯曲杆菌。目前，假单胞菌属临床常见菌种主要包括铜绿假单胞菌、荧光假单胞菌、恶臭假单胞菌、斯氏假单胞菌、门多萨假单胞菌、产碱假单胞菌和假产碱假单胞菌等。

2）临床意义：假单胞菌属分布广泛，在土壤、水和空气中均有存在，大多为条件致病菌。在非发酵菌感染中，假单胞菌属细菌所占比例高达 70%~80%，其中又以铜绿假单胞菌感染最为常见。

铜绿假单胞菌含有多种毒力因子，包括黏附素、内毒素、外毒素、多糖荚膜样物质、绿脓菌素及侵袭性酶类等。这些毒力因子在细菌的侵入、扩散和感染中发挥重要作用。临床上，铜绿假单胞菌可引起伤口和创面感染、呼吸道感染、泌尿道感染及败血症等。重度感染可发生在局部组织损伤或免疫力下降人群中，如烧伤、长期卧床者、呼吸机使用者，应用广谱抗生素、激素、抗肿瘤药及免疫抑制剂等药物的患者，以及早产儿、囊性纤维化患者、艾滋病和老年患者等。对于烧伤患者的伤口感染，应特别注意防范脓毒症的发生，以降低感染后的死亡率。

除铜绿假单胞菌外，其他假单胞菌导致感染的情况不多见。但需要注意荧光假单胞菌的血流感染，特别是近期输注过血液制品后出现的血流感染，因该菌能在 4℃生长，与血液制品的污染关系密切。

（2）不动杆菌属

1）分类：不动杆菌属分类属莫拉菌科。根据 DNA-DNA 杂交的同源性，不动杆菌属可分为 25 个基因种，至少有 19 种不动杆菌的生化反应和生长试验已被公布，但只有 16 个命名的细菌种。临床常见的菌种有醋酸钙不动杆菌、鲍曼不动杆菌、洛菲不动杆菌、溶血不动杆菌、琼氏不动杆菌和约翰逊不动杆菌。

2）临床意义：不动杆菌属细菌广泛存在于自然界和医院环境，并能够在人体皮肤表面、潮湿的环境中，甚至干燥的物体表面上生存。该菌可分离于血液、尿液、脓液、呼吸道分泌物及脑脊液等标本中，其临床分离率仅次于假单胞菌属。近年来，鲍曼不动杆菌感染呈上升趋势，并不断出现多重耐药和泛耐药菌株。

（3）窄食单胞菌属

1）分类：窄食单胞菌属隶属于黄单胞菌科，临床最常见的是嗜麦芽窄食单胞菌。

2）临床意义：嗜麦芽窄食单胞菌是条件致病菌，广泛分布于自然界的水、土壤和植物中，也是医院环境中的常见微生物。在非发酵菌引起的感染中，嗜麦芽窄食单胞菌仅次于铜绿假单胞菌和鲍曼不动杆菌，居临床分离率的第三位。本菌可引起的感染包括菌血症、脑膜炎、附睾炎、尿道炎、关节炎、心脏内膜炎、滑膜炎、胆管炎、眼内膜炎、角膜炎、腹膜炎、软组织感染及皮肤黏膜感染等。嗜麦芽窄食单胞菌常从呼吸道标本中分离，但通常为定植，其感染引起的肺炎并不多见。临床上，该菌定植和感染的危险因素主要有广谱抗生素治疗、化疗、机械通气、导管插入及粒细胞减少等。

（4）伯克霍尔德菌属

1）分类：伯克霍尔德菌属分类为伯克霍尔德菌科。与人类或动物疾病有关的主要包括洋葱伯克霍尔德菌、唐菖蒲伯克霍尔德菌、鼻疽伯克霍尔德菌和类鼻疽伯克霍尔德菌。临床常见为洋葱伯克霍尔德菌。

2）临床意义：伯克霍尔德菌属广泛分布于自然界的水、土壤和植物中，是医院感染的常见病原菌之一。洋葱伯克霍尔德菌常存在于医院的自来水、体温表、喷雾器和导尿管，可引起菌血症、尿路感染、化脓性关节炎、脑膜炎和呼吸道感染，也是囊性纤维化和慢性肉芽肿患者呼吸道感染的条件致病菌。唐菖蒲伯克霍尔德菌可引起慢性肉芽肿患者和免疫损伤患者的感染,是肺泡纤维化患者肺病加重的因素。鼻疽伯克霍尔德菌可引起鼻疽病,但目前已较少见。类鼻疽伯克霍尔德菌可引起类鼻疽,多发于东南亚和澳大利亚北部,我国以海南省较为常见。

3. 其他革兰氏阴性杆菌

(1)嗜血杆菌属:嗜血杆菌属细菌对营养要求高,人工培养时必须供给新鲜血液或血液成分才能生长,故命名为嗜血杆菌属。该属中最常见的细菌是流感嗜血杆菌,俗称流感杆菌,于1892年流行性感冒世界大流行时从流感患者鼻咽部分离,当时误认为是流行性感冒的病原体,因此得名。

1)分类:嗜血杆菌属隶属于巴斯德菌科,有21个种,与临床有关的主要有流感嗜血杆菌、副流感嗜血杆菌、溶血性嗜血杆菌、副溶血嗜血杆菌、杜克雷嗜血杆菌、埃及嗜血杆菌、嗜沫嗜血杆菌、副嗜沫嗜血杆菌、迟缓嗜血杆菌。

流感嗜血杆菌分为8个生物型(生化型),副流感嗜血杆菌分为7个生物型。有荚膜的流感嗜血杆菌根据荚膜多糖抗原的不同分为a、b、c、d、e、f 6个血清型,其中b型常引起侵袭性感染。

2)临床意义:大多数嗜血杆菌寄居于正常人的上呼吸道,少数寄居于胃肠道和泌尿生殖道。流感嗜血杆菌在人群上呼吸道的定植率为50%,多为无荚膜株;从3%~5%的儿童体内可分离出有荚膜株(b型)。无荚膜株可引起继发性感染,如在流行性感冒、麻疹、百日咳及结核病后期可致慢性支气管炎、鼻窦炎、中耳炎等,常伴有菌血症,成人及免疫力低下者多见。b型株的主要致病物质有荚膜、菌毛、内毒素及IgA蛋白酶,可引起原发性化脓性感染(外源性)。

(2)军团菌属:军团菌属是一类革兰氏阴性杆菌。1976年在美国费城召开退伍军人大会期间,暴发了一种不明原因的肺炎,次年分离出该病的病原体,称军团菌。

1)分类:军团菌属隶属于军团菌科。该科仅有一个属。该属不断有新种发现,现已命名的有50多种,从人体标本中分离出19种,对人致病的主要是嗜肺军团菌。

2)临床意义:军团菌引起以肺为主的全身感染,统称军团病,85%以上由嗜肺军团菌引起,多发于免疫力低下人群,如恶性肿瘤患者、慢性支气管炎或肺气肿患者,以及使用激素及免疫抑制剂、器官移植的患者。嗜肺军团菌为胞内寄生菌,主要致病物质包括菌毛、侵袭性酶类和内毒素。该菌主要污染供水系统、空调冷却水、呼吸机等,形成带菌气溶胶,通过空气传播,自呼吸道侵入机体,到肺泡或终末细支气管部位,通过菌毛黏附于上皮细胞,侵入巨噬细胞和中性粒细胞中繁殖,产生蛋白酶、磷酸酯酶、脱氧核糖核酸酶等,导致炎症反应,引起军团病。该病分三种类型,临床表现多种多样,高发于夏秋季节。①肺炎型:又称军团菌肺炎,起病急,以肺炎症状为主,伴有多器官损伤,救治不及时可导致死亡;②肺外感染型:感染从肺部播散,导致脑、肾、肝等多脏器感染;③流感样型:又称庞蒂亚克热,为轻度感染,主要表现为急性发热,病程呈自限性。

(3)布鲁氏菌属:布鲁氏菌属由美国医师David Bruce首先分离。该属细菌易感染家畜和动物,人类可通过接触带菌动物或食用病畜及其制品而感染,为人畜共患病原菌。

1)分类:布鲁氏菌属隶属于布鲁氏菌科,只有1个种,包括6个生物变种——羊布鲁氏菌(又称马尔他布鲁氏菌)、牛布鲁氏菌(又称流产布鲁氏菌)、猪布鲁氏菌、犬布鲁氏菌、绵羊布鲁氏菌、森林鼠布鲁氏菌。每个生物变种都有其最适宜的动物宿主,其中前4个变种可同时感染人。在我国流行的主要是羊布鲁氏菌、牛布鲁氏菌和猪布鲁氏菌,以羊布鲁氏菌最常见。

2）临床意义：人类主要通过接触病畜或被污染的畜产品，经皮肤、消化道、呼吸道或眼结膜感染，引起以长期发热、多汗、关节痛及全身乏力、疼痛为主要症状的布鲁氏菌病。布鲁氏菌是兼性胞内寄生菌，主要致病物质有荚膜、侵袭性酶和内毒素。本菌侵袭力强，如透明质酸酶和触酶，使菌体易于通过完整皮肤、黏膜进入宿主体内并易扩散；菌体被吞噬细胞吞噬，荚膜保护菌体不被消化，成为胞内寄生菌。感染后菌体首先在淋巴结中增殖，进入血液形成菌血症；随后细菌进入肝、脾、骨髓和淋巴结等脏器细胞内增殖，再次入血，如此反复形成的菌血症，内毒素发挥毒性作用，使患者的热型呈波浪形，临床上称波浪热。除上述症状外，布鲁氏菌还包括肝损伤、骨关节损伤、睾丸炎、流产、中枢神经系统受损等。本病较难根治，易转为慢性。感染布鲁氏菌后，患者布鲁氏菌素皮肤试验常呈阳性，因此认为布鲁氏菌的致病与迟发型超敏反应有关。

【细菌相关的临床检验方法】

（一）一般检查

一般检查包括血常规、尿常规、粪便常规和血液生化检查等。血常规以白细胞计数和分类的用途最广。白细胞总数显著增多常见于化脓性细菌感染，如脓毒症、流行性脑脊髓膜炎等。白细胞计数升高不明显甚至减少，见于布鲁氏菌病、伤寒及副伤寒等。嗜酸性粒细胞减少常见于伤寒等。尿常规提示大量白细胞，同时可能出现红细胞、尿蛋白及白细胞管型，提示存在泌尿系统感染。粪便不成形，水样或黏液便，或黏液脓血便，镜检可见白细胞、红细胞、脓细胞等，提示肠道感染。胸水、腹水、脑脊液常规检查对诊断相应部位的感染有重要意义。

（二）病原学检测

1. 标本的采集与运送　标本的采集与运送的质量好坏直接关系到检测结果的准确性，应注意以下原则：早期送检、无菌采集、根据不同疾病以及疾病的不同时期采集标本、采集的标本应尽快送检。

2. 分离培养病原菌　根据不同疾病采取不同标本（如血、尿、粪便、咽拭子、脑脊液等）进行细菌的分离和鉴定，是确诊细菌性感染最可靠的方法。确诊细菌性感染的方法有：

（1）直接形态学检查：主要包括染色标本和不染色标本的检查。凡在形态和染色性上具有特征的病原菌，可以直接涂片染色后镜检，若见到典型的菌体形态、排列、染色性即可作出初步诊断。例如通过不染色标本的动力检查，如制动试验阳性，可初步判断为 O1 群霍乱弧菌；痰中查到抗酸性细长杆菌，脓液中发现革兰氏阳性葡萄串状球菌，或咽喉假膜中有异染颗粒的棒状杆菌时，可分别初步诊断为结核分枝杆菌、葡萄球菌或白喉棒状杆菌。

（2）细菌培养：标本送往细菌实验室后，应立即接种到适当的分离培养基上。按照不同目的，把标本接种到普通琼脂平板、血液琼脂平板或选择性培养基，以获得细菌的纯培养。常用的有需氧培养法、二氧化碳培养法和厌氧培养法。为了提高检验的正确率，同一标本常同时采用两种或三种不同的培养法。需氧培养法指需氧菌或兼性厌氧菌在有氧条件下的培养，是临床细菌室最常用的培养方法。二氧化碳培养法主要针对脑膜炎奈瑟菌、淋病奈瑟菌及布鲁氏菌等，需要置于 $5\%\sim10\%CO_2$ 环境中才能生长良好。微需氧培养法主要用于空肠弯曲菌、幽门螺杆菌等微需氧菌的培养。厌氧菌培养法包括厌氧罐培养法、气袋法及厌氧手套箱法等。根据细菌所需要的营养、生长条件、菌落特征作初步鉴别。如化脓性链球菌在血液琼脂平板上生长出小而透明的菌落，菌落周围有完全溶血环。最后确诊还需进行涂片染色后镜检。

（3）细菌鉴定：可根据细菌的形态、染色、生化特征、血清学鉴定等情况，对细菌进行鉴定。包括运用碳水化合物代谢试验、蛋白质和氨基酸代谢试验、碳源利用试验、呼吸酶类试验、其他生化或鉴定细菌常用试验、复合生化试验等进行鉴定。

（4）药物敏感试验：药物敏感试验对指导临床选择用药、及时控制感染有重大意义，包括纸片扩散法、试管稀释法、抗菌药物梯度法和自动化仪器法。前两者最常用。纸片扩散法根据抑菌环的有无和大小来判定试验菌对该抗菌药物是否耐药或敏感。试管稀释法通过最低抑菌浓度来判定试验菌对该抗菌药物的敏感度。抗菌药物的最高稀释度仍能抑制细菌生长管或杀菌管终点，此时该试管的含药浓度即为最低抑菌浓度（minimum inhibitory concentration，MIC）。MIC 值越低，表示细菌对该抗菌药物越敏感。

3. 免疫学检测　免疫学检测是用特异性抗体检出病原菌抗原成分的方法。常用于细菌学诊断的免疫学技术有酶联免疫吸附试验（ELISA）、凝集试验、免疫荧光技术、对流免疫电泳、免疫印迹试验、发光免疫技术等。如脑膜炎奈瑟菌乳胶凝集试验，有助于流行性脑脊髓膜炎的快速诊断。免疫荧光技术常用于检测链球菌属、脑膜炎奈瑟菌、致病性大肠埃希菌、痢疾志贺菌、伤寒沙门菌等。但免疫学检测仅适用于部分病原菌检测，使得其临床应用价值受到一定局限。

4. 分子生物学检测　不同种的细菌具有不同的基因组结构，可通过分子生物学的方法测定细菌的特异基因序列，并进行比较和鉴定。随着近年来基因测序技术的飞速发展，已经开始对临床微生物学实践产生重大的影响。可以预见，在不久的将来，完全可以通过识别病原体的基因序列进行快速、准确的病原学诊断，使得临床快速、精准抗感染治疗成为现实。

在早期，主要采用放射性核素或生物素标记的探针做 DNA 印迹法或 RNA 印迹法，用聚合酶链反应（polymerase chain reaction，PCR）或反转录聚合酶链反应（reverse trans-criptase-polymerase chain reaction，RT-PCR）检测病原体的核酸。只要选择合适的引物，所有细菌都可用 PCR 进行检测，尤其对于传统培养方法需时长，敏感性太低，或者不能培养的病原体，PCR 技术检测具有一定的优势。如结核分枝杆菌、麻风分枝杆菌、沙眼衣原体、军团菌、肺炎支原体、立克次体等。但 PCR、Sanger 测序这些分子方法，仅能够针对性地对临床怀疑的病原体进行检测，即当临床高度怀疑某种病原体感染时，再针对性检测标本中是否存在该病原体的核酸，从而得出阳性或阴性的结论，而不能对病原学进行广泛筛查，在临床应用上同样存在一定的局限性。

随着近年来基因芯片技术的快速发展，出现了采用高通量核酸分析技术的分子生物学方法。这种高通量测序技术能一次并行对成千上万条 DNA 分子进行序列测定。与前述需要预先知道可疑病原体的 PCR 分子技术相比，高通量测序技术在不需要预先知道可疑的病原体知识的前体下，可以提供大量不同类型的微生物信息。在过去的 10 年里，高通量测序技术在临床微生物领域成为一个强有力的研究工具，为感染性疾病的快速诊断提供了新的机会。而且高通量测序技术不仅能对可能感染的病原体进行筛查，而且对病原菌的耐药机制等方面均具有重要价值。

一般认为，高通量测序技术的临床应用可以分为两部分：①识别病原体、毒力因子、抗生素耐药性、传染病暴发流行病学分析和监测；②临床标本中的微生物群落特征，这种方法被描述为宏条形码和宏基因组。

尽管高通量测序技术在临床快速诊断病原体方面具有巨大潜力,但其距离临床广泛应用仍存在一定距离。首先,由高通量测序产生的巨大数据挖掘和分析便是其中的一个主要难题。保存、建立由成千上万基因组产生的庞大数据库是一个挑战。而在建立数据库前,需要建立一个标准的操作流程,包括样本收集、测序参数、数据分析、解释和数据报告。另外,数据库应定期更新,包括新的耐药基因和基因突变。其次,如何分析由样本获得的大量基因片段是另一个主要的问题,这些基因片段组成的大量序列数据给软件的开发和有效的计算算法造成了很大挑战。最后,除了这些技术本身的因素外,实验室人员必须有能力去分析和解释巨大数量的生物信息学数据。而临床医师面临的问题则是,如何确定在数据里存在的微生物序列是否是致病的病原体,因为数据中包含的很多序列可能属于共生菌和机会致病菌,而非真正的致病菌。

5. 内毒素检验　内毒素是革兰氏阴性菌细胞壁上的特有结构,主要化学成分为脂多糖。细菌死亡后,内毒素从细胞结构中被释放出来,进入血液,从而对机体产生致病作用。如作用于单核细胞和粒细胞等,释放内源性致热原,从而引起发热,激活补体、凝血系统等。

诸多实验数据表明,内毒素作为脓毒血症的致病因子,对革兰氏阴性菌引起的脓毒血症的早期诊断价值具有重要意义。一旦血液中检测到内毒素,提示革兰氏阴性杆菌感染的可能,包括临床上常见的大肠埃希菌、产气肠杆菌、变形杆菌、克雷伯菌、铜绿假单胞菌、脑膜炎奈瑟菌和拟杆菌属等。有研究提示,内毒素用于诊断败血症的灵敏度和特异度分别为85.12%和64.76%。

但内毒素的缺点在于无法明确致病菌的具体种类及其药物敏感情况,而且其影响因素较多。例如抗生素的使用和pH等环境因素均可造成检测内毒素的鲎试验出现假阴性;鲎试剂也可与其他一些微生物产物发生反应,如与革兰氏阳性菌细胞壁上的肽聚糖和念珠菌细胞壁上的β-葡聚糖等,由此造成假阳性。因此,临床上还需结合细菌培养和耐药性试验作进一步判断。

6. 降钙素原检验　降钙素原(procalcitonin,PCT)是一种无激素活性的降钙素前体物质,是降钙素合成过程中的中间产物。正常情况下,PCT由甲状腺C细胞合成与分泌,在健康人血液中浓度非常低。在细菌感染时,肝的巨噬细胞和单核细胞、肺与肠道组织的淋巴细胞及内分泌细胞,在内毒素、肿瘤坏死因子-α(TNF-α)及白细胞介素-6(IL-6)等作用下合成分泌大量的PCT,导致血清PCT水平显著升高。PCT在细菌感染引起的全身性炎症反应早期2~3小时即可升高,感染后12~24小时达到高峰,其浓度与感染严重程度呈正相关,感染消失后恢复正常。

降钙素原目前被推荐用于细菌感染性脓毒症的诊断、分层、治疗监测和预后评估。目前,PCT可通过半定量和定量方法检测。半定量方法有胶体金标志检验,定量方法包括放射免疫分析法、免疫荧光法、双抗夹心免疫化学发光法、酶联免疫法等。PCT在血样中非常稳定,采血后在室温下放置24小时,其质量浓度仅下降12%左右,如果在4℃保存仅下降6%。

健康人的血浆PCT质量浓度低于0.05ng/ml。老年人、慢性疾病患者,以及不足10%的健康人血浆PCT质量浓度高于0.05ng/ml,最高可达0.1ng/ml,但一般不超过0.3ng/ml。脓毒症患者PCT的诊断界值为超过0.5ng/ml,严重脓毒症和脓毒症休克患者PCT质量浓度波动在5~500ng/ml,极少数严重感染患者血浆PCT水平超过1 000ng/ml。对PCT结果判读的建议见表2-3-1。但判读必须结合患者的具体临床情况,考虑假阳性和假阴性的可能性,避免根据PCT这一单个指标进行过度判定。

表 2-3-1 对 PCT 结果判读的建议

PCT 质量浓度	临床意义	处理建议
<0.05	正常值	无
<0.5	无或轻度全身炎症反应。可能为局部炎症或局部感染	建议查找感染或其他导致 PCT 增高的病因
0.5~2	中度全身炎症反应。可能存在感染,也可能是其他情况,如严重创伤、大型手术、心源性休克	建议查找可能的感染因素。如果发现感染,建议 6~24 小时后复查 PCT
2~10	很可能为脓毒症、严重脓毒症或脓毒症休克。具有高度器官功能障碍风险	建议每日复查 PCT。如果 PCT 持续高水平(>4 天),需重新考虑脓毒症治疗方案
≥10	几乎均为严重细菌性脓毒症或脓毒症休克。常伴器官衰竭,具有高度死亡风险	建议每日检测 PCT 以评价治疗效果

导致 PCT 异常的常见疾病:细菌感染导致的全身炎症反应、手术后、严重创伤(多发伤)、严重烧伤、持续性心源性休克、严重的灌注不足、MODS、重症胰腺炎、严重的肾功能不全和肾移植后、严重的肝硬化、急/慢性病毒性肝炎、新生儿出生的最初几天、中暑、真菌感染、某些自身免疫性疾病、肿瘤晚期、副癌综合征、横纹肌溶解症、持续心肺复苏后、药物因素(如使用抗淋巴细胞球蛋白、抗 CD3 或鸟氨酸-酮酸转氨酶抗体、大剂量促炎性细胞因子后)。

【临床常用的抗菌治疗药物】

1. **青霉素类** 青霉素类抗生素主要包括天然青霉素、耐青霉素酶青霉素、广谱青霉素、青霉素+β-内酰胺酶抑制剂;重症细菌感染中常用的是后两者。广谱青霉素又分为氨基青霉素、羧基青霉素、脲基青霉素。氨基青霉素有氨苄西林、阿莫西林,作用于对青霉素敏感的细菌、大部分大肠埃希菌、奇异变形杆菌、流感嗜血杆菌等革兰氏阴性杆菌;羧基青霉素有羧苄西林、替卡西林,作用于产 β-内酰胺酶肠杆菌科细菌和假单胞菌,对克雷伯菌和肠球菌无效,可协同氨基糖苷类抗生素作用于肠球菌;脲基青霉素有美洛西林钠、阿洛西林钠、哌拉西林钠,作用于产 β-内酰胺酶肠杆菌科细菌和假单胞菌。青霉素+β-内酰胺酶抑制剂有哌拉西林钠-他唑巴坦钠,作用于肠杆菌科细菌和铜绿假单胞菌感染所致的下呼吸道感染、泌尿道感染、胆道感染、腹腔感染、皮肤及软组织感染等。机制是青霉素和 β-内酰胺类抗生素通过与青霉素结合蛋白结合,抑制细菌细胞壁合成。

2. **头孢菌素类** 头孢菌素类目前分为五代。第一代头孢菌素有头孢噻啶、头孢噻吩、头孢氨苄、头孢唑林钠、头孢拉定、头孢匹林、头孢羟氨苄。第二代头孢菌素有头孢孟多、头孢呋辛、头孢尼西钠、头孢雷特、头孢克洛、头孢丙烯、氯碳头孢。第三代头孢菌素有头孢噻肟钠、头孢曲松钠、头孢他啶、头孢唑肟钠、头孢哌酮钠、头孢克肟、头孢布烯、头孢地尼、头孢泊肟。第四代头孢菌素有头孢匹罗、头孢噻利、头孢吡肟和头孢比罗。第五代头孢菌素有头孢洛林。抗菌效果:对于革兰氏阳性球菌,一代头孢菌素 > 二代头孢菌素 > 三代头孢菌素;对于革兰氏阴性杆菌,一代头孢菌素 < 二代头孢菌素 < 三代头孢菌素;四代头孢菌素对于革兰氏阳性球菌和革兰氏阴性杆菌的抗菌效果几乎相同,并具有抗假单胞菌作用。

头孢菌素的作用机制在于其能与青霉素结合蛋白结合,发挥抑菌和杀菌效果。不同的头孢菌素结合不同的青霉素结合蛋白。

重症感染患者中常用的是第三、四、五代头孢菌素。第三代头孢菌素适用于敏感肠杆菌科细菌等革兰氏阴性杆菌所致严重感染,如下呼吸道感染、血流感染、腹腔感染、肾盂肾炎和复杂性尿路感染、盆腔炎性疾病、骨关节感染、复杂性皮肤及软组织感染、中枢神经系统感染等。治疗腹腔、盆腔感染时需与抗厌氧菌药(如甲硝唑)合用。头孢噻肟钠、头孢曲松钠尚可用于 A 组溶血性链球菌、草绿色链球菌、肺炎链球菌、甲氧西林敏感葡萄球菌所致的各种感染;头孢他啶、头孢哌酮钠尚可用于铜绿假单胞菌所致的各种感染。

第四代头孢菌素的抗菌谱和临床适应证,与第三代头孢菌素相似,可用于对第三代头孢菌素耐药而对其敏感的产气肠杆菌、阴沟肠杆菌、沙雷菌属等细菌所致感染,亦可用于中性粒细胞缺乏伴发热患者的经验治疗。

第五代头孢菌素头孢洛林对于包括耐甲氧西林金黄色葡萄球菌(MRSA)在内的革兰氏阳性菌具有强大的抗菌作用,同时保持了与最近几代头孢菌素相当的抗革兰氏阴性菌的活性。

3. β- 内酰胺类 /β- 内酰胺酶抑制剂　β- 内酰胺酶抑制剂与 β- 内酰胺类抗生素联用能增强后者的抗菌活性,有克拉维酸钾、舒巴坦钠和他唑巴坦。舒巴坦钠对不动杆菌属的作用强,可与其他药物联合治疗多重耐药不动杆菌属所致感染。他唑巴坦抑酶作用范围广,酶抑制作用优于克拉维酸钾和舒巴坦钠。目前临床应用的主要品种有阿莫西林 - 克拉维酸钾、氨苄西林钠 - 舒巴坦钠、头孢哌酮钠 / 舒巴坦、替卡西林钠 - 克拉维酸钾、哌拉西林钠 - 他唑巴坦钠。

阿莫西林 - 克拉维酸钾和氨苄西林钠 - 舒巴坦钠注射剂适用于以下重症病例:流感嗜血杆菌和卡他莫拉菌所致鼻窦炎、中耳炎和下呼吸道感染;大肠埃希菌、克雷伯菌属和肠杆菌属所致的泌尿道、生殖系统感染;甲氧西林敏感金黄色葡萄球菌、大肠埃希菌和克雷伯菌属所致皮肤及软组织感染;还可用于上述细菌所致腹腔感染,血流感染和骨关节感染。

头孢哌酮钠 / 舒巴坦、哌拉西林钠 - 他唑巴坦钠和替卡西林钠 - 克拉维酸钾适用于肠杆菌科细菌、铜绿假单胞菌敏感株和甲氧西林敏感金黄色葡萄球菌所致血流感染、下呼吸道感染、皮肤及软组织感染、泌尿道感染、腹腔感染、盆腔感染和骨关节感染。氨苄西林钠 - 舒巴坦钠、头孢哌酮钠 / 舒巴坦还可用于不动杆菌属所致感染。

4. 碳青霉烯类　碳青霉烯类分为具有抗非发酵菌和不具有抗非发酵菌两类,前者包括亚胺培南、美罗培南、比阿培南、帕尼培南、多立培南;后者为厄他培南。除了嗜麦芽窄食单胞菌、耐甲氧西林葡萄球菌、屎肠球菌和某些脆弱类杆菌耐药外,碳青霉烯类对几乎所有的由质粒或染色体介导的 β- 内酰胺酶稳定,是目前抗菌谱最广的抗菌药物,具有快速杀菌作用。适用于肺炎克雷伯菌、大肠埃希菌、阴沟肠杆菌、柠檬酸菌属、黏质沙雷菌等肠杆菌科细菌,以及铜绿假单胞菌、不动杆菌属等所致严重血流感染、下呼吸道感染、肾盂肾炎和复杂性尿路感染、腹腔感染、盆腔感染等。美罗培南、帕尼培南除上述适应证外,还可用于年龄在 3个月以上的细菌性脑膜炎患者。厄他培南与其他碳青霉烯类抗菌药物有两个重要差异:血半衰期较长,可一天一次给药;对铜绿假单胞菌、不动杆菌属等非发酵菌抗菌作用差,被批准用于社区获得性肺炎的治疗。

5. 氨基糖苷类　临床常用的氨基糖苷类抗菌药物主要有:①对肠杆菌科和葡萄球菌属细菌有良好抗菌作用,但对铜绿假单胞菌无作用者,如链霉素、卡那霉素等。其中,链霉素对葡萄球菌等革兰氏阳性球菌作用差,但对结核分枝杆菌有强大作用。②对肠杆菌科细菌和铜绿假单胞菌等革兰氏阴性杆菌具强大抗菌活性,对葡萄球菌属亦有良好作用者,如庆大霉素、妥布霉素、奈替米星、阿米卡星、异帕米星、小诺米星、依替米星。

氨基糖苷类药物适用于中、重度肠杆菌科细菌等革兰氏阴性杆菌感染;中、重度铜绿假单胞菌感染,且治疗此类感染常需与具有抗铜绿假单胞菌作用的β-内酰胺类或其他抗菌药物联合应用。本类药物也是严重葡萄球菌属、肠球菌属或鲍曼不动杆菌感染的联合用药之一。

6. 大环内酯类 临床常用的有阿奇霉素、克拉霉素、罗红霉素等新大环内酯类,用于流感嗜血杆菌、卡他莫拉菌、A 组溶血性链球菌、肺炎链球菌敏感株所致的肺炎,敏感溶血性链球菌引起的蜂窝织炎,以及军团菌病等。

7. 四环素类 临床常用的四环素类抗菌药物主要是半合成四环素类多西环素、米诺环素。四环素类具广谱抗菌活性,对葡萄球菌属、链球菌属、肠杆菌科(大肠埃希菌、克雷伯菌属)、不动杆菌属、嗜麦芽窄食单胞菌等具有抗菌活性,且对布鲁氏菌属具有良好抗菌活性。尤其是米诺环素,可作为治疗多重耐药鲍曼不动杆菌感染的联合用药之一。

8. 甘氨酰环素类 替加环素为甘氨酰环素类抗菌药物,通过抑制细菌蛋白质合成发挥抗菌作用。替加环素对葡萄球菌属(甲氧西林敏感及耐药株)、糖肽类中介金黄色葡萄球菌、粪肠球菌、屎肠球菌和链球菌属具高度抗菌活性。棒状杆菌、乳酸杆菌、明串珠菌属、单核细胞增生李斯特菌等其他革兰氏阳性菌也对替加环素敏感。对大肠埃希菌、肺炎克雷伯菌等肠杆菌科细菌具有良好的抗菌作用,在体外对鲍曼不动杆菌、嗜麦芽窄食单胞菌具抗菌活性,但铜绿假单胞菌和变形杆菌属对其耐药。适用于 18 岁以上患者由敏感菌所致重症肺炎、复杂性腹腔感染、复杂性皮肤和软组织感染。

9. 糖肽类 糖肽类抗菌药物有万古霉素、去甲万古霉素和替考拉宁等。本类药物对革兰氏阳性菌有活性,适用于耐药革兰氏阳性菌所致的严重感染,包括耐甲氧西林金黄色葡萄球菌(methicillin resistant Staphylococcus aureus,MRSA)或耐甲氧西林凝固酶阴性葡萄球菌(methicillin resistant coagulase-negative Staphylococcus,MRCNS)、氨苄西林耐药肠球菌属及青霉素耐药肺炎链球菌所致感染;也可用于对青霉素类过敏患者的严重革兰氏阳性菌感染。万古霉素可用于脑膜炎败血黄杆菌感染。口服万古霉素或去甲万古霉素,可用于重症或经甲硝唑治疗无效的艰难梭菌肠炎患者。替考拉宁不用于中枢神经系统感染。

10. 噁唑烷酮类 临床使用制剂有利奈唑胺,对金黄色葡萄球菌(包括 MRSA)、凝固酶阴性葡萄球菌(包括 MRCNS)、肠球菌属[包括万古霉素耐药肠球菌(VRE)]、肺炎链球菌(包括青霉素耐药株)、A 组溶血性链球菌、B 组链球菌、草绿色链球菌均具有良好抗菌作用。临床主要应用于对甲氧西林耐药的葡萄球菌属、肠球菌属等多重耐药革兰氏阳性菌所致的血流感染、肺炎、皮肤及软组织感染。

11. 环脂肽类 临床使用制剂有达托霉素,通过与细菌细胞膜结合、引起细胞膜电位的快速去极化,最终导致细菌细胞死亡。达托霉素对葡萄球菌属(包括 MRSA)、肠球菌属(包括万古霉素耐药菌株)、链球菌属(包括青霉素敏感和耐药肺炎链球菌、A 组溶血性链球菌、B 组链球菌和草绿色链球菌)、JK 棒状杆菌、艰难梭菌和痤疮丙酸杆菌等革兰氏阳性菌具有良好抗菌活性。适用于上述菌属所致复杂性皮肤及软组织感染、金黄色葡萄球菌(包括 MRSA)所致血流感染,包括伴发右侧感染性心内膜炎患者。达托霉素对革兰氏阴性菌无抗菌活性。

12. 多黏菌素类 临床使用制剂有多黏菌素 B 及多黏菌素 E。主要用于多重耐药铜绿假单胞菌、对碳青霉烯类耐药的肠杆菌科细菌及多重耐药鲍曼不动杆菌等革兰氏阴性菌所致各种感染。它对沙雷菌属、变形杆菌属、伯克霍尔德菌属、奈瑟菌属及脆弱拟杆菌不具抗菌活性。

13. 喹诺酮类 临床常用制剂有环丙沙星、左氧氟沙星、莫西沙星等,可用于肠杆菌科细菌和铜绿假单胞菌等所致的尿路感染;志贺菌属、伤寒沙门菌属、副溶血弧菌等所致成人肠道感染。环丙沙星、左氧氟沙星等主要适用于肺炎克雷伯菌、肠杆菌属、假单胞菌属等革兰氏阴性杆菌所致的下呼吸道感染;左氧氟沙星、莫西沙星可用于肺炎链球菌、支原体、衣原体、军团菌等所致社区获得性肺炎,此外亦可用于敏感革兰氏阴性杆菌所致下呼吸道感染。

14. 磺胺类 临床常用的有复方磺胺甲噁唑(复方新诺明,SMZ-TMP),适用于敏感大肠埃希菌、克雷伯菌属等肠杆菌科细菌引起的反复发作性、复杂性尿路感染,敏感伤寒和其他沙门菌属感染,肺孢子菌肺炎的治疗与预防,小肠结肠炎耶尔森菌、嗜麦芽窄食单胞菌、部分耐甲氧西林金黄色葡萄球菌感染,以及星形奴卡菌病等。

二、病毒

病毒是一类非细胞型微生物,成熟、完整的病毒颗粒称为病毒体,由核心和衣壳组成。病毒的特点是体积微小,可通过除菌滤器,只含有一种类型核酸(DNA 或 RNA),缺少编码线粒体和核糖体的基因,必须在活的细胞内寄生,以复制的方式繁殖后代。病毒对抗菌药物不敏感,对干扰素敏感。至今已发现 4 000 余种动、植物病毒,其中有 500 多种对人类有致病性。有研究提示,在临床感染中,由病毒引起的占 75%,有些传染性强、死亡率高、后遗症严重,有些还与肿瘤和自身免疫病密切相关。

1966 年成立的国际病毒分类委员会创建并多次修订了病毒的分类规则及命名系统,将病毒分类为科、属、种三级或科、亚科、属、种四级。1995 年,国际病毒分类委员会以其所含核酸类型又将病毒分为 DNA 病毒、RNA 病毒和反转录病毒。

【重症感染常见的病毒种类】

1. 流行性感冒病毒 流行性感冒病毒简称流感病毒,是引起流行性感冒的病原体。流感病毒属于正黏病毒科,根据核蛋白和基质蛋白抗原性的差异,分为甲型流感病毒、乙型流感病毒及丙型流感病毒。

甲型流感病毒根据其包膜上的血凝素和神经氨酸酶抗原性的差异,分为若干亚型。其中血凝素有 16 个亚型,即 H1~H16;神经氨酸酶抗原有 9 个亚型,即 N1~N9。在临床上常见的亚型有 H1N1、H5N1、H7N9 等。其中,部分甲型流感病毒既可以在禽类中造成流感,也可以感染人类,故将这一部分甲型流感病毒称为禽流感病毒。目前,确定能感染人类的禽流感病毒有 8 种,分别是 H5N1、H5N2、H7N2、H7N3、H7N7、H7N9、H9N2 及 H10N7。乙型及丙型流感病毒尚未发现亚型。

[临床意义]流感病毒引起的流行性感冒是一种常见的急性呼吸道传染病。其中,甲型流感病毒容易发生变异,传染性强,常引起大流行,如近年流行的甲型 H1N1 流感、禽流感等。乙型流感病毒引起局部、中小型流行,而丙型流感病毒多为散发感染。

流感主要通过飞沫传播,而禽流感可通过密切接触感染的禽类及其分泌物、排泄物、受病毒污染的水以及直接接触病毒毒株等经呼吸道感染。流感多发生于冬春季,潜伏期 1~3天,临床以高热、畏寒、乏力、头痛、全身酸痛等全身中毒症状为特征。轻者仅表现咳嗽、咽痛、流涕、打喷嚏、鼻塞等上呼吸道卡他症状,重症表现高热不退、呼吸急促、发绀等,出现重症肺炎、急性呼吸窘迫综合征,极重者可并发休克、心力衰竭、肝肾衰竭等多器官功能衰竭表现。

小儿患病可发生抽搐和惊厥。有些患者还出现腹痛、腹泻、呕吐等肠道症状,如部分禽流感患者可有恶心、腹痛、腹泻、稀水样便等消化道症状。婴幼儿、年老体弱或有慢性心肺疾患者,常在流感后期发生继发性细菌感染。

2. 冠状病毒 冠状病毒属于冠状病毒科、冠状病毒属,因病毒包膜表面有向四周伸出的突起,形如花冠而得名。目前,从人分离的冠状病毒主要有普通冠状病毒 229E、OC43 和 SARS 冠状病毒。

[临床意义]冠状病毒主要通过飞沫传播,冬春季流行,主要感染成人或较大儿童,引起普通感冒和咽峡炎。SARS 冠状病毒可引起重症肺炎、严重急性呼吸窘迫综合征。SARS 的主要症状有发热、咳嗽、头痛、肌肉关节酸痛,以及干咳、胸闷、呼吸困难等呼吸道感染症状。大多数 SARS 患者能够自愈或治愈,病死率约 14%。

3. 人类免疫缺陷病毒 人类免疫缺陷病毒(human immunodeficiency virus,HIV)属于反转录病毒科慢病毒属,是获得性免疫缺陷综合征(acquired immune deficiency syndrome,AIDS)的病原体。HIV 包括 HIV-1、HIV-2 两个型。HIV-1 是引起全球艾滋病流行的主要病原体;HIV-2 主要分离自西部非洲,毒力较弱。

[临床意义]AIDS 是一种严重危害人类健康的传染病,主要通过性接触、输血、注射、垂直传播等途径感染 HIV 后引起。AIDS 已成为全球最重要的公共卫生问题之一。

典型的 HIV 感染自然病程包括急性 HIV 感染期、无症状期(慢性感染期)和艾滋病期。各阶段的持续时间不等(可为数月至数年),且都有与各期相对应的特殊临床表现和实验室发现。机体从感染 HIV 到发展为 AIDS,不同个体间可有很大差异。艾滋病期可表现为持续1 个月以上的发热、乏力、盗汗、腹泻、体重减轻 10% 以上、持续性全身淋巴结肿大,部分表现为记忆力减退、精神淡漠、头痛、癫痫、痴呆等神经精神症状。随着疾病进展,各种重症机会性感染逐渐多见,如原虫感染、巨细胞病毒感染、结核杆菌感染、耶氏肺孢菌感染、曲霉感染、隐球菌感染等,往往是其致死原因。

4. 疱疹病毒 疱疹病毒是一类具有包膜的 DNA 病毒,已知有 120 多种,可分为 α 疱疹病毒、β 疱疹病毒、γ 疱疹病毒、未分类疱疹病毒等 4 个亚科。其中 α 疱疹病毒(如单纯疱疹病毒、水痘 - 带状疱疹病毒)增殖速度快,引起细胞病变;β 疱疹病毒(如巨细胞病毒)生长周期长,感染细胞形成巨细胞;γ 疱疹病毒(如 EB 病毒)感染的靶细胞是淋巴样细胞,可引起淋巴增生。

疱疹病毒感染的宿主范围广泛,可感染人类和其他脊椎动物。在人类感染中,疱疹病毒主要侵犯外胚层来源的组织,包括皮肤黏膜和神经组织,但也可累及肺、淋巴等其他组织,引起多种疾病。最常导致人类感染的疱疹病毒包括单纯疱疹病毒 1 型(人类疱疹病毒 1 型)、单纯疱疹病毒 2 型(人类疱疹病毒 2 型)、水痘 - 带状疱疹病毒(人类疱疹病毒 3 型)、EB 病毒(人类疱疹病毒 4 型)、巨细胞病毒(人类疱疹病毒 5 型)。

巨细胞病毒(cytomegalovirus,CMV)属疱疹病毒科,为 DNA 病毒,是一种可引起感染细胞肿大并出现巨大核内包涵体的病原体。CMV 在自然界普遍存在,具有严格种属特异性,包括人、马、牛、猪、猫和鼠等 CMV。感染人的巨细胞病毒称人巨细胞病毒(human cytomegalovirus,HCMV),也称人类疱疹病毒 5 型。

[临床意义]HCMV 在全球普遍流行,各年龄均易感,感染率随年龄增长而升高,无季节性流行规律。感染来自患者的唾液、尿液、乳汁、泪液、粪便、阴道分泌物、血液及精液,包括先天性感染、围产期感染和后天性感染。先天性感染指母体 HCMV 通过血液经胎盘感染胎

儿;围产期感染指母体 HCMV 通过产道或乳汁感染新生儿;后天性感染通过呼吸道、消化道或输血、器官移植等途径感染 HCMV。

10%~15%HCMV 先天性感染胎儿在妊娠期和新生儿期出现宫内生长迟缓、黄疸、肝脾肿大、皮疹、心肌炎、肺炎、中枢神经系统病变、耳聋及脉络膜视网膜炎等表现。围产期感染者出生 3~12 周开始分泌或排泄病毒,通常无临床表现。性接触是 HCMV 后天感染的重要途径。大多数免疫功能正常者感染 HCMV 后无显著临床表现,少数出现 EB 病毒感染所致传染性单核细胞增多症的类似表现,包括持续 2~3 周的发热、乏力、非典型性淋巴细胞增多和轻症肝炎等。临床成人重症感染多见于艾滋病、器官移植、使用激素或免疫抑制剂等免疫缺陷患者,表现为巨细胞病毒肺炎、急性呼吸窘迫综合征等。

5. 登革病毒 登革病毒属于黄病毒科、黄病毒属,为登革热、登革出血热的病原体。伊蚊是登革病毒的主要传播媒介,人类和灵长类动物是登革病毒的自然宿主。登革病毒感染广泛存在于全球热带、亚热带地区,我国广东、广西及海南等地区均有发生。

[临床意义]登革热是由登革病毒引起的一种呈季节性的急性传染病。登革病毒储存于人和猴体内,埃及伊蚊和白蚊伊蚊为主要传播媒介。登革病毒通过伊蚊叮咬进入人体后,先在毛细血管内皮细胞和单核细胞中增殖,然后入血,形成病毒血症。临床上分为登革热和登革出血热 / 登革休克综合征两个类型。前者病情较轻,以高热、头痛、肌痛及关节痛为主要临床表现,部分患者伴有皮疹、淋巴结肿大等。后者常发生于曾感染过登革病毒的成人或儿童,初期有典型的登革热症状,随后病情迅速发展,出现高热、出血及休克,死亡率高。

6. 汉坦病毒 汉坦病毒归属于布尼亚病毒科汉坦病毒属。根据其抗原性及基因结构特性的不同,至少可以分为 23 个种。可引起人类致病的汉坦病毒至少有 11 种。汉坦病毒是肾综合征出血热(流行性出血热)的病毒原始毒株。

[临床意义]肾综合征出血热是由汉坦病毒、多不拉伐 - 贝尔格莱德病毒、汉城病毒及普马拉病毒引起的自然疫源性传染病;1942 年定名为流行性出血热,1982 年世界卫生组织(WHO)统一命名为肾综合征出血热。汉坦病毒肺综合征是由辛诺柏病毒及其相关的汉坦病毒引起的自然疫源性传染病,1993 年首次暴发于美国。

汉坦病毒侵入人体后,经 1~3 周潜伏期,出现以高热、出血及肾损害为主的综合征。典型的肾综合征出血热可以分为发热期、低血压休克期、少尿期、多尿期及恢复期。病死率达50%~78%。人感染后,血清中抗体出现较早,IgM 抗体于发热第 2 天即可测出,第 7~10 天达高峰。IgG 抗体在第 3~4 天出现,第 10~14 天达高峰,可持续多年。故病后可获持久免疫力。

【病毒相关的临床检验方法】

1. 病毒分离培养和鉴定 病毒的分离培养需在生物安全 3 级实验室进行,是病毒检测的金标准,但耗时,对硬件和技术水平要求较高,且部分敏感性细胞不易获取,在临床检测中很少采用,临床上通常绕过分离培养而采取快速诊断的方法。

2. 病毒形态学检查

(1)显微镜观察:一般用于观察有些病毒在宿主细胞增殖后于细胞核内或细胞质内出现的包涵体,对病毒感染的诊断有一定价值,如巨细胞病毒等。

(2)电镜观察:新分离到的病毒可通过电镜观察鉴定其大小、形态特征,有直接电镜检查、免疫电镜检查。

3. 病毒成分检测

(1)抗原检测:目前常用免疫荧光技术、酶免疫组化法、酶联免疫吸附试验等检测,操作简便、特异性强、敏感性高。

（2）核酸检测：病毒核酸检测可作为早期诊断的辅助方法，包括核酸杂交技术、聚合酶链反应（PCR）技术、基因芯片技术、基因测序技术等。PCR 是敏感性最高的直接检测技术，具有简便、快速、特异、敏感等优点，常用于各种肠道病毒、呼吸道病毒、肝炎病毒等的检测。

4. 抗体检测　特异性 IgM 或 IgG 抗体的检测是最常用的临床检验方法。血清学诊断需采集双份血清检测抗体水平（早期和恢复期双份血清，抗体效价增高 4 倍或 4 倍以上有临床意义）。常用酶联免疫吸附试验、免疫荧光法等检测特异性抗体。

【临床常用的抗病毒治疗药物】

1. 三环胺类

（1）金刚烷胺：人工合成的三环癸烷衍生物，能特异性抑制甲型流感病毒。金刚烷胺主要用于甲型流感的防治，对乙型流感无效。金刚烷胺仅有口服制剂。治疗用药剂量为成人200mg/d（每 12 小时 100mg），疗程为 5~7 日。肾功能减退者和老年人要相应减少剂量。孕妇禁用。常见的不良反应有头痛、易激动、头晕目眩、失眠、发音不清、共济失调、食欲减退和恶心、腹泻、口干、皮疹等。金刚烷胺与抗胆碱药同时应用时，可产生急性精神症状，应避免合用。

（2）金刚乙胺：为金刚烷胺的衍生物，作用与金刚烷胺类似。可用于成人甲型流感的防治以及儿童甲型流感的预防。常用量为 200mg/d，分 1~2 次口服，疗程同金刚烷胺。不推荐用于儿童甲型流感的治疗。

2. 核苷（酸）类似物

（1）阿昔洛韦：阿昔洛韦为广谱抗病毒药物，主要对单纯疱疹病毒 1 型和 2 型具有强烈抑制作用，对其他病毒如水痘 - 带状疱疹病毒、EB 病毒也有抑制作用。临床上，阿昔洛韦可作为单纯疱疹性脑炎的首选药物。阿昔洛韦对免疫缺陷者皮肤、黏膜疱疹的疗效较为显著。常见的不良反应有恶心、呕吐、腹泻等，停药后迅速消失。

（2）更昔洛韦：临床主要用于艾滋病患者及其他免疫缺陷者并发的巨细胞病毒感染，如巨细胞病毒视网膜炎、骨髓移植后巨细胞病毒性肺炎、胃肠炎等。骨髓抑制作用是最常见的毒性反应。

（3）齐多夫定：第一个被获准治疗 HIV 感染的药物。齐多夫定治疗晚期 HIV 感染能减少机会感染，延缓艾滋综合征向艾滋病发展，延长生存期。成人口服齐多夫定每次 300mg，2 次/d。与双去氧胞嘧啶核苷等其他抗病毒药联用，对 HIV 有相加或协同作用，可阻止或减少齐多夫定耐药株的出现。齐多夫定可致骨髓抑制、粒细胞缺乏症及贫血。

（4）替诺福韦：该药通过抑制反转录酶的活性抑制 HIV 或 HBV 复制。替诺福韦是世界卫生组织艾滋病和慢性乙型肝炎治疗指南推荐的抗病毒一线药物。在国内被列为国家免费艾滋病抗病毒治疗一线药物。

3. 病毒蛋白酶抑制剂　蛋白酶抑制剂主要抑制病毒颗粒的成熟，使细胞只能产生非感染性病毒颗粒，可阻断病毒传播。蛋白酶抑制剂均有抑制细胞色素 P450 的作用，是引起药物不良反应的主要原因。

（1）利托那韦：主要用于 HIV 晚期感染者，或与其他核苷类似物或蛋白酶抑制剂联合应用。常用剂量为 600mg/12h，尽可能与食物同服。主要不良反应有恶心、呕吐、味觉倒错、口周发麻、血管扩张、周围神经病变、高尿酸血症、高血糖、肝功能损害和出血倾向。

（2）茚地那韦：常与其他抗 HIV 药物联合应用。剂量为 800mg，3 次 /d，饭前 1 小时或饭后 2 小时服用。常见不良反应有肾绞痛、间接胆红素升高、高血糖、皮肤干燥、味觉倒错、皮疹和出血倾向等。

4. 非核苷类反转录酶抑制剂　直接与 HIV 的反转录酶结合，抑制病毒复制。病毒易对此类药物产生耐药性。

（1）奈韦拉平：推荐剂量为 300mg，1 次 /d，连服 14 日，然后 200mg，2 次 /d。不良反应有皮疹和肝功能损害。

（2）地拉韦定：推荐剂量为 400mg，2 次 /d。不良反应有皮疹和头痛。

5. 焦磷酸类

膦甲酸钠：为焦磷酸盐衍生物，是此类的主要药物。膦甲酸钠是广谱抗病毒药，可竞争性抑制病毒 DNA 聚合酶（包括巨细胞病毒、EB 病毒、水痘 - 带状疱疹病毒、1 型和 2 型单纯疱疹病毒），对阿昔洛韦、更昔洛韦等耐药病毒株仍有抑制作用。主要用于艾滋病伴发带状疱疹、单纯疱疹及生殖器疱疹，移植患者合并巨细胞病毒性肺炎、视网膜炎，或对阿昔洛韦、更昔洛韦耐药者的治疗。

6. 神经氨酸酶抑制剂

（1）扎那米韦：第一个新型抗流感病毒的神经氨酸酶抑制剂。在体外，扎那米韦能特异性抑制 A 型禽流感病毒的神经氨酸酶。扎那米韦具有抗人类新型 A 型流感亚型病毒的作用。剂量 10mg，2 次 /d 吸入。

（2）奥司他韦：对流感病毒的神经氨酸酶具有特异性抑制作用，能够抑制流感病毒在机体内的扩散。预防性用药推荐应用于与流感患者接触 2 日之内，年龄≥13 岁者，剂量为 75mg，1 次 /d，至少 7 日。抗病毒治疗普通患者每次剂量为 75mg，2 次 /d，重症患者可考虑每次剂量为 150mg，2 次 /d。口服奥司他韦最常见的不良反应为恶心和呕吐，发生率在 10% 左右；与食物同时服用能够减轻胃肠道反应。

三、真菌

真菌是一类具有典型细胞核，有核膜和核仁，胞质内有完整细胞器，不含叶绿素，无光合色素，细胞壁含有几丁质和 β- 葡聚糖的真核细胞型微生物。真菌的分类单位，依次分为界、门、纲、目、科、属、种。种是基本单位，种以下还有亚种。目前，被识别和描述的真菌有 10 万余种，其中大多数对人体无害，甚至有利。与人类和动物疾病相关的真菌有 500 余种，能引起人类感染性、中毒性及变态反应性疾病的致病真菌约 50 种。近年来，由于抗菌药物、免疫抑制剂及抗肿瘤药物等广泛应用，导致机体菌群失调和免疫功能降低，从而使条件致病真菌感染明显增加。

【重症感染常见的真菌种类】

导致重症感染的真菌多能引起侵袭性感染，是指能侵袭深部组织和内脏，引起全身性感染的病原真菌或条件致病真菌，主要包括念珠菌属、隐球菌属、曲霉属、毛霉属和二相性真菌等。

1. 酵母样真菌　酵母样真菌是真菌的一种生长形式，为单细胞。临床上，重要的酵母样真菌多属于子囊菌门和担子菌门。临床重要的子囊菌门酵母样真菌主要包括念珠菌属、地霉属和酵母属，担子菌门酵母样真菌主要包括隐球菌属、毛孢子菌属、马拉色菌属和红酵母属，其中导致重症感染的又以念珠菌属、隐球菌属为常见。

（1）分类

1）念珠菌属：念珠菌属有150多个种，常见致病的有11种，包括白念珠菌、热带念珠菌、克柔念珠菌、光滑念珠菌、近平滑念珠菌、星形念珠菌、克菲念珠菌、季也蒙念珠菌、维斯念珠菌、葡萄牙念珠菌、都柏林念珠菌等，其中以白念珠菌为最常见的致病菌。

2）隐球菌属：隐球菌属包括17个种和8个变种，其中对人致病的最主要是新生隐球菌及其变种（新生隐球菌新型变种、新生隐球菌格特变种和新生隐球菌格鲁比变种）。

（2）临床意义

1）念珠菌属：白念珠菌广泛分布于自然界，通常存在于人的体表、口腔、上呼吸道、肠道和阴道黏膜上，当机体发生正常菌群失调或免疫力降低时，白念珠菌可侵犯人体多个部位，引起各种念珠菌病，如女性念珠菌性阴道炎、外阴炎，男性念珠菌龟头炎、包皮炎，体质虚弱婴儿的鹅口疮，念珠菌性肠炎、肺炎、膀胱炎、肾盂肾炎和心内膜炎等，中枢神经系统白色念珠菌病如脑膜炎、脑膜脑炎、脑脓肿等。

热带念珠菌广泛分布于自然界，在人的体表和外界相通的腔道中也存在，是先天性免疫缺陷患者的条件致病菌。热带念珠菌可引起皮肤、黏膜和内脏念珠菌病。

克柔念珠菌可引起系统性念珠菌病，特别是先天性免疫缺陷患者和大量接受抗菌药物治疗的患者。

光滑念珠菌为人体的一种腐生菌，可导致泌尿生殖道感染，也是新生儿的条件致病菌。

2）隐球菌属：隐球菌属一般为外源性感染。经呼吸道侵入人体，由肺经血行播散时可侵犯所有脏器组织，主要侵犯肺、脑及脑膜，也可侵犯皮肤、骨和关节。新生隐球菌病好发于细胞免疫功能低下者，如AIDS、恶性肿瘤、糖尿病、器官移植及大剂量使用糖皮质激素者。新生隐球菌的致病物质是荚膜。

2. 丝状真菌 丝状真菌包括霉菌和大型真菌。在临床上，丝状真菌感染仍以曲霉、毛霉菌和镰刀菌等条件致病菌为主，主要见于免疫功能缺陷的人群。

（1）分类

1）曲霉：种类很多，其中大多数曲霉只发现了无性阶段，它们归属于半知菌亚门、半知菌纲、念珠菌目、念珠菌科、曲霉属；少数菌种具有有性阶段，它们归属于子囊菌门、子囊菌纲、散囊菌目、散囊菌科。常见的曲霉包括烟曲霉、黄曲霉和黑曲霉。

2）毛霉：主要是毛霉科。毛霉科中的根霉属、犁头霉属、毛霉属、根毛霉属是常引起毛霉病的菌，其中以根霉属最为常见，尤其是少根根霉和米根霉两种最多见。

3）镰刀菌属：又称镰孢霉属，目前属内含有20多个种，常见引起人类感染的镰刀菌主要有茄病镰刀菌、串珠镰刀菌、层生镰刀菌等。

（2）临床意义

1）曲霉：是条件致病菌，到目前为止，20~30种可导致人类疾病。其中，最常见的是烟曲霉、黄曲霉和黑曲霉。正常人体对曲霉有极强的免疫力，只有在人体免疫功能降低时才能致病，如长期使用广谱抗菌药物、免疫抑制剂、肾上腺皮质激素等，尤其是AIDS等可诱发曲霉病。此外，已有动物试验证明，曲霉产生的毒素如黄曲霉毒素、杂色曲霉毒素有致癌作用，黄曲霉毒素可能与人类原发性肝癌的发生有关。

2）毛霉：可致毛霉病。本病是一种发病急、进展快、病死率极高的系统性条件致病性真菌感染所致的疾病。免疫功能低下者易感染，尤其是慢性消耗性疾病如糖尿病、白血病以及长期应用化疗、皮质类固醇激素的患者最易感染。临床上常见的有眼眶及中枢神经系统的毛霉病。此外,本病还可发生于肺部、胃肠道、皮肤等处。由于毛霉病发病急、进展快,疾病的诊断常在病死后尸检才明确。

3)镰刀菌:生态适应性强,属于兼寄生或腐生生活。镰刀菌可引起眼内炎、角膜炎、溃疡、甲真菌病、皮肤感染、脓皮病、关节炎、肺炎、心内膜炎、脑脓肿和真菌血症等。

【真菌相关的临床检验方法】

1. 真菌的形态学检查　可通过显微镜对标本进行真菌形态学检查,包括直接镜检和染色镜检。皮肤黏膜感染真菌标本用 KOH 液制成湿片,用显微镜检查。侵袭性真菌感染经固定标本染色法[包括亚甲蓝染色法、革兰氏染色法、过碘酸希夫(PAS)染色、荧光染色法],用显微镜检查孢子、菌丝作判断。在诊断隐球菌脑膜炎时,常规细胞染色虽可发现隐球菌,但易误诊和漏诊,最简便、快速的方法仍是脑脊液做墨汁染色法。毛霉病发病凶险,且毛霉常污染痰及环境,因此直接镜检往往对培养更有意义。

2. 真菌分离培养与鉴定　真菌培养是目前鉴定真菌的唯一方法。真菌的营养要求不高,在一般的细菌培养基上即能生长。常用沙保弱培养基培养,pH4.0~6.0,需较高的湿度与氧气。浅部病原性真菌的最适培养温度为 22~28℃,生长缓慢,1~4 周才出现典型菌落。某些深部病原性真菌一般在 37℃生长最好,生长速度快,经 3~4 天即长出菌落,其营养要求和培养条件与一般病原性细菌相似。

由于细菌和污染真菌生长迅速可影响病原性真菌的检出,分离培养真菌时常在沙保培养基中加入一定量的氯霉素和放线菌酮。前者用于抑制细菌,后者用于抑制污染真菌的生长。真菌的菌落分为酵母型菌落和丝状型菌落。观察菌落,通过镜检、小培养、生化反应协助判断。

鉴定:念珠菌可通过芽管形成试验、厚膜孢子形成试验、糖同化或发酵试验、氯化三苯基四氮唑反应、动物试验进行鉴定。隐球菌属可通过酚氧化酶试验、脲酶试验、糖同化及发酵试验进行鉴定。丝状真菌可通过显微镜检形态特点进行鉴定,其中曲霉属还可通过皮肤试验鉴定。

抗真菌药物敏感试验的设计和操作同抗细菌药物敏感试验,试验方法主要有稀释法、纸片扩散法。

3. 其他非培养检验技术　目前临床检测真菌感染最常用的是 G 试验和 GM 试验。

(1)G 试验:也称鲎试验,又称(1,3)-β-D 葡聚糖试验,检测的是真菌的细胞壁成分(1,3)-β-D 葡聚糖。人体的吞噬细胞吞噬真菌后,能持续释放该物质,使血液及体液中含量增高。(1,3)-β-D 葡聚糖可特异性激活鲎变形细胞裂解物中的 G 因子,引起裂解物凝固,故称 G 试验。

通过 G 试验检测(1,3)-β-D 葡聚糖的含量,能够及时反映真菌感染情况。G 试验适用于除隐球菌和接合菌(毛霉菌)外的所有深部真菌感染的早期诊断,虽能测得包括曲霉和念珠菌在内的更多致病性真菌,且初步临床研究显示有较好的敏感性和特异性,假阳性率较低,但它只能提示有无真菌侵袭性感染,并不能确定为何种真菌感染,这是此方法的缺陷。以下情况可出现假阳性:①使用纤维素膜进行血液透析,标本或患者暴露于纱布或其他含有葡聚糖的材料;②静脉输注免疫球蛋白、白蛋白、凝血因子或血液制品;③链球菌血症;④操作者处理标本时存在污染。另外,使用多糖类抗癌药物、放化疗造成的黏膜损伤导致食物中的葡聚糖或定植的念珠菌经胃肠道进入血液等,也可能造成假阳性。

(2)GM 试验:检测的是半乳甘露聚糖。半乳甘露聚糖是广泛存在于曲霉和青霉细胞壁的一种多糖。菌细胞壁表面菌丝生长时，半乳甘露聚糖从薄弱的菌丝顶端释放，是最早释放的抗原，可以通过酶联免疫吸附试验进行检测。

GM 试验主要针对侵袭性曲霉感染的早期诊断。曲霉的感染部位主要集中在肺部，从而引起侵袭性肺曲霉病。诊断曲霉在肺部是定植还是侵袭性生长，关键在于其是否合成 GM。如果痰液或支气管肺泡灌洗液标本培养到曲霉，且 GM 试验检测结果为阳性，即可诊断为曲霉侵袭性感染。GM 试验可在患者临床症状出现前 5~8 天获得阳性结果，并可对血清、脑脊液、支气管肺泡灌洗液进行检测，因而往往可以使诊断提前。所以 GM 试验是诊断侵袭性曲霉感染的微生物检查证据之一，通过检测 GM 值也可以作为治疗效果的参考指标之一。

GM 试验对其他真菌检测无效，且敏感性和特异性受诸多因素影响。以下情况可出现假阳性：①使用半合成青霉素尤其是哌拉西林钠 - 他唑巴坦钠；②新生儿和儿童；③血液透析；④自身免疫性肝炎等；⑤食用可能含有 GM 的牛奶等高蛋白食物和污染的大米等。以下情况可出现假阴性：①释放入血液循环中的曲霉 GM（包括甘露聚糖）并不持续存在而会很快清除；②以前使用了抗真菌药物；③病情不严重；④非粒细胞缺乏的患者。

（3）抗原检测：取血清做 ELISA、免疫印迹试验等检测白念珠菌抗原，如烯醇化酶、甘露聚糖抗原及念珠菌热敏抗原。

（4）抗体检测：早期诊断可采用血清做 ELISA（夹心法）、免疫酶斑点试验，简便、快速。也可用乳胶凝集试验和对流免疫电泳试验等检测血清中抗白念珠菌抗体。常用免疫扩散检测血清中抗曲霉抗体。

（5）核酸检测：用 PCR 法将白念珠菌 DNA 分子扩增后以分子探针检测，具有较好的敏感性和特异性。现有用短肽噬菌体展示技术与 ELISA 结合，高分辨率熔解曲线与真菌通用引物 PCR 结合，鉴定白念珠菌及其他念珠菌。

【临床常用的抗真菌治疗药物】

1. **多烯类药物** 临床常用的有两性霉素 B 及其脂质制剂，主要通过与真菌细胞膜的麦角固醇结合，使细胞膜通透性增高，细胞内重要成分外渗，并致细胞迅速死亡，从而发挥杀菌作用。两性霉素 B 对大多数致病性真菌具有较强抗菌活性，可用于曲霉、念珠菌、隐球菌、接合菌、荚膜组织胞浆菌、马尔尼菲霉等所引起的深部真菌感染。血浆半衰期为 24 小时，血浆蛋白结合率高，几乎不被肠道吸收，可通过胎盘屏障。其不良反应较为明显，主要包括静脉滴注过程中可发生寒战、高热等即刻反应，还可出现轻度溶血性贫血、血小板和白细胞减少、心肌损害、肝功能异常及肾功能损害、低钾血症、静脉炎等。

两性霉素 B 脂质制剂包括两性霉素 B 脂质复合体、两性霉素 B 胆固醇复合体和两性霉素 B 脂质体。两性霉素 B 脂质制剂的不良反应和肾毒性明显减少，在肝、脾、肺等组织中浓度增加，肾组织浓度降低，但费用相对较高。

2. **三唑类药物** 目前应用于深部真菌的药物主要有氟康唑、伊曲康唑、伏立康唑和泊沙康唑，主要通过阻断真菌细胞色素 P450 依赖性羊毛甾醇 14-α 去甲基化酶，从而抑制真菌细胞膜成分麦角固醇的合成而起到抗真菌作用。

（1）氟康唑：对白假丝酵母菌与新生隐球菌抗菌活性较好，但对光滑念珠菌及克柔念珠菌基本无活性，可用于治疗各种侵袭性念珠菌病、隐球菌病、球孢子菌病等。

（2）伊曲康唑：抗菌谱相对较广，对曲霉、念珠菌、隐球菌、荚膜组织胞浆菌、马尔尼菲青霉、球孢子菌、芽生菌、孢子菌丝等均有较好抗菌活性，常用于治疗该类致病性真菌所引起的感染，且是轻、中度组织胞浆菌病、芽生菌病的首选药。现有胶囊、口服液和注射液 3 种剂型，用于深部真菌感染的主要为静脉注射液和口服液。不良反应相对较少,如恶心、腹泻、轻度肝功能异常,患者大多能耐受,但因其赋形剂环糊精经肾排出,故严重肾功能不全患者(内生肌酐清除率 <30ml/min)不宜使用静脉注射液。不宜用于尿路感染和中枢神经系统感染的治疗。另,严重心功能不全患者也不宜使用。

(3)伏立康唑:可口服或静脉使用,对念珠菌属(包括光滑念珠菌及克柔念珠菌)、新生隐球菌、曲霉属、镰刀霉属、着色菌属均有较强抗菌活性,对皮炎芽生菌、球孢子菌、荚膜组织胞浆菌、副球孢子菌也有一定抗菌活性。不良反应主要有肝功能损害、视物模糊及皮疹。严重肾功能不全患者(内生肌酐清除率 <50ml/min)不宜静脉使用。

(4)泊沙康唑:是伊曲康唑的衍生物,目前为口服悬液,体内外抗菌谱广,在唑类药物中是唯一对接合菌有抗菌活性的药物。此外,对念珠菌、隐球菌、曲霉、皮炎芽生菌、粗球孢子菌、荚膜组织胞浆菌、镰刀霉等均有抗菌活性。该药主要通过肝代谢,轻、中度肝功能不全患者应用时应考虑减量使用,同时积极保肝治疗,密切监测肝功能。

3. 棘白菌素类药物 属脂肽类抗真菌药,为(1,3)-β-D-葡聚糖合酶抑制剂,通过非竞争性抑制(1,3)-β-D-葡聚糖合酶来抑制真菌细胞壁的合成。目前主要有卡泊芬净、米卡芬净。体外抗菌活性显示,对所有念珠菌均有杀菌作用,尤其是耐氟康唑菌株,同时对曲霉属也有很强抗菌活性。此外,动物实验结果显示,该类药物对荚膜组织胞浆菌属、皮炎芽生菌、球孢子菌和肺孢子菌均具有抗菌活性。但对隐球菌属、接合菌属、镰刀菌属、拟青霉属、毛孢子菌属等无作用。

卡泊芬净在轻度肝功能障碍(Child-Pugh 评分 5~6)时无须减量,中度肝功能障碍(Child-Pugh 评分 7~9)时首剂剂量不变,维持剂量需减至 35mg/d。但目前尚无重度肝功能障碍(Child-Pugh 评分 >9 分)患者的用药研究,仅建议进一步减量或停药。米卡芬净在肝功能不全患者中的药代动力学曲线和健康志愿者无显著差异,故无须调整剂量。肾功能不全者,棘白菌素类药物无须调整剂量。

4. 嘧啶类 氟胞嘧啶是一种嘧啶类似物,可进入真菌细胞内干扰嘧啶的生物合成,从而抑制核酸的合成,达到杀菌作用。对隐球菌和念珠菌有良好抗菌作用,但非白念珠菌对该药的敏感性较白念珠菌差,与两性霉素 B 或氟康唑使用都有协同作用,后者破坏真菌的细胞膜,有利于氟胞嘧啶的渗入,既可增强疗效又可减轻两性霉素 B 的副作用。但因氟胞嘧啶的毒性及易快速产生耐药性,一般不常规单独应用于深部真菌感染。常见不良反应为恶心、呕吐、腹痛、腹泻、肝功能异常及血细胞减少等。

四、非典型病原体

非典型病原体种类复杂多样,可有广义和狭义之分。广义的是包括细菌以外的所有病原体,狭义的主要是肺炎支原体、肺炎衣原体、立克次体等。在临床上,非典型病原体主要是指狭义的。

【重症感染常见的非典型病原体种类】

1. 衣原体 衣原体是一类专性寄生在真核细胞内,有独特发育周期,能通过细菌滤器的原核细胞型微生物。其体积略大于病毒,可在光学显微镜下观察到;含 DNA 和 RNA 及核糖体,具有近似革兰氏阴性细菌的细胞壁结构;对多种抗生素敏感;有独立的生活周期,但酶系统不完善,必须依靠宿主细胞提供代谢能量。

衣原体广泛寄生于人类、哺乳动物及禽类体内,仅少数致病。能引起人类疾病的衣原体主要有沙眼衣原体、肺炎衣原体和鹦鹉热衣原体，其中沙眼衣原体最为常见。

肺炎衣原体：重症感染中多见肺炎衣原体。它是衣原体属中的一个新种，只有一个血清型，即 TWAR 株衣原体，是一种引起呼吸道疾病的重要病原体。据统计，肺炎衣原体是引起社区获得性肺炎的第三位病原体。

［临床意义］肺炎衣原体在人与人之间经飞沫或呼吸道分泌物传播，亦可在家庭或医院等场所相互传染。肺炎衣原体感染具散发和流行交替出现的特点，扩散较为缓慢，潜伏期平均 30 天左右，在感染人群中流行可持续 6 个月左右。肺炎衣原体主要引起青少年急性呼吸道感染，如肺炎、支气管炎、咽炎和鼻窦炎等。起病缓慢，临床常有咽痛、声音嘶哑等症状，还可引起心包炎、心肌炎和心内膜炎。近年来还发现肺炎衣原体与冠状动脉硬化和心脏病的发生有关。

2. 立克次体 立克次体是一类微小的杆状或球杆状、革兰氏染色阴性，除极少数外严格细胞内寄生的原核细胞型微生物。其生物学特性，如形态结构、化学组成及代谢方式等，与细菌类似。立克次体是引起斑疹伤寒、恙虫病、Q 热等传染病的病原体，多数是自然疫源性疾病，呈世界性或地方性流行。我国发现的立克次体病主要有斑疹伤寒、Q 热和恙虫病等。

立克次体目分为 3 个科，即立克次体科、无形体科和全孢菌科。其中，对人类致病的主要有 3 个属，即立克次体科的立克次体属、东方体属，以及无形体科的埃立克体属，以立克次体属、东方体属为常见。

立克次体的共同特点：①有多种形态，主要为球杆状，革兰氏染色阴性，大小介于细菌和病毒之间；②除少数外，均为专性活细胞内寄生；③菌体内同时含有 DNA 和 RNA 两类核酸物质，以二分裂方式繁殖；④以节肢动物为储存宿主或传播媒介；⑤大多是人畜共患病的病原体；⑥对多种抗生素敏感。

（1）立克次体属：立克次体属包括普氏立克次体、斑疹伤寒立克次体两种。

1）普氏立克次体：普氏立克次体是流行性斑疹伤寒（又称虱传斑疹伤寒）的病原体。患者是唯一传染源，体虱是主要传播媒介，传播方式为虱 - 人 - 虱。体虱叮咬患者后，立克次体进入虱肠管上皮细胞内繁殖，但不经卵感染子代，故体虱只是传播媒介而不是储存宿主。当受染虱再去叮咬健康人时，立克次体随粪便排泄于皮肤上，进而可从搔抓的皮肤破损处侵入体内。此外，也可经呼吸道或眼结膜使人感染。

本病的流行多与生活条件的拥挤和卫生状况差有关，因此多发生于战争、饥荒及自然灾害时期。人感染立克次体后，经 2 周左右的潜伏期骤然发病，主要症状为高热、头痛及皮疹，有的伴有神经系统、心血管系统或其他脏器损害。病后免疫力持久，与斑疹伤寒立克次体感染有交叉免疫。

2）斑疹伤寒立克次体：斑疹伤寒立克次体又称莫氏立克次体，是地方性斑疹伤寒（又称鼠型斑疹伤寒）的病原体。啮齿类动物是主要储存宿主，传播媒介主要是鼠蚤或鼠虱，感染的自然周期是鼠蚤、鼠虱 - 啮齿类动物 - 鼠蚤、鼠虱。鼠蚤叮吮人血时，常排粪便于皮肤上，粪便中的立克次体可从搔抓的皮肤破损处侵入体内。带有立克次体的干燥蚤粪也可经口、鼻、眼结膜进入人体而致病。该病的临床症状与流行性斑疹伤寒相似，但发病缓慢、病情较轻，很少累及中枢神经系统、心肌等。

（2）东方体属：东方体属只有恙虫病东方体一种，也称恙虫病立克次体，是恙虫病的病原体，在恙螨和许多动物中广泛存在，具有典型的自然疫源性。恙虫病主要流行于啮齿类动物，感染后多无症状，是恙虫病的主要传染源。此外，兔类、鸟类也能感染或携带恙螨而成为传染源。恙虫病东方体寄居在恙螨体内,可经卵传代,故恙螨既是传播媒介,又是储存宿主。

恙螨叮咬人时,立克次体侵入人体,叮咬处先出现红色丘疹,成水疱后破裂,溃疡处形成黑色焦痂,是恙虫病的特征之一。病原体在局部繁殖后经淋巴系统入血液循环,死亡后释出的毒素样物质是主要致病因素,可引起发热、皮疹、全身淋巴结肿大及各内脏器官的血管炎病变。严重者常出现并发症,包括肺炎、肝炎、心脏病变、肾功能损害、脑膜炎和脑炎等。

3. 支原体　支原体是一类无细胞壁,形态上呈高度多形性,可通过滤菌器,能在无生命培养基中生长繁殖的最小原核细胞型微生物。1898 年,支原体首次从患有胸膜炎的牛胸腔积液中分离出,因其能形成有分枝的长丝,故于 1967 年正式命名为支原体。

支原体在自然界分布广泛,目前已分离出 200 余种,寄居于人体的有 16 种,其中对人致病的支原体主要有肺炎支原体、人型支原体、生殖支原体等,条件致病支原体主要有解脲支原体、穿透支原体、发酵支原体和梨支原体等。此外,支原体常污染细胞培养,给实验室病毒分离、单克隆抗体制备等工作带来一定困难。

肺炎支原体:肺炎支原体是引起人类呼吸道感染的病原体之一,除能引起上呼吸道感染外,还能引起间质性肺炎。间质性肺炎约占非细菌性肺炎的 1/3 以上,个别患者出现脑膜炎等肺外并发症。

[临床意义]肺炎支原体依靠黏附因子 P1 蛋白黏附于呼吸道上皮细胞,吸取宿主细胞的养料而生长繁殖,产生毒性代谢产物如过氧化氢、核酸酶等,导致宿主细胞肿胀、坏死和脱落等。病理改变以间质性肺炎为主,又称为原发性非典型性肺炎或支原体肺炎。与肺炎链球菌引起的典型肺炎不同,其临床表现和胸片所见均类似病毒性肺炎。肺炎支原体主要通过飞沫传播,多发生于夏末秋初;易感染儿童和青少年,5~15 岁发病率最高。临床症状有咳嗽、发热、头痛、咽喉痛及肌肉痛,5~10 天后消失,但肺部 X 线改变可持续 4~6 周。

【非典型病原体相关的临床检验方法】

1. 标本直接检查

(1)显微镜检查:一般采用吉姆萨染色。此法简单易行,但敏感性较低。肺炎支原体无固定形态,染色结果不易与标本中的组织碎片等区别,因此直接镜检的诊断意义不大。

(2)免疫荧光法:直接荧光抗体试验检测上皮细胞内的典型衣原体抗原。

(3)核酸检测:包括 PCR 法、DNA 探针法,可快速诊断肺炎支原体感染。DNA 探针法特异性强,与其他支原体无交叉反应,但敏感性不如 PCR 技术。

2. 分离培养和鉴定

(1)分离培养:确诊肺炎支原体感染的可靠方法之一。但分离培养阳性率不高(培养敏感性仅 40% 左右),且需时长,故不适合临床快速诊断,但对流行病学调查有重要意义。近年来,国外使用 SP-4 培养基分离肺炎支原体,能提供分离率 30%~40%。

(2)鉴定:挑选可疑菌落进行生化反应和血清学鉴定,如常规染色、免疫荧光染色、微量凝集试验、补体结合试验等。

3. 抗体检测　用于检测血清中特异性抗体的方法有补体结合试验、微量免疫荧光试验、酶免疫法等。其中,补体结合试验的敏感性和特异性较差,而微量免疫荧光试验的敏感性和特异性较高。

立克次体病常用的血清学诊断方法除外斐反应、间接免疫荧光试验及酶联免疫吸附试验外,还有补体结合试验、微量凝集试验、间接血凝试验及胶乳凝集试验等。

外斐反应:除 Q 热、立克次体痘及罗沙利马体感染为阴性外,其他为阳性。患者 OX 凝集素上升较晚,在病程2周左右方出现阳性,病程中双份血清试验,若效价有4倍增长,方有诊断意义。

目前诊断肺炎嗜衣原体感染较敏感的方法是用微量免疫荧光试验检测血清中的抗体。分别检测特异性的IgM和IgG抗体,有助于区别近期感染和既往感染,也有利于区别原发感染和再感染。凡双份血清抗体滴度增高4倍或以上,或单份血清IgM抗体滴度≥1∶16,或IgG抗体滴度≥1∶512,可确定为急性感染。

由于肺炎支原体不易培养,临床上很少用分离培养的方法来鉴定呼吸道标本中的肺炎支原体。血清学试验目前是检测肺炎支原体感染的主要手段,包括ELISA、补体结合试验、免疫荧光试验等。若患者恢复期血清的肺炎支原体抗体滴度较急性期有4倍以上的升高则有助于诊断。

【临床常用的抗非典型病原体治疗药物】

临床治疗非典型病原体感染常用的抗菌药物包括大环内酯类、四环素类和氟喹诺酮类。以上内容已在前文"细菌"中详细阐述,在此不予赘述。

五、耶氏肺孢子菌

肺孢子菌曾被划分为原虫,由于核糖体RNA的核苷酸序列与真菌有更多的同源性,染色特性也类似真菌,因此,现在大多数学者认为肺孢子菌应归属于真菌的子囊菌亚门。但肺孢子菌不是典型的真菌,其增殖经历滋养体、包囊前期、包囊期3个阶段,细胞壁含胆固醇,不含麦角固醇,目前尚无法在体外成功培养,抗真菌药物对其无效,故有的学者提出将其归为类真菌。

1. **分类**　目前肺孢子菌分4个亚型,2种感染大鼠,包括卡氏肺孢子菌;一种感染人类,即耶氏肺孢子菌。耶氏肺孢子菌是目前被指定在出版物和参考文献中使用的对于人类感染的菌种名称。然而,缩写"PCP"目前仍被用于指代临床疾病"肺孢子菌肺炎(Pneumocystis carinii pneumonia,PCP)",这使得可保留熟悉的首字母缩略,并维持了较早出版物中这一缩写的准确性。

2. **临床意义**　耶氏肺孢子菌可寄生于多种动物,也可寄生于健康人体;广泛分布于自然界,如土壤和水等。耶氏肺孢子菌病的传播途径主要是空气传播。它是一种常见的机会性感染病原体,主要引起肺孢子菌肺炎;在健康人体内,多为无症状的隐性感染。当宿主免疫力下降时,潜伏的耶氏肺孢子菌在患者肺内大量繁殖扩散,使肺泡上皮细胞受损,导致间质性浆细胞肺炎,不经有效治疗常引起呼吸衰竭、死亡。PCP是AIDS患者最常见、最严重的机会感染性疾病,病死率高达85%。PCP最常见于HIV感染晚期$CD4^+T$细胞显著减少的患者。此外,PCP亦可见于肿瘤患者,接受造血干细胞移植、器官移植、糖皮质激素、化疗等免疫抑制剂治疗的患者。有时耶氏肺孢子菌也可引起免疫缺陷宿主的肺外疾病。

3. **临床检验方法**

(1)标本直接检查

1)显微镜检查:因为肺孢子菌不能被培养,所以诊断取决于在合格标本中看到包囊或滋养体。在患者痰液、支气管肺泡灌洗液或肺活检组织中检查耶氏肺孢子菌,是确诊本病的重要依据。常用的染色方法有吉姆萨染色、果氏环六亚甲基四胺银染色和亚甲胺蓝染色。

2)抗原检测:用单克隆抗体来检测患者血清中耶氏肺孢子菌抗原,有较好的敏感性和特异性。

3）抗体检测：检测人群血清中耶氏肺孢子菌抗体，可用于流行病学调查，临床诊断价值不大。

（2）核酸检测：分子生物学诊断技术应用于诊断肺孢子菌肺炎，主要有 PCR 和基因探针。现已将耶氏肺孢子菌线粒体中的 5S rDNA 和 16S rDNA 扩增成功。基因探针可用于标本检测，敏感性和特异性都可以，但技术难度高。现有学者将 PCR 与基因探针联合用于肺孢子菌肺炎的诊断。

4. 耶氏肺孢子菌治疗药物

（1）复方磺胺甲噁唑：非 HIV 感染的 PCP 患者首选复方磺胺甲噁唑（TMP-SMX）作为治疗药物。大型临床随机对照试验（RCT）研究已证实 TMP-SMX 对 HIV 患者继发 PCP 感染的有效性，然而仅在若干小型观察性研究及一项随机对照试验中显示其对非 HIV 感染者的有效性。TMP-SMX 的标准剂量为 15~20mg/（kg·d），分 3 次或 4 次静脉给药或口服给药。TMP-SMX 的给药剂量基于 TMP（甲氧苄啶）成分，并且以 TMP［mg/（kg·d）］来表示。由于 TMP-SMX 具有极好的生物利用度，对于胃肠道功能正常患者可口服给药。

（2）TMP- 氨苯砜：口服甲氧苄啶每日给药剂量为 5mg/kg，单次剂量通常四舍五入至最接近 100mg，分 3 次服用，并同时服用氨苯砜 100mg，1 次 /d。副作用包括胃肠不适、皮疹、溶血性贫血和高铁血红蛋白血症。使用氨苯砜治疗时，应注意检测患者是否存在葡萄糖 -6- 磷酸脱氢酶缺乏症。对于正在治疗 PCP 的患者，甲氧苄啶和氨苯砜的相互作用可能增加两种药物的浓度，从而可能增加发生副作用（如贫血、高铁血红蛋白血症）的风险。在无症状的 HIV 感染患者中，暂未发现这种相互作用。

（3）口服克林霉素 - 伯氨喹：口服克林霉素 - 伯氨喹的给药剂量为克林霉素 450mg，4 次 /d，加上伯氨喹 15mg/d。副作用包括皮疹、溶血性贫血、中性粒细胞减少、高铁血红蛋白血症、腹泻和艰难梭菌相关性结肠炎。使用伯氨喹治疗时，亦应检测患者是否存在葡萄糖 -6- 磷酸脱氢酶缺乏症。

（4）阿托伐醌：阿托伐醌混悬液治疗轻度 PCP，剂量为 750mg，2 次 /d，与食物同时服用，连续服用 21 日。最常见的副作用为胃肠道不适，也可能出现皮疹，但与其他口服治疗方案相比较为少见。

第四节 感染性疾病的防控

对感染性疾病，尤其是针对传染性感染性疾病实施预防和控制具有重大意义。在人类历史上，感染病大流行对人类文明产生深刻和全面的影响。在这些灾难性的传染病流行中，逐渐建立了感染性疾病的防控措施，其核心技术为消毒与隔离，成为人类对抗感染性疾病的重要手段。此外，随着现代医院体系的建立，医院一方面是感染性疾病的治疗场所，但另一方面也成为一些感染性疾病发生、流行的场所。医院感染已经成为现代感染中的一个重要内容。研究医院感染的规律及特点，减少医院感染的发生，对于感染性疾病的防控具有重要意义。下面分别就感染性疾病的消毒、隔离以及医院感染的防控进行论述。

一、感染性疾病的消毒

消毒是指通过物理、化学或生物学方法，杀灭或清除体外环境中病原体的一系列方法。其目的在于通过清除病原体来阻止其向外界传播，达到控制感染性疾病发生与蔓延的目的。

（一）消毒的种类

1. 疫源地消毒 疫源地消毒是指对目前或曾经存在传染源的场所进行消毒,其目的是杀灭或清除由传染源排到外界环境中的病原体。疫源地消毒又分为:①终末消毒:即患者痊愈或死亡后对其居住地进行的一次彻底消毒;②随时消毒:指对传染源的排泄物、分泌物及其污染物品进行随时消毒。

2. 预防性消毒 预防性消毒是指在未发现传染源的情况下,对可能受病原体污染的场所、物品和人体进行的消毒,如饮用水消毒、餐具消毒、空气消毒、手术室及医护人员的手消毒等。

（二）消毒方法

1. 物理消毒法 本法是消毒操作中最安全有效也是应用最多的方法。

（1）热力灭菌法:通过高温使微生物的蛋白质及酶发生变性或凝固,新陈代谢发生障碍而死亡。具体方法包括:

1）煮沸消毒法:本法主要用于处理传染病患者的剩余食物和污染的棉织品、玻璃制品及金属器械等。在水中煮沸100℃,10分钟左右即可杀死细菌繁殖体,但不能杀死细菌芽孢,对于细菌芽孢需要延长至数十分钟甚至数小时。对于被乙肝病毒污染的物品,煮沸的时间需延长至15~20分钟。在高原地区气压低、沸点低的情况下,需要延长消毒时间;海拔每增高300m,需延长消毒时间2分钟。

2）高压蒸汽灭菌:本法适用于一切耐热、耐潮物品的消毒,是利用高压和高热释放的潜热进行灭菌,是目前对实验材料进行灭菌的最有效和最可靠的方法。本法效果可靠,既可杀灭细菌的繁殖体,也可杀灭细菌的芽孢。通常压力为98kPa,温度为121~126℃,时间15~20分钟。

3）预真空型压力蒸汽灭菌:即先机械抽为真空,使灭菌器内形成负压,再导入蒸汽,使蒸汽压力达205.8kPa,温度达到132℃,2分钟内能杀灭芽孢。

4）火烧消毒法:对被细菌芽孢污染的器具,如破伤风患者伤口换药碗,先用95%乙醇溶液燃烧后再行高压蒸汽灭菌消毒,以防止细菌芽孢污染的扩散。

5）巴氏消毒法:本法是法国微生物学家巴斯德为葡萄酒消毒时发明,并以他的名字来命名的一种消毒方法;是在规定时间内以不太高的温度处理液体食品的一种加热灭菌方法。巴氏消毒法是乳品加工中的一个重要环节,既可以达到消毒的目的,又不致损害食品质量。温度65~75℃,时间10~15分钟,能杀灭细菌繁殖体,但不能杀死芽孢,可用于血清的消毒和疫苗的制备。将血清加热至56℃1小时,每日1次,连续3日,可使血清不变质。该方法被认为与煮沸消毒一样安全,并对物品的损害较小。

（2）辐射消毒法

1）非电离辐射:包括紫外线、红外线和微波。紫外线常用于室内空气、水和一般物品表面消毒。紫外线为低能量电离辐射,光波波长200~275nm,杀菌作用强,杀菌谱广,可杀灭细菌繁殖体、真菌、分枝杆菌、病毒、立克次体、衣原体和支原体等。紫外线的主要杀菌原理是使细菌DNA链上相邻的嘧啶碱基形成嘧啶二聚体,从而干扰DNA正常碱基配对,导致细菌死亡或突变,但此法穿透力差,对真菌孢子、细菌芽孢效果差,对HBV和HIV无效,对照射不到的部位无杀菌作用,因此仅适用于直射物品表面消毒及对空气的消毒。紫外线直接照射人体可发生皮肤红斑、紫外线眼炎和臭氧中毒,应注意防护。

红外线和微波主要靠产热杀菌,所及之处产生分子内部剧烈运动,使物体内外温度迅速升高。目前,红外线和微波已广泛应用于食品、药品的消毒。微波对人体有一定危害性,其热效应可损伤睾丸、晶状体等,长时间照射还可致神经功能紊乱,使用时可设置不透微波的金属屏障或佩戴特制防护眼镜等。

2）电离辐射:有 γ 射线和高能电子束（β 射线）两种。电离辐射通过损伤微生物的核酸及酶类进行灭菌,具有穿透力强、灭菌可靠和不使物品升温、操作简便等优点,可在常温下对不耐热的物品灭菌,又称"冷灭菌"。本法杀菌谱广,剂量易控制,但设备昂贵,对人及物品有一定损害,多用于精密医疗器械、生物医学制品（人工器官、移植器官等）和一次性医用品等的灭菌。消毒灭菌过程中应注意对放射源的防护。

3）超声波消毒法:在频率 20~200kHz 的声波作用下,使细菌细胞机械破裂和原生质迅速游离,达到消毒目的。如超声洗手器用于手部消毒,超声洗涤机用于注射器的清洁和初步的消毒处理。

2. 化学消毒法　本法是用化学消毒药物使病原体蛋白变性凝固,或干扰其酶系统和代谢,或改变细菌细胞膜的通透性而致其死亡的方法。凡不适合物理消毒法而耐潮湿的物品,如光学仪器（胃镜、膀胱镜等）、皮肤、黏膜、患者的分泌物和排泄物等,均可采用此法。

（1）常用化学消毒方法

1）浸泡法:选用杀菌谱广、腐蚀性弱、水溶性消毒剂,将物品浸没于消毒剂内,在标准的浓度和时间内,达到消毒灭菌的目的。

2）擦拭法:选用易溶于水、穿透性强的消毒剂,擦拭物品表面,在标准的浓度和时间内,达到消毒灭菌的目的。

3）熏蒸法:加热或加入氧化剂,使消毒剂呈气体,在标准的浓度和时间内,达到消毒灭菌的目的。室内物品及空气消毒或精密贵重仪器和不能蒸、煮、浸泡的物品（血压计、听诊器以及患者用过的票证等）,均可用此法消毒。

4）喷雾法:借助普通喷雾器或气溶胶喷雾器,使消毒剂产生微粒气雾弥散在空间,进行空气和物品表面的消毒。如用 1% 含氯石灰澄清液或 0.2% 过氧乙酸溶液进行空气喷雾。对细菌芽孢污染的表面,每立方米喷雾 2% 过氧乙酸溶液 8ml 经 30 分钟（在 18℃以上的室温下）,可达 99.9% 杀灭菌的效果。

5）环氧乙烷气体密闭消毒法:将环氧乙烷气体置于密闭容器内,在标准的浓度、湿度和时间内,达到消毒灭菌的目的。环氧乙烷是广谱气体杀菌剂,能杀灭细菌繁殖体及芽孢,以及真菌和病毒等。穿透力强,对大多数物品无损害,消毒后可迅速挥发,特别适用于不耐高热和温热的物品,如精密器械、电子仪器、光学仪器、心肺机、起搏器、书籍文件等,均无损害和腐蚀等副作用。

（2）化学消毒剂的分类:根据消毒效能可以将其分为 3 类。

1）高效消毒剂:能杀灭包括细菌芽孢、真菌孢子在内的各种微生物,如 2% 碘酊、戊二醛、过氧乙酸、甲醛、环氧乙烷、过氧化氢等消毒剂。

2）中效消毒剂:能杀灭包括结核分枝杆菌在内的细菌繁殖体和大多数种类的真菌及病毒,但不能杀灭细菌芽孢的消毒剂,如乙醇、部分含氯制剂、氧化剂、溴剂等消毒剂。含氯制剂和碘伏则居于高效与中效消毒效能之间。

3）低效消毒剂:只能杀灭细菌繁殖体和亲脂类病毒,对真菌有一定作用,但不能杀灭细菌芽孢、结核分枝杆菌及抵抗力较强的某些真菌和病毒,如汞、氯己定（洗必泰）及某些季铵盐类消毒剂,对皮肤黏膜无刺激性,对金属和织物无腐蚀性,稳定性好。

根据化合物的种类,又可将常用的化学消毒剂分为以下几类:

1)含氯消毒剂:常用的有含氯石灰(漂白粉)、次氯酸钠、氯胺及二氯异氰尿酸钠等。这类消毒剂在水中产生次氯酸,有杀菌作用强、杀菌谱广、作用快、余氯毒性低及价廉等特点,但对金属制品有腐蚀作用,适用于餐具、环境、水、疫源地等的消毒。

2)氧化消毒剂:如过氧乙酸、过氧化氢、臭氧、高锰酸钾等。本品主要靠其强大的氧化能力杀菌,杀菌谱广、速效,但对金属、织物等有较强腐蚀性与刺激性。

3)醛类消毒剂:常用的有甲醛和戊二醛等,有广谱、高效、快速杀菌作用。戊二醛对橡胶、塑料、金属器械等物品无腐蚀性,适用于精密仪器、内镜的消毒,但对皮肤黏膜有刺激性。

4)杂环类气体消毒剂:主要有环氧乙烷、环氧丙烷等。本品为广谱高效消毒剂,杀灭芽孢能力强,对一般物品无损害;常用于电子设备、医疗器械、精密仪器及皮毛类等的消毒,有时可将惰性气体和二氧化碳加入环氧乙烷混合使用,以减少其燃爆危险。

5)碘类消毒剂:常用2%碘酊及0.5%碘伏,有广谱、快速杀菌的作用。碘伏是碘与表面活性剂、灭菌增效剂经独特工艺络合而成的一种高效、广谱、无毒、稳定性好的新型消毒剂。本品对有害细菌及繁殖体等具有较强的杀灭作用,并对创伤具有消炎、止血、加快黏膜再生的功能,对皮肤和黏膜无刺激性、易脱碘。碘伏适用于手术前手消毒、手术及注射部位的清洗、消毒、皮肤烧伤、烫伤、划伤等伤口的清洗消毒,还包括妇产科黏膜冲洗、感染部位消毒、器皿消毒等。

6)醇类消毒剂:主要有乙醇及异丙醇。乙醇可迅速杀灭细菌繁殖体,但对乙型肝炎病毒(HBV)及细菌芽孢作用较差;异丙醇杀灭作用大于乙醇,但毒性较大。

7)其他消毒剂:酚类,如甲酚皂、苯酚(石碳酸)等;季铵盐类,为阳离子表面活性剂,如苯扎溴铵(新洁尔灭)、消毒净等;氯己定,可用于手、皮肤、医疗器械等的消毒。这些消毒剂均不能杀灭细菌芽孢,属低效消毒剂。

二、感染性疾病的隔离

隔离是指把处在传染期的患者或病原携带者,置于特定医院、病房或其他不能传染给别人的条件下,防止病原体向外扩散和传播,以便于管理、消毒和治疗。隔离是预防和控制传染病的重要措施,一般应将传染源隔离至不再排出病原体为止。

1. 隔离原则与方法

(1)单独隔离传染源,避免与周围人群尤其是易感者发生不必要的接触,必须与传染源接触时应采取防护措施,如戴口罩、戴帽子、穿隔离衣、手清洁与消毒等,还要严格执行陪伴和探视制度。

(2)根据传染病传播途径的不同,采取相应的消毒与隔离措施,如呼吸道传染病患者的隔离应注意室内空气消毒、痰液等呼吸道分泌物的消毒,消化道传染病应注意水源、食物等的消毒。

(3)根据隔离期或连续多次病原检测,确定隔离者不再排出病原体时才能解除隔离。

2. 隔离的种类　根据感染病传染的强度及传播途径的不同,采取不同的隔离方法。

(1)严密隔离:适用于霍乱、肺鼠疫、肺炭疽、SARS等甲类或传染性极强的乙类传染病。具体隔离方法:①患者住单间病房,同类患者可同住一间房,关闭门窗,禁止陪伴和探视患者;②进入病房的医务人员戴口罩、帽子,穿隔离衣,换鞋,注意手部清洗与消毒,必要时戴手套;③患者分泌物、排泄物、污染物品、敷料等严格消毒;④室内采用单向正压通气,室内的空气及地面定期喷洒消毒液或紫外线照射。

（2）呼吸道隔离：适用于流行性感冒、麻疹、白喉、水痘等通过空气飞沫传播的呼吸道传染病。具体隔离方法：①同类患者可同住一间房，关闭门窗；②进入病房的医务人员戴口罩、帽子、穿隔离衣；③患者口鼻、呼吸道分泌物应消毒；④室内喷洒消毒液或紫外线照射。

（3）消化道隔离：适用于伤寒、细菌性痢疾、甲型肝炎等通过粪-口途径传播的疾病。具体隔离方法：①同类患者可同住一间房；②接触患者时穿隔离衣，换鞋，注意手部清洗与消毒；③患者粪便严格消毒，患者用品、餐具、便器等单独使用并定期消毒，地面喷洒消毒液；④室内防杀苍蝇和蟑螂。

（4）接触隔离：适用于狂犬病、破伤风等经皮肤伤口传播的疾病。具体隔离方法：①同类患者可同住一间房；②医务人员接触患者穿隔离衣，戴口罩；③患者用过的物品和敷料等严格消毒。

（5）昆虫隔离：适用于通过蚊子、蚤、虱、蜱、恙螨等昆虫叮咬传播的疾病，如疟疾、斑疹伤寒等。具体隔离方法：病房内有完善的防蚊设施，以预防叮咬及杀灭上述医学昆虫。

三、医院感染与控制

医院感染（nosocomial infection，hospital infection 或 hospital acquired infection），又称医院内感染、院内感染或医院获得性感染，2001 年中华人民共和国卫生部统一定义为医院感染。医院感染是指住院患者在医院内获得的感染，包括在住院期间发生的感染和在医院内获得但出院后发生的感染和新生儿经母体产道时获得的，但不包括入院前已开始或入院时已处于潜伏期的感染。对于没有明确潜伏期的感染，规定入院 48 小时后发生的感染为医院感染；有明确潜伏期的感染，自入院时起超过平均潜伏期后发生的感染为医院感染。医院工作人员在医院内获得的感染也属医院感染。

医院感染可分为外源性感染和内源性感染。外源性感染亦称交叉感染或获得性感染，是指携带病原体的医院内患者、工作人员或探视者，以及医院环境中病原体所引起的医院感染；内源性感染又称自源性感染，是指患者自身皮肤或腔道等处定植的条件致病菌，或从外界获得的定植菌由于数量或定植部位的改变而引起的感染。

与社区获得性感染相比，医院感染的病原体具有以下一些特点：①以条件致病菌或机会病原体为主，前者是指在有诱发因素的患者中引起医院感染，后者是指仅仅在患者抗感染免疫力显著降低时引起临床疾病；②由于抗生素的广泛应用，医院感染的病原体多为耐药菌，甚至多重耐药菌，常见葡萄球菌、肠杆菌科、假单胞菌、不动杆菌等；③医院感染病原体的变迁受抗生素普及和应用所影响；④除细菌外，真菌是医院感染病原体的一个重要组成部分，深部真菌病几乎都是医院感染。

（一）医院感染的流行病学

1. 医院感染的传播 可分为 3 个环节，即感染源、传播途径和易感人群。其中，任一环节被阻断，都可以避免医院感染的发生。传染源可有患者、病原携带者，或环境储源等。传播途径包括接触、飞沫、空气、水、食物、生物媒介及医源性感染的传播。医院内免疫防御功能降低或受损的易感人群，发生医院感染的可能性较高。

（1）感染源：医院环境中的任何物体都可以是感染源。如各种感染患者排出的脓液、分泌物等，医务人员被污染的手和诊疗器械，以及医院环境中的病原体，都是感染源。

（2）传播途径：以接触传播最为多见，其次是血液传播、共同媒介物传播、呼吸道传播和消化道传播,而生物媒介物传播较少。

1)接触传播:分为直接接触传播和间接接触传播。直接接触传播指病原体在患者之间或者患者到医务人员再到患者之间传播,如直接接触到感染者病灶的脓液或性病患者的分泌物而受感染等,母亲子宫颈或阴道的病原菌在生产时传给新生儿等。另外,医护人员在进行各种医疗操作时,其污染的手或者器械等在患者之间传播病原体,造成间接接触传播。药品和医疗器械一旦受病原体污染,可在短期内引起多人感染,这种传播途径叫共同媒介物传播。铜绿假单胞菌、不动杆菌属和肺炎克雷伯菌等引起的呼吸道感染可通过雾化吸入器或机械通气而传播扩散。药液、注射液在制备、保存、运输以及注射过程中受污染等,将增加医院感染的机会。

2)血液传播:乙型肝炎病毒、丙型肝炎病毒、巨细胞病毒和人类免疫缺陷病毒等均可通过血液途径传播,感染后果严重。

3)呼吸道传播:空气中飘浮着致病微生物的气溶胶微粒和尘埃,被易感者吸入可能导致医院感染,多见于 SARS 冠状病毒、流感病毒、结核分枝杆菌、疱疹病毒和曲霉等。铜绿假单胞菌、不动杆菌属、肺炎克雷伯菌、嗜肺军团菌等可通过雾化吸入器、氧气湿化瓶以及空调等传播。

4)消化道传播:饮水、食物传播引起医院内肠道感染流行已较少见,见于甲型肝炎和感染性腹泻等。但一定条件下,耐药性铜绿假单胞菌甚至葡萄球菌可随受其污染的饮水或食物进入患者肠腔并定植,发生自身感染。

(3)易感人群:包括细胞免疫或体液免疫缺陷的患者,中性粒细胞计数低于 $0.5 \times 10^9/L$,新生儿、婴幼儿和老年人(≤1 岁或≥65 岁者),严重基础疾病患者(如恶性肿瘤、糖尿病、肝病、肾病、结缔组织病、慢性阻塞性肺疾病和血液病等),烧伤或创伤产生组织坏死者等。

(4)易感因素:包括广谱抗菌药物的应用,可引起机体菌群失调而造成二次感染;激素、免疫抑制剂和抗癌药物的应用,导致全身或局部免疫损害;侵袭性操作,如静脉导管、气管切开或插管、心导管、导尿管、T 管引流、人工呼吸器、腹膜或血液透析、腰穿及脑脊液分流术等操作;异物的植入如人工心脏瓣膜或人工关节;器官移植或血管移植;手术,尤其是污染手术和持续时间较久的手术等。

2. 医院感染的暴发　是指在医疗机构或其科室的患者中,短时间内发生 3 例以上同种同源感染病例的现象。短时间没有具体的时间规定,可以是几分钟、几小时、几天、几月甚至是 1 年。医院感染暴发可分为可预防性和暂时仍难防止两大类。暴发大多为外源性感染,其中,多数属于可预防性感染。暴发时,病例数增加或终止所需时间可长可短,病例数相差较大,波及范围无特异性,引起的病原菌可以是 1 种或者多种。医院感染暴发具有特有的医源性因素的复杂性,可能因为院内防护措施存在着某种或某些缺陷,或者某些未知原因。院感在监测的过程中可及时排除疫情出现,及时联合微生物实验室进行病原菌的检出和排除。

(二)医院感染微生物学与合理使用抗菌药物

细菌、真菌、病毒、支原体及衣原体等都可导致医院感染的发生。不同地区的不同医院甚至同一医院的不同科室间,医院感染的病原体存在一定差异。随着时代的演变,医院感染的病原体种类亦随之改变。在抗菌药物发现和使用之前,以革兰氏阳性球菌为主,主要为金黄色葡萄球菌及化脓性链球菌,而现在革兰氏阴性杆菌的比例不断增加,革兰氏阳性菌的比例不断减少。

1. 细菌引起的医院感染　在我国,医院感染常发部位为下呼吸道、泌尿道、手术切口和胃肠道等。感染部位不同,感染的病原菌亦不同。呼吸道感染常见的病原菌包括铜绿假单胞菌、肺炎链球菌、金黄色葡萄球菌、流感嗜血杆菌和军团菌等;泌尿道感染常见的病原体包括大肠埃希菌、变形杆菌、肺炎克雷伯菌、肠球菌和葡萄球菌等;手术切口感染常见的病原体包括金黄色葡萄球菌、凝固酶阴性葡萄球菌、大肠埃希菌、粪肠球菌和铜绿假单胞菌等;胃肠道感染的主要病原体包括大肠埃希菌、志贺菌、沙门菌、空肠弯曲菌、副溶血弧菌和霍乱弧菌等。

2. **真菌引起的医院感染**　真菌为条件致病菌,正常情况下不会引起感染,而免疫功能低下或菌群失衡者可感染,为临床重要的病原菌。真菌在医院感染中的发生率不断增长,主要与临床广谱抗菌药物的不合理使用有关。医院感染的真菌以白假丝酵母菌最常见,其次为曲霉、新型隐球菌、隐孢子虫属和放线菌等。

3. **病毒引起的医院感染**　病毒是医院感染的重要病原体,易在老年和儿童患者间传播。常见的医院感染病毒包括流感病毒、麻疹病毒、风疹病毒、肝炎病毒和人类免疫缺陷病毒等。其中,乙型肝炎病毒、丙型肝炎病毒和人类免疫缺陷病毒主要通过输血传播,流感病毒、麻疹病毒、风疹病毒等只通过空气飞沫传播,轮状病毒、杯状病毒通过粪-口途径传播而导致腹泻。

4. **合理使用抗菌药物**　抗菌药物的合理应用,是指在患者具有明确临床指征的情况下,临床医师选用适宜的抗菌药物和适当的给药途径、给药剂量和治疗周期,从而有效发挥抗菌药物的治疗与预防感染作用,达到杀灭致病菌、控制感染的目的,以及预防和减少各种不良反应。各级医院需加强和重视抗菌药物的临床应用管理,将抗菌药物临床应用管理作为医疗质量和医院管理的重要内容纳入日常工作安排,定期开展抗菌药物临床应用和评估。抗菌药物的滥用与医院感染密切相关,一方面抗菌药对各种感染性疾病发挥了重要作用,另一方面抗菌药物应用不当,又加重了发生医院感染的危险性。因此,合理使用抗菌药物,对于防治医院感染至关重要。

(三)医务人员手卫生

手卫生是医务人员洗手、卫生手消毒和外科手消毒的总称。医务人员在接触患者前、进行清洁(无菌)操作前、接触体液后、接触患者后和接触患者周围环境后均要执行手卫生。卫生手消毒效果达标要求为监测的细菌菌落总数应≤10cfu/cm^2,外科手消毒效果达标要求为监测的细菌菌落总数应≤5cfu/cm^2。增加对手腕的清洗,正确洗手方法可归纳为"七步洗手法"。具体如下:①掌心相对,手指并拢相互摩擦;②手心对手背沿指缝相互搓擦;③掌心相对,双手交叉沿指缝相互摩擦;④双手指交锁,指背在对侧掌心;⑤一手握另一手拇指旋转搓擦,交换进行;⑥指尖在对侧掌心前后擦洗;⑦手腕在掌中转动,两手互换。我科落实以随机手培养反馈策略为核心的一系列手卫生促进措施,并拍摄"万花筒"七步洗手法(图2-4-1),进一步提高医护人员手卫生的依从性。

(四)医院污水、污物的消毒处理

1. **医院污水的处理**　医院污水是指医院医疗活动中产生的含有病原体、重金属、消毒剂、有机溶剂、酸、碱以及放射性物质等的污水。这种污水不经处理直接排入河流,或用于灌溉,可严重污染环境和水源。当直接或间接接触这些污水,就可使人致病和引发传染病的暴发流行。

医院污水处理的目的在于消毒,旨在杀灭医疗性污水中的病原体,从而对环境不造成危害。污水处理步骤主要是净化和消毒,按照等级的不同可分为一级、二级和三级处理。净化

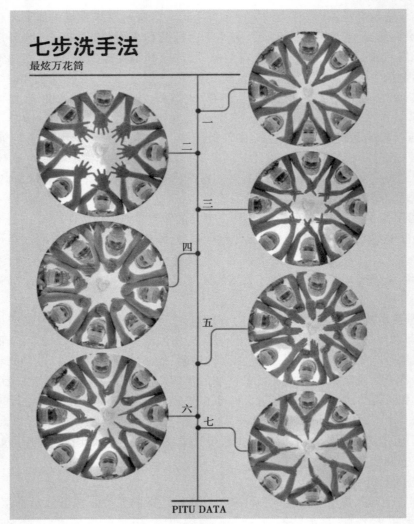

七步洗手法
最炫万花筒

一
二
三
四
五
六
七

PITU DATA

图 2-4-1 "万花筒"七步洗手法

即一级处理,旨在改善水质、除去悬浮物和部分微生物,为消毒创造条件。消毒即为二级处理,主要以化学消毒为主,较多使用的是生物氯化消毒法和臭氧消毒法。三级处理是在二级处理之后,进一步去除污水中的其他污染成分(如氮、磷、微细悬浮物、微量有机物和无机盐等)的工艺处理过程。经过三级处理的污水,可达到饮用标准。

2. 医院污物的处理 医院污物是指诊断、治疗和卫生过程中所产生的废弃物。医院污物通常可分为一般性废弃物、感染性废弃物和特殊废弃物。①一般性废弃物,即医疗人员、患者及就诊家属等人员的普通生活垃圾;②感染性废弃物,主要是病变人体组织、实验动物组织、患者血液、患者体液、患者分泌物、患者排泄物、废弃药物、废弃敷料、废弃一次性医疗用品、废弃试验器材、检验诊断性废弃物和废弃培养物等;③特殊废弃物,指含有放射性物质的废弃物。

医院污物的处理方法较多,但从大的方面分为焚烧处理和非焚烧处理。可焚烧类污物可直接进入焚烧炉处理,焚烧后灰渣可按普通垃圾处理;焚烧炉的位置应远离生活区。对于非焚烧处理,主要有:①加热处理,具体的方法有高温消化、太阳能处理及高温堆肥等;②化学处理技术,指在污物中投加化学剂,如漂白粉、液氯、氨水、石灰和苛性钠等杀灭污物中微生物的方法;③放射性处理技术;④微波高温处理技术;⑤加填埋热解技术;⑥等离子体高温技术等。

(五)医院感染的预防与控制

1. 医院感染的管理与实施 医院成立感染管理委员会,认真贯彻医院感染管理相关的法律法规及规范,制定符合本院预防和控制感染的规章制度、标准并定期监督实施,并且制定管理专职人员、管理小组及管理科室人员的相关职责,成立医院感染管理制度,比如感染培训制度、暴发报告制度等。

医院感染管理根据不同部门、不同科室合理实施。重点科室、重点部门应有具体规范的实施计划,如手术室医院感染严格遵循无菌技术原则。重点科室如 ICU、产房、导管室、血液透析室、内镜室、口腔科、消毒供应中心、门诊、急诊、检验科和注射室等,根据科室特点和感染管理要求具体实施。规范的实施是做好医院管理的重要保证,可以减少交叉感染,从而更好地保护患者和工作人员的健康。

2. 医院感染监测 医院感染监测是指对发生在医院中所有患者和医务人员的医院感染进行监测,并根据监测资料分析其分布规律和相关影响因素,向医院有关部门报告,实施相应措施,同时评价该措施的效果,进而改善,以期减少医院感染的发生。医院感染监测主要体现在消毒效果的监测。

(1)医疗用品卫生标准

1)进入人体无菌组织、器官或接触破损皮肤、黏膜的医疗用品:必须无菌。

2)接触黏膜的医疗用品:细菌菌落总数≤20cfu/g 或 100cm^2,致病性微生物不得检出。

3)接触皮肤的医疗用品:细菌菌落总数≤200cfu/g 或 100cm^2,致病性微生物不得检出。

4)使用中的消毒剂:细菌菌落总数≤100cfu/ml,致病性微生物不得检出。

5)无菌器械保存液:必须无菌。

(2)消毒灭菌效果及环境卫生监测

1)消毒剂监测:使用中的消毒剂应每季度进行生物监测 1 次,细菌含量必须≤100cfu/ml,不得检出致病性微生物;灭菌剂每月监测 1 次,不得检出任何微生物。

2)化学监测:应根据消毒、灭菌剂的性能定期监测,如含氯消毒液、过氧乙酸等应每日监测;使用中的戊二醛应加强监测,常规监测每周不少于 1 次。用于内镜消毒或灭菌的戊二醛必须每日或使用前进行监测,并做好有关记录。

3)紫外线及空气消毒机的消毒监测:使用紫外线灯管和空气消毒机消毒应进行日常监测、紫外线灯管照射强度监测和生物监测。日常监测包括灯管应用时间、累计照射时间和使用人签名;对新灯管和使用中灯管应进行照射强度监测,30W 普通石英新灯管的照射强度不得低于 90μW/cm^2,使用中灯管不得低于 70μW/cm^2,每半年监测 1 次;生物监测必要时进行,经消毒后的物品或空气中的自然菌应减少 90% 以上,人工染菌杀灭率应达到 99.90%。

4)消毒物品的生物学监测:各种消毒后的内镜(如胃镜、肠镜、喉镜和气管镜等)及其消毒物品应每季度进行生物学监测,灭菌物品每月监测 1 次。合格标准:细菌总数≤20cfu/件,不能检出致病菌。凡穿破黏膜的内镜附件如活检钳、高频电刀、细胞刷、切开刀、导丝、碎石器、网篮、造影导管和异物钳等灭菌物品必须每月进行生物监测,不得检出任何微生物。血液透析系统消毒后,透析出口液合格标准为细菌总数≤2 000cfu/ml,不能检出致病菌;透析入口液≤200cfu/ml,不能检出致病菌。

5）环境卫生学监测：包括对空气、物体表面和医护人员进行监测。当怀疑医院感染与环境卫生学因素有关时，应及时进行监测。对于空气消毒效果的微生物学监测，Ⅰ类区域细菌总数≤10cfu/m³，Ⅱ类区域细菌总数≤200cfu/m³，Ⅲ类区域细菌总数≤500cfu/m³，并不能检测到金黄色葡萄球菌和溶血性链球菌。对于物体表面和医护人员手的微生物监测，Ⅰ、Ⅱ类区域细菌总数≤5cfu/cm³，Ⅲ类区域细菌总数≤10cfu/cm³，Ⅳ类区域细菌总数≤15cfu/cm³，并不能检测出金黄色葡萄球菌、大肠埃希菌和铜绿假单胞菌。

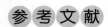

参 考 文 献

1. 王宇明.感染病学［M］.2版.北京：人民卫生出版社，2010.

2. Rhodes A，Evans LE，Alhazzani W，et al. Surviving Sepsis Campaign：International guidelines for management of sepsis and septic shock：2016［J］. Intensive Care Med，2017（43）：304-377.

3. 江利冰，李瑞杰，张斌，等.2016年脓毒症与脓毒性休克处理国际指南［J］.中华急诊医学杂志，2017，26（3）：263-266.

4. 谢剑锋，邱海波.拯救脓毒症运动：脓毒症与感染性休克治疗国际指南（2016）的进展与评论［J］.中华重症医学电子杂志，2017，3（1）：18-25.

5. 李兰娟，任红.传染病学［M］.8版.北京：人民卫生出版社，2013.

6. 倪语星，尚红.临床微生物学与检验［M］.4版.北京：人民卫生出版社，2007.

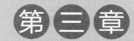

第三章
感染性疾病的护理

护理是感染性疾病防护和治疗中的重要内容,但由于本书篇幅有限,本章节便以重症医学科最常面对的两类感染性疾病作为重点,从实际案例出发,探讨这两类感染性疾病的护理要点。如需进一步深入学习感染性疾病的护理知识,请参考相应的护理学专著。

第一节　多重耐药菌感染重症肺炎患者的护理

【典型案例】

麦某,女,78岁,2018年1月31日入院。

主诉:咳嗽、咳痰、气促月余。

现病史(家属代诉):患者约于1个月前出现鼻塞、流清涕,咳嗽,咳少量白色黏痰,咳嗽夜间为甚,伴有气促,不能平卧,时觉心悸。当时曾前往当地县人民医院门诊就诊,查胸片提示肺炎,予头孢类抗生素(具体不详)抗感染治疗,效果欠佳。后气促进行性加重,于1月6日前往梧州市工人医院住院。查血气分析:pH 7.532,氧分压(PO_2)45.3mmHg;血常规:白细胞计数(WBC)17.76×10^9/L,中性粒细胞百分比(NEUT%)89.0%;氨基末端脑钠肽前体(NT-proBNP)450pg/ml,肌钙蛋白(TnT)0.050ng/ml;心电图提示窦性心动过速;胸部及上腹部CT:①两肺多发病灶,感染?肿瘤性病变?②肝右叶低密度灶,建议增强检查。患者入院后病情恶化,于1月12日转ICU治疗,予气管插管接呼吸机辅助呼吸,痰培养先后发现铜绿假单胞菌、金黄色葡萄球菌、肺炎克雷伯菌,先后予哌拉西林钠、莫西沙星、美罗培南、去甲万古霉素、伏立康唑、卡泊芬净等抗感染治疗,但病情改善不理想,脱机困难。患者家属于今日要求出院,转我科继续治疗。

入科护理评估:神清,精神一般,发热,气促,经口气管插管接呼吸机辅助呼吸,模式为AC,经气管插管可吸出大量黄白黏痰。查体:体温(T)38.0℃,脉搏(P)86次/min,呼吸(R)30次/min,血压(BP)112/58mmHg,消瘦,重度营养不良,贫血貌,两肺呼吸音弱,双下肺可闻及湿啰音,心界不大,心律齐,各瓣膜听诊区未闻及病理性杂音。伸舌不能配合,脉沉细。ADL-Barthel评分0分,压疮危险评估Braden评分9分,营养评级(PG-SGA)为C级,格拉斯哥昏迷量表(GCS)评分E4VTM6,SOFA评分5分。

既往史:2002年确诊"鼻咽癌",行放疗后好转,未定期复查。否认糖尿病、高血压等其他重大疾病史。

过敏史:否认药物过敏史。

入院中医诊断:肺热病(气虚痰瘀阻络)。

入院西医诊断:①重症肺炎(呼吸机相关性肺炎、多重耐药菌感染);②急性呼吸窘迫综合征;③鼻咽恶性肿瘤(放化疗术后);④重度营养不良;⑤中度贫血。

治疗及护理经过：

1. 入科后予单间接触隔离，做好标准防护，防止交叉感染。予重症监护，遵医嘱及时留取痰细菌培养、痰真菌培养、血培养、G 试验、GM 试验等标本，完善相关检查，明确病原菌。

2. 维持呼吸机辅助通气，患者气道内分泌物多，自洁能力差，定期行纤维支气管镜治疗改善气道引流。抗感染方面，初始给予注射用头孢哌酮钠/舒巴坦 3g（1 次/8h）静脉滴注抗感染治疗，予伏立康唑 0.2g（1 次/12h）静脉滴注抗真菌治疗。后痰培养结果回复提示为铜绿假单胞菌、金黄色葡萄球菌，根据药敏结果调整为美罗培南、阿米卡星、利奈唑胺联合抗感染治疗，并停用伏立康唑。

3. 护理方面实施雾化稀释痰液，胸部物理治疗（机械辅助排痰）叩击痰液积聚部位，结合体位引流、按需吸痰等措施，做好气道管理，防止加重呼吸机相关性肺炎。患者重度营养不良，实施肠内营养为主，联合部分肠外营养的营养支持方案，同时遵医嘱输血改善贫血，以及加强皮肤护理预防压疮并发症。加强早期康复锻炼，行康复评定，循序渐进指导和协助患者行呼吸肌功能训练、床上肢体运动、床旁坐走运动等。

4. 中医方面，患者高龄女性，鼻咽癌放疗后，虽以气促、咳嗽、咳痰、发热为主症，可见痰热标证，但久病正气虚衰、纳差、便溏稀、肌肉瘦削，故治疗以扶正为主，以健脾益气、行气化痰为法，给予参麦注射液静脉滴注益气养阴，方用陈夏六君子汤加减。高热时配合速冲中药粉擦浴降温，并配合穴位贴敷疗法调节脏腑功能，行肺俞、定喘穴位电刺激治疗。

经治疗后患者病情明显好转，于 2 月 2 日拔除气管插管、改无创呼吸机辅助通气，7 日改低流量给氧，8 日患者一般状态良好，转呼吸内科继续治疗。

【相关护理措施】

该例患者为明确的呼吸机相关性肺炎（ventilator associated pneumonia，VAP），痰培养结果为多重耐药的铜绿假单胞菌和耐甲氧西林的金黄色葡萄球菌，均为 VAP 常见的病原菌，在护理方面要注意落实以下几方面内容：

1. **隔离感染源的原则** 医生接到报告后开出隔离医嘱，并告知护理人员实施床边隔离，24 小时内完成病程记录。对多重耐药性细菌感染的患者和定植患者采取隔离措施，首选单间隔离，无单间时，也可将同类多重耐药菌感染患者或者定植患者安置在同一房间。禁止将多重耐药菌感染患者或者定植患者与留置各种管道、有开放伤口或者免疫功能抑制患者安置在同一房间。隔离病房设置隔离标识，并挂在明显地方。医务人员在对其进行诊疗时，应在进行标准预防的基础上，采用接触传播隔离预防。

2. **切断传播途径，严格执行消毒隔离制度**

（1）医务人员患感染性疾病时应强制性休息。

（2）控制传播，发现多重耐药菌感染患者，及时进行隔离治疗。

（3）加强医务人员手卫生：在直接接触多重耐药菌感染患者前后、实施诊疗护理操作前后、脱手套后、接触患者使用过的物品后，或处理其分泌物、排泄物后，以及从患者的污染部位转到清洁部位实施操作时，都应当实施手卫生。隔离间门口、床旁配备快速手消毒剂，严格遵循手卫生规范，保持手部清洁，按《广东省中医院手卫生管理制度》中的要求进行洗手、手清洁或手消毒。

（4）加强医务人员职业暴露防护措施

1）床旁配备一次性手套、隔离衣，医务人员实施诊疗护理操作中，有可能接触多重耐药菌感染患者或者定植患者的伤口、溃烂面、黏膜、血液和体液、引流液、分泌物、痰液、粪便时，必须使用手套,必要时使用隔离衣。完成对多重耐药菌感染患者或者定植患者的诊疗护理操作后,必须及时脱去手套隔离衣。手上有伤口时,应该戴双层手套。

2)眼、口、鼻防护,近距离操作如吸痰(开放式)、插管、支气管纤维镜检查等需戴口罩、护目镜。

(5)加强医院环境卫生管理:对多重耐药菌感染患者和定植患者使用过的医疗器械、器具及物品进行清洁和消毒;对患者经常接触的物体表面、设备设施表面,每天进行清洁和擦拭消毒。出现或者疑似有多重耐药菌感染暴发时,增加清洁和消毒频次。

1)每天至少 2 次对高频接触的物体表面(心电监护仪、微量输液泵、呼吸机等医疗器械的面板或旋钮表面,以及听诊器、呼叫器、患者床栏和床头桌、门把手、马桶冲水开关等)使用 2 000mg/L 含氯消毒液擦拭消毒,被患者血液、体液污染时应当立即消毒。

2)轮椅、担架、机械辅助排痰仪、床旁心电图机、床旁 X 线机等不能专人专用的医疗器械、器具及物品,需在每次使用后用 2 000mg/L 含氯消毒液擦拭消毒。

3)清洁用具(抹布、地拖、扫把、拖桶、厕刷等)专用,用后予 2 000mg/L 含氯消毒液浸泡消毒 >30 分钟。

4)卫生间使用后用 2 000mg/L 含氯消毒液喷洒消毒。

(6)重视预防会诊及进行床边或外出检查项目时的交叉感染:如患者需离室进行诊断、治疗,应先电话通知接诊科室做好准备,以防科室间耐药菌传播。

(7)限制人员

1)限制查房人数,减少人员出入。

2)患者的所有治疗护理放在最后执行或单独执行。

3)严格探视管理。

(8)终末消毒:患者出室时必须进行彻底终末消毒,必要时进行环境采样培养,房间的空气、物体表面及房内使用仪器均应无多重耐药菌生长。

1)病人服和床上用品(被套、大单、枕套等)用双层黄色塑料袋密封,贴上"多重耐药菌"标签后,进行污衣回收清洗消毒;床垫、棉被、枕芯等用紫外线灯消毒 1 小时。

2)隔离间(隔离床)物表:床、床头柜、椅子等表面用 2 000mg/L 含氯消毒液擦拭消毒 2 次,每次间隔 30 分钟。

(9)医疗废物

1)隔离间配医疗废物桶、双层黄色医疗废物袋、锐器盒。

2)隔离患者产生的生活垃圾按医疗废物处理。

3)使用防渗透密闭容器运送。

(10)解除隔离:临床症状好转或痊愈,连续 2 次培养阴性(每次间隔≥24 小时)。

3. 多重耐药菌的预防

(1)对可能发生院内感染的高危患者加强监控:预计住院时间大于 5 天、既往接受多种抗生素治疗者、接受导管及侵袭性操作者(气管插管、深静脉插管、尿管、胃管等)、基础疾病严重、免疫功能受损等为多重耐药菌医院感染的重点监控对象。

(2)合理使用抗生素:重点是实施《抗菌药物临床应用指导原则(2015 年版)》,促进临床抗菌药物合理使用,强调给药方案科学合理,实行抗菌药物分级管理。对发生多重耐药菌医院感染的患者进行病原菌培养;针对最可能的病原菌分离情况及药物敏感资料进行经验性治疗;根据培养及药敏结果选择敏感的抗生素针对病原进行治疗。护士遵医嘱使用抗生素前应正确规范留取培养标本,如尿液、引流液、痰液、脑脊液等。痰液、创面分泌物等是易被定植菌污染的标本,若标本采集过程操作不规范,将影响培养结果的可靠性。遵医嘱使用抗生素时应及时准确,注意给药的时间、剂量和滴速,观察其疗效和副作用,加强用药护理,保证患者用药安全性。

(3)预防呼吸机相关性肺炎的护理措施:根据《中国成人医院获得性肺炎与呼吸机相关性肺炎诊断和治疗指南(2018年版)》的建议,认为以下干预措施可以降低机械通气患者VAP的发生率。

1)与器械相关的预防:加强呼吸机内外管道的清洁与消毒;推荐每周更换1次呼吸机管道,但在有肉眼可见污渍或有故障时应及时更换。

2)与操作相关的预防:无禁忌证患者应抬高床头30°~45°;采用声门下分泌物引流,给预期机械通气时间超过48小时或72小时的患者使用带有声门下分泌物吸引的气管导管;每4小时监测气囊压力,并控制气囊压力不低于25cmH$_2$O;在进行与气道相关的操作时应严格遵循无菌技术操作规程,做好手卫生;加强口腔护理,推荐采用氯己定漱口液;鼓励并协助患者早期活动,尽早开展康复训练,有助于患者功能状态的恢复。

3)其他:尽可能选用无创呼吸支持治疗技术;每天评估有创通气及气管插管的必要性,尽早脱机或拔管;对机械通气患者尽可能避免不必要的深度镇静,确需镇静者应定期唤醒并行自主呼吸训练,每天评估镇静药物使用的必要性,尽早停用。

(4)预防泌尿道感染:只在必要时才留置导尿管,而且选择合适的导尿管,在无菌操作下正确置管和有效护理;采用无菌技术获取尿标本;保持密闭无菌引流系统;尿袋需悬挂在低于膀胱且高于地面15cm的位置;每天2次会阴抹洗,保持尿道口和会阴部清洁;观察患者尿液色、质、量,如发现尿液有絮状物,及时报告医生,遵医嘱予膀胱冲洗。

(5)预防中心静脉导管相关性血流感染:护士配合医生进行深静脉置管时,对置管环境进行消毒和减少人员走动,监控医生在深静脉置管过程中的消毒和无菌操作,实施导管相关性血流感染集束化护理措施。①置管时应当遵守最大限度的无菌屏障要求;②操作者严格执行手卫生;③置管部位应当铺大无菌巾,置管人员应当戴帽子、口罩、无菌手套,穿无菌手术衣;④成人置管时应首选锁骨下静脉,尽量避免使用颈静脉和股静脉;⑤定期更换置管穿刺点覆盖的敷料,无菌透明敷料为2次/w,如果出现渗血、污染时应立即更换;⑥医务人员应每天对保留导管的必要性进行评估,不需要时应尽早拔除导管,降低感染的机会。

(6)预防口腔炎:感染性疾病患者多伴发热,因发热致唾液分泌减少,口腔黏膜干燥,口内食物残渣易发酵致口腔溃疡,故对该类患者行口腔护理每天至少2次。对口腔异味重的患者,可使用漱口液进行口腔护理;对口唇干裂患者,涂以润滑油或唇膏;进行口腔护理时需密切观察口腔黏膜的情况,如有破损需报告医生并遵医嘱实施干预措施。

4. 质量持续改进 为了切实做好多重耐药菌各项消毒隔离措施的落实,定期进行专题质量查房,询问护理人员消毒隔离措施具体操作,查看防护用品的配备和使用、对多重耐药菌的判断;抽查感染患者各种隔离标识的正确使用、各项消毒隔离措施是否落实到位,对多重耐药菌在预防与控制方面存在的问题进行讨论,改进下一阶段工作方案。

第二节　人感染高致病性禽流感（H7N9）的护理

【典型案例】

梁某,女,59 岁,2014 年 2 月 1 日入院。

主诉:发热 3 天,加重伴咳嗽 1 天。

现病史:患者 2014 年 1 月 28 日下午外出后出现发热(未测体温),伴有轻微腹痛腹泻。29 日晨起测体温 39℃,头痛,遂至我院急诊就诊。查血常规:WBC 3.26 × 10⁹/L,NEUT% 66.6%;凝血:活化部分凝血活酶时间(APTT)48 秒,凝血酶原时间(PT)25 秒;胸片:双下肺可疑小结节影。经询问患者发病前 1 天曾进食鸡肉,发病前 3 日曾到香港旅游,1 周内曾到菜市场买菜。查甲型、乙型流感病毒抗原阴性,采取标本送广州市疾病预防控制中心(CDC)查禽流感病毒。急诊予左氧氟沙星抗感染、磷酸奥司他韦胶囊抗病毒治疗后,患者仍高热不退,咳嗽气促加重。2 月 4 日患者氧合下降,予经口气管插管接有创呼吸机辅助通气,100% 氧浓度供给的情况下,血氧饱和度(SpO₂)80%~85%,血气分析提示动脉血氧分压(PaO₂) 48.4mmHg;胸片提示双肺炎症较前明显进展,合并双侧少量胸腔积液。CDC 回报甲型流感病毒抗原检测结果阳性,再次送检 H7N9 病毒检测,拟 "甲型流感病毒感染,急性呼吸窘迫综合征" 转入 ICU。

入科护理评估:患者药物镇静状态,停留气管插管接呼吸机辅助通气,气促,气道内少量黄白黏痰,伴烦热,身热汗出,四肢无水肿,腹胀,小便量可,大便未解。查体:T 39.3℃,心率(HR)126 次/min,BP 96/52mmHg,平均动脉压(MAP)66mmHg,R 36 次/min,SpO₂ 90%,双肺呼吸音粗,管样呼吸音,双下肺少量湿啰音。舌暗红,苔微黄浊,脉弦滑数。ADL-Barthel 评分 5 分,压疮危险评估 Braden 评分 12 分,营养评级(PG-SGA)为 A 级。GCS 评分 E1VTM3,镇静 RASS 评分 –3 分,BPS 评分 4 分。

中医诊断:①喘证(痰热壅肺);②肺热病(痰热壅肺)。

西医诊断:①人感染高致病性禽流感？②急性呼吸窘迫综合征(重度)。

治疗护理情况:入科后立即启动应急预案,实行标准预防措施,让患者入住负压病房,专人护理,2 月 5 日下午 CDC 回报 H7N9 阳性。确诊禽流感后,药物给予抗细菌、抗病毒、抗真菌等治疗;并予镇静、镇痛、增强免疫、营养等支持治疗。同时采取飞沫隔离和接触隔离,医护人员做好职业防护措施,诊疗过程中产生的医疗废物按相关规定进行处置。

2 月 8 日,患者血氧饱和度进行性下降,四肢末梢发绀,休克,尿量减少,立即报告医生,多项检查提示患者出现多器官功能障碍综合征(呼吸、循环、肾)。行俯卧位通气,每日 14~16 小时。俯卧位通气前充分评估患者神志与镇静情况,选择人力、物力充足的时间进行,每次翻身时注意管道安全,翻身后做好生命体征观察记录,头偏向一侧,避免压迫气管导管,做好口腔分泌物的引流,额部、双肩、下腹及膝、踝部垫入软垫,尽量避免局部过度受压。同时予去甲肾上腺素泵入升压,输注血浆、白蛋白、丙种球蛋白等,在保证良好灌注压前提下进行限制性液体复苏,维持 MAP>65mmHg,待循环好转后进行连续性肾脏替代治疗(CRRT)并重新调整抗感染方案。

2 月 13 日—20 日,患者反复多次出现病情变化,序贯出现循环系统、肝、肾、凝血系统、消化系统等多个器官功能不全,多次出现恶性心律失常,胃管内引出咖啡样物,解黑便,出现失血性休克。护理方面及时遵医嘱扩容支持,持续监测动脉血压;心律失常予胺碘酮对症用药;做好 CRRT 过程中管路抗凝的维护及病情观察。加强呼吸道管理,预防呼吸机相关性肺炎(VAP);做好俯卧位通气的前后准备工作及处理过程中的病情观察和皮肤护理。

中医护理方面,前期患者高热难退,痰黏,气促,毒热壅肺,以清热化痰、宣肺平喘为法,耳穴压豆取肺、气管、肾上腺、交感等耳穴以宣肺平喘;配以大黄散穴位敷贴双丰隆、神阙穴以通腑排便,保持大便通畅,使邪外出。

经治疗,患者一度循环稳定,但 24 日患者再次出现低热,面色㿠白,呼吸浅促,痰少,四末冰凉,指甲轻度发绀,舌象未见,双脉散、数、无根,趺阳脉浮弦大、重按空。25 日患者再次发生病情变化,经抢救无效死亡。死亡原因:①人感染高致病性禽流感(H7N9);②感染性多器官功能障碍综合征;③重症肺炎;④急性呼吸窘迫综合征(重度);⑤休克;等。

【相关护理措施】

1. H7N9 禽流感病毒的隔离措施 急性期患者的血液、呼吸道分泌物和消化道排泄物都具有传染性。收治此类患者后,立即启动应急预案,在实施标准预防的基础上,采取飞沫隔离和接触隔离。

(1)按《医疗机构消毒技术规范》将患者放置于单间负压隔离病房,地面每天用 1 000mg/L 含氯消毒液拖洗。房间内配 1 个专用小桶,装有 2 000mg/L 含氯消毒液,方便护士随时使用。床头柜、床栏、心电监护仪、呼吸机等表面(除显示屏幕外)每天用 2 000mg/L 含氯消毒液擦洗,治疗用品如听诊器、体温计、血糖仪、电针机、输液泵、降温机等专人专用,使用前后用 2 000mg/L 含氯消毒液擦拭。

(2)进入隔离病区前,按照三级防护操作流程先消毒手,然后戴上圆帽完全遮住头发、穿防水防护服、穿鞋套,接着戴上 N95 口罩、眼罩,最后戴上薄膜手套、橡胶手套。

(3)隔离病区门外挂有红色提示牌,显示"H7N9 患者隔离区",提醒无关人员勿进出隔离病区。门外设有半隔离区,统一备好隔离物品(擦手液、N95 口罩、一次性圆帽、薄膜手套、橡胶手套、鞋套、三级防护服、眼罩和感染垃圾桶等),方便医护人员进出取用。门口地上放一张洒有 2 000mg/L 含氯消毒液的地毯,用于消毒进出人员的鞋底。

(4)患者血液、分泌物、呕吐物、排泄物的消毒:对黏稠的血液、分泌物、呕吐物、排泄物的处理,用 50g/L 含氯消毒液(如 84 消毒液用原液)2 份加入 1 份上述污物中;对稀薄的上述污物按 1 份消毒液与 2 份污物的比例进行混合处理;介于两者之间的污物需加等量消毒液。以上消毒处理均需混匀后作用 2 小时,再做下一步处理。同时,对上述污物污染的医疗用品及物体表面则需用 10g/L 含氯消毒液做浸泡、擦拭消毒,作用 60 分钟以上。患者血液污染床单,需要立即更换;患者产生的垃圾装入双层黄色防渗垃圾袋中,做好标识,按《医疗废物管理条例》进行集中处理。

2. 禽流感患者多元化程序控制 针对禽流感的病毒是一种传染性高、抗原变异性强、抗力较弱的微生物,对大多消毒剂都十分敏感。对其的控制,除采取有效的预防、消毒措施外,还应采用多元化的程序控制,进入疫区的每个工作人员还应穿防护服、橡胶鞋及戴面罩、护目镜等。从疫区出来后对衣物、靴子等物进行必要的消毒,并用肥皂或消毒剂彻底清洗双手,以确保最大限度地减少禽流感病毒的传播。

根据《人感染 H7N9 禽流感医院感染预防与控制技术指南(2013 年版)》,结合世界卫生组织(WHO)和美国疾病预防控制中心的相关指南,针对人感染 H7N9 禽流感疑似、确诊病例进行诊疗、救治、检测、转运、流行病学调查和卫生处置的专业人员个人防护用品的使用建议如下：

（1）患者的安置：单间病房，内设独立卫生间，保持房门关闭；对所有进出病房的人员进行登记，并确保其进入病房前穿戴了适当的个人防护装备。

（2）监护装备：对禽流感 H7N9 患者应使用专用医疗设备，最好是一次性设备；对于非专用、非一次性设备，应根据说明书和医院要求进行清洁和消毒。

（3）产生气溶胶的医疗操作：避免对禽流感患者实施产生气溶胶的医疗操作，包括双相气道正压（BiPAP）通气、支气管镜检查、吸痰、气管插管和拔管、气管切开等；如果必须实施这类操作，则应采取联合措施减少气溶胶的暴露，包括使用一次性过滤面罩呼吸器及密闭式吸痰管，尽量减少操作人员，操作时禁止探视者进入，操作完成后进行环境表面的清洁等。

（4）注射：应遵守标准程序，所有用于禽流感患者的注射器和口服药容器必须仅用于该患者，且在使用后立即丢弃。尽量控制针头及其他尖锐物品的使用；尽量控制血液、体液的采集，只做诊断和治疗必需的实验室检查；所有针头和尖锐物品应放在锐器专用密封容器内。

（5）环境感染控制：确保清洁人员正确使用了适当的个人防护设备；使用国家批准的无包膜病毒消毒剂进行消毒；每天常规消毒感染区域；所有被污染的医疗器械、锐器、布料、个人防护设备和医疗物品等应根据相关管理条例进行处理。

（6）对可能暴露的医疗工作人员的管理：预先设立相关预案；对于无防护暴露后突然出现发热、恶心、肌痛、腹痛、腹泻等症状的人员，应立即停止工作，报告上级并进行医疗检测，上报当地卫生部门，停止工作直至不再具有传染性。

（7）对探视者的管理：安排和控制好探视，对探视者进行手卫生、接触、个人防护的使用培训；探视者的活动范围仅限于患者监护区域及邻近的等候区域。

参 考 文 献

1. 中华医学会呼吸病学分会感染学组.中国成人医院获得性肺炎与呼吸机相关性肺炎诊断和治疗指南（2018 年版）[J].中华结核和呼吸杂志,2018,41（4）:255-280.

2. 吴艳春,曾金莺,伍丽霞.重症监护病房多重耐药菌感染临床特点及护理对策[J].齐鲁护理杂志,2014,20（2）:124-125.

3. 胡必杰,刘荣辉,陈文森.SIFIC 医院感染预防与控制临床实践指引（2013 年）[M].上海:上海科学技术出版社,2013:44-47.

4. 徐权,陈宗宁,陈桂林,等.重症监护病房多重耐药菌感染临床分析及护理干预[J].全科护理,2016,5（14）:1369-1371.

5. 中华人民共和国国家卫生和计划生育委员会.人感染 H7N9 禽流感诊疗方案（2014 年版）[J].中华临床感染病杂志,2014,7（1）:1-3.

6. 黄光琴,高春华,冯洁惠,等.15 例人感染 H7N9 禽流感重症患者的护理[J].中华护理杂志,2014,49（1）:33-34.

7. 俞婷.15 例 ARDS 患者行俯卧位通气的监测和护理[J].哈尔滨医药,2012,32（6）:490-491.

8. 孙素敏.大黄深部灌肠治疗急性胰腺炎的疗效及护理[J].实用临床护理学杂志,2017,2（45）:31.

9. 吴巧媚,阮文乐,彭鹿.速冲中药粉擦浴降温对高热患者的临床疗效观察[J].辽宁中医杂志,2009,36（2）:218-220.

10. 陈璧珊.浅析中药穴位贴敷应用于慢性心力衰竭患者便秘预防中的临床效果[J].中国实用医药,2016,11（13）:148-149.

第四章
重症呼吸系统感染性疾病

第一节　社区获得性肺炎

一、西医认识

【诊断标准】

根据中华医学会呼吸病学分会《中国成人社区获得性肺炎诊断和治疗指南(2016年版)》,社区获得性肺炎(community-acquired pneumonia,CAP)是指在医院外罹患的感染性肺实质(含肺泡壁,即广义上的肺间质)炎症,包括具有明确潜伏期的病原体感染在入院后于潜伏期内发病的肺炎。

(一)CAP 的诊断标准

CAP 的诊断标准包括如下几方面内容:

1. 社区发病。

2. **肺炎相关临床表现**　①新近出现的咳嗽、咳痰或原有呼吸道疾病症状加重,伴或不伴脓痰、胸痛、呼吸困难及咯血;②发热;③肺实变体征和/或闻及湿性啰音;④外周血白细胞计数 $>10 \times 10^9$/L 或 $<4 \times 10^9$/L,伴或不伴细胞核左移。

3. 胸部影像学检查显示新出现的斑片状浸润影、叶或段实变影、磨玻璃影或间质性改变,伴或不伴胸腔积液。

符合 1、3 及 2 中任何 1 项,并除外肺结核、肺部肿瘤、非感染性间质性肺疾病、肺水肿、肺不张、肺栓塞、肺嗜酸性粒细胞浸润症及肺血管炎等后,可建立临床诊断。

(二)重症 CAP 的诊断标准

符合下列 1 项主要标准或≥3 项次要标准者,可诊断为重症肺炎;需密切观察,积极救治,有条件时收住 ICU 治疗。

主要标准:①需要气管插管行机械通气治疗;②脓毒症休克经积极液体复苏后仍需要血管活性药物治疗。

次要标准:①呼吸频率≥30 次/min;②氧合指数≤250mmHg(1mmHg≈0.133kPa);③多肺叶浸润;④意识障碍和/或定向障碍;⑤血尿素氮≥7.14mmol/L;⑥收缩压 <90mmHg 需要积极的液体复苏。

对于诊断重症 CAP 的主要标准,不同的指南有很好的一致性。但对于次要标准,不同的指南仍存在一定的差异。如《2015 年中国急诊社区获得性肺炎临床实践指南》中,涉及的次要标准更多。除了上述 6 条次要标准外,还包括了以下几项内容:①感染致白细胞减少(周围血白细胞计数 $<4 \times 10^9$/L);②血小板减少(血小板计数 $<100 \times 10^9$/L);③低体温(肛温 <36℃)。

对于重症 CAP 的诊断,除了参考上述标准,还应对一些高危人群进行重点监控。这些高危人群包括人类免疫缺陷病毒(HIV)感染、粒细胞缺乏、血液系统肿瘤及实体肿瘤放化疗、器官移植等患者,以及接受糖皮质激素及细胞因子拮抗剂治疗者。这些人群由于基础疾病的状态,一旦出现 CAP 容易出现病情的迅速恶化,应该参照重症 CAP 实施治疗,加强监测。

【常见病原学】

CAP 致病原的组成和耐药特性不仅在不同国家之间存在着明显差异,在同一国家的不同地区之间亦存在着差异,且随着时间的推移而发生变迁。根据我国现有的病原学研究数据,CAP 的致病原主要包括细菌、病毒以及非典型病原体。

(一)常见病原学的流行病学

目前,国内多项成人 CAP 流行病学调查结果显示,肺炎支原体和肺炎链球菌仍是我国成人 CAP 的重要致病原,其他常见病原体包括流感嗜血杆菌、肺炎衣原体、肺炎克雷伯菌及金黄色葡萄球菌,而铜绿假单胞菌、鲍曼不动杆菌、耐甲氧西林金黄色葡萄球菌(MRSA)均少见。对于特殊人群如高龄或存在基础疾病的患者(如充血性心力衰竭、心脑血管疾病、慢性呼吸系统疾病、肾衰竭、糖尿病等),肺炎克雷伯菌及大肠埃希菌等革兰氏阴性菌则更加常见。

随着病毒检测技术的发展与应用,呼吸道病毒在我国成人 CAP 病原学中的地位逐渐受到重视。近期发表的几项多中心研究结果显示,我国成人 CAP 患者中病毒检出率为 15.0%~34.9%,流感病毒占首位,其他病毒包括副流感病毒、鼻病毒、腺病毒、人偏肺病毒及呼吸道合胞病毒等。而病毒检测阳性患者中 5.8%~65.7% 可合并细菌或非典型病原体感染,因此混合性感染的患者亦非常常见。

需要引起注意的另一个问题是主要病原体耐药。目前,我国成人 CAP 患者中肺炎链球菌对大环内酯类药物的耐药率高,可以达到 63.2%~75.4%。对口服青霉素的耐药率达 24.5%~36.5%,对二代头孢菌素的耐药率为 39.9%~50.7%,但对注射用青霉素和三代头孢菌素的耐药率较低(分别为 1.9% 和 13.4%)。肺炎支原体对大环内酯类药物也呈现高耐药率,对红霉素的耐药率达 58.9%~71.7%,对阿奇霉素的耐药率为 54.9%~60.4%。

(二)不同类型病原体肺炎的临床表现

在临床上,还可以根据患者的临床特征对其可能的致病原进行分析。

细菌感染的 CAP 多表现为急性起病,高热,可伴有寒战,脓痰、褐色痰或血痰,胸痛,外周血白细胞计数明显升高,C 反应蛋白(CRP)升高,肺部实变体征或湿性啰音,影像学可表现为肺泡浸润或实变呈叶段分布。

支原体、衣原体感染的 CAP 则多见于年龄小于 60 岁的患者,基础病少,持续咳嗽,无痰或痰涂片检查未发现细菌,肺部体征少,外周血白细胞计数 <10 × 10^9/L,影像学可表现为上肺野和双肺病灶、小叶中心性结节、树芽征、磨玻璃影以及支气管壁增厚,病情进展可呈实变。

病毒感染多数具有季节性,可有流行病学接触史或群聚性发病,急性上呼吸道症状,肌痛,外周血白细胞正常或减少,降钙素原 <0.1μg/L,抗菌药物治疗无效,影像学表现为双侧、多叶间质性渗出,磨玻璃影,可伴有实变。

(三)重视病史采集,分析可能的病原学

对患者既往病史进行针对性采集,对于分析可能的病原体具有一定的帮助。询问患者近期药物治疗史。近期 90 天内抗感染药物治疗史,可能增加患者革兰氏阴性杆菌的暴露可能。而经常使用制酸剂和接受胃肠道营养,更容易出现胃肠道革兰氏阴性杆菌和金黄色葡萄球菌的寄植,可增加患者发生社区或医院获得性肺炎的风险。就诊患者来源对病原学亦有一定的影响,如感染患者来源有社区、医院或养老院、外省市甚至国外疾病流行区等不同分区,可能的病原体亦有区分。健康人社区感染最常见的病原体可能是肺炎链球菌和流感嗜血杆菌,而来源于医院或养老院的患者常合并革兰氏阴性杆菌感染,耐药菌比率增加。对于外地患者,尤其应注意是否来源于特殊的疫区,以利于对特殊感染的识别。

【治疗】

(一)感染灶引流

对于痰液较多的 CAP 患者,应该慎用镇咳药物,以免影响痰液的引流。对于一些可能存在排痰困难的患者,如老年人、脑卒中后遗症、鼻咽癌等,应该对其自主咳嗽功能进行评估,包括观察患者的咳嗽动作、仔细的肺部听诊,以及询问家属患者的咳嗽状态,包括频度、力度、是否能排痰等。可以应用半定量的咳嗽力量量表(表 4-1-1)对患者的咳嗽能力进行评估。对于排痰困难的患者,需要考虑实施吸痰治疗,必要时可应用纤维支气管镜进行吸痰。

表 4-1-1　半定量的咳嗽力量量表

分数	咳嗽力量描述
0	没有遵嘱咳嗽动作
1	尝试遵嘱咳嗽,但没有咳嗽声音,仅有气流通过嘴唇的声音
2	勉强可以听到咳嗽声音
3	清楚的咳嗽声音
4	很强的咳嗽声音

(二)抗感染治疗

目前,对于重症 CAP 推荐降阶梯抗感染治疗策略,即初始采用广谱抗菌药物经验性治疗,一旦获得可靠的病原学培养结果,即换用有针对性的窄谱抗菌药物。由于重症肺炎获得病原学证据较困难,且目前我国缺乏大规模的流行病学研究,缺少重症肺炎病原谱的确切资料,对抗菌药物的选择缺少依据,因此经验性抗感染治疗更为重要,应根据患者基础疾病、住院时间、已使用的抗菌药物等因素进行个体化治疗。

1. 经验性抗感染治疗　根据中华医学会呼吸病学分会《中国成人社区获得性肺炎诊断和治疗指南(2016 年版)》,以及中国医师协会急诊医师分会发布的《2015 年中国急诊社区获得性肺炎临床实践指南》,对重症 CAP 经验性抗感染治疗的相关推荐意见归纳如下。

(1)首剂抗感染药物争取在诊断 CAP 后尽早使用,以改善疗效,降低病死率,缩短住院时间。但需要注意的是,正确诊断是前提,不能为了追求"早"而忽略必要的鉴别诊断。

(2)对于需要入住 ICU 的无基础疾病的青壮年罹患重症 CAP 的患者,推荐青霉素类 / 酶抑制剂复合物、三代头孢菌素、厄他培南联合大环内酯类或单用呼吸喹诺酮类静脉治疗,而老年人或有基础病的患者推荐联合用药。

(3)对有误吸风险的 CAP 患者应优先选择氨苄西林钠 - 舒巴坦钠、阿莫西林 - 克拉维酸钾、莫西沙星、碳青霉烯类等有抗厌氧菌活性的药物,或联合应用甲硝唑、克林霉素等。

（4）年龄≥65岁或有基础疾病（如充血性心力衰竭、心脑血管疾病、慢性呼吸系统疾病、肾衰竭、糖尿病等）的住院CAP患者，要考虑肠杆菌科细菌感染的可能。此类患者应进一步评估产超广谱β-内酰胺酶（ESBL）菌感染的风险（有产ESBL菌定植或感染史、曾使用三代头孢菌素、有反复或长期住院史、留置植入物以及肾脏替代治疗等）。高风险患者经验性治疗可选择头霉素类、哌拉西林钠-他唑巴坦钠、头孢哌酮钠/舒巴坦或厄他培南等。

（5）对无铜绿假单胞菌感染危险因素的重症CAP患者，可选用β-内酰胺类药物（如头孢噻肟钠、头孢曲松钠或氨苄西林钠-舒巴坦钠）联合阿奇霉素或上述β-内酰胺类药物联合氟喹诺酮类药物（对于青霉素过敏患者，推荐呼吸氟喹诺酮类药物和氨曲南）。

（6）有铜绿假单胞菌感染危险因素的患者目前常用推荐方案为：可选用具有抗假单胞菌活性的β-内酰胺类药物（哌拉西林钠-他唑巴坦钠、头孢吡肟、亚胺培南或美罗培南）联合环丙沙星或左氧氟沙星（500mg），或上述β-内酰胺类药物联合氨基糖苷类和阿奇霉素，或上述β-内酰胺类药物联合氨基糖苷类和抗肺炎链球菌氟喹诺酮类（对青霉素过敏患者，氨曲南可替代上述β-内酰胺类药物）。

铜绿假单胞菌感染危险因素主要包括结构性肺病（如支气管扩张、肺囊性纤维化及弥漫性细支气管炎等）、长期气管切开和/或机械通气及肺炎发病前使用抗生素、皮质激素治疗、营养不良、长期住院、粒细胞缺乏发热合并肺部浸润影等。

（7）在流感流行季节，对怀疑流感病毒感染的CAP患者，推荐常规进行流感病毒抗原或核酸检查，并应积极应用神经氨酸酶抑制剂抗病毒治疗，不必等待流感病原检查结果，即使发病时间超过48小时也推荐应用。流感流行季节需注意流感继发细菌感染的可能，其中肺炎链球菌、金黄色葡萄球菌及流感嗜血杆菌较为常见。

（8）抗感染治疗一般可于热退2~3天且主要呼吸道症状明显改善后停药，但疗程应视病情严重程度、缓解速度、并发症以及不同病原体而异，不必以肺部阴影吸收程度作为停用抗菌药物的指征。其中重症CAP的最佳治疗疗程尚未明确，一般疗程是7~10天。由于金黄色葡萄球菌、铜绿假单胞菌、克雷伯菌属或厌氧菌等容易导致肺组织坏死，抗菌药物疗程可延长至14~21天。

2. CAP目标性抗感染治疗 一旦获得CAP病原学结果，就可以参考体外药敏试验结果进行目标性治疗。

（三）其他治疗

1. 氧疗和辅助呼吸

（1）住院CAP患者应及时评估血氧水平，存在低氧血症的患者推荐鼻导管或面罩氧疗，维持血氧饱和度在90%以上。但对于有高碳酸血症风险的患者，在获得血气分析结果前，血氧饱和度宜维持在88%~92%。

（2）与高浓度氧疗相比，无创机械通气（NIV，包括双相气道正压通气或持续正压通气）能降低急性呼吸衰竭CAP患者的气管插管率和病死率，使氧合指数得到更快、更明显的改善，降低多器官功能衰竭和感染性休克的发生率，合并慢性阻塞性肺疾病的CAP患者获益更明显。但对于并发急性呼吸窘迫综合征的CAP患者，使用NIV的失败率高，且不能改善预后；重度低氧CAP患者（氧合指数<150mmHg）也不适宜采用NIV。另外，需要及时识别NIV失败。在使用NIV的最初1~2小时不能改善患者的呼吸频率和氧合状态，或不能降低初始高碳酸血症患者的血二氧化碳水平，均提示NIV失败，应立即改为气管插管呼吸机辅助呼吸。

（3）存在急性呼吸窘迫综合征（ARDS）的 CAP 患者气管插管后宜采用小潮气量机械通气（6ml/kg 理想体重），并实施系列肺保护通气策略。

（4）重症 CAP 患者如果合并 ARDS 且常规机械通气不能改善，可以使用体外膜氧合进行治疗。

2. 糖皮质激素 根据现有指南推荐，糖皮质激素能降低合并感染性休克 CAP 患者的病死率，推荐琥珀酸氢化可的松 200mg/d。感染性休克纠正后应及时停药，用药一般不超过 7 天。糖皮质激素对不合并感染性休克的其他重症 CAP 患者的益处并不确定。此外，全身应用糖皮质激素可能导致需要胰岛素干预的高血糖发生。

二、中医认识

社区获得性肺炎在古籍中没有确切对应的病名，目前倾向于将社区获得性肺炎归入中医风温肺热病范畴。风温肺热病，是指感受风热病毒所引起的，四季皆有而以冬春两季多发的急性外感热病。

陈平伯在《外感温病篇》中说："风温为病，春月与冬季居多，或恶风或不恶风，必身热咳嗽烦渴，此风温证之提纲也。"《素问·刺热》说："肺热病者，先淅然厥，起毫毛，恶风寒，舌上黄。身热，热争则喘咳，痛走胸膺背，不得太息，头痛不堪……"可见，肺热病与风温病的症状相似，因此合称风温肺热病。

【病因病机】

（一）病因

经典理论认为本病的致病因素有内外两因，内因为肺虚卫外不固，外因为风热病邪袭肺，以冬春两季为多发。有中医学者结合西医学认识，对风温肺热病的病因有新的观点。如任继学认为肺热病之起因缘于毒邪，且毒邪包括了有生命之毒邪（如细菌、病毒、支原体、衣原体等）和无生命之毒邪（如物理的、化学的、大气污染等），而本病的发生发展既有伏邪内潜，又有毒邪之感，乃二者互引而成。

（二）病机

风温肺热的病变部位在肺，最主要的病理机制为痰热瘀毒互阻致肺脏功能失常。其传变规律及辨证治疗多遵循卫气营血，但病变重点始终在肺。

CAP 发病的病机包括"外邪侵袭、肺卫受邪"和"正气虚弱、抗邪无力"两个方面。风热毒邪，侵袭肺脏，或风寒之邪入里化热，炼津为痰，痰热壅肺。病理过程中可化火生痰、伤津耗气或风热邪盛而逆传心包，甚至邪进正衰，正气不固而见邪陷正脱。老年人多罹患慢性疾病，体内积生痰湿、瘀血等，在此基础上易感受外邪而患 CAP，以痰热壅肺或痰浊阻肺为主，常兼气阴两虚、肺脾气虚、瘀血等。恢复期多以气阴两虚、肺脾气虚为主，常兼痰热或痰浊。以上病机虽有差异，但其基本病机为痰热壅肺兼见气阴两虚，痰浊阻肺兼见肺脾气虚。故邪实（痰热、痰浊）正虚（气阴两虚、肺脾气虚）贯穿于疾病整个病程中。

【辨证论治】

在临床上，重症 CAP 大概可以分为早期、极期和恢复期 3 个病程阶段。每个病程阶段有其相应的临床特征及证候特点，可以分阶段实施辨证论治。其中常见证可单独存在也常兼见，如热陷心包兼痰热壅肺证等。在治疗过程中着重宣降肺气以顺应肺的生理特点。

（一）早期

此期常见的证候为风热犯肺证、痰湿阻肺证。在重症 CAP 患者中，如能在此期截断病势，可避免进一步发展至极期,有助于改善患者预后。

1. 风热袭肺证

主症:发热、恶风、鼻塞、鼻窍干热、流浊涕,咳嗽,干咳,痰白干黏、黄,舌苔薄、白、干,脉数。

次症:咳痰不爽,口干,咽干,咽痛,舌尖红,舌苔黄,脉浮。

治法:疏风清热,清肺化痰。

方药:银翘散加减。金银花12g,连翘12g,苦杏仁9g,前胡9g,桑白皮12g,黄芩9g,芦根15g,牛蒡子9g,薄荷(后下)6g,桔梗9g,甘草6g。

加减:头痛目赤者,加菊花、桑叶;喘促者,加麻黄、石膏;无汗者,加荆芥、防风;咽喉肿痛者,加山豆根、马勃(包煎);口渴者,加天花粉、玄参;胸痛明显者,加延胡索、瓜蒌。

2. 痰湿阻肺证

主症:咳嗽,气短,痰多、白黏,舌苔腻。

次症:胃脘痞满,纳呆,食少,痰易咳出,泡沫痰,舌质淡,舌苔白,脉滑、弦滑。

治法:燥湿化痰,宣降肺气。

方药:半夏厚朴汤合三子养亲汤加减。法半夏12g,厚朴9g,陈皮9g,苦杏仁9g,茯苓15g,枳实9g,白芥子9g,紫苏子9g,莱菔子9g,生姜6g。

加减:痰从寒化,畏寒、痰白稀者,加干姜、细辛;痰多咳喘,胸闷不得卧者,加麻黄、薤白、葶苈子(包煎);脘腹胀闷,加木香、焦槟榔、豆蔻;便溏者,减紫苏子、莱菔子,加白术、泽泻、葛根;兼血瘀证,见口唇发绀,舌有瘀斑、瘀点者,加川芎、赤芍。

(二)极期

此期常见的证候为痰热壅肺证,其中的危重证候则包括热陷心包证、邪陷正脱证。

1. 痰热壅肺证

主症:咳嗽,痰多,痰黄,痰白干黏,胸痛,舌质红,舌苔黄、腻,脉滑、数。

次症:发热,口渴,面红,尿黄,大便干结,腹胀。

治法:清热解毒,宣肺化痰。

方药:贝母瓜蒌散合清金降火汤加减。瓜蒌20g,浙贝母9g,石膏(先煎)30g,苦杏仁9g,知母12g,白头翁12g,连翘12g,鱼腥草15g,黄芩9g,炙甘草6g。

加减:咳嗽带血者,加白茅根、侧柏叶;咳痰腥味者,加金荞麦、薏苡仁、冬瓜子;痰鸣喘息而不得平卧者,加葶苈子(包煎)、射干;胸痛明显者,加延胡索、赤芍、郁金;热盛心烦者,加金银花、栀子、黄连;热盛伤津者,加麦冬、生地黄、玄参;兼气阴两虚者,加太子参、麦冬、南沙参;大便秘结者,加大黄、枳实、桑白皮。

2. 热陷心包证

主症:咳嗽,甚则喘息、气促,身热夜甚,心烦不寐,神志异常,舌红、绛,脉数、滑。

次症:高热,大便干结,尿黄,脉细。

治法:清心凉营,豁痰开窍。

方药:清营汤合犀角地黄汤加减。水牛角30g^{先煎},生地黄15g,玄参12g,麦冬12g,赤芍12g,金银花12g,连翘12g,黄连6g,栀子9g,天竺黄6g,丹参9g,石菖蒲6g。

加减:谵语、烦躁不安者,加服安宫牛黄丸;抽搐者,加用钩藤、全蝎、地龙、羚羊角;口唇发绀,舌有瘀斑、瘀点者,加牡丹皮、紫草;腑气不通者,加大黄、芒硝。

3. 邪陷正脱证

主症:呼吸短促,气短息弱,神志异常,面色苍白,大汗淋漓,四肢厥冷,脉微、细、急促。

次症:面色潮红,身热,烦躁,舌质淡、绛。

治法:益气救阴,回阳固脱。

方药:阴竭者以生脉散加味。生晒参 15g[另煎],麦冬 15g,五味子 10g,山茱萸 30g,龙骨 20g[先煎],牡蛎 20g[先煎]。

阳脱者以四逆加人参汤加味。红参 15g[另煎],制附子 15g[先煎],干姜 10g,龙骨 20g[先煎],牡蛎 20g[先煎],炙甘草 10g。

(三) 恢复期

随着疾病的好转,重症 CAP 可进入恢复期,常见的证候包括肺脾气虚证、气阴两虚证。

1. 肺脾气虚证

主症:咳嗽,气短,乏力,纳呆,食少。

次症:胃脘胀满,腹胀,自汗,舌体胖大、齿痕,舌质淡,舌苔白、薄,脉沉、细、缓、弱。

治法:补肺健脾,益气固卫。

方药:参苓白术散加减。党参 15g,茯苓 12g,白术 12g,莲子 12g,白扁豆 15g,山药 15g,苦杏仁 9g,陈皮 9g,枳壳 9g,豆蔻 6g,炙甘草 6g。

加减:咳嗽明显者,加款冬花、紫菀;纳差不食者,加六神曲、炒麦芽;脘腹胀闷者,加木香、莱菔子;虚汗甚者,加浮小麦、煅牡蛎;寒热起伏,营卫不和者,加桂枝、白芍、生姜、大枣。

2. 气阴两虚证

主症:咳嗽,无痰,少痰,气短,乏力,舌体瘦小、苔少,脉细、沉。

次症:咳痰不爽,口干或渴,自汗,盗汗,手足心热,舌质淡、红,舌苔薄、花剥,脉数。

治法:益气养阴,润肺化痰。

方药:生脉散合沙参麦冬汤加减。太子参 15g,南沙参 12g,麦冬 12g,五味子 9g,川贝母 9g,百合 15g,山药 15g,玉竹 12g,桑叶 6g,天花粉 12g,地骨皮 12g,炙甘草 6g。

加减:咳甚者,加百部、炙枇杷叶、苦杏仁;低热不退者,可加银柴胡、白薇;盗汗明显者,加煅牡蛎、糯稻根;呃逆者,加竹茹、炙枇杷叶;纳差食少者,加炒麦芽、炒谷芽;腹胀者,加佛手、香橼皮。

【名医经验】

1. 周仲瑛治疗肺炎经验

(1) 肺炎多属风温,治分卫气营血:周仲瑛认为肺炎多属风温,卫气营血辨证可以基本反映其病理演变。重症肺炎患者以高热、咳嗽、喘促、口唇发绀、神志昏蒙等为主要表现,当属其中的气分证、营血证。

重症肺炎证属气分证者,除了可见邪热壅肺而致肺气郁闭外,临床上需注意鉴别是否同时合并存在热郁少阳之证;若热传阳明,可致肺胃热盛,或痰热交阻而成结胸,或见痰热腑实之证。治疗方面,清气分之热,常用麻杏石甘汤加味,视不同兼证加减,如痰热较甚者合用千金苇茎汤。周仲瑛强调气分证是肺炎最常见的主要证候,大多数患者都要经过"气分"这一极期阶段,因此把好"气分"关,正确运用清气法,是阻断病势发展的关键。

营气通于心,如肺炎患者出现烦躁不安,为营热内盛、邪犯心包的表现,此时治疗可使用透热转气法,在清热化痰的基础上合用清营汤。若出现谵语神昏,舌绛肢厥,此时病已内陷,当清心开窍,以救其急,可使用安宫牛黄丸、至宝丹等配合抢救。

（2）肺炎并非尽属风温,必须审证求因施治:周仲瑛还强调指出,虽然肺炎多属风温范围,但亦有部分病例不表现风温证候,这类病例多无卫气营血的传变过程。这个在临床上并不少见,尤其是部分高龄患者,可直接以休克为主要表现,属于脱证范畴,临床上并无典型的高热、咳嗽、喘促等邪毒内盛的表现。对于这部分患者,应注意审慎求因,治疗上以温阳固脱为主。

2. 姜春华"截断"学说 姜春华是著名的现代温病学家,在温病卫气营血等传统治疗的基础上,提出"截断扭转"与"先证而治"的学术思想,对于重症肺炎的临床诊治具有启发意义。

急性温病具有起病急、发展快、变化速、来势凶、病势重等临床特点,其特性表现在于"急"。"截断"学说的主旨就是在急性温病病情恶化前"先证而治",逆转病势,截断病情发展。后世学者总结了姜春华"截断"学说的四大要点,分别为"重用清热解毒""早用攻下直折""及时活血化瘀""迅速固正防脱",其中"重用清热解毒""早用攻下直折"对于重症肺炎的诊治可能具有重要的指导意义。

（1）重用清热解毒:姜春华认为温病邪毒侵入,热由毒生,瘟毒不除,热燔不去,必生逆变,所以清热解毒是祛除重症温病瘟毒的重要截断法。在运用清热解毒法时,要掌握几个要素:一是早用,在出现卫分症状时即可加入清热解毒药;二是重用,量要大,剂要重,甚至可日夜连服3剂,这样才能截断病邪;三是选择对特异病原比较有针对性的清热解毒药,争取早期截灭病原。对于重症温病把好气分关,扭转病势具有重要意义。

（2）早用攻下直折:温病先贤已有"温病下不嫌早"的经验。吴又可在《温疫论》中也曾说:"温邪以祛邪为急,逐邪不拘急粪。"对重症温病早用攻下通腑,釜底抽薪,有利于迅速排除邪热瘟毒,有效地截断温邪鸱张。这与董建华等名家的经验亦相吻合,即温热病热结胃腑,得攻下而解者十居六七。当然,亦不得妄用下法,需有腹胀满、腹痛、大便秘结等可下之症方可。

3. 颜德馨主张从热毒袭卫、痰瘀壅肺立法,适时运用通腑治疗

（1）从热毒袭卫、痰瘀壅肺立法:急性肺炎涉及中医药"风温""咳喘""厥脱"等范畴,往往发病急骤,发展迅速,其辨证虽有卫气营血之分,但不能依卫气营血按部就班,倘若失治误治,病邪入里,则见高热呓语、神昏肢厥等变证。其病机总由温邪直袭肺卫,热毒与气血相搏而为病,治疗当从热毒袭卫、痰瘀壅肺立法。对于清热之品首选石膏。颜德馨认为石膏非辛甘大寒之品,乃辛甘微寒也。其辛能解肌,无芩、连等凉遏之弊,甘能生津,可克温热伤津之证,微寒则须大剂而行。当外感高热时,石膏用量较大,每至30~50g,常合金银花、连翘、知母、山栀等解表清热之品,佐以滑石、茯苓、通草等清热利湿之品;如气血两燔,血热妄行,加犀角(现用相应代用品)、生地、牡丹皮等凉血泄热之品。若里热始盛则用生石膏,剂量宜大。鉴于温病高热的主要病机毒随邪入、热由毒生、热毒相搏、瞬息传变,石膏能迅速祛除病原,杜绝热势蔓延。若热在气,出现热、渴、咳、喘,可投麻杏石甘汤,开宣肺气,辛凉泄热,但化痰之力尚嫌单薄,每配伍葶苈子以劫肺实痰壅。若温燥伤肺,时时高热,干咳无痰,体表如炽,咽干舌燥,应用喻嘉言的清燥救肺汤,石膏清热,复以润肺滋液之品,其方沃焦救焚,列为首推;或与百合地黄汤同用,治热发无定时,借此二味甘苦之性,以敛燥气之游弋。

（2）适时运用通腑治疗:肺热壅盛者多见大便秘结,痰热壅阻,肺气失宣,腑道为之秘结,热难泄越,单用清热解毒之法恐难有效,此时使用通腑治疗可釜底抽薪,保持大便通畅,荡涤腑热,则邪毒自下而去,腑气通则脏气安,恰如吴又可"客邪贵乎早逐"之说。应适时用

"下法",且"下法不厌早",应抓紧时机,及时逐邪。大凡有热邪明确存在阳明腑实等可下之见证,即可攻下,常用宣白承气汤,以杏仁、瓜蒌皮宣肺化痰,大黄、石膏清热攻下;亦可在肺炎方基础上加用大黄通腑泻下。

4. 黄春林消、托、补三法辨治重症肺炎　黄春林指出,重症肺炎患者多本虚标实,虚实夹杂,临床若单治其标,一味攻伐,往往效果欠佳。此时应顾护其本,扶正祛邪,方可获良效。黄春林观察到,重症肺炎往往肺部病变严重,气道可见大量脓性分泌物。如何使气道通畅,让痰液排出,成为治疗的关键。单纯的清热解毒、宣肺化痰往往力有不逮。消、托、补三法,是中医外科学治疗疮疡的有效方法。黄春林创造性提出用三法治疗重症肺炎。

在细菌感染早期,黄春林仿仙方活命饮之活血化痰法,促进炎症病灶吸收;中期炎症病灶虽有所吸收,但吸收缓慢且患者久病虚弱,选用托里消毒散活血化瘀,既能促进炎症病灶吸收,又能补益气血,促进机体康复;晚期炎症病灶虽已吸收,但患者仍未康复,阴阳气血俱虚,以内补黄芪汤补益气血,滋阴助阳。此外,高龄多脏器衰竭患者逐渐增多,经过早期和中期治疗,往往神疲气短,面色无华,一派正虚邪盛之象。此时尤其应摒除"炎是热证"的概念,不能一味"清热消炎",可采用阳和汤温阳补血,散寒化痰,促进炎症病灶吸收,使机体康复。

(1)消法:临床具体运用时,消法又可细分为解表、通里、清热、温通、祛痰、理湿、行气、和营等多个法则,临证常多法合而治之。重症肺部感染患者,初起即可用消法,结合抗生素治疗,共同控制、消除感染。具体而言:对于痰热蕴肺的重症肺炎患者,可治以清热祛痰,予葶苈大枣泻肺汤、千金苇茎汤、清金化痰汤等加减。痰瘀热毒壅滞的肺炎合并 ARDS 患者,可治以清热解毒、活血祛痰,方用仙方活命饮加清热化痰药治之;该方为外科治疗阳证疮疡第一方,此时用之,取其清热解毒、活血溃坚之义,使痰湿瘀血热毒得以消解。重症肺炎合并肠功能障碍,腹胀,腑气不通者,辅以通里法治之,予凉膈散、大承气汤等通腑泻浊。

(2)托法:重症肺系疾病患者,尤其高龄患者,至疾病的中后期,更是正气不足甚至正气虚衰,倘若于正邪相争中单用消法,非但不足以取胜,反致玉石俱损,耗伤正气。因此,取补托法,或托法联用消法,在扶正的基础上祛邪,可达到祛邪不伤正、扶正不留邪的目的。治疗应扶正补虚,托邪外出。若只知一味更换、升级抗生素,也是无益,可多用托里消毒散、阳和汤、生脉散、陈夏六君子汤等方临证加减治之。

(3)补法:重症肺系患者多病机复杂,单纯虚证者少见,多虚实夹杂,或正虚邪实,或正虚邪恋。故临证应分清虚实,多补法与消法并用,以免补虚反留邪,而犯"实实之戒"。治疗应以补法为主,方选内补黄芪汤、生脉散、四君子汤等为基础方,补益气血,再酌情选取清化痰热、降气平喘、活血化瘀等药;补法之中,尤强调补益后天脾胃。脾胃乃后天之本,气血化生之源。水谷于脾胃化生精微,然后充养全身五脏六腑。凡疾病得胃气者生,胃气败者亡,意指即使患了危重的病,若脾胃功能尚存,亦有一丝向愈的转机,反之则危殆。况肺金为脾土之子,培土生金,更有益于肺系疾病的痊愈。

三、典型案例与诊治评析

【典型案例】

何某,女,82 岁,2008 年 11 月 24 日入院。

主诉:反复气喘 5 年,再发伴咳嗽、咳痰 2 天。

现病史:患者 5 年前开始出现反复发作性气喘,活动后明显,偶伴有胸闷、心悸及双下肢浮肿,无夜间阵发性呼吸困难,无明显哮鸣,曾在外院治疗,诊治不详。今年2月患者体检时查胸片双肺未见异常。2天前患者气喘发作,可平卧,咳嗽、咳黄痰,无发热,未就诊。至今晨气喘明显,张口抬肩,不能平卧,口唇发绀,家属遂呼"120"送至我院急诊。查血常规:WBC $18.60 \times 10^9/L$,NEUT% 87%,血红蛋白(HGB)123g/L,血小板计数(PLT)$242 \times 10^9/L$;血气分析(吸氧6L/min):pH 7.366,二氧化碳分压(PCO_2)21.9mmHg,PO_2 53.9mmHg,细胞外液碱剩余(BE-ecf)-12.1mmol/L,动脉血氧饱和度(SaO_2)87.9%;血乳酸(LAC)6.30mmol/L;肾功能、离子、心肌酶、肌钙蛋白、凝血正常;胸片:右中肺野密度影,考虑右上肺炎,心影增大,左室增大为主。给予抗感染、吸痰、解痉平喘及无创呼吸机辅助通气,复查血气提示呼吸衰竭改善不明显,收入ICU监护治疗。

入院症见:神清,烦躁,气喘,喉中痰鸣,咳嗽,痰黄黏,咳痰不畅,无发热畏寒,纳眠差,口干,大便2日未解。

既往史:今年2月体检发现高血压,最高175/85mmHg,间断服用降压药,血压控制情况不详。吸烟40余年。

入院查体:T 37℃,HR 138次/min,R 30次/min,BP 142/56mmHg,SpO_2 88%;双肺呼吸音增粗,可闻及哮鸣音及散在湿啰音,心界向左下稍大,心律齐,各瓣膜听诊区未闻及病理性杂音。舌淡暗,苔黄腻,脉滑数。

入院诊断:

中医:①喘证(肺脾肾虚,痰热壅肺);②肺热病(痰热壅肺)。

西医:①急性呼吸窘迫综合征(?);②肺部感染(重症);③脓毒症;④高血压2级(很高危组);⑤高血压性心脏病(?)。

辅助检查:复查血常规:WBC $33.6 \times 10^9/L$,NEUT% 99%,HGB 104g/L,PLT $140 \times 10^9/L$;血气分析(FiO_2 70%):pH 7.482,PCO_2 32.1mmHg,PO_2 58.6mmHg,SaO_2 89%;心肌酶:天冬氨酸转氨酶(AST)903U/L,肌酸激酶(CK)1 124U/L,肌酸激酶同工酶(CK-MB)28U/L,乳酸脱氢酶(LDH)751U/L;心肌肌钙蛋白I(cTnI)2.214μg/L;LAC 6.07mmol/L;脑钠肽(BNP)120.2pg/ml;肝功能:谷丙转氨酶(ALT)985U/L,谷草转氨酶(AST)903U/L,白蛋白(ALB)29.0g/L,总胆红素(TBIL)21.4μmol/L,直接胆红素(DBIL)11.6μmol/L,间接胆红素(IBIL)9.8μmol/L;肾功能:尿素(Urea)11.78mmol/L,肌酐(Cr)185.6μmol/L;甲胎蛋白(AFP)、癌胚抗原(CEA)正常;深部痰细菌培养未检出致病菌。心电图:①加速性交界性逸搏心律;②房室交界区游走心律。胸片:右肺病变略有增多,余大致相同(图4-1-1)。心脏彩超:符合老年性退行性心瓣膜病,主动脉瓣轻度关闭不全,二尖瓣轻度关闭不全,左室顺应性减退。B超:轻度脂肪肝声像,胆、胰、脾、双肾未见异常声像。

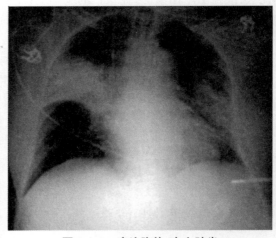

图4-1-1　床边胸片:右上肺炎

诊治过程:入院后立即予无创呼吸机辅助通气,行纤维支气管镜检查、机械辅助排痰。患者烦躁,复测体温38.2℃,喘促50次/min,效果不佳,遂行气管插管、有创呼吸机辅助通气,采用小潮气量、限制气道平台压、允许性高碳酸血症的肺保护性通气策略,高呼气末正压(PEEP)改善氧合,促进肺复张;设置模式为 VC,潮气量(VT)350ml(理想体重约 58kg),呼吸频率(f)20 次 /min,PEEP 12cmH$_2$O,吸入气氧浓度(FiO$_2$)70%。并予咪达唑仑注射液泵入镇静、减少氧耗;予亚胺培南 - 西司他汀钠 1g、1 次 /8h 抗感染,氨溴索静脉滴注化痰,异丙托溴铵雾化及氨茶碱泵入解痉平喘,甲泼尼龙 40mg、2 次 /d 静脉推注抗炎平喘,并予抑酸护胃、免疫球蛋白静脉滴注等治疗。

11 月 25 日,患者病情仍进一步恶化,高热,气促,尿少,血压下降,出现心脏、肝肾功能损害,查 Cr 528.5μmol/L,行 PiCCO 血流动力学监测,结果示心脏指数(CI)3.23L/(min·m^2),全心舒张末期容积指数(GEDI)782ml/m^2,血管外肺水指数(ELWI)12ml/kg,外周血管阻力指数(SVRI)1 646(dyn·s)/cm^5,支持存在高肺水,心排血量、容量负荷情况尚属正常。加用去甲肾上腺素泵入,根据 PiCCO 监测结果,采用谨慎的液体复苏方案;同时开始 CRRT,采用连续性静脉 - 静脉血液滤过透析(CVVH)模式,AN69 滤器,低分子肝素抗凝,CRRT 剂量为35ml/kg,根据 PiCCO 监测结果调整治疗方案。

11 月 27 日复查胸片,肺部渗出较前增多(图 4-1-2),但 PiCCO 提示血管外肺水情况仍属稳定,加用注射用替考拉宁覆盖革兰氏阳性菌,继续 CRRT。11 月 29 日,患者循环稳定、尿量正常,停止 CRRT。11 月 30 日,患者热退,血象下降,全身炎症反应情况较前好转,氧合指数改善,复查胸片双肺炎症有所吸收(图 4-1-3),未发现阳性球菌证据,停用甲泼尼龙、替考拉宁,抗生素降阶梯改为头孢哌酮钠 / 舒巴坦 1.5g、1 次 /8h,血流动力学稳定,予拔除PiCCO 管。经积极治疗,患者感染得到控制,呼吸机支持力度逐渐下调,生命体征平稳,复查胸片提示肺炎基本吸收(图 4-1-4),予 12 月 5 日拔除气管插管、改无创呼吸机序贯治疗,12月 8 日成功脱机、改鼻导管吸氧。

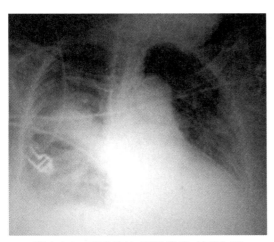

图 4-1-2 床边胸片:双肺炎症,较前加重

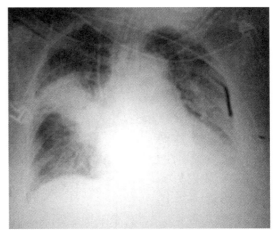

图 4-1-3 床边胸片:双肺炎症,较前有所好转

中医方面,入院时首诊,患者气喘,喉中痰鸣,咳嗽,痰黄黏,口干,便秘,舌淡暗,苔黄腻,脉滑数。辨证为肺脾肾虚为本,痰热壅肺为标。急则治标,治宜清热化痰、宣肺平喘,佐以祛瘀为法,予痰热清注射液静脉滴注清热化痰,大黄胶囊口服、大黄粉酒精调敷神阙穴以通腑泄热,中药汤剂予千金苇茎汤加减(苇茎 20g,桃仁 15g,薏苡仁 20g,冬瓜仁 15g,葶苈子10g,大枣 10g,金银花 20g,田七片 10g,酒大黄 10g^{后下},生地 15g,白芍 15g,苏子 10g),配合

宣白承气汤灌肠以通腑泻肺（石膏 30g^{先煎}，大黄 10g^{后下}，北杏仁 10g，瓜蒌皮 15g，枳实 30g，厚朴 30g）。

11月26日二诊：患者病情进展，神疲、发热、痰鸣、喘促、口干，舌淡暗，苔腻微黄，脉滑数。考虑其处于热病中期，热盛耗气伤阴，导致虚实夹杂，治疗以扶正祛邪为主，以清热化痰平喘、益气养阴为法，予生脉散合千金苇茎汤加减（太子参 20g，麦冬 15g，五味子 10g，苇茎 20g，桃仁 15g，冬瓜仁 20g，浙贝母 15g，白芷 15g，陈皮 10g，石菖蒲 15g，厚朴 15g，甘草 5g）。11月29日，患者腹胀明显，中药汤剂在原方基础上加枳实 10g 以加强行

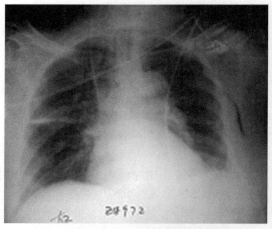

图 4-1-4　床边胸片：双肺炎症，较前明显吸收

气通便之力，同时用刘伟胜经验方黄鱼承气汤灌肠以行气通腑（黄芩 15g，大黄 15g^{后下}，芒硝 10g^冲，枳实 30g，川朴 30g，鱼腥草 30g）。经治疗后，患者发热、喘促、腹胀等情况较前好转，上方加减维持治疗。

12月2日三诊：患者口周皮肤潮红肿胀，出现疱疹，部分破溃，面红、口臭、痰黄，舌暗红，苔黄腻，脉滑。考虑为痰热壅肺，热毒上攻头面，治以清热解毒为法，佐以益气扶正，拟方五味消毒饮加减（蒲公英 10g，紫花地丁 15g，青天葵 10g，金银花 20g，野菊花 15g，鱼腥草 20g，黄芩 20g），并予西洋参 20g（另煎）扶正托毒。上方加减治疗5天，患者病情进一步好转，疱疹逐渐结痂（书末彩图1），12月5日拔除气管插管。

12月8日四诊：患者口周疱疹已结痂，部分痂皮脱落，咽红，口干，疲倦，舌暗红，苔薄黄少津，脉细滑。考虑热病之后体虚，为热伤气阴之象，治以益气养阴、清解余热为法，中药在生脉散基础上酌加清肺化痰之品（麦冬 15g，五味子 10g，太子参 20g，苇茎 20g，桃仁 15g，冬瓜仁 20g，枇杷叶 15g，鱼腥草 20g，桔梗 10g，甘草 5g），配合生脉注射液静脉滴注以益气养阴扶正。

经积极治疗，患者病情稳定，无发热气促，胸片提示肺部炎症基本吸收，12月11日转普通病房继续治疗，12月22日出院。

出院西医诊断：①急性呼吸窘迫综合征；②重症社区获得性肺炎；③多器官功能障碍综合征；④高血压性心脏病；⑤心律失常；⑥高血压2级（很高危组）；⑦单纯疱疹；⑧老年性退行性心瓣膜病。

【诊治评析】

案例患者年过八旬，患喘促之症多年，正气已虚，复因痰热壅盛，内闭于肺，致肺失宣降，肺主气之功能严重受损，以暴喘为主症，变化迅速，病情危笃，出现喘脱危候。整个辨证中虚实夹杂，而且无论虚实均有严重的症候群出现，使单纯中医治疗时极为棘手。纵观整个治疗过程，西医学的高级生命支持以及中医的攻补兼施、以攻为主的治疗方法似乎能把虚实重症兼顾并治。

在中医的辨证施治中，开始时肺肠同治，用祛痰、通腑兼清热的方剂；症状加重，出现休克等脱证表现时，仍以清热解毒、通腑泻下为主要方向，兼以益气养阴；后期患者逐渐出现阴虚、热毒困于上焦的症状，则以清热解毒之法治之。整个治疗过程均有固护元气的药物在其

中,但从力度来说其实并不十分重。可见对于这样一类毒热邪实证突出的患者,尽管患者年老,正虚明显,但在强力的西医学生命支持条件下,可以考虑以清热化痰、解毒祛瘀等祛邪为主的治疗。

参 考 文 献

1. 中华医学会呼吸病学分会.中国成人社区获得性肺炎诊断和治疗指南(2016年版)[J].中华结核和呼吸杂志,2016,39(4):253-279.

2. 中国医师协会急诊医师分会,中国急性感染联盟.2015年中国急诊社区获得性肺炎临床实践指南——疾病诊断篇[J].中国急救医学,2015,35(12):1057-1062.

3. 中国医师协会急诊医师分会.2015年中国急诊社区获得性肺炎临床实用指南——治疗和预后篇[J].中国急救医学,2016,36(1):12-21.

4. Liping Fan, Qinghua Zhao, Yucun Liu, et al. Semiquantitative cough strength score and associated outcomes in noninvasive positive pressure ventilation patients with acute exacerbation of chronic obstructive pulmonary disease[J]. Respiratory Medicine, 2014, 108(12):1801-1807.

5. 林琳,张忠德.呼吸科专病中医临床诊治[M].3版.北京:人民卫生出版社,2013.

6. 周仲瑛,金妙文.中医内科急症学[M].北京:中国中医药出版社,2004.

7. 贝润浦.论姜春华"截断扭转"与"先证而治"的辨证思想[J].北京中医药,2010,29(8):586-589.

8. 屠执中,艾静.颜德馨临证实录[M].北京:中国中医药出版社,2010.

9. 苏中昊.颜德馨辨治外感热病学术思想辑要(附芪众颗粒预防老年人上呼吸道感染临床研究)[D].上海:上海中医药大学,2008.

10. 张翔炜.黄春林教授消、托、补三法治疗ICU重症肺系疾病经验介绍[J].新中医,2011,43(7):160-161.

11. 郭力恒,王磊,陈全福,等.黄春林教授病证结合论治危重症经验介绍[J].新中医,2011,43(12):141-143.

第二节　医院获得性肺炎/呼吸机相关性肺炎

一、西医认识

【诊断标准】

医院获得性肺炎(hospital acquired pneumonia,HAP)及呼吸机相关性肺炎(ventilator associated pneumonia,VAP)都是医院内常见的重症感染性疾病。前者是指患者入院时不存在、也不处于感染潜伏期,而于入院48小时后在医院发生的肺炎,而后者是指机械通气48小时后至拔管后48小时内出现的肺炎。按照定义,HAP涵盖VAP,而VAP是HAP的重要类型之一。但不少文献认为HAP、VAP是各自独立的疾病,如在美国感染病学会(IDSA)和美国胸科学会(ATS)发布的2016年成人HAP和VAP的处理临床实践指南中,HAP一词特指与机械通气无关的医院获得性肺炎。因此,在阅读文献时必须注意HAP的指代范围。在本章中,HAP亦特指与机械通气无关的医院获得性肺炎。

　　(一)HAP/VAP的临床诊断标准

现行的HAP与VAP定义主要根据肺炎发生的时间节点来进行描述,这便给HAP/

VAP 的临床诊断带来一定的困扰。综合美国 2016 年成人 HAP 和 VAP 的处理临床实践指南，以及国内《中国成人医院获得性肺炎与呼吸机相关性肺炎诊断和治疗指南（2018 年版）》等多个指南，目前 HAP/VAP 的临床诊断标准分为临床表现、胸部影像学两方面内容。具体如下：

1. 根据相应时间节点的前后对比，胸部 X 线或 CT 等影像学显示新发生的或进展性的浸润影、实变影或磨玻璃影。在国内 2018 年的指南中，建议常规行胸片检查，尽可能行胸部 CT 检查。

2. 在影像学改变的基础上，同时存在以下 2 种以上症状：①发热，体温 >38℃；②脓性气道分泌物；③外周血白细胞计数 >10×10^9/L 或 <4×10^9/L。

由于上述临床表现与胸部影像学表现缺乏特异性，HAP/VAP 的诊断标准存在一定的争议性。在应用上述诊断标准时，一定要注意除外肺水肿、急性呼吸窘迫综合征、肺结核、肺栓塞等疾病。

（二）HAP/VAP 的微生物学诊断

与社区获得性肺炎（CAP）相比，HAP/VAP 的病原体有着显著不同，这被认为是临床上推荐应用 HAP/VAP 概念，而不是笼统称为肺部感染的重要原因。与 CAP 相比，HAP/VAP 的病原体更为复杂，多重耐药菌常见。因此，明确 HAP/VAP 的病原体，对于 HAP/VAP 而言具有重要意义。

1. HAP/VAP 微生物诊断的标本采集

（1）下呼吸道分泌物标本的采集：下呼吸道分泌物培养在诊断 HAP/VAP 时具有重要意义，其不仅协助诊断，还有助于临床医师合理选择抗菌药物。尽管现有的标本采集、细菌培养方法仍存在不足，但积极留取标本，尤其是在抗感染药物应用前留取下呼吸道分泌物培养是被强烈建议的。

在 HAP 患者中，无论是诱导痰方法，还是气道内吸痰取样或者侵袭性方法，都很难避免标本被污染的可能。因此，基于呼吸道分泌物培养的病原学结果无法完全区分呼吸道内的定植菌和致病菌，使得 HAP 患者的病原学诊断面临着一定的挑战。

HAP 的标本采取应包括呼吸道、血液和胸腔积液。而对于呼吸道标本的留取，主要包括痰、支气管肺泡灌洗液（BALF）和肺组织。呼吸道标本可通过非侵袭性或侵袭性方法获得。所谓非侵袭性标本，是指气道内吸痰取样。而与之相对应的，侵袭性呼吸道标本包括支气管肺泡灌洗液（BALF）、防污染样本毛刷（PSB）、盲法支气管取样（如 mini-BAL）。目前，国内外的指南均认为，与非侵袭性标本半定量培养相比，侵袭性标本的定量培养对判断预后并没有优势。因此，在国内 2018 年的指南中建议，当经验性治疗无效、疑似特殊病原菌感染或采用常规方法获得的呼吸道标本无法明确病原菌时，再考虑通过侵袭性方法采集标本进行微生物学检验。

而对于 VAP 患者，由于人工气道的建立，下呼吸道标本的留取相对简单。在采集 VAP 患者的下呼道标本时，美国 2016 年指南建议采用非侵袭性标本半定量培养用以诊断 VAP。而在国内 2018 年的指南中，认为除了常规经气管导管吸取呼吸道分泌物涂片和半定量培养外，可考虑通过侵入性方法采集标本以明确病原菌，而且认为每周 2 次的呼吸道分泌物培养有助于预测 VAP 的病原学；若定量培养结果已转为阴性，有助于判断是否需要及时停用抗菌药物。

总的来说，与非侵袭性方法相比，侵袭性方法是否更具有优势尚无确切定论。从临床可执行性来看,非侵袭性方法显然更占优势。但对于一些特殊患者,需要考虑侵袭性方法采集标本,以尽快明确是否存在特殊病原学。

（2）血培养标本的采集:除了采集下呼吸道分泌物标本外,需要考虑同步留取血标本行血培养检查。HAP/VAP 往往符合脓毒症标准,因此建议符合脓毒症诊断的 HAP/VAP 患者同步留取血培养以明确病原学。一般认为,HAP/VAP 患者一旦发热≥38.5℃,必须留取血培养,而且为了提高血培养的阳性率,建议同步留取 2 套及 2 套以上的血培养。

2. 对微生物培养结果的解读

（1）下呼吸道分泌物培养检查结果:下呼吸道分泌物培养可分为半定量和定量两种方法。对于 HAP 培养出来的细菌结果,首先需要排除口咽部正常定植菌群。

对于 HAP,主要采用半定量的培养方法,将细菌生长描述为少量、中等或大量。细菌生长越大量,其临床价值越大。同时根据培养的结果,进行多形核白细胞和巨噬细胞的革兰氏染色以及对所发现的细菌形态进行认真检查可能会提高诊断的准确性。相反,最近（72 小时内）抗生素无改变的患者中气管吸出物阴性（无细菌也没有炎症细胞）则对 VAP 有很高的阴性预测值（94%）,可以考虑停止抗生素治疗。

而对于 VAP 患者,除了采用半定量的方法外,有条件的实验室会采用定量培养方法。一般认为,定量培养方法诊断 VAP 的阈值为支气管肺泡灌洗液（BALF）10^4cfu/ml、防污染样本毛刷（PSB）10^3cfu/ml。当培养的细菌量大于上述阈值,一般认为是致病菌。而当疑似 VAP 患者侵袭性定量培养的结果低于诊断阈值时,2016 年美国指南建议可考虑停止使用抗生素。

但需要注意的是,单纯根据培养结果停用药物可能是不合适的,临床因素需要同步被考虑,如采集标本时是否应用抗生素、是否可能出现病原学改变、临床情况是否改善等,要综合临床与实验室培养结果进行综合判断。

（2）下呼吸道分泌物标本涂片检查:由于细菌培养耗时较长（≥24~48 小时）,无法满足对 HAP/VAP 的早期诊断,使得其临床应用效能受到影响。有一些研究提示,对气管吸出物进行可靠的革兰氏染色用于指导初始经验性抗生素治疗可降低不恰当治疗的发生率。但痰涂片检查的结果可靠性依赖两个方面,首先是合格的下呼吸道分泌物标本,而这在临床上依然是个难题;其次是可靠革兰氏染色,而这与当地的细菌学实验室水平密切相关。

（3）血培养检查:血培养阳性检查结果具有重要价值,但要认识到血培养阳性结果可能为 HAP/VAP 的致病菌,也可能是肺外感染的病原菌。因此,只有在排除同时合并其他肺外感染的时候,才能考虑血培养阳性结果为 HAP/VAP 的病原菌。

（三）重症 HAP 的诊断标准

由于 VAP 已经特指气管插管、呼吸辅助通气患者并发的新的肺部感染,因此大多数的 VAP 患者均属于重症患者。当然,部分患者因原发疾病不能有效控制,需要长期有创机械通气,若发生 VAP 并非均为危重症,此时可依据脓毒症相关性器官功能衰竭评价（SOFA）评分等辅助判断。

而 HAP 患者有轻重之分,在 2008 年加拿大的指南中,提出对 HAP 患者病情严重程度进行评估,评估标准包括 5 项:低血压、需气管插管、脓毒症、肺内迅速进展的浸润影和终末器官功能障碍;具备上述任一因素及以上者为重症患者。

在我国 2018 年发布的 HAP 指南中,认为 HAP 患者若符合下列任意一项标本,可诊断为重症:①需要气管插管机械通气治疗;②感染性休克经积极液体复苏后仍需要血管活性药物治疗。

除了上述重症 HAP 的标准外,事实上,还有其他临床指标提示 HAP 病情危重。本文参考重症 CAP 的标准,认为符合下列 1 项主要标准或 ≥3 项次要标准者可诊断为重症 HAP。

主要标准:①需要气管插管行机械通气治疗;②感染性休克经积极液体复苏后仍需要血管活性药物治疗。

次要标准:①呼吸频率 ≥30 次 /min;②氧合指数 ≤250mmHg(1mmHg≈0.133kPa);③多肺叶浸润;④意识障碍和 / 或定向障碍;⑤血尿素氮 ≥7.14mmol/L;⑥收缩压 <90mmHg 需要积极的液体复苏。

【常见病原学】

HAP/VAP 的常见病原体主要是需氧的革兰氏阴性杆菌,包括流感嗜血杆菌、肺炎克雷伯菌、大肠埃希菌、肠杆菌属、变形杆菌属、沙雷菌属,这些菌属的分离率约 35%~80%。革兰氏阳性球菌在 HAP/VAP 中所占比例约 9%~46%,包括肺炎链球菌、链球菌属、金黄色葡萄球菌。病毒和真菌感染多见于免疫缺陷患者,而免疫功能健全的患者少见。

除了一些敏感菌外,HAP/VAP 常见多重耐药(MDR)病原菌,尤其是在 VAP 患者中。这些常见的多重耐药菌包括铜绿假单胞菌、产 ESBL 的革兰氏阴性菌(大肠埃希菌、肺炎克雷伯菌)、鲍曼不动杆菌、耐甲氧西林金黄色葡萄球菌等。在我国,HAP/VAP 常见的病原菌包括鲍曼不动杆菌、铜绿假单胞菌、肺炎克雷伯菌、金黄色葡萄球菌及大肠埃希菌等。文献显示,我国 HAP 病原谱的构成与欧美国家有很大差异,主要体现在鲍曼不动杆菌最多,其次为铜绿假单胞菌、金黄色葡萄球菌和肺炎克雷伯菌。而在 VAP 中,仍以鲍曼不动杆菌最多,其次为铜绿假单胞菌和金黄色葡萄球菌。与此同时,国内外的指南均强调,了解当地医院的病原学检测数据更为重要,经验性治疗应该根据本医院,甚至特定科室的病原学数据针对性选择抗菌药物。

在临床上,由于病原学结果获得需要较长的培养时间,且阳性率不高,成为困扰临床的重要问题。通过研究,发现临床上多重耐药菌感染的高危患者,进而区别用药,提高经验性治疗靶向成功率,成为临床上的可行策略。

(一)区分早发 HAP/VAP 和晚发 HAP/VAP 已无价值

2005 年,美国 ATS/IDSA 指南将 HAP/VAP 分为"早发"和"晚发"两种类型,即入院 4 天以内发生的 HAP/VAP 为早发型,入院 5 天以后发生的 HAP/VAP 为晚发型;如患者为早发型 HAP/VAP,且无任何 MDR 菌感染危险因素,则该患者 MDR 菌感染风险较低,可选择较为窄谱的抗生素经验性治疗;如患者为晚发型 HAP/VAP,或存在任一 MDR 菌感染危险因素,则该患者 MDR 菌感染风险较高,需选择针对 MDR 菌的广谱抗生素治疗。

但在最新的 2016 年美国指南中,早发 HAP/VAP 和晚发 HAP/VAP 概念已被删去。在我国的几项研究中,发现在我国教学医院,HAP 无论早发、晚发,常见的致病菌排序都是不动杆菌、铜绿假单胞菌、金黄色葡萄球菌(MRSA 占大多数)及肺炎克雷伯菌。这一结果被认为与超过 90% 以上的入选患者在 90 天内都曾接受过抗感染治疗有关。同一研究结果也表明,HAP 的病死率也与早发、晚发并无关联,而与是否为 VAP 及疾病严重程度有关。

(二)评估多重耐药菌的相关危险因素

临床研究证实,可以通过对相关危险因素的评估,筛选 MDR 菌感染的高危患者,这对于初始经验性治疗具有重要意义。但不同时期的不同研究,对相关危险因素的评估具有差异,详见表 4-2-1。

表 4-2-1　美国、加拿大和我国 HAP/VAP 指南细菌多重耐药（MDR）的危险因素

指南	细菌多重耐药（MDR）的危险因素
2016 年美国指南	MDR VAP 危险因素：90 天内曾给予静脉抗菌药物；VAP 同时伴脓毒症休克；VAP 前 ARDS；VAP 发生前住院≥5 天；VAP 发生前使用急性肾脏替代治疗 MDR HAP 危险因素：90 天内曾给予静脉抗菌药物 MRSA VAP/HAP 危险因素：90 天内曾给予静脉抗菌药物 MDR 假单胞菌 VAP/HAP：90 天内曾给予静脉抗菌药物
2018 年中国指南	（1）证据充分的耐药危险因素 HAP：前 90 天内曾静脉使用过抗菌药物 VAP：前 90 天内曾静脉使用过抗菌药物；住院 5 天以上发生的 VAP；病情危重、合并感染性休克；发生 VAP 前有 ARDS；接受肾脏替代治疗等 （2）可能的耐药危险因素 HAP/VAP：有 MDR 菌感染或定植史；反复或长期住院病史；入住 ICU；存在结构性肺病；重度肺功能减退；接受糖皮质激素，或免疫抑制剂治疗，或存在免疫功能障碍；在耐药菌高发的医疗机构住院；皮肤黏膜屏障破坏（如气管插管、留置胃管或深静脉导管等）

【治疗】

（一）感染灶引流

对于重症 HAP/VAP 患者，同样需要重视气道分泌物的引流。及时有效引流气道分泌物、维持呼吸道通畅是 HAP/VAP 抗感染治疗的首要措施，尤其是合并肺脓肿、脓胸或呼吸道廓清能力差的重症患者。应注意定期翻身拍背，积极体位引流；对于呼吸道廓清能力差、不能充分排痰的患者，可选用排痰机等物理方法实施震动排痰，配合吸痰治疗；对于分泌物较多的患者，可尽早采用经支气管镜吸痰，改善气道引流。

（二）抗感染治疗

根据 2016 年美国感染病学会的 HAP/VAP 治疗指南，结合国内的部分文献，对于 HAP/VAP 的抗感染治疗同样分为经验性抗感染治疗和目标性抗感染治疗。

1. HAP 的经验性抗感染治疗　对于 HAP 的经验性抗感染治疗，强烈建议参考当地的药敏数据来制订初始抗菌治疗方案。在 2016 年美国 IDSA 的指南中，建议所有的医院定期制作和提供当地的抗菌谱，如果可能的话，应提供一份专门针对 HAP 人群的数据。相关的机构组织应及时更新各类病原体分布的频率及抗菌药物的敏感性，而经验性治疗策略应根据当地 HAP 相关病原菌的分布和药敏来选择。

（1）HAP 的初始经验治疗，需要考虑使用具有抗金黄色葡萄球菌活性的抗生素。如果患者存在 MRSA 高危因素，如 90 内给予静脉抗菌药物，或者当地医院 20% 以上金黄色葡萄球菌对甲氧西林耐药，或者病死率高的威胁下，经验治疗可加上抗 MRSA 方案，此时推荐万古霉素或利奈唑胺。如果患者不存在 MRSA 高危因素，也没有死亡高风险，推荐经验治疗加上抗甲氧西林敏感金黄色葡萄球菌（MSSA）方案，推荐亚胺培南、美罗培南、哌拉西林钠 - 他唑巴坦钠、头孢吡肟、左氧氟沙星治疗。

（2）HAP 初始经验治疗，推荐使用具有抗铜绿假单胞菌活性的抗生素。不过，只有当患者存在 MDR 铜绿假单胞菌高危因素时，或高病死率威胁下，经验治疗 HAP 才推荐 2 种不同抗生素联用。此外，HAP 经验治疗不推荐使用氨基糖苷类单药治疗可能的铜绿假单胞

菌感染。

2. VAP 的经验性抗感染治疗 对于 VAP 的经验性抗感染治疗,同样强烈建议参考当地的药敏数据来制订初始抗菌治疗方案。

(1)对于疑似 VAP 患者,建议经验性治疗应覆盖金黄色葡萄球菌、铜绿假单胞菌和其他革兰氏阴性杆菌。

(2)对于疑似 VAP 患者,如果存在下列情况之一,建议经验性治疗应包含一种抗 MRSA 活性药物:①有 1 项抗菌药物耐药的危险因素;②患者所在病区金黄色葡萄球菌分离株甲氧西林耐药率 >10%~20%;③患者所在病区 MRSA 流行趋势未知。此时建议选择万古霉素或者利奈唑胺。

(3)对于疑似 VAP 患者,如果患者所在 ICU 金黄色葡萄球菌分离株甲氧西林耐药 <10%~20%,建议对无抗菌药物耐药危险因素的患者,经验性治疗应该涵盖 MSSA,此时建议可以选用哌拉西林钠 - 他唑巴坦钠、头孢吡肟、左氧氟沙星、亚胺培南或美罗培南。

(4)对于疑似 VAP 患者,如果存在下列情况,经验性治疗应包括两种不同类别的抗铜绿假单胞菌药物:①有 1 项抗菌药物耐药危险因素;②患者所在病区革兰氏阴性菌分离株对于认为可单用的药物耐药率 >10%;③患者所在 ICU 抗菌药物敏感率无法获得。

(5)对于疑似 VAP 患者,如果患者所在 ICU 革兰氏阴性菌分离株对于认为可单用的药物耐药率≤10% 且没有耐药的危险因素,则建议经验性治疗应用具有抗铜绿假单胞菌活性的药物。

(6)对于疑似 VAP 患者,如果有其他合适的抗革兰氏阴性菌的药物,建议避免使用氨基糖苷类、黏菌素。

3. HAP/VAP 的目标性抗感染治疗 一旦获得 HAP/VAP 病原学结果,就可以参考体外药敏试验结果进行目标性治疗。根据 2016 年美国感染病学会的指南,对于常见病原菌的抗感染方案如下:

(1)建议感染 MRSA 的 HAP/VAP 治疗选万古霉素或利奈唑胺,而不是其他抗菌药物或抗菌药物的联合。

(2)对于铜绿假单胞菌导致的 HAP/VAP,建议依据抗菌药物敏感性选择一种抗菌药物明确治疗,其中不建议单用氨基糖苷类抗生素。如果患者无脓毒症休克或无高致死风险,且药敏结果已知时,建议使用分离株敏感的药物单药治疗,而不是联合治疗。相反,如果患者处于脓毒症休克中或有高致死风险,且药敏结果已知时,建议使用分离株敏感的 2 种药物联合治疗,而不是单药治疗。

(3)对于产 ESBL 革兰氏阴性菌导致的 HAP/VAP,建议依据药敏结果和患者个人因素选择一种药物明确治疗。

(4)对于不动杆菌属引起的 HAP/VAP,如果分离株对于碳青霉烯或氨苄西林钠 - 舒巴坦钠敏感,建议任选其一。如果导致 HAP/VAP 的不动杆菌属仅对多黏菌素类敏感,建议静脉给予多黏菌素类,同时建议辅助吸入黏菌素,但不建议辅助使用利福平。在美国 2016 年指南中,不动杆菌属导致的 HAP/VAP,不建议使用替加环素。对此国内有学者提出反对意见,认为黏菌素类药物在我国尚未重新获得批准,致使针对性治疗耐药不动杆菌的药物十分缺乏。替加环素虽然并没有获批为 HAP 的适应证,但治疗 CAP 已获批准,且国内不动杆菌对碳青霉烯的耐药率达 60% 以上,且最低抑菌浓度(MIC)值较高,很难选用碳青霉烯单独或联合治疗。基于以上我国的特殊情况,替加环素已广泛被超说明书用于 HAP 的治疗。

（5）对于碳青霉烯耐药菌导致的 HAP/VAP，如果分离株仅对多黏菌素类敏感，建议静脉给予多黏菌素类，同时建议辅助吸入黏菌素。

4. HAP/VAP 的抗感染疗程　根据 2016 年美国感染病学会的指南，HAP/VAP 的抗感染疗程如下：

（1）对于 VAP 患者，建议抗菌治疗 7 天，而不是更长的疗程。需要注意的是，抗菌药物疗程的缩短和延长指征需依据临床症状改善、影像学和实验室指标。

（2）对于 HAP 患者，建议抗菌治疗的疗程为 7 天。同样，抗菌药物疗程的缩短和延长指征需依据临床症状改善、影像学和实验室指标。

（3）对于 HAP/VAP 患者，建议抗菌治疗降阶梯，而不是固定治疗。降阶梯指将经验性广谱抗菌药物策略改为窄谱抗菌药物，可以是更换药物，也可以是将联合治疗改为单药治疗。相对的，固定抗菌药物治疗是指维持广谱抗菌药物策略直到治疗结束。

（4）对 HAP/VAP 患者，建议使用降钙素原（PCT）水平联合临床标准指导抗菌治疗的终止，而不是仅仅依靠临床标准。同时建议不使用临床肺部感染评分（CPIS）指导抗菌药物的终止。

（三）其他治疗

1. 氧疗和辅助呼吸

（1）对于重症 HAP 患者应及时进行氧疗，保持动脉血氧饱和度在 90% 以上。下列情况需持续吸氧：呼吸频率 >24 次 /min，PaO_2<60mmHg，休克或存在严重代谢性酸中毒和组织缺氧等。Ⅰ 型呼吸衰竭应给予更高浓度的吸氧，使 PaO_2 提升到 60mmHg 以上；Ⅱ 型呼吸衰竭应常规给予低浓度（FiO_2<35%）持续吸氧，维持 PaO_2 到 60mmHg 以上，并避免动脉血二氧化碳分压（$PaCO_2$）显著升高，若 $PaCO_2$ 显著升高或 PaO_2 不能改善应考虑其他氧疗方式。

（2）经鼻高流量氧疗：对于重症 HAP，经鼻高流量氧疗因吸入气体流量高，湿化好，并且可产生一定水平的呼气末正压，已逐渐成为重要的氧疗手段，同时作为患者脱机拔管后的序贯治疗方式，具有良好的有效性和安全性。

（3）机械通气：对于呼吸频率异常（如 >30 次 /min 或 <12 次 /min）、自主呼吸减弱或消失、呼吸节律严重异常伴有意识障碍、动用辅助呼吸肌或胸腹矛盾运动的 HAP 患者，在应用经鼻高流量氧疗仍不能纠正低氧血症时，应及时考虑机械通气。对于神志清楚、生命体征和血流动力学相对稳定，且痰液减少或可清醒咳痰的患者，可试用无创机械通气。但当患者出现明显意识异常、痰液引流不畅、血流动力学异常、血气分析提示呼吸衰竭加重等临床表现时，应及时更换为有创机械通气。

（4）体外膜氧合：如果常规机械通气仍不能有效改善病情、纠正低氧血症时，应尽早考虑使用体外膜氧合。

2. 糖皮质激素　HAP/VAP 患者糖皮质激素的使用时机、种类、剂量及疗程目前仍未达成共识。一般认为，糖皮质激素只适用于合并血流动力学不稳定的重症 HAP/VAP 患者。

3. 营养支持　HAP/VAP 合并脓毒症或感染性休克的患者，应尽早启动肠内营养；如果肠内营养支持 7~10 天，摄入的能量与蛋白仍不足目标的 60%，无论患者是否存在营养不良的风险，均应给予肠内营养补充。对于无条件进行早期肠内营养的患者，如存在营养不良风险或严重营养不良，应尽早开始肠外营养支持。

4. 免疫治疗　由于缺乏临床循证医学证据，HAP/VAP 患者的免疫治疗仍存在争议。重症 HAP/VAP 患者在抗感染治疗的基础上，酌情应用免疫球蛋白可能有助于控制炎症反应。而免疫调节剂如胸腺素等对治疗脓毒症、改善免疫麻痹状态可能有一定作用。

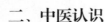

二、中医认识

医院获得性肺炎（HAP）同样在古籍中没有确切对应的病名。社区获得性肺炎（CAP）可归入中医风温肺热病范畴，但由于 HAP 与 CAP 在病因、病机中存在差异，因此 HAP 不宜归入中医风温肺热病范畴。根据 HAP 的主要临床表现，可归入"肺热病""喘证""暴喘"等中医疾病范畴。

【病因病机】

（一）病因

引起 HAP 的致病因素主要分为外因和内因两方面。外因方面，与 CAP 相似，可因风热、寒邪、疫毒等病邪由外侵袭，或经肤表，或由口鼻而入，犯肺而致病。内因方面，由于 HAP 患者因各种原发疾病在医院住院，这些原发疾病有其相应的病因，此时往往由于其原发病因导致 HAP 的发生。举例而言，如脑出血患者，其常见病因之一为素体肝肾不足、痰热内蕴，此次脑出血起病，肝风内动、风痰上蒙清窍，当其并发 HAP 时，则 HAP 的病因为痰热上犯于肺、肺失肃降。因此，不同的原发入院疾病，其并发 HAP 时的病因不同。但涉及的内因亦可大致分为两大类：①正气虚衰：住院治疗的患者，往往因病致虚，正气虚衰，故易为外邪所侵；②邪毒内生：因原发入院疾病导致邪毒内生，如肿瘤患者的癌毒、脑卒中患者的痰热、血液科患者的血毒之邪等，这类邪毒袭肺，均可导致 HAP 的发生。因此，HAP 的病因较 CAP 更为复杂，需要在兼顾其原发入院疾病的基础上综合分析，对外感、内伤的病因进行区分。

（二）病机

HAP 的病变部位在肺，最主要的病理机制为在肺气虚衰的基础上，痰热瘀毒互阻致肺脏功能进一步失常。如前所述，HAP 的病因复杂，这将导致其病机传变情况亦复杂多变。在辨证治疗时，需要考虑 HAP 患者的原发入院疾病进行综合分析，或遵循卫气营血，或采用脏腑、六经辨证。

常见的 HAP 发病病机包括以下几方面：①正气虚衰、外邪袭肺：住院患者由于原发入院疾病，或者由于接受糖皮质激素、免疫抑制药物、手术等治疗，导致正气虚衰，此时风热、寒邪、疫毒等病邪易于由外袭肺，其中寒邪可凝液为饮，而热毒可灼液为痰，痰饮内生、气机失常而血行迟滞，又可导致瘀血内生，最终形成肺之气机失常、痰瘀毒热交困，出现咳嗽、咳痰、气促、发热等表现。②痰饮内生，上犯于肺：部分原发入院疾病，可使机体出现内生痰饮之邪，一旦上犯于肺，即可导致肺之气机失常。常见的如心衰患者，肢肿、喘促，乃水饮凌心射肺，一旦饮邪化热蕴结于肺，则可见发热、痰或黄或白等 HAP 的临床表现。其他类似的情况如部分脑卒中患者，在风痰上扰清窍的同时，痰浊可上犯于肺；部分消渴患者，素体湿热内蕴，湿热一旦熏蒸上行，则犯肺而发为 HAP。③毒邪化热袭肺：部分原发入院疾病，可导致机体出现毒邪，如肿瘤患者的癌毒、血液病患者的血毒、风湿免疫类疾病患者的伏毒等等，这类毒邪可由内而发，形成毒热，一身上下，莫不受损，肺亦难免受其毒而为病，临床表现为 HAP。

除了上述常见的病机，由于住院的原发疾病不同，可能还有其他不同的病机类型，需要在临床上不断加以总结。

【辨证论治】

（一）辨证思路

1. 兼顾原发疾病与 HAP 由于存在入院治疗的原发疾病，因此患者在并发 HAP 时将导致临床情况复杂，辨证论治包含了原发疾病和 HAP 两方面的病机、证型和治疗。因此，对于 HAP 的辨证论治首先应该兼顾原发疾病与 HAP。这种兼顾包括权衡两者的轻重缓急，决定治疗的重点。如患者基础疾病相对稳定，则治疗的重点应放在 HAP。但临床上，需要入住 ICU 的患者，往往原发疾病、HAP 均同等重要，此时兼顾表现为充分应用中医的整体观，对患者病机进行全面考虑，而不是局限于 HAP 的局部表现。举例而言，如基础疾病为心力衰竭的患者，若原发的心衰表现为气促、胸闷、肢体浮肿、脉虚无力等，中医辨证属阳气虚衰、水饮上犯，当其并发 HAP，出现发热、咳嗽、痰黄、脉数等新的症状时，亦不能仅着眼于肺部症状，轻率辨证为痰热郁肺，贸然以清热化痰为主进行治疗，而致更伤心阳。而应综合全身表现，在温阳化饮的基础上，少佐清热化痰之药。又如脑卒中后神志昏蒙的患者，表现为神昏、偏瘫、舌苔腻、脉滑等，中医辨证属痰湿蒙蔽心神，若出现发热、喉间痰鸣、气促等新的症状，临床提示并发 HAP，此时治疗当属痰热蒙蔽清窍，则可在清热化痰、醒脑开窍的治法下，兼顾应用肃肺化痰、降气平喘类药物。

2. 区分中医、西医治疗的靶点　住院患者并发 HAP 后往往病情危重，多采用中西医联合治疗，此时便需要区分中医、西医各自的治疗靶点。如 HAP 患者很快明确了病原学，采用敏感抗菌药物进行治疗，则 HAP 往往能较快得到控制，表现为体温下降、气道分泌物减少、气促缓解等，从中医角度而言多属于热邪得清，西药表现为很好的祛邪作用。此时中医治疗的靶点可以放在扶正上，或者针对一些西医难以处理的环节，如采用行气健脾、调补中焦的方法处理机械通气带来的腹胀、肠功能减退等问题。如 HAP 患者培养结果为多重耐药菌，甚至为泛耐药、全耐药细菌，西医学的抗菌治疗难以奏效时，临床上表现为反复发热、气促，则中医治疗的靶点需要重点针对"热病"进行辨证治疗，而西医措施则以加强引流以及营养等生命支持治疗为主。因此，在临床具体的治疗过程中，需要根据案例的个体情况，有针对性地区分中医、西医治疗的靶点，不断总结，以实现中医、西医联合，一加一大于二的效果。

3. 以扶正为先，注重顾护大气、中气、元气　需要入住 ICU 的 HAP 患者病情更为危重，其中一类特殊的 HAP 为呼吸机相关性肺炎（VAP），病情往往非常棘手。这类患者一方面有高热、喘促、痰多等"盛"的表现，另一方面常存在神昏、腹泻、肢厥等"脱"象，呈现出正虚邪盛的格局。造成这样的格局，可以是因虚致实，即由于本气亏虚而导致邪毒内盛；也可以是因实致虚，由于邪毒内盛而造成正气大虚。由此带来的处理措施包括扶正以祛邪、祛邪以安正两类，这便需要根据患者中气、元气的状态进行取舍。总的来说，需要入住 ICU 的患者病情危重，主张先扶正、后祛邪，待患者病情相对稳定后再逐步增强祛邪的力度。

在扶正治疗过程中，当以顾护大气、中气、元气为要。三焦各有其气，上焦以大气（又称宗气）为要，中焦以中气（又称胃气）为要，而下焦以元气（又称元阳）为要。在临床上，需要根据相应的临床表现，判断是大气虚衰，抑或胃气衰败，还是元气外脱，进而采用相对应的治疗措施。

（二）常见证型

1. 痰热壅肺证（同本章社区获得性肺炎，此处有简略）

主症：咳嗽，痰多，痰黄，痰白干黏，胸痛，舌质红，舌苔黄、腻，脉滑、数。

次症：发热，口渴，面红，尿黄，大便干结，腹胀。

治法：清热解毒，宣肺化痰。

方药：贝母瓜蒌散合清金降火汤加减。

2. 热陷心包证（同本章社区获得性肺炎，此处有简略）

主症：咳嗽，甚则喘息、气促，身热夜甚，心烦不寐，神志异常，舌红、绛，脉数、滑。

次症:高热,大便干结,尿黄,脉细。

治法:清心凉营,豁痰开窍。

方药:清营汤合犀角地黄汤加减。

3. 邪陷正脱证(同本章社区获得性肺炎,此处有简略)

主症:呼吸短促,气短息弱,神志异常,面色苍白,大汗淋漓,四肢厥冷,脉微、细、急促。

次症:面色潮红,身热,烦躁,舌质淡、绛。

治法:益气救阴,回阳固脱。

方药:阴竭者以生脉散加味,阳脱者以四逆加人参汤加味。

4. 寒湿闭肺证

主症:慢性面容,精神萎靡,呼吸窘迫,面色晦暗,张口抬肩,口唇发绀,需有创机械通气,发热,气道内可见大量白色黏稠痰或稀薄白痰,喉中痰鸣,纳呆食少,大便秘结不通等,伴或不伴感染性休克,舌暗淡、苔白腻,脉沉滑。

治法:温肺化饮,敛肺平喘。

方药:小青龙汤加减。麻黄 10g,苦杏仁 15g,法半夏 15g,白芍 15g,桂枝 15g,细辛 3g,干姜 10g,五味子 10g,炙甘草 10g,茯苓 15g。

加减:伴胸腔积液者,合用葶苈大枣泻肺汤(葶苈子、大枣);伴寒饮郁而化热者,可加石膏;伴肢体浮肿、按之凹陷,加熟附子、白术;伴便秘者,可加肉苁蓉、枳壳、泽泻、川牛膝。

5. 大气下陷证

主症:慢性面容,喘促,气短不足以息,烦躁不安,面青唇紫,呼吸窘迫需有创机械通气,心慌动悸,气道内无痰或痰量少,大便秘结不通,腹部按之柔软等;伴或不伴感染性休克,舌暗红、苔少而干或光剥,脉沉迟细弱。

治法:益气升陷,补肝救脱。

方药:来复汤合升陷汤加减。山茱萸 30~60g,生龙骨、生牡蛎各 30g,白芍 15g,西洋参 15g,炙甘草 10g,炙黄芪 15~60g,知母 9g,柴胡 6g,桔梗 6g,升麻 6g。

加减:伴畏寒明显者,可加熟附子、桂枝;伴痰多者,可加瓜蒌皮、法半夏;伴大便秘结者,可加桃仁、火麻仁。

【名医经验】

1. 王庆其治疗医院获得性肺炎经验　王庆其曾治疗 1 例医院获得性肺炎患者。该患者为女性,77 岁。因"发热咳嗽咳痰半年余"入院。该患者 1 年前确诊为"非霍奇金淋巴瘤",其后行局部放疗共 26 次。半年前开始出现咳嗽咳痰,伴咽喉部疼痛。1 个月前咳嗽咳痰伴发热症状再次加重而住院,期间查胸部 CT 提示两肺轻度感染,少量胸水,经抗感染治疗后并未改善,复查胸部 CT 提示两肺多发感染,较入院初加重。查痰培养提示溶血葡萄球菌、阴沟肠杆菌感染,并先后使用多种药物抗感染治疗后体温未见明显好转,诊断为医院获得性肺炎。刻下的表现:咽喉疼痛,影响吞咽,低热,体温波动在 37.6~38.1℃,发热前伴有寒战,发热无规律,咳嗽咳痰,痰黄质黏难咳出,乏力,嗜睡,纳差,大便干结,怕冷,口渴喜热饮。舌淡边嫩红,苔白腻,双侧脉细。

王庆其对该患者的"发热""放射疗法导致的黏膜损伤""化痰"等方面情况进行了分析,认为其存在的问题主要有三方面:①持续的反复发热,特征是以不规则的低热为主;②咳嗽痰多,反复运用抗生素,但仍未能控制;③咽部疼痛,影响进食以及生活质量。对其病机进行分析:患者病程缠绵,症状反复,且逐渐加重。这是因为久病致虚,虚中夹实,患者久咳,导致肺气阴两虚,肺气虚不能固敛、自汗,肺阴虚表现为口干燥,舌质嫩红。标实为痰热内蕴,咳嗽痰多,色黄,伴发热。治拟益气养肺胃之阴,清热化痰。拟方药:炙黄芪、鱼腥草、开金锁各30g,麦冬、玉竹、桑白皮各12g,川贝母9g,竹茹、竹沥各6g,黄芩20g,全瓜蒌18g,川朴10g,枳实15g,猴枣散(吞服)1支。西洋参、铁皮枫斗另煎取汁。每日2煎,每煎200ml,温服。7剂。1周后患者诸症缓解,体温渐至正常。

2. 姜良铎基于中西医互参治疗重症肺炎　姜良铎基于中西医互参治疗重症肺炎,提出风温肺热病的从息论态与从态论治。在论述从态论治时,认为风温肺热病易致严重的后果,需结合患者状态、内伤基础的不同,正确认识并把握疾病发生的时、因、机、转,是取得良好疗效的保障。其中认为内伤基础上的外感风温肺热病要辨不同的内伤基础而论治。这种观点与医院获得性肺炎患者往往存在基础疾病是密切相关的。

常见的内伤基础:①患有心系内伤时更易感外邪,发热可不显著而衰弱的临床表现突出,心悸、胸痹发作次数增加,治宜祛除外邪的同时应适当益气活血通络;②患有肺系内伤时即便正常六气也可能导致"着凉"而表现为外感病的特征,此时会出现恶寒、发热,体弱者可不发热,原有咳喘加重,痰黄量多,痰黏不畅而胸闷憋气加剧,治疗应注意清热化痰解毒、透邪外达;③消渴病患者外感时伤津更突出,易出现中焦湿热与肺肾阴亏并存,治疗应注意固护津液与清化湿热的孰轻孰重。

此外,认为热陷心包证与阴竭阳脱证为风温肺热病逆传所常见的危重证候,并在此基础上,提出风温肺热病的中西医互参状态论治,一共包括以下几种常用治法:辛凉清解法;清热宣肺法;清热生津法;清心豁痰开窍法;宣肺泄热、凉营透疹法;凉肝息风、化痰开窍法。对于已发生呼吸衰竭、ARDS等并发症者,主张中西医结合治疗。

3. 杨志旭治疗重症肺炎经验　杨志旭首先认为虚、痰是重症肺炎的主要病理因素,气虚痰阻是重症肺炎的主要病机。他认为肺位居上焦,为娇脏,易受外邪侵袭,肺气不利,宣肃失常,痰浊内阻而致重症肺炎的发生。气虚使津液代谢失常而生痰,痰因气虚而排出不畅,邪气久居体内,留滞于肺,进而使重症肺炎迁延不愈,进行性加重。

在治疗方面,提出托补兼施、益气排痰是重症肺炎的重要治法,并自拟"托补排痰汤"治疗重症肺炎。该方组成:生黄芪、黄芩、丹参、竹茹、生地黄、白术、金银花、瓜蒌、蒲公英。该方具有托补兼施、益气排痰之效,但是临证之中,病情变化多端,仍需坚持个体化诊疗原则,强调师古而不泥古,以临机应变为要,故临证之时随症加减,辨证施治。例如兼夹脾气亏虚,失于运化者,佐以健脾益气之品,加用炒薏苡仁、怀山药、白扁豆;兼夹毒邪久居,热势甚高者,佐以清热生津之品,加用生石膏、知母、玄参;兼夹大便秘结,腑实内停者,佐以通腑泄热之品,加用生大黄、厚朴、枳实。

三、典型案例与诊治评析

【典型案例】

劳某,男,65岁,2017年8月26日入院。

主诉:突发失语、右侧肢体乏力3小时。

现病史(家属代诉):患者于19:40左右在家中活动状态下突发言语不能,右侧肢体乏力,右上肢活动不能,右下肢乏力,不能站立行走,伴小便失禁,无肢体抽搐,无呕吐,家属立即呼"120"送至我院急诊。急诊急查头颅CT平扫:①左侧额颞顶枕叶密度较对侧减低,结合病史,可疑缺血性改变,建议进一步检查;②右侧基底节区腔梗灶;③双侧椎动脉硬化。进一步完善头颅磁共振（MR）提示：①左侧额颞枕顶叶及左侧岛叶大面积急性脑梗死；②双侧基底节区、双侧放射冠、半卵圆中心、脑桥脑缺血梗死灶；③侧脑室旁脑白质变性，脑萎缩；④磁共振血管成像（MRA）提示左侧颈内动脉及左侧大脑中动脉 M1 段狭窄闭塞，右侧椎动脉颅内段重度狭窄。明确诊断为"急性大面积脑梗死、颈内动脉闭塞（左侧）"，开通绿色通道行介入取栓手术。术中脑血管造影见左侧颈内动脉末段闭塞，前交通开放，右侧颈内动脉通过前交通向左侧大脑前动脉供血区代偿供血，左侧大脑前动脉通过软膜支向左侧大脑中动脉供血区少量代偿供血。给予行左侧颈内动脉取栓术，术后复查造影见左侧颈内动脉闭塞再通，左侧大脑前及左侧大脑中动脉显影良好，术后转入 ICU 监护治疗。

入 ICU 时，患者呈昏睡状，不能言语，喉间少许痰鸣，疼痛刺激下右上肢未见活动，右下肢可见肢体回缩，左侧肢体活动可，无肢体抽搐，留置尿管固定在位，右侧腹股沟术口无渗血、渗液，大便未解。

既往史：既往体健；否认高血压、心脏病、糖尿病等内科疾病史；吸烟 30 余年，约每日 8 支，已戒烟 5 年余，偶有饮酒。

入科时查体：T 36.8℃，P 82 次 /min，R 24 次 /min，BP 151/84mmHg；昏睡状，查体欠配合。喉间痰鸣音，双肺呼吸音粗，未闻及明显干、湿啰音。神经系统（NS）：失语，双眼球向左侧凝视，右侧鼻唇沟变浅，口角左歪，伸舌困难，右侧肢体肌张力低，右上肢肌力 0 级，右下肢肌力 2 级，右侧肢体腱反射（+），右侧巴氏征阳性，其余病理征未引出。舌暗，苔白腻，脉滑。

入院诊断：

中医：中风 - 中脏腑（痰湿蒙蔽心神）。

西医：①大面积脑梗死（急性期，左侧额颞枕顶叶及左侧岛叶）；②颈内动脉闭塞（左侧，机械取栓术后）；③高血压（？）；④腔隙性脑梗死（多发）；⑤脑萎缩。

辅助检查：血常规：WBC 17.67×109/L，NEUT% 78.2%，HGB 134g/L，PLT 186×109/L；血气分析（FiO_2 35%）：pH 7.446，PCO_2 38.5mmHg，PO_2 92.6mmHg，SaO_2 99%；心肌酶、肌钙蛋白、BNP、肝功能、肾功能基本正常。心电图：①窦性心律；②偶发室性期前收缩。

诊治过程：入 ICU 后予低流量给氧，针对急性脑梗死予甘露醇脱水降颅压、阿托伐他汀降脂稳斑，以及阿司匹林、氯吡格雷抗血小板聚集等治疗。经治疗后，患者神志改善不理想，仍呈昏睡状态，至入 ICU 后第 3 天开始出现发热，体温最高达 38.8℃，喉间痰鸣仍明显，气促，查体双下肺可闻及湿啰音，血气分析提示出现 I 型呼吸衰竭，予经口气管插管接呼吸机辅助呼吸。复查胸片（图 4-2-1）提示：①肺淤血；②右中下肺野、左下肺野阴影，考虑双肺肺炎，并局部胸膜肥厚、钙化，未除右肺占位。

综合临床表现，诊断为重症医院获得性肺炎，根据科室近月微生物数据，考虑大肠埃希菌、铜绿假单胞菌等阴性杆菌感染可能

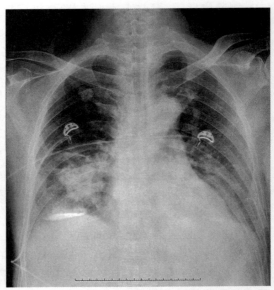

图 4-2-1　床边胸片：肺淤血；右中下肺、左下肺阴影，考虑双肺肺炎，未除右肺占位

性大,予注射用哌拉西林钠-他唑巴坦钠 4.5g(1 次 /8h)静脉滴注抗感染。在加强抗感染的同时,严格落实好卒中后肺部感染防治措施,包括床头抬高、定期拍背吸痰、加强口腔护理等。患者右下肺病灶不能除外占位,予行纤维支气管镜检查,见右下肺支气管开口通畅,未见新生物或狭窄,留取深部痰送检病原学。经治疗后患者体温逐渐下降,至入 ICU 第 5 天,深部痰培养结果为铜绿假单胞菌,对当前用药敏感,予维持抗感染治疗方案。

中医方面,入科 8 月 27 日首诊时,患者呈昏睡状,不能言语,喉间少许痰鸣,右侧肢体乏力,无肢体抽搐,尿量可,大便未解。舌暗,苔白腻,脉滑。四诊合参,辨证为痰湿蒙蔽心神,急则治标,治以涤痰醒脑开窍、佐以祛瘀为法,予丹参注射液静脉滴注活血祛瘀,中药汤剂涤痰汤加减。拟方:陈皮 10g,法半夏 15g,茯苓 20g,竹茹 10g,胆南星 10g,党参 10g,白术 15g,石菖蒲 20g,枳实 10g,丹参 15g,白芍 10g,甘草 6g。上方水煎服,日 1 剂,共 2 剂。

8 月 29 日二诊:患者病情进展,仍呈昏睡状,不能言语,喉间痰鸣,发热,体温最高达 38.8℃,右侧肢体乏力,气促,尿量可,大便未解。舌暗,苔黄腻,脉滑数。四诊合参,考虑痰浊蕴而化热,目前痰热壅盛、肺失肃降,治疗改以清热化痰、醒脑开窍、肃肺平喘为法,予安宫牛黄丸 1 粒(1 次 /d)鼻饲,竹沥口服液 1 支(3 次 /d)鼻饲;中药汤剂改以菖蒲郁金汤合千金苇茎汤加减。拟方:石菖蒲 15g,山栀子 10g,淡竹叶 10g,牡丹皮 10g,郁金 10g,连翘 15g,远志 10g,生地 10g,苇茎 15g,桃仁 10g,冬瓜仁 15g,薏苡仁 20g,紫苏子 10g,茯苓 15g,甘草 6g。上方水煎服,日 1 剂,共 2 剂。

8 月 31 日三诊:患者神志有所好转,呈嗜睡状,不能言语,但可执行简单的指令动作,体温较前下降,37.6℃,喉间痰鸣减少,右侧肢体仍乏力,尿量可,大便已解。舌暗,苔微黄,脉滑略数。病情较前好转,守方再进 2 剂。

经中西医治疗,患者病情好转,低热,无气促,至 9 月 1 日拔除气管插管,并于次日转神经科病房继续治疗。转普通病房后维持哌拉西林钠-他唑巴坦钠抗感染治疗,中药方剂以千金苇茎汤合三子养亲汤加减,至 9 月 5 日复查胸片提示肺部炎症较前明显吸收(图 4-2-2),至 9 月 10 日出院。

出院西医诊断:①大面积脑梗死(急性期,左侧额颞枕顶叶及左侧岛叶);②颈内动脉闭塞(左侧,机械取栓术后);③肺部感染(医院获得性);④ 2 型糖尿病;⑤泌尿道感染;⑥高血压 2 级(很高危组);⑦脑萎缩。

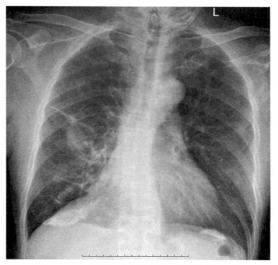

图 4-2-2　胸片:双肺渗出较前明显吸收

【诊治评析】

案例患者为急性脑梗死,住院期间合并出现肺部感染,是临床常见的医院获得性肺炎。脑卒中的患者,由于存在意识障碍、吞咽咳嗽功能下降等多种危险因素,使得其并发医院获得性肺炎的风险明显高于其他住院患者。国内不少文献报道,卒中后并发 HAP 时,其感染病原菌以革兰氏阴性菌为主,因此,经验性抗感染治疗需要在本地微生物学的基础上,考虑覆盖铜绿假单胞菌等革兰氏阴性菌。此外,严格实施卒中后肺部感染预防的集束化护理措施非常重要。

在中医的辨证施治中,对于 HAP 一定要兼顾其原发疾病。案例患者脑卒中后神志昏蒙,表现为神昏、偏瘫、舌苔腻、脉滑等,中医辨证属痰湿蒙蔽心神,此时出现发热、喉间痰鸣、气促等新的症状,临床提示并发 HAP,此时治疗当属痰热蒙蔽清窍,则可在清热化痰、醒脑开窍的治法下,兼顾应用肃肺化痰、降气平喘类药物,而不能只着眼于 HAP,单纯应用清热化痰平喘类药物。

参 考 文 献

1. 中华医学会呼吸病学分会感染学组.中国成人医院获得性肺炎与呼吸机相关性肺炎诊断和治疗指南(2018 年版)[J].中华结核和呼吸杂志,2018,41(4):255-280.

2. 曹江红,李光辉.美国感染病学会和美国胸科学会 2016 年成人医院获得性肺炎和呼吸机相关性肺炎的处理临床实践指南[J].中国感染与化疗杂志,2017,17(2):209-214.

3. 刘又宁.我国下呼吸道感染相关研究结果对国外权威指南的挑战[J].中华结核和呼吸杂志,2017,40(1):1-4.

4. 陆玫竹,康焰.2016 年成人 HAP/VAP 指南有哪些改变?[J].中华危重病急救医学,2017,29(9):769-773.

5. 刘琳,张湘燕.加拿大成人医院获得性肺炎和呼吸机相关性肺炎临床诊治指南要点和解读[J].临床内科杂志,2016,33(1):71-72.

6. 徐红日,姜良铎,王兰,等.基于中西医互参的风温肺热病状态论治[J].现代中医临床,2017,24(4):10-14.

7. 王庆其,王秀薇,王少墨,等.医院获得性肺炎案——名老中医教学查房实录(1)[J].浙江中医杂志,2015,50(8):547-548.

8. 范铁兵,杨志旭.重症肺炎证治体会[J].中国中医急症,2013,22(1):73-74.

第三节　支气管扩张并感染

一、西医认识

【诊断标准】

支气管扩张(bronchiectasis)是各种原因引起的支气管树的病理性、永久性扩张,导致反复发生化脓性感染的气道慢性炎症,临床表现为持续或反复性咳嗽、咳痰,有时伴有咯血,可导致呼吸功能障碍及慢性肺源性心脏病。广义上的支气管扩张是一种病理解剖学状态,很多疾病影像学也表现为支气管扩张,如肺间质纤维化所致的牵拉性支气管扩张,而类似的单纯影像学表现的支气管扩张不在本章讨论之列。

支气管扩张是一种常见的慢性呼吸道疾病,病程长,病变不可逆转,由于反复感染,特别是广泛性支气管扩张可严重损害患者肺组织和功能,严重影响患者的生活质量,造成沉重的社会经济负担。

(一)支气管扩张的诊断标准

支气管扩张诊断在临床上有如下特征:

1. **病史**　幼年有诱发支气管扩张的呼吸道感染史,如麻疹、百日咳或流感后肺炎病史,或肺结核病史等。

2. **症状**　长期慢性咳嗽、咳脓痰或反复咯血。

3. **体征**　肺部听诊有固定性、持久不变的湿啰音,杵状指(趾)。

4. **影像学检查**　X线检查示肺纹理增多、增粗,排列紊乱,其中可见到卷发状阴影,并发感染出现小液平;CT典型表现为"轨道征"或"戒指征"或"葡萄征"。确诊有赖于胸部高分辨CT扫描,必要时行支气管碘油造影。

怀疑先天因素应做相关检查,如血清γ-球蛋白测定、胰腺功能检查、鼻或支气管黏膜活检等。纤维支气管镜检查或局部支气管造影,可明确出血、扩张或阻塞的部位。还可经纤维支气管镜进行局部灌洗,采取灌洗液标本进行涂片、细菌学和细胞学检查,进一步协助诊断和指导治疗。

(二)重症支气管扩张的诊断标准

对于重症支气管扩张的诊断标准,相关的指南、专家共识无明确的标准。临床上支气管扩张合并重症感染,或伴有呼吸衰竭、大咯血、休克、心功能不全等器官功能不全,可定义为重症。

【常见病原学】

支气管扩张常因感染导致急性加重,出现咳嗽、痰量增加或性质改变、脓痰增加和/或喘息、气急、咯血及发热等全身症状。支气管扩张急性加重时的微生物学研究资料很少,估计急性加重一般是由定植菌群引起。60%~80%的稳定期支气管扩张患者存在潜在致病菌的定植,最常分离出的细菌为铜绿假单胞菌和流感嗜血杆菌。其他革兰氏阳性菌如肺炎链球菌和金黄色葡萄球菌也可定植患者的下呼吸道。

(一)常见病原学的流行病学

感染是导致支气管扩张急性加重的重要因素。难以控制的感染是导致支气管扩张患者病情进行性加重和死亡的主要原因。因此,了解导致支气管扩张患者病原菌菌群分布及耐药情况对指导临床抗感染治疗有重要意义。

全球4个支气管扩张临床研究中心分离出稳定期支气管扩张患者最常见的病原菌依次是流感嗜血杆菌(占29%~42%)、铜绿假单胞菌(占13%~31%)、肺炎链球菌(占6%~13%)。

国内各地区支气管扩张流行病学调查显示,支气管扩张患者加重住院的致病菌多为革兰氏阴性杆菌(占91.0%),而假单胞杆菌属杆菌占57.5%,尤其是铜绿假单胞杆菌占53.0%,其次是肺炎克雷伯菌、大肠埃希菌、鲍曼不动杆菌、嗜麦芽窄食单胞菌和阴沟肠杆菌,而流感嗜血杆菌检出率不高,这可能与住院患者多数病程长、反复住院及反复使用多种抗菌药物有关。

有文献报道,流感嗜血杆菌多存在于早期支气管扩张患者中。铜绿假单胞菌感染所占比率明显高于其他革兰氏阴性菌,原因可能有:①铜绿假单胞菌广泛存在于病房及环境中,本身具有鞭毛和黏多糖,使其对呼吸道黏膜上皮黏附性较强,而支气管扩张患者气道黏液纤毛清除功能降低;②长期反复住院,肺功能较差,病情重,机体免疫力低下;③长期使用多种抗菌药物,机械通气。近年来,金黄色葡萄球菌、真菌、结核杆菌、非结核分枝杆菌检出率升高,混合性感染的患者亦非常常见,有26.3%的痰细菌培养阳性患者同时存在2种以上细菌感染。

(二)常见病原学的耐药情况

许多支气管扩张患者频繁应用抗菌药物,易造成细菌对抗菌药物耐药,且支气管扩张患者气道细菌定植部位易形成生物被膜,阻止药物渗透。支气管扩张合并感染检出的革兰氏阴性菌中多种细菌具有多重耐药性,而且耐药率高,尤以大肠埃希菌、铜绿假单胞菌和鲍曼不动杆菌为甚。

其中,鲍曼不动杆菌除阿米卡星外,对绝大多数抗菌药物耐药;大肠埃希菌除碳青霉烯类抗生素外,对头孢菌素类、喹诺酮类、氨基糖苷类、单环 β 内酰胺类、含酶抑制剂复方制剂等抗菌药物基本耐药;铜绿假单胞菌对碳青霉烯类抗生素(亚胺培南、美罗培南)、部分第三代头孢菌素(头孢他啶)、第四代头孢菌素(头孢吡肟)、单环 β 内酰胺类(氨曲南)、部分含酶抑制剂复方制剂(哌拉西林钠 - 他唑巴坦钠)、喹诺酮类(环丙沙星、左氧氟沙星)、氨基糖苷类(庆大霉素、阿米卡星)等抗菌药物较敏感。

铜绿假单胞杆菌是条件致病菌,极易产生获得性耐药性,不易为呼吸防御系统彻底清除,且支气管扩张患者气道黏液纤毛清除功能降低,易造成支气管扩张迁延难愈,形成恶性循环。近年来,随着广谱抗菌药物的应用及抗菌药物的不合理使用,另外还有社会老龄化、器官移植的增多,以及免疫抑制剂的应用,使铜绿假单胞菌的检出率不断增高,且呈多重耐药菌或泛耐药菌,成为医院感染和抗菌药物耐药及临床治疗的难点。据美国国家医疗保健安全网(NHSN)报道,抗生素耐药性的增加明显限制了抗菌药物的选择,在过去 20 年已加速了抗菌药物的研发,但并无疗效更好的抗铜绿假单胞菌的药物,因此加强对现有药物耐药性的监测以减少耐药的产生是非常重要的。

【治疗】

支气管扩张患者生活质量明显下降,其影响因素包括喘息症状、FEV 下降、痰量以及是否存在铜绿假单胞菌感染。因此,支气管扩张的治疗目的包括确定并治疗潜在病因以阻止疾病进展,维持或改善肺功能,减少急性加重,减少日间症状和急性加重次数,改善患者的生活质量。

(一)物理治疗

物理治疗可促进呼吸道分泌物排出,提高通气的有效性,缓解气短、胸痛症状。排痰是为了有效清除气道分泌物,是支气管扩张患者长期治疗的重要环节,特别是对于慢性咳痰和 / 或高分辨率 CT 表现为黏液阻塞者,而痰量不多的支气管扩张患者也应学习排痰技术,以备急性加重时应用。

常用排痰技术如下:

1. 体位引流 采用适当的体位,依靠重力作用促进某一肺叶或肺段中分泌物的引流。胸部 CT 结果有助于选择合适的体位(表 4-3-1);治疗时可能需要采取多种体位,患者容易疲劳,每日多次治疗一般不易耐受,通常对氧合状态和心率无不良影响;体位引流应在饭前或饭后 1~2 小时内进行;禁忌证包括无法耐受所需的体位、无力排出分泌物、抗凝治疗、胸廓或脊柱骨折、近期大咯血和严重骨质疏松者。

表 4-3-1 支气管扩张的病变部位及引流体位

病变部位		引流体位
肺叶	肺段	
右上	1	坐位
	2	左侧俯卧位,右前胸距床面 45°
	3	仰卧,右侧后背垫高 30°

续表

病变部位		引流体位
肺叶	肺段	
左上	1+2	坐位,上身略向前,向右倾斜
	3	仰卧,左侧后背垫高 30°
	4,5	仰卧,左侧后背垫高 45°,臀部垫高或将床脚抬高
右中	4,5	仰卧,左侧后背垫高 45°,臀部垫高或将床脚抬高
双肺	6	俯卧,腹部垫高,或将床脚抬高,也可取膝胸卧位
	8	仰卧,臀部垫高,或将床脚抬高
下叶	9	健侧卧位,健侧腰部垫高,或将床脚抬高
	10	俯卧,下腹垫高,或将床脚抬高,也可取膝胸卧位
	7(右)	斜仰卧位,左背距床面 30°,抬高床脚

2. 震动拍击　腕部屈曲,手呈碗形在胸部拍打,或使用机械震动器使聚积的分泌物易于咳出或引流,可与体位引流配合应用。

3. 主动呼吸训练　支气管扩张患者应练习主动呼吸训练促进排痰。每次循环应包含三部分:①胸部扩张练习,即深呼吸,用力呼气,放松及呼吸控制,尤其是深吸气,使气流能够通过分泌物进入远端气道;②用力呼气,可使呼气末等压点向小气道一端移动,从而有利于远端分泌物清除;③呼吸控制,即运动膈肌缓慢呼吸,可避免用力呼气加重气流阻塞。

4. 辅助排痰技术　包括气道湿化(清水雾化)、雾化吸入盐水、短时雾化吸入高张盐水、雾化吸入特布他林以及无创机械通气;祛痰治疗前雾化吸入灭菌用水、生理盐水或临时吸入高张盐水并预先吸入 β_2 受体激动剂,可提高祛痰效果;喘憋患者进行体位引流时,可联合应用无创机械通气。

5. 其他　正压呼气装置通过呼气时产生震荡性正压,防止气道过早闭合,有助于痰液排出,也可采用胸壁高频震荡技术等。

支气管扩张合并感染大多存在痰液引流不畅情况,应慎用镇咳药物,以免影响痰液的引流;对于那些痰液较多、排痰困难的患者,如老年人、脑卒中后遗症、营养状态差等,需要考虑实施吸痰治疗,必要时可行纤维支气管镜检查及吸痰治疗,以评估气道情况,留取深部痰送检,加强痰液引流。

（二）抗菌药物治疗

支气管扩张患者出现急性加重合并症状恶化,即咳嗽、痰量增加或性质改变、脓痰增加和 / 或喘息、气急、咯血及发热等全身症状时,应考虑应用抗菌药物。开始抗菌药物治疗前应送痰培养,在等待培养结果时即应开始经验性抗菌药物治疗。

急性加重期初始经验性治疗应针对这些定植菌,根据有无铜绿假单胞菌感染的危险因素及既往细菌培养结果选择抗菌药物(表 4-3-2)。其中,铜绿假单胞菌感染的危险因素至少符合下列 4 条中的 2 条:①近期住院;②频繁(每年 4 次以上)或近期(3 个月以内)应用抗生素;③重度气流阻塞(FEV<30%);④口服糖皮质激素(最近 2 周每日口服泼尼松 >10mg/d)。无铜绿假单胞菌感染高危因素的患者应立即经验性使用对流感嗜血杆菌有活性的抗菌药物。对有铜绿假单胞菌感染高危因素的患者,应选择有抗铜绿假单胞菌活性的抗菌药物,还应根据当地药敏试验的监测结果调整用药,并尽可能应用支气管穿透性好且可降低细菌负荷的药物。

表 4-3-2　支气管扩张急性加重初始经验性治疗推荐使用的抗菌药物

高危因素	常见病原体	初始经验性治疗的抗菌药物选择
无铜绿假单胞菌感染高危因素	肺炎链球菌、流感嗜血杆菌、卡他莫拉菌、金黄色葡萄球菌、肠道菌群(肺炎克雷伯菌、大肠杆菌等)	氨苄西林钠 - 舒巴坦钠,阿莫西林 - 克拉维酸钾,第二代头孢菌素,第三代头孢菌素(头孢曲松钠、头孢噻肟钠),莫西沙星,左氧氟沙星
有铜绿假单胞菌感染高危因素	上述病原体 + 铜绿假单胞菌	具有抗假单胞菌活性的 β- 内酰胺类抗生素(如头孢他啶、头孢吡肟、哌拉西林钠 - 他唑巴坦钠、头孢哌酮钠/舒巴坦、亚胺培南、美罗培南等)、氨基糖苷类、喹诺酮类(环丙沙星或左氧氟沙星)可单独应用或联合应用

应及时根据病原体检测及药敏试验结果和治疗反应调整抗菌药物治疗方案,若存在 1 种以上的病原菌,应尽可能选择能覆盖所有致病菌的抗菌药物。临床疗效欠佳时,需根据药敏试验结果调整抗菌药物,并即刻重新送检痰培养。若因耐药无法单用 1 种药物,可联合用药,但没有证据表明 2 种抗菌药物联合治疗采用抗菌药物轮换策略有助于减轻细菌耐药,且目前尚无临床证据支持其常规应用。

急性加重期抗菌药物治疗的最佳疗程尚不确定,建议所有急性加重治疗疗程均应 14 天左右。支气管扩张稳定期患者长期口服或吸入抗菌药物的效果及其对细菌耐药的影响尚需进一步研究。

(三)大咯血的治疗

1. 大咯血的紧急处理　大咯血是支气管扩张致命的并发症,一次咯血量超过 200ml 或 24 小时咯血量超过 500ml,严重时可导致窒息。预防咯血窒息应视为处理大咯血的首要措施。大咯血时首先应保证气道通畅,改善氧合状态,稳定血流动力学状态。咯血量少时应安抚患者,缓解其紧张情绪,嘱其患侧卧位休息。出现窒息时采取头低足高 45° 俯卧位,用手取出患者口中的血块,轻拍健侧背部促进气管内血液排出。若采取上述措施无效时,应迅速进行气管插管,必要时行气管切开。

2. 药物治疗

(1)垂体后叶素:为治疗大咯血的首选药物,一般静脉注射后 3~5 分钟起效,维持 20~30 分钟。用法:垂体后叶素 5~10U 加 5% 葡萄糖注射液 20~40ml,稀释后缓慢静脉注射,约 15 分钟注射完毕,继之以 10~20U 加 0.9% 氯化钠注射液或 5% 葡萄糖注射液 500ml 稀释后静脉滴注[(0.1U/(kg·h)],出血停止后再继续使用 2~3 天以巩固疗效。支气管扩张伴冠状动脉粥样硬化性心脏病、高血压、肺源性心脏病、心力衰竭以及孕妇均忌用。

(2)促凝血药:为常用的止血药物,可酌情选用抗纤维蛋白溶解药物,如氨基己酸(4~6g 加入 0.9% 氯化钠注射液 100ml,15~30 分钟内静脉滴注完毕,维持量 1g/h)或氨甲苯酸(100~200mg 加入 5% 葡萄糖注射液或 0.9% 氯化钠注射液 40ml 内静脉注射,2 次/d),或增加毛细血管抵抗力和血小板功能的药物如酚磺乙胺(250~500mg,肌内注射或静脉滴注,2~3 次/d),还可给予血凝酶 1~2kU 静脉注射,5~10 分钟起效,可持续 24 小时。

（3）其他药物：如普鲁卡因 150mg 加 0.9% 氯化钠注射液 30ml 静脉滴注，1~2 次 /d，皮内试验阴性（0.25% 普鲁卡因溶液 0.1ml 皮内注射）者方可应用；酚妥拉明 5~10mg 以 0.9% 氯化钠注射液 20~40ml 稀释静脉注射，然后以 10~20mg 加入 0.9% 氯化钠注射液 500ml 内静脉滴注，不良反应有直立性低血压、恶心、呕吐、心绞痛及心律失常等。

3. 介入治疗或外科手术治疗　支气管动脉栓塞术和 / 或手术是大咯血的一线治疗方法。

（1）支气管动脉栓塞术：经支气管动脉造影向病变血管内注入可吸收的明胶海绵行栓塞治疗，对大咯血的治愈率为 90% 左右，随访 1 年未复发的患者可达 70%；对于肺结核导致的大咯血，支气管动脉栓塞术后 2 周咯血的缓解率为 93%，术后 1 年为 51%，2 年为 39%；最常见的并发症为胸痛（34.5%），脊髓损伤发生率及致死率低。

（2）经气管镜止血：大量咯血不止者，可经气管镜确定出血部位后，用浸有稀释肾上腺素的海绵压迫或填塞于出血部位止血，或在局部应用凝血酶或气囊压迫控制出血。

（3）手术：反复大咯血用上述方法无效、对侧肺无活动性病变且肺功能储备尚佳又无禁忌证者，可在明确出血部位的情况下考虑肺切除术。适合肺段切除的人数极少，绝大部分要行肺叶切除。

（四）非抗菌药物治疗

1. 黏液溶解剂　气道黏液高分泌及黏液清除障碍导致黏液潴留是支气管扩张的特征性改变。吸入高渗药物如高张盐水可增强理疗效果，短期吸入甘露醇则未见明显疗效。急性加重时应用溴己新可促进痰液排出，羟甲半胱氨酸可改善气体陷闭。

2. 支气管舒张剂　由于支气管扩张患者常常合并气流阻塞及气道高反应性，因此经常使用支气管舒张剂，但目前并无确切依据。合并气流阻塞的患者应进行支气管舒张试验评价气道对 β_2 受体激动剂或抗胆碱能药物的反应性，以指导治疗；不推荐常规应用甲基黄嘌呤类药物。

3. 吸入糖皮质激素（简称激素）　吸入激素可拮抗气道慢性炎症。少数随机对照研究结果显示，吸入激素可减少排痰量，改善生活质量，有铜绿假单胞菌定植者改善更明显，但对肺功能及急性加重次数并无影响。目前，证据不支持常规使用吸入性激素治疗支气管扩张（合并支气管哮喘者除外）。

（五）其他治疗方法

1. 手术　目前，大多数支气管扩张患者应用抗菌药物治疗有效，不需要手术治疗。手术适应证包括：①积极药物治疗仍难以控制症状者；②大咯血危及生命或经药物、介入治疗无效者；③局限性支气管扩张，术后最好能保留 10 个以上肺段。手术的相对禁忌证为非柱状支气管扩张、痰培养铜绿假单胞菌阳性、切除术后残余病变及非局灶性病变。术后并发症的发生率为 10%~19%，老年人并发症的发生率更高，术后病死率 <5%。

2. 无创机械通气　无创机械通气可改善部分合并慢性呼吸衰竭的支气管扩张患者的生活质量。长期无创机械通气治疗可缩短部分患者的住院时间，但尚无确切证据证实其对病死率有影响。

二、中医认识

支气管扩张属肺系病变，在中医学中无相应病名，按其发病的不同程度和阶段，可归入中医"肺络张""咳嗽""肺痈""咯血""肺萎"等范畴。

咳嗽、咯血是支气管扩张的主要临床症状。肺痈是以咳嗽、咳吐腥臭脓痰，甚至咳吐脓血,伴有胸痛、发热等症状为主要临床表现的一种疾病。肺痈的临床表现与支气管扩张的临床症状极为相似,支气管扩张的病机与肺痈的病机也具有一定相似性,即痰热瘀血,瘀阻肺络,郁久化热,损肺伤络。如《环溪草堂医案》云:"肺痈之病,皆因邪瘀阻于肺络,久蕴生热,蒸化成脓。"《证治准绳》中描述肺痿"或咳沫,或咳血",与支气管扩张的临床表现相似。现代医家朱文峰根据支气管扩张的形态改变,结合中医学特点,将此病称为"肺络张"。

【病因病机】

(一)病因

根据发病过程的不同阶段,中医学认为本病的病因包括外因和内因两个方面。外因指外感风、湿、燥、热、火之邪,内因多指肺体亏虚、饮食不当及七情内伤。临床上内因与外因又互为因果,可致恶性循环。正气虚弱,容易感受外邪;内有痰热,感受风寒又易化热,使痰热更盛。在邪正相争中,正气消耗,使正气更虚,故支气管扩张缠绵难愈。

(二)病机

支气管扩张属肺系病变,其形成常与幼年或体虚之时肺部感受外邪侵袭(如患麻疹等)有关,其病虽愈而正气受损,致使痰湿深伏于肺。肺气以宣发肃降为顺,若因再遇外邪侵入,邪气犯肺,或自身为热,或痰郁化热,引动内伏之痰湿,导致肺气上逆,而每见咳嗽、咳吐脓痰等症;因痰热郁肺或肝火犯肺,热伤肺络,血溢脉外,则见咯血或痰中带血;若痰热阻滞肺络,导致气滞血壅,络脉气血不畅,则出现胸痛;血腐化脓,则咳吐脓血、腥臭痰。久病入络,或离经之血留滞不散,形成瘀血,而成为致病因素。因此,火热、痰湿、瘀血是支气管扩张的常见致病因素;痰、热、瘀积聚肺之至虚之处,留而不去,是本症的病机重心。痰热瘀积可以化火,火甚则阴易损,故多伴不同程度的阴虚表现。发生支气管扩张的患者多为素体热盛(阳盛)或阴虚之体。凡禀阳盛体质者无论有无阴伤,感受六淫之邪后入肺多从热化,病久郁热伤阴,又可出现肺热阴虚。

本病自邪热犯肺到形成肺络损伤,是慢性渐进过程,病程缓慢,具有本虚标实、虚实夹杂的病性特点。火热、痰湿、瘀血是支气管扩张的常见致病因素,而病邪的侵入与机体正气不足相关,本虚标实贯穿病程始末。

【辨证论治】

支气管扩张依临床表现可分为急性期和迁延期两个阶段。支气管扩张急性发作是指在1周内出现脓性痰明显增多,或伴有发热、咯血等症状。迁延期的主要临床表现为咳嗽、咳脓痰,以及机体正气不足一系列表现。治疗宜分期进行辨证论治。

(一)急性期的治疗

1. 痰热蕴肺

主症:咳嗽、咳大量脓样黄白色稠痰,其气味或腥臭;口干、口渴,可伴发热恶寒,胸痛,大便结,尿黄,舌质红、苔黄腻,脉滑数或浮数。

治法:清热化痰,宣肺止咳。

方药:清金化痰汤加减。黄芩10g,山栀子10g,知母10g,桑白皮15g,瓜蒌仁15g,贝母10g,麦冬10g,橘红5g,茯苓15g,桔梗10g,甘草5g。每日1剂,水煎服。

加减:咯血者,加仙鹤草、侧柏叶、白及;痰多,加胆南星、冬瓜仁;大便秘结不通,加大黄、芒硝;血色瘀暗、缠绵不止,加三七粉冲服。

2. 肝火犯肺型

主症:咳嗽、咳黄色脓痰,咯血,烦躁易怒,胸胁疼痛,口干、口苦,舌质红、苔薄黄干,脉弦数。

治法:清肝泻火,凉血止血。

方药:黛蛤散合泻白散加减。青黛 6g^{包煎},海蛤壳 20g,桑白皮 15g,地骨皮 15g,甘草 5g,牡丹皮 15g,生蒲黄 15g^{包煎},仙鹤草 30g,白及 10g。每日 1 剂,水煎服。

加减:胸胁痛明显者,可加柴胡、郁金;痰多,可加浙贝母、金荞麦。

3. 相火灼金型

主症:咳嗽咳痰或干咳无痰,痰中带血或反复咯血,口干咽燥,潮热盗汗,面赤颧红,舌质红少苔或无苔,脉细数。

治法:滋阴清热,凉血止血。

方药:百合固金汤加减。熟地 10g,生地 10g,当归 10g,白芍 10g,甘草 5g,桔梗 10g,玄参 15g,贝母 10g,麦冬 10g,百合 10g。每日 1 剂,水煎服。

加减:痰多,加枇杷叶、天花粉;反复咯血,加生蒲黄、白茅根;舌涸津伤,以生藕汁代茶徐徐咽下。

4. 气不摄血证

主症:痰中带血或咳吐纯血,面色无华,神疲乏力,头晕目眩,耳鸣心悸,或肢冷畏寒,舌质淡,脉虚细或芤。

治法:益气温阳摄血。

方药:拯阳理劳汤加减。人参 10g^{另煎,兑服},黄芪 30g,白术 10g,当归 10g,陈皮 5g,牡蛎 10g,仙鹤草 30g,白及 10g,阿胶 10g^烊,三七粉 3g^{冲服},炙甘草 6g,肉桂 3g^焗。每日 1 剂,水煎服。

加减:无寒象者,去肉桂;纳差、大便溏稀者,去阿胶,加生姜、大枣、山药。

(二)迁延期的治疗

1. 痰浊阻肺

主症:反复长期咳嗽、咳大量脓痰,痰色虽黄白黏稠,但易咳出,尤以早晚或变换体位后咳痰更多;气促、气紧,痰咳出后可以减轻,舌质红、苔白厚腻,脉滑。

治则:祛痰止咳平喘。

方药:二陈汤加减。陈皮 5g,法半夏 15g,茯苓 15g,甘草 5g,大枣 10g,败酱草 15g,瓜蒌仁 20g,浙贝母 10g。每日 1 剂,水煎服。

加减:若湿痰化热,恶寒,加鱼腥草、苇茎;痰黄稠,难咳出,加金荞麦、煅礞石。

2. 肺脾两虚

主症:反复咳嗽、咳痰量多、痰稀白或带泡沫,气短、少气懒语,胃纳减少、形体消瘦,易患伤风感冒,舌质淡红、苔白润,脉细弱。

治法:益气健脾,祛痰止咳。

方药:补肺汤(《永类钤方》)加减。党参 20g,黄芪 20g,熟地 15g,五味子 5g,紫菀 10g,桑白皮 15g。每日 1 剂,水煎服。

加减:喘重者,可加厚朴、白果;兼伤风感冒,加防风、荆芥穗、柴胡。

以上诸证既可单独出现,又可两证或数证同时并见,故可根据具体病情,参照以上规律灵活处理,不能将之简单地归为某一证型或某一治法。

【名医经验】

1. 洪广祥以痰瘀热为重心辨治支气管扩张

(1)主张以"痰、瘀、热"为病机重心:洪广祥认为,支气管扩张的主要病机是痰瘀阻肺。

郁久化热,热壅血瘀,蓄结痈脓。"痰、瘀、热"是本病发病的病机重心。外感风热、燥气、火邪以及内因七情所郁,常为本病的诱发因素。痰瘀为本,热郁为标,病程迁延,郁热伤阴,可出现肺热阴虚,子盗母气,由肺及脾。脾虚气弱,抗邪能力下降,常为本病反复感染的主要内因。久病肺虚,金不制木,或素体肝旺,化火上炎,极易出现肝火肺热证,是支气管扩张大咯血的重要病理之一。

洪广祥认为支气管扩张的基本病机为本虚标实,肺脾气虚为本,痰、瘀、热为标,分发作期与缓解期。治疗重点在急性发作期,治疗关键在于减少痰量生成与减少反复发作,以清热、排痰、止血为主;缓解阶段,以益气阴、健脾气、行瘀滞为主。

痰热瘀阻证、肝火肺热证、热伤咯血证为支气管扩张急性发作阶段的基本证型。痰热瘀阻证治疗重在泄热祛痰行瘀血,经验用药:金荞麦根 30g,天葵子 15g,十大功劳 15g,七叶一枝花 15g,蒲公英 30g,生麻黄 10g,生石膏 30g,冬瓜仁 30g,海蛤壳 20g,浙贝母 15g,桃仁 10g,生大黄 10g(后下)。大黄为方中重要药物之一,既可通腑泄热,清降肺火,又可凉血止血,化瘀导滞,使血止而不留瘀,且有利于局部血管的修复。若便溏,可改用炒大黄。如痰及呼吸有臭味,痰培养有铜绿假单胞菌或厌氧菌感染时,可加用夏枯草 20~30g、白头翁 15~30g;白细胞计数明显升高,可加用败酱草 15~30g。肝火肺热证多与痰热证或肺热阴虚证同时出现,治疗重在清热泻火、凉血化瘀止血,经验用药:青黛 10g,海蛤壳 20~30g,桑白皮 15g,生栀子 10g,黄芩 10g,瓜蒌皮 15g,白头翁 15~30g,秦皮 15g,生大黄 10g。热伤咯血证表现为反复咯血,常伴随痰热瘀阻或肝火肺热出现,治疗重在清热泻火、凉血化瘀止血,重点放在清气火而达到止血之目的,所谓"治火即是治血",经验用药:黄芩 10g,青黛 10g,海蛤壳 20g,桑白皮 15g,生大黄 15g,生地黄 30g,生栀子 10g,藕节 30g,茜草 15g,生蒲黄 15g,参三七 6g。

肺热阴虚证多见于支气管扩张急性发作阶段经过治标后,标证疾病控制,但余邪未清,气阴两损。治宜益气养阴,清泄肺热。经验用药:孩儿参 30g,北沙参 15~30g,麦冬 10g,百合 15~30g,玉竹 10g,怀山药 15g,浙贝母 10g,十大功劳 15~30g,桑白皮 15g,地骨皮 30g,桃仁 10g。

(2)治疗重视活血,改善局部循环:支气管扩张咯血患者反复咯血应从虚实两方面分析。一方面患者久病已肺脾两虚,气虚不能摄血或无力推动血行,瘀血留滞,致血络恢复受阻,血不归经;另一方面,咯血者多用收敛药,造成瘀血内留,瘀血不去,新血不生。加之痰阻气道,气道不利,气滞血瘀,故治疗上可在益气健脾的基础上适当加用化瘀止血药。尤其是缓解期,未出血或少量出血时,可抓住时机加用活血药,如桃仁、大黄、田三七、水蛭、地龙,目的是化瘀生新,改善局部循环,从而减少出血机会。

(3)重视治鼻、肺鼻同治:洪广祥观察到,许多支气管扩张患者同时伴有鼻部疾患,且多先有鼻窦炎,后再发支气管扩张。中医谓"肺开窍于鼻",鼻塞,流黄涕,鼻窍不通,影响肺气宣通,单纯治肺,根源未除,难以见效;提出应肺鼻同治,甚至将治鼻放在首位,才能澄其源、截其根。治鼻多用麻黄、白芷、辛夷花、皂角刺、苍耳子、川芎等药。治肺通过四诊合参,辨证施治,可采取宣肺、泻肺、清肺、温肺、补肺。宣肺用麻黄、杏仁、桔梗等;泻肺用桑白皮、地骨皮、葶苈子等;清肺用黄芩、石膏、浙贝母等;温肺用附子、牙皂、肉桂等;补肺用黄芪、党参、白术等。

2. 朱良春治支气管扩张,在于辨清虚实,用药清化宣肃补　朱良春认为支气管扩张的病机重点在于分清虚、实。此病以素体不强,久咳迁延,脾虚失运,肺虚及肾,肺肾脾虚为主为本。发作期多因感受外邪(风寒湿热等邪)而诱发,或痰湿(浊)蕴久化热,形成痰热壅肺遏络,肺失宣降,或情志过激,木火刑金,而致发作加重。缓解期以虚为主,虚有肺肾阴虚、气阴两虚、肺脾两虚之不同。实有痰热、痰湿、痰浊、肝火之别,但以痰热居多。后期、迁延期可见痰浊为主,也常见虚实夹杂。治疗之要,在于分发作期、缓解期,发作期治疗重点是痰热,缓解期治疗以补肺益肾、益气养阴为主。

用药之别,在于清化宣肃补。在发作期,朱良春强调清泻肺热,宣肺肃肺,化痰止咳,多选鱼腥草、金荞麦、海浮石、百部、黄芩、桑白皮、地骨皮、贝母、桔梗等;大便秘结,加全瓜蒌、生大黄;发热,加柴胡、青蒿子、银翘;咳嗽痰黏,口干,舌质红,苔薄黄或白,加南北沙参、川百合、麦冬、芦根、天花粉;活血通络,加蜂房、三七、刘寄奴、花蕊石、茜草;益气养阴,用太子参、珠儿参、麦冬;补肾,多用生地、熟地、山茱萸;健脾,常用生薏苡仁、怀山药、炒白术、广陈皮。如见咯血,常常用三百汤,含百合、百部、白及、参三七、花蕊石、茜草、黛蛤散等;曾以此方治疗支气管扩张大咯血而收效。

3. 吴银根主张治疗支气管扩张宜分清标本主次

(1)痰热肝火为标,肺弱阴虚为本:吴银根认为,支气管扩张为风热犯肺或风寒袭肺,蕴结不解,郁而化热;或平素嗜酒太过,恣食辛辣煎炸厚味,酿湿蒸痰化热;或情志抑郁,化火生痰,痰火上扰,肺受邪热熏蒸所致。以咳嗽、吐大量黄脓痰,或痰中带血,血色鲜红,伴胸闷、发热、口干、尿赤、大便干结为主要症状。若以反复咯血为主要特点,可见痰中带血、血痰或咯纯血,血色多鲜红,或后期兼有暗红,多为肝火上炎。

本病的形成,内因于肺阴亏虚,外源自风邪袭肺。肺卫不固,腠理疏松,护卫不利,易受外邪;气机欠畅,肺失宣肃,久咳不止,又伤肺络,而痰血相间。痰郁日久,化火成瘀,灼烧津液,津亏液少,阴精失于濡养,阴液亏耗,阴阳守卫失司,阳亢于上,血随阳火上升,咯血不止;又津血同源,血少则津亏,病情更为加重;另有饮食劳顿,肝阴不足,水不涵木,木火烁金,而促病发者。从而在本病急性发作后期,呈现正虚邪恋,虚实夹杂的局面。

(2)培本填精为要,善用膏方:吴银根认为,本病虽然经过积极治疗可使痰量减少甚至无痰,出血停止,但肺内伏火余痰只是暂时收敛,若遇外感、七情、劳倦、饮食所伤,则极易复发,日久而成顽痰痼疾,治疗也更为棘手。故应在缓解期调理五脏,平和阴阳气血,以资巩固。此时宜着重养阴润肺、补益肝肾,兼清余邪。他依据四季生长收藏的规律,结合本病秋冬季节更替容易外感引发的特点,常用膏剂来辨证调治本病。根据病情,首先酌情给予"开路药",荡清余邪;同时强健后天精微生化之本,使药食入体可以充分发挥作用。其次,针对患者不同病情和体质特点,坚持"间者并行,甚者独行",以扶正不留邪、祛邪不伤正为原则,调补为主,清热、化痰、降气、解郁、化瘀、和络、凉血等为辅,以培本填精,扶正祛邪。

(3)化瘀通络为助:本病反复发作,除咳嗽、咳痰或咯血,又可伴见气急、胸闷胸痛或有牵拉感、心烦、口干等症状。由于痰热壅盛,煎熬津液,津少血凝;肝郁化火,气结不畅则血行滞涩;肺肾阴虚,脉络失濡,血失滑利;久病入络,脉络纠结,气机不和,甚或咯血而致离经之血积而难除,都可导致瘀血的病理状态。"瘀血"既是病理产物,又贯穿本病整个过程,成为导致疾病反复发作的重要因素。吴银根认为,痰瘀同病,需痰瘀同治,方能奏效。因此,临证用药常加入活血行瘀通络之品,如三棱、莪术、桃仁、红花、蜈蚣、全蝎等。

4. 邵长荣从肝论治痰热壅肺型支气管扩张　痰热壅肺是支气管扩张常见的中医证型。邵长荣认为,此型支气管扩张的病机重在肝木失于疏泄,反侮肺金,横逆克土,故宜从肝论治,以疏肝气、泻肺热为大法,分别采用疏肝、柔肝、清肝等法。邵长荣在清肺化痰的同时加用柴胡、平地木、青皮等以疏理肝气;如见眩晕耳鸣、目涩干痛、胁肋隐痛、五心烦热等肝阴不足证候,则加鹿衔草、功劳叶、桑椹子、女贞子、枸杞子等滋阴柔肝药物;如有口干口苦、头胀头痛、目赤面红等肝火旺盛之象,可选生山栀、夏枯草、车前子等清肝泻火。如痰中带血,尤其是反复发作及伴有紫暗色血块、咯血量不多等血瘀症状,可酌加川芎、丹参等活血化瘀药。支气管扩张患者久病不愈,烦躁紧张,肝气郁结,治疗上注重调肝宁神。

三、典型案例与诊治评析

【典型案例】

朱某,女,56 岁,2016 年 4 月 7 日入院。

主诉:反复咳嗽咳痰 5 年余,加重伴气促 2 周。

现病史:患者于 5 年多前开始反复出现咳嗽,咳痰,痰色黄白相间,量多,夜间及平卧咳甚,曾于外院住院,诊断为"支气管炎"。2014 年 10 月因咳嗽咳痰于我院呼吸内科住院,查胸部 CT 提示左肺上叶尖后段、舌段、右肺中叶及双肺下叶支气管扩张并感染,诊断为支气管扩张伴感染,予头孢他啶抗感染、解痉化痰等治疗后,症状改善出院。此后病情时有反复,间断门诊就诊。2 周前患者受凉后出现咳嗽、咳痰明显加重,气促,遂至广州市某区人民医院住院,胸片提示支气管扩张并感染、右上肺陈旧性结核;给予对症抗感染、化痰等治疗后症状缓解不明显。今晨患者出现呼吸困难明显,不能平卧,发热(具体不详),伴胸闷、心悸不适,遂转至我院急诊就诊。查血常规:WBC 20.67×10^9/L,NEUT% 83.1%,PLT 369×10^9/L,HGB 93g/L;超敏 C 反应蛋白(hs-CRP)95.3mg/L;血气:pH 7.39,PO_2 178mmHg,PCO_2 54.7mmHg,LAC 1.9mmol/L,BE-ecf 7.5mmol/L;床边胸片(图 4-3-1):①双下肺支气管扩张并感染;②右上肺陈旧结核;③双侧少量胸腔积液。诊断为"呼吸衰竭、支气管扩张并感染",经抗感染、化痰等治疗后呼吸困难仍进行性加重,为求进一步治疗收入 ICU。

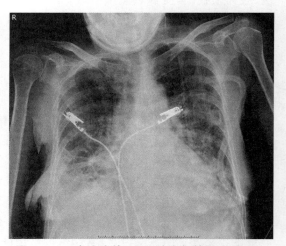

图 4-3-1 床边胸片:双下肺支气管扩张并感染

入院时症见:神清,精神差,稍烦躁,无创呼吸机辅助通气,气促明显,伴有胸闷不适,难以平卧,动则加重,间有咳嗽,咳黄白黏痰,痰中带血,口干,暂无发热,纳眠差,二便可。

既往史:2 型糖尿病病史 1 年余,不规律服用二甲双胍、阿卡波糖,未系统监测血糖。

过敏史:可疑氨茶碱过敏。

入院查体:T 37.2℃,HR 115 次/min,R 30 次/min,BP 129/93mmHg,端坐呼吸,口唇发绀。右下肺叩诊呈浊音,双肺呼吸音粗,双肺可闻及大量湿啰音、右下肺为甚。心率 115 次/min,律齐,各心脏瓣膜听诊区未闻及病理性杂音。舌暗,苔黄腻,脉滑数。

入院诊断:

中医:①喘证(肺脾肾虚,痰热壅肺);②肺络张(肺脾肾虚,痰热壅肺)。

西医:①呼吸衰竭(Ⅱ型);②支气管扩张伴感染;③2 型糖尿病;④陈旧性肺结核(右

上肺)。

辅助检查:降钙素原 0.27ng/ml。凝血:纤维蛋白原(FIB)6.33g/L,凝血酶原活动度(AT)58.7%,PT 14.5 秒,国际标准化比值(INR)1.25,D- 二聚体(D-Dimer)1.11mg/L。肺炎支原体抗体:阳性 1∶40。深部痰发现少量真菌菌丝(0~3 个 /HP);痰涂片:革兰氏阳性菌∶革兰氏阴性菌∶真菌 =7∶2∶1;深部痰未发现抗酸杆菌;G 试验定量:518.9pg/ml。

诊治过程:入院后予无创呼吸机辅助通气[自主呼吸 / 时间控制自动切换模式(S/T),吸气相压力(IPAP)16cmH$_2$O,呼气相压力(EPAP)4cmH$_2$O,FiO$_2$ 45%],多次行纤维支气管镜治疗促进痰液引流,镜下见气管黏膜充血水肿,糜烂渗血,左右主支气管有中至大量的血性腥臭脓痰;药物方面,给予亚胺培南 - 西司他汀钠 1g(1 次 /8h)静脉滴注抗感染,盐酸氨溴索静脉滴注、复方异丙托溴铵雾化以化痰解痉,胰岛素控制血糖。4 月 9 日患者仍有咳嗽,痰多,痰中带血,发热,体温最高 38.2℃,结合 G 试验、深部痰涂片结果,加用氟康唑注射液静脉滴注抗真菌治疗。

中医方面,入院初期患者咳嗽,咳黄白黏痰,痰中带血,气促胸闷,动则加剧,发热,口干,纳眠差,舌暗,苔黄腻,脉滑数。辨证为肺脾肾虚,痰热壅肺。治疗以"急则治其标"为则,以"清热止血,化痰平喘"为法,方用千金苇茎汤加减:苇茎 30g,薏苡仁 30g,冬瓜仁 20g,鱼腥草 20g,苦杏仁 10g,白及 10g,藕节 10g,白茅根 10g,甘草 5g。

二诊:4 月 14 日。患者无发热,痰稀量多易咳,动则气促,易自汗出,纳差,舌暗,苔微黄腻,脉滑数。辨证同前,标实本虚并存,但本虚之象较前明显,以益气健脾、清肺化痰为法,在前方基础上加健脾益气之品。处方:苇茎 20g,薏苡仁 30g,冬瓜仁 20g,鱼腥草 20g,藕节 10g,白及 10g,白茅根 10g,苦杏仁 10g,白术 15g,苍术 10g,茯苓 10g,炙甘草 5g。

经治疗,患者咳嗽气促减轻,痰液减少,无发热,可停无创呼吸机。4 月 12 日复查胸片(图 4-3-2):对比 2016 年 4 月 7 日胸片,双下肺渗出较前吸收,余大致同前。4 月 15 日转至呼吸科病房,改予左氧氟沙星注射液 + 氟康唑注射液抗感染,继续化痰解痉等治疗。4 月 21 日胸部螺旋 CT 平扫 + 三维重建(图 4-3-3)示:①慢性支气管炎、肺气肿;右肺上叶、双肺下叶改变,考虑支气管扩张;双肺多发纤维灶、间质纤维化。②双肺上叶、右肺中叶炎症,建议复查。③纵隔多发淋巴结影;双侧胸腔少量积液,邻近肺组织受压不张。继续治疗后,患者病情好转,于 4 月 22 日出院。

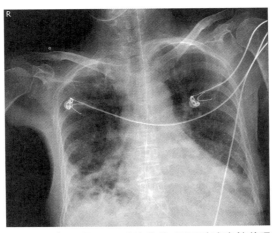

图 4-3-2 2016 年 4 月 12 日床边胸片:双下肺渗出较前吸收好转

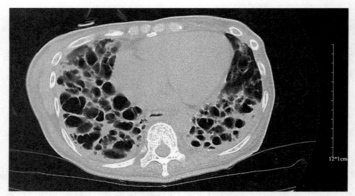

图 4-3-3　2016 年 4 月 21 日胸部 CT：双肺下叶改变，考虑支气管扩张

出院西医诊断：①呼吸衰竭（Ⅱ型）；②支气管扩张伴感染；③2 型糖尿病；④陈旧性肺结核（右上肺）。

【诊治评析】

反复咳嗽、咯血、咳吐脓痰是支气管扩张的主要临床症状，与肺痈的临床表现极为相似。支气管扩张的病机与肺痈的病机也具有一定相似性，即痰热瘀血，瘀阻肺络，郁久化热，损肺伤络。此患者久患消渴，素体不强，久咳迁延，脾虚失运，肺虚及肾，肺肾脾虚为主为本，痰热为标。本次急性加重属于发作期，因感受外邪而诱发，外邪入里，与肺内痰热相夹杂，形成痰热壅肺遏络，肺主气之功能受损，不得宣发肃降，故而有喘。中药治疗上全程以清热化痰为主，在后期进行攻补兼施，扶正祛邪。

支气管扩张患者出现急性加重合并症状恶化，应考虑应用抗菌药物。无铜绿假单胞菌感染高危因素的患者应立即经验性使用对流感嗜血杆菌有活性的抗菌药物；对有铜绿假单胞菌感染高危因素的患者，应选择有抗铜绿假单胞菌活性的抗菌药物，并尽可能应用支气管穿透性好且可降低细菌负荷的药物。此患者支气管扩张病史多年，入院时感染情况严重，合并呼吸衰竭，属于重症，初始抗感染采用降阶梯理论，选用亚胺培南 - 西司他汀钠抗细菌；后提示不排除合并真菌感染可能，加用氟康唑治疗，配合无创呼吸机辅助通气，病情得以很快控制。支气管扩张合并感染大多存在痰液引流不畅情况，对于那些痰液较多，排痰困难的患者，可行纤维支气管镜检查及治疗，一方面可加强痰液引流，促进炎症吸收，另一方面可留取深部痰送检，尽快明确病原菌以精准抗感染。

参 考 文 献

1. 成人支气管扩张症诊治专家共识编写组 . 成人支气管扩张症诊治专家共识（2012 版）[J]. 中华危重症医学杂志，2012，5（5）：315-328.

2. 朱元珏，陈文彬 . 呼吸病学 [M]. 北京：人民卫生出版社，2003.

3. 林琳，张忠德 . 呼吸科专病中医临床诊治 [M]. 3 版 . 北京：人民卫生出版社，2013.

4. Pasteur MC，Helliwell SM，Houghton SJ，et al. An investigation into causative factors in patients with bronchiectasis [J]. Am J Respir Crit Care Med，2000，162（4 Pt 1）：1277-1284.

5. 李德容，钟淑卿，刘春丽，等 . 支气管扩张合并感染的病原学及药敏分析 [J]. 临床和实验医学杂志，2007，6（8）：4-5.

6. 王丽娟.106 例老年支气管扩张症患者感染加重期病原菌与耐药性分析[J].吉林医学,2011,35(5):848-851.

7. 龚益,殷少军,杨虹,等.支气管扩张患者病原菌的分布及耐药性分析[J].同济大学学报(医学版),2008,29(3):50-53.

8. 李酹,李久荣,高金明.北京协和医院 136 例支气管扩张症住院患者临床特征分析[J].中国医学科学院学报,2014,36(1):61-67.

9. 张盛斌,黄斌,郑晓璇,等.支气管扩张症急性加重期下呼吸道病原菌分布及耐药性分析[J].中国感染与化疗杂志,2013,13(5):380-383.

10. 齐志丽,段美丽,李昂.铜绿假单胞菌耐药机制研究现状[J].山东医药,2014,54(4):83-86.

11. 傅志红.洪广祥治疗支气管扩张症经验[J].中医杂志,1995,36(11):658-659.

12. 王丽华.洪广祥治疗支气管扩张经验介绍[J].中华中医药杂志,2007,22(1):50-51.

13. 吴坚,蒋熙,姜丹,等.国医大师朱良春支气管扩张症辨治实录及经验撷菁[J].江苏中医药,2014,46(3):1-3.

14. 李欣.吴银根治疗支气管扩张症的经验[J].中国中医药信息杂志,2003,10(7):68-69.

15. 耿佩华.邵长荣从肝论治痰热壅肺型支气管扩张经验[J].上海中医药杂志,2008,42(12):17-18.

第四节　肺　脓　肿

一、西医认识

【诊断标准】

肺脓肿(lung abscess)是由 1 种或多种病原体所引起的肺组织化脓性感染,早期特征为化脓性肺炎,继而坏死、液化,脓肿形成。临床上以骤起高热、微寒、咳嗽、咳大量脓臭痰,胸部 X 线结果提示有 1 个或多发的含气液平空洞为特征,如有多个直径小于 2cm 的空洞则称为坏死性肺炎或肺坏疽。

依据其发病途径可以分为吸入性肺脓肿、血源性肺脓肿和继发性肺脓肿。典型的肺脓肿痰液静置后可分为 3 层,上层为黏液及泡沫,中层为浆液,下层为脓块及坏死组织。

(一)肺脓肿的诊断标准

肺脓肿的诊断通常是依据病史、症状和影像学检查结果进行诊断。诊断要点:

1. 病史　患者通常有口、咽、鼻感染灶,或有口腔手术、昏迷、呕吐和异物吸入史。

2. 症状　急性发作的畏寒、高热、咳嗽和咳大量脓臭痰等典型症状。

3. 实验室检查　血常规提示白细胞总数和中性粒细胞比例显著增高。

4. 胸部 X 线片或 CT　肺叶大片浓密炎性阴影中有脓腔伴气液平面。

有典型症状和实验室检查,尤其是胸部影像学检查的典型表现,结合病史可作出诊断。血、胸水、下呼吸道分泌物培养(包括厌氧菌培养)分离细菌,有助于确立病原诊断。有皮肤创伤感染,疖、痈化脓性病灶,或腹盆腔感染,发热不退,出现咳嗽、咳痰等症状,胸部 X 线检查示两肺多发性小脓肿,血培养阳性可诊断为血源性肺脓肿。

(二)重症肺脓肿的诊断标准

肺脓肿并发脓胸、支气管胸膜瘘、胸膜皮肤瘘、大咯血等并发症,或合并呼吸衰竭、休克、心功能不全等器官功能不全,可定义为重症。

【常见病原学】

肺脓肿以青壮年较多见，男多于女，自抗生素广泛应用以来，其发病率、病死率已明显下降。

（一）常见病原学的流行病学

1974 年 Bartlett 等报告，89% 的肺脓肿患者可培育出厌氧菌，其中 46% 的肺脓肿患者痰培养仅发现厌氧菌，43% 的患者有厌氧菌和需氧菌的混合感染。最常见的厌氧菌是消化链球菌、类杆菌属、梭形杆菌属及微需氧链球菌。其他科引起肺脓肿的不常见微生物包括金黄色葡萄球菌（可形成多发脓肿）、肺炎链球菌（罕见）、肺炎克雷伯菌、流感杆菌、假单胞杆菌、放线菌属、奴卡菌属和其他革兰氏阴性杆菌。非细菌性病原也可引起肺脓肿，包括寄生虫（如并殖吸虫属、阿米巴属）、真菌（如曲霉、隐球菌属、组织胞质菌、牙生菌属、球孢子菌属）、分枝杆菌。

肺脓肿绝大部分是内源性感染，主要由吸入口咽部细菌感染所致。吸入性感染常见病原体以厌氧菌为主，通常包括革兰氏阳性球菌如消化球菌、消化链球菌，以及革兰氏阴性杆菌如脆弱拟杆菌、产黑色素拟杆菌和坏死性梭形杆菌等。院内感染中需氧菌比例比较高。血源性肺脓肿中病原体以金黄色葡萄球菌最为常见，肠道术后则以大肠杆菌、变形杆菌等较多，腹腔盆腔感染可继发血源性厌氧菌肺脓肿。

肺脓肿常伴有基础疾病，以慢性阻塞性肺疾病、哮喘、支气管扩张、糖尿病、继发性免疫缺陷病为常见。国内外研究表明，在无基础疾病的患者中，感染菌中革兰氏阴性菌和阳性菌所占比例差不多，其中革兰氏阴性菌占 47.8%，革兰氏阳性菌占 52.5%。而有基础疾病的患者以革兰氏阴性菌为主，占 80.9%，并且几乎全是革兰氏阴性杆菌。因此，在治疗的初始阶段，可以根据患者是否存在基础疾病或导致免疫力低下的因素来选择抗生素。无基础疾病的患者可选择对革兰氏阳性菌敏感的药物，如青霉素、甲硝唑、克林霉素等；有基础疾病的患者可选择三代头孢，或加 β- 内酰胺酶抑制剂。近年来，由于广谱抗生素及免疫抑制剂的广泛应用，在医院内获得性肺脓肿中，金黄色葡萄球菌、革兰氏阴性菌引起的肺脓肿有所增加，且革兰氏阴性菌常见的有克雷伯菌属、大肠菌属、假单胞菌属，需要加以重视。

（二）不同类型病原体感染的临床表现

临床上，肺脓肿的症状由于感染的病原体而有所不同，可以根据患者的临床特征对其可能的致病原进行分析。

单纯厌氧菌性肺脓肿患者多有吸入史，表现为乏力、低热、盗汗、食欲不振、咳嗽，在就诊前可能已存在数周或数月。以后出现明显咳嗽、咳大量痰，痰常带恶臭味以及消瘦、贫血等症状，常无胸痛，可咯血或形成胸膜炎。

非厌氧菌（其他细菌）感染引起的肺脓肿症状与肺炎相似，常发生于住院或免疫抑制患者，发病常急骤，发热，体温常高于 38.5℃，伴畏寒，有时有寒战，咳嗽、痰黏或黏液脓性痰，可伴胸痛、气促。1~2 周后咳出大量脓性痰，每日可达几百毫升，咯血常见，约占 80%。60% 左右的患者，痰带臭味，多提示合并厌氧菌感染。

真菌、奴卡菌属和分枝杆菌引起的肺脓肿常无胸痛，病情进展较慢。

继发肺脓肿发病前多伴有原发病的临床表现，多起病较缓，咳脓臭痰或咯血较少。其中血源性肺脓肿常有肺外感染症状如畏寒、高热，1~2 周后出现呼吸道症状，较轻。

【治疗】

肺脓肿的治疗应根据病原体和相应情况进行，治疗原则是早期应用有针对性的强有力的抗生素和加强痰液引流。

（一）脓液引流

1. **体位引流**　体位引流术原则上将病变部位放在高位，可用枕头、被褥等物垫高躯体，或抬高床脚，保持规定体位，使引流支气管方向向下，依靠重力作用促使脓液排出。对身体状况较好、发热不高的患者，可采取体位引流排脓，且体位引流前可予雾化吸入增强引流效果。在体位引流过程中，按照肺脓肿的部位，患者取相应体位（详细体位参考"支气管扩张并感染"章节），操作者手掌面拍打及轻轻震动或按压胸部以松解黏性分泌物，以利排痰。操作过程中，患者尽可能配合吸气并用力咳出脓性痰液，一般每日 2~3 次，每次 10~15 分钟。

注意事项：①进食不久，不宜引流；②在实施体位引流过程中，注意保暖，以免受凉后病情加重；③在实施过程中，注意变动体位，以便脓液顺利引流；④引流后的脓液，应做特殊处理；⑤对脓液甚多且身体虚弱者，体位引流应慎重，以免大量脓痰涌出，来不及咳出而造成窒息。

2. **人工吸痰及肺穿刺引流**　肺脓肿出现大量分泌物时，如患者不能咳嗽或咳嗽无力，通常需要人工吸痰；合并神志障碍者，需要建立人工气道（气管插管或气管切开）以方便人工吸痰以促进痰液引流。痰液引流不畅者，可经纤维支气管镜冲洗及吸引；贴近胸壁的巨大脓腔，可留置导管引流和冲洗，合并脓胸时应尽早行胸腔闭式引流。

（二）抗感染治疗

对细菌性肺脓肿而言，经验性抗生素治疗应能覆盖临床怀疑的所有可能的病原体。开始应用抗生素前应及时完善痰、血、胸腔积液等标本的采集，行需氧菌和厌氧菌培养、药物敏感试验。确定病原体和药物敏感性后，根据药敏结果选用和调整抗生素的应用。大多数肺脓肿继发于吸入，由厌氧菌引起。社区活动性肺炎病史或住院时肺脓肿形成病史，对决定抗生素的选择是重要的。因误吸发生肺脓肿的住院患者，抗生素的抗菌谱应能覆盖克雷伯菌属、肠杆菌属和假单胞菌属。

肺脓肿的感染细菌，包括革兰氏阳性球菌和大多数厌氧菌，都对青霉素敏感，故传统经验治疗首选青霉素。由于脆弱拟杆菌和产黑色素拟杆菌对青霉素耐药，可予林可霉素或克林霉素治疗。吸入性肺脓肿的标准治疗方案是克林霉素 600mg 静脉滴注（1 次 /8h），后可改为 150~300mg 口服（4 次 /d），已发表的临床试验证实此方案要优于静脉滴注青霉素。对厌氧菌感染的，除青霉素外，尚可选用或联合用甲硝唑治疗。如为金黄色葡萄球菌感染，可选用耐青霉素酶的，亦可加用氨基苷类；MRSA 则应首选万古霉素；革兰氏阴性杆菌感染时常用第二、三代头孢菌素加氨基苷类抗生素。若为医院获得性感染，应使用第三、四代头孢菌素联合克林霉素或甲硝唑，或 β- 内酰胺类 /β- 内酰胺酶抑制剂、碳青霉烯类、氟喹诺酮类之一联合应用克林霉素或甲硝唑。如为军团菌感染，应选用红霉素或利福平。奴卡菌感染可选用磺胺类药。结核杆菌感染应规范抗结核治疗。亚胺培南对肺脓肿的常见病原体均有较强的杀灭作用，是重症患者较好的经验性治疗备选药物。

一般抗生素疗程为 6~10 周，直到临床症状完全消失，胸部 X 线片显示脓腔及炎性病变完全消失，仅残留少量条索状纤维阴影为止。在全身用药基础上，可加用抗生素的局部治疗，如环甲膜穿刺、经鼻导管气道内或经纤维支气管镜滴药。

（三）支气管镜治疗

支气管镜治疗的内容主要包括留取痰液标本、经支气管镜吸引冲洗和注药。经纤维支气管镜肺脓肿冲洗吸引是将支气管镜嵌入病变段或亚段支气管,经导管或活检孔道直接注入生理盐水 20~30ml,稀释脓性分泌物,然后负压吸引,反复 3~4 次。并可将敏感抗生素直接注射到病变部位,提高病变部位抗生素浓度,提高杀菌效果,有利于加速脓肿的消散,缩短疗程。

(四)其他治疗

1. 氧疗和辅助呼吸　肺脓肿患者应评估血氧水平,存在低氧血症的患者可予鼻导管或面罩氧疗,维持血氧饱和度在 90% 以上。若常规氧疗不能纠正呼吸衰竭,可考虑无创呼吸机辅助通气;对痰液多,引流不畅,合并高碳酸血症者,建议建立人工气道,有创呼吸机辅助通气。

2. 营养支持治疗　由于肺脓肿患者一般多有消耗性表现,特别是体质差者,应加强营养支持,补充足够热卡,必要时补充白蛋白、血浆等胶体。

(五)外科治疗

肺脓肿经有效的抗生素治疗,大多数患者可治愈,少数患者疗效不佳,在全身状况和肺功能允许的情况下,可考虑外科手术治疗。对于慢性肺脓肿纤维组织增生使腔壁发生变化,抗菌药物难以渗入其中,内科治疗较困难者,应考虑手术治疗。

肺切除的适应证有:

1. 病程在 3 个月以上,内科治疗病灶无明显吸收者。并发支气管扩张,可考虑手术。
2. 危及生命的大咯血。
3. 支气管肺癌引起支气管阻塞。
4. 巨大肺脓肿,直径 >6cm 者。
5. 与肺癌难以鉴别时。

二、中医认识

肺脓肿属中医"肺痈"范畴。"肺痈"是肺叶生疮,形成脓肿的病症,为内痈之一。汉代张仲景《金匮要略·肺痿肺痈咳嗽上气病脉证治》提出:"咳而胸满振寒,脉数,咽干不渴,时出浊唾腥臭,久久吐脓如米粥者,为肺痈。"

【病因病机】

(一)病因

肺痈发病的主要原因为感受外邪,内犯于肺,或因痰热素盛,蒸灼肺脏,以致热壅血瘀,蕴酿成痈,血败肉腐化脓。其病理表现主要为邪盛的实热证候,脓肿溃后的阴伤气耗之象。成痈化脓的病理基础,主要在于血瘀。血瘀则热聚,血败肉腐酿脓。正如《灵枢·痈疽》所言:"营卫稽留于经脉之中,则血泣而不行,不行则卫气从之而不通,壅遏而不得行,故热。大热不止,热盛则肉腐,肉腐则为脓。"

(二)病机

本病定位在肺。由于邪热郁肺,邪阻肺络,肺损络伤而发病。随着病情发展、邪正的消长,可表现为初期、成痈期、溃脓期、恢复期等不同阶段。

初期(表证期)因风热(寒)之邪侵袭卫表,内郁于肺,或内外合邪,肺卫同病,蓄热内蒸,热伤肺气,肺失清肃,出现恶寒、发热、咳嗽等肺卫表证。

成痈期为邪热壅肺,蒸液成痰,气分热毒浸淫及血,热伤血脉,血为之凝滞,热壅血瘀,酝酿成痈,表现高热、振寒、咳嗽、气急、胸痛等痰瘀热毒蕴肺的证候。

溃脓期,痰热与瘀血壅阻肺络,肉腐血败化脓,继则肺损络伤,脓肿内溃外泄,咳出大量腥臭浓痰或脓血痰。

恢复期,脓肿溃后,邪毒渐尽,病情趋向好转,但因肺体损伤,故可见邪去正虚、阴伤气耗的病理过程。随着正气的逐渐恢复,病灶趋向愈合。溃后如脓毒不净,邪恋正虚,每致迁延反复,日久不愈,病势时轻时重,而转为慢性。

【辨证论治】

中医药治疗肺脓肿是依据四个阶段的症状进行辨证论治,但贯穿整个病程的证型总属实热证,治疗当以清热解毒、化瘀排脓为法,脓未成应着重清肺消痈,脓已成需排脓解毒。若痈脓破溃,决不能忽视脓毒的清除。桔梗的使用、千金苇茎汤等一些经典方在脓肿形成后均具有很好的疗效,病情若已进入后期,造成耗气伤阴的表现,则治疗应注意对正气的扶持,兼顾祛邪以保证疗效及改善预后。

溃脓期为本病病情顺逆的转折点,其关键在于脓液能否通畅排出。凡脓得畅泄,症状轻者为顺;脓臭异常,经久不净,症状加重者为逆。溃脓阶段若发生大咯血,应警惕窒息或气随血脱之危象,此应按照"血证"治疗,采取急救措施。如脓溃后流入胸腔,是严重的恶候,应重视。

1. 初期（表证期）

主症:恶寒发热,咳嗽,咳痰,痰色白而黏,量由少渐多,胸痛,咳时尤甚,呼吸不利,口干鼻燥,苔薄黄或薄白,脉浮数而滑。

治法:清肺解毒,解表化痰。

方药:银翘散加减。金银花 15g,连翘 15g,淡豆豉 9g,薄荷 6g[后下],甘草 6g,桔梗 12g,杏仁 12g,牛蒡子 9g,芦根 30g,荆芥穗 6g[后下],败酱草 30g,鱼腥草 30g,黄芩 12g。

加减:头痛者,可加菊花、桑叶;内热转甚,恶寒不显,口渴者,去荆芥、薄荷、淡豆豉之辛散,加生石膏、蒲公英;痰热蕴肺,咳甚痰多者,桔梗用量加重,并加瓜蒌仁、川贝母、桑白皮、枇杷叶;化燥伤阴者,可加沙参、麦冬、天花粉;胸痛甚者,可加郁金、瓜蒌、桃仁等。

2. 成痈期

主症:身热转甚,时时振寒,继而壮热汗出,烦躁不安,胸闷作痛,转侧不利,咳嗽气急,咳脓痰、味腥臭,口干咽燥,舌质红,苔黄腻,脉滑数。

治法:清肺消痈,化瘀散结。

方药:千金苇茎汤合五味消毒饮加减。苇茎 20g,薏苡仁 20g,冬瓜仁 15g,桃仁 15g,野菊花 15g,紫花地丁 15g,蒲公英 30g,青天葵 15g,金银花 30g。

加减:若痰热郁肺,胸闷喘满,咳吐痰浊量多者,可加瓜蒌仁、桑白皮、葶苈子、射干;若肺热壅盛,壮热、心烦口渴者,可配石膏、知母、栀子等;大便秘结者,加大黄、枳实;若热毒瘀结,咳脓浊痰,有腥臭味者,合用西黄丸,3 次/d,每次 1 丸。

3. 溃脓期

主症:咳吐大量脓血痰,或如米粥,腥臭异常,有时咯血,胸中烦满而痛,甚则气喘不能卧,身热,面赤,烦渴喜饮,苔黄腻,舌质红或绛,脉滑数。

治法:排脓,清热解毒。

方药:桔梗汤合千金苇茎汤加味。苇茎 30~45g,冬瓜仁 15~30g,鱼腥草 30g,桔梗 18g,甘草 6g,薏苡仁 30g,桃仁 10g,黄芩 15g,金银花 30g,败酱草 30g,桑白皮 12g。

加减:若气虚汗出较甚者,加黄芪;津伤口渴心烦者,加沙参、麦冬、百合;若咯血甚者,可加大蓟、小蓟、水牛角、三七、紫珠草、白茅根等；胸部胀满，咳喘不能平卧者，可加炙麻黄、苏子、葶苈子等。

4. 恢复期

（1）阴伤气耗证

主症：身热渐退，咳嗽减轻，脓痰日少，臭味亦淡，胸胁隐痛，难以久卧，心烦口渴，潮热盗汗，神疲乏力，面色不华，形体消瘦，精神萎靡，舌质红，苔薄，脉细数无力。

治法：益气养阴，清热化痰。

方药：沙参清肺汤加减。黄芪 20g，太子参 15g，沙参 12g，白及 12g，桔梗 12g，甘草 6g，薏苡仁 20g，冬瓜仁 20g，合欢皮 10g。

加减：若阴虚明显，可加麦冬、百合、玉竹；阴虚发热，低热不退者，加地骨皮、青蒿、十大功劳叶等；肺痈后期，脓痰稀少难出，短气，乏力，面色㿠白者，可重用黄芪、太子参、桔梗；若出现脾虚，食欲不振者，可配山药、茯苓、白术等。

（2）邪恋正虚证

主症：咳嗽，咳吐脓血痰、量少，反复迁延日久不尽，潮热心烦，口燥咽干，自汗，气短，形瘦神委，面色不华，舌红，苔少或黄，脉细数或虚数。

治法：益气养阴，排脓解毒。

方药：桔梗杏仁煎加减。阿胶 12g^烊化，麦冬 15g，百合 15g，桔梗 15g，甘草 6g，杏仁 12g，浙贝母 12g，枳壳 12g，金银花 15g，红藤 12g，连翘 15g，夏枯草 15g。每日 1 剂，水煎服。

加减：若咳吐腥臭脓痰量多，加鱼腥草、败酱草、金荞麦根；热毒较甚，身热、心烦、口干渴者，加黄芩、知母；若气虚自汗、气短、神疲乏力者，重用黄芪；若溃后不敛，咳吐脓血不尽者，配白及、白蔹、川槿皮等。

【名医经验】

1. 周仲瑛治肺痈四法　周仲瑛认为肺痈的治疗应以清热散结、解毒排脓为原则，针对不同病情，分别采取相应治法。未成脓前应予大剂清肺消痈之品以力求消散，已成脓者当解毒排脓，按照"有脓必排"的要求，尤以排脓为首要措施。脓毒清除后，再予补虚养肺。可概括为四法。

（1）清肺解毒法：此法贯穿于肺痈治疗的整个过程，依据各个分期的症状进行论治。此法尤其适用于成痈期，热毒壅肺表现明显而有身热、振寒、胸满烦躁等症状时。此法可使痈肿得到不同程度的消散，减轻病情，缩短病程；溃脓期虽以排脓为重，但因脓毒蕴肺，清肺解毒亦当重视；在恢复期，邪去正虚，此时当以补养正气、养阴益肺为主，酌加清解脓毒的药物，防止邪恋正虚。《景岳全书》的如金解毒散是此法的代表方。

（2）化瘀消痈法：成痈期的病理基础主要在于血瘀，凡风热、痰热郁肺、热壅血瘀，痰热毒邪互结，胸胁胀痛，呼吸不利当急用之，以求痈肿得到部分消散，已成脓者配合用之，亦有一定的消散作用。但溃脓期肺伤络损，可有咯血，则不宜单行消散，当取化瘀止血之品。此法的代表方是千金苇茎汤。

（3）排脓泻浊法：此法适用于脓成溃破期。《医学入门》提到："肺痈……咳唾脓血腥臭，置之水中则沉。"咳吐大量腥臭脓痰或脓血痰是肺痈脓肿溃破的表现，若浓痰可以畅利排出，则病情可以转顺，否则毒邪可内陷于内而成慢性病发，甚则脓液流入胸腔而成"脓胸"。《金匮要略》桔梗汤是排脓的代表方，方中桔梗的用量应比常规剂量大，约 10~15g。同时可配伍苇茎汤的薏苡仁、冬瓜仁等增强泻浊排脓作用。在民间，有人用金荞麦根治疗肺痈，药后可排大量浓痰而得效。

（4）清养补肺法：恢复期，患者脓溃热退，气阴虚损，此时治以养阴补肺，同时兼清脓毒，以促病灶加快痊愈。周仲瑛自创验方沙参清肺汤疗效显著，药由北沙参、黄芪、太子参、合欢皮、白及、甘草、桔梗、薏苡仁、冬瓜子加减。若邪恋正虚，脓毒不净，咯吐脓血，迁延不已，或痰液一度清晰而复转臭浊，病情时轻时重，因指端缺氧而致发绀、呈杵状指等慢性病征者，尤需重视脓毒的清除，配伍鱼腥草、金荞麦根、败酱草、桔梗、甘草等解毒排脓，切忌单纯补敛而致邪留。

2. 洪广祥分期论治肺痈，清热法贯穿全程

（1）详辨虚实，切勿"虚虚""实实"：洪广祥认为，对肺痈的辨治，首辨虚实，再辨脓成未成、脓溃未溃。邪实壅盛之时，忌予温热辛散之药；痈脓未去之时，忌予补益敛涩之剂；坚持有脓力排治之。托里排脓之法仅用于正虚无力排邪之时，在毒热盛而正不虚之时，切勿使用，否则犯"实实"之戒，可致病势加剧。

（2）分期论治，清热法贯穿全程：肺痈的病机主要为邪热郁肺，热郁是形成痰热瘀阻、化腐成痈的病理基础，临床上呈现以邪热盛实的证候为主，但脓肿溃后，或病势迁延，又可出现气阴耗伤，或正虚邪恋之象。因此，肺痈的治疗要突出清热、排脓、化瘀、扶正，其中清热法要贯穿治疗的全程，治疗中再辅以化瘀、扶正，常起事半功倍之效。从以往治疗肺痈的失败病例分析，主要原因之一是清热不得法、不彻底，以致失去控制病势发展的主动权。

在热毒初结，脓邪未聚时，症见发热、咳嗽，痰黏而黄，胸痛，鼻燥咽干，舌红苔白，脉浮滑。治当清热祛痰、化瘀散邪，可予《温病条辨》银翘散加减。洪广祥喜予清宣之法论治，常用药物如银花藤30g、连翘15g、鱼腥草50g（后下）、抱石莲30g、生麻黄10g、桔梗15g、生甘草10g。方中生麻黄伍大队清热解毒之品，旨在宣肺散表而防寒凉药物郁闭肺气，使肺气宣降正常、邪热消散有途。痰热重者，可加黄芩、石膏加强清肺泻热；痰多难咳出者，可加冬瓜仁、桑白皮、杏仁、浙贝母、枇杷叶化痰降气；胸痛、气不畅者，可加瓜蒌皮、郁金宽胸理气。

痈成未溃时，症见高热恶寒，烦躁，汗出，气急，咳嗽胸痛，痰黄绿量多夹腥臭味，舌红苔黄腻，脉滑数。治当清热解毒、散瘀消痈，可予《外台秘要》"千金苇茎汤"加减。洪广祥喜用清泻之法，常用药物如黄芩15g、鱼腥草50g（后下）、野菊花15g、败酱草15~30g、虎杖15g、蒲公英30g、生大黄10g（后下）。热毒明显者，可加用《肘后备急方》的黄连解毒汤以加强清热解毒消痈；痰黄稠厚者，可加用射干、海蛤壳、桑白皮、瓜蒌清热化痰；痰浊壅塞、气郁不畅时，可加用葶苈子、枳实泻肺降浊；脓痰浊臭者，可加用《外科证治全生集》的西黄丸以加强清热解毒、活血散结之力。

痈溃脓出时，症见咳吐大量腥臭脓血痰，状如米粥，或夹血块、鲜血，发热，胸中满闷，胸痛喘促难卧，舌红苔黄腻，脉滑数。治当解毒排脓，可予《医学心悟》加味桔梗汤加减。热毒盛者，加用《医宗金鉴》五味消毒饮；咯血者，可酌加牡丹皮、蒲黄、三七、藕节、山栀子凉血止血活血；气虚者，可加生黄芪托里透脓；阴伤者，可加用麦冬、天花粉、玄参养阴生津；脓排不畅，且无咯血者，可加用穿山甲、皂角刺消痈溃坚排脓。

脓去正伤时，症见身热渐退，盗汗自汗，咳嗽减少，咯吐脓血减少，腥臭味减，气短乏力，胸痛隐隐，口干咽燥，面色不华，舌淡红苔白，脉细数。治当补虚养肺，兼清遗毒。气阴两虚者，可予《伤寒论》竹叶石膏汤加减；若阳气虚衰为主，可予《脾胃论》补中益气汤合《外科证治全生集》阳和汤加减。气阴虚甚者，可加黄芪、太子参加强益气养阴；痰浊未净者，可加冬瓜仁、桔梗、薏苡仁祛痰排浊；瘀象明显而无咯血者，可加用牡丹皮、郁金、桃仁、赤芍、红藤等散瘀消痈；痰中带血污者，可加白及、三七、藕节、花蕊石、蒲黄、茜草等散瘀止血；腥臭痰咳吐不尽者，可加鱼腥草、败酱草清毒消痈；纳呆便溏者，可加茯苓、白术、山药健脾和中。

3. 朱良春擅用金荞麦治肺痈 朱良春认为治肺痈，必须侧重清热解毒，化瘀排脓，庶奏佳效。历代名方如葶苈大枣泻肺汤、桔梗汤、千金苇茎汤等均为医家所常用；流传于民间的单方草药，亦常有奇功者。自20世纪60年代采用成方龙氏家传治肺痈之金荞麦，先后经临床验证达千余例，疗效满意。

金荞麦即蓼科植物之野荞麦，具有清热解毒、润肺补肾、活血化瘀、软坚散结、健脾止泻、收敛消食、祛风化湿之功，常用于治疗急性咽炎、扁桃体炎、痢疾、痈疽肿毒、风湿痹痛、赤白带下、蛇犬咬伤等，而南通市中医院首先报道用之于肺痈。原来的传统制法、服法：金荞麦根250g，用瓦罐密封，隔水蒸煮为棕色液体约1 000ml，每次服40ml，3次/d。剧者加黄酒一半，与水共煎煮，可增药效。

后由中国医学科学院药物研究所提取其主要成分黄烷醇，制成片剂，每服5片，3次/d；同时还制成全成分的浸膏片，每片含生药相当于1.5g，每服5片，3次/d，两者效果大致相同。患者在服药后每见咳痰增多，由于脓痰大量排出，热势下挫，胃纳好转，空洞也随之缩小，液平消失，病灶逐步吸收而痊愈。中国医学科学院药物研究所等单位对金荞麦的分析研究表明，本品系一种新的抗感染药，有抗炎、解热、抑制血小板聚集和增强巨噬细胞吞噬功能等作用。它虽然不直接杀菌，但可通过调节机体功能，提高免疫力，降低毛细血管通透性，减少炎性分泌，改善局部血液循环，加速组织再生和修复过程，从而达到痊愈的目的。

恢复期配合服用自制补肺粉240g，浙贝母、川百合各加9g。偏阴虚者，加麦冬、北沙参各60g；偏气虚者，加炙黄芪、太子参各60g。共研极细末，加100g白糖和匀。一般每次服9g，2次/d，甚有裨益。

4. 王文鼎认为肺脓肿辨分痈、疽 王文鼎认为肺脓肿不能一概视为肺痈，属肺疽者间或有之。若在治疗上不充分或者支气管的引流不畅，坏死组织留在脓腔内，炎症持续存在，则转为慢性，此阶段有相当一部分似中医学肺疽。

肺痈、肺疽虽同属肺部化脓性病变，但两者在成因、病机和临床表现上都有不同，必须细加分别，不容混淆。首先从病因病机上看，肺痈和肺疽都是气血为毒邪阻滞而成，但"痈有火毒之滞，疽有寒痰之凝"，肺痈系肺有蓄热，复因外感风热，两热相蒸，肺叶受灼，气壅血瘀，郁结成痈；而肺疽多为病久体虚，肺气耗伤，无力托毒外出，以致热从寒化，阴寒凝阻，邪毒深伏于肺所致。而肺痈久延，元气耗损，亦可转化为肺疽。

再就临床表现来看，当从起病之缓急，病程之长短，热势之高低，痰液、脓液之性状，以及舌苔、脉象之变化等方面，进行辨别。一般来说，肺痈起病急骤，热势较高，痰液黄稠，脓液浓浊，常伴口渴、气粗、胸痛等症，舌红苔黄腻，脉多滑数，表现为阳证、热证；肺疽起病较缓，病程较长，热势不甚，痰不黄稠，脓液清稀，每兼神疲乏力、面色不华等症，舌淡红或暗红、苔白、脉多虚细，表现为阴证、寒证。临证治病，必须掌握辨证论治的原则，详细地研究分析病情，抓住主要矛盾，才能正确诊断。

王文鼎治疗肺疽，主张温阳散寒、补气托毒为主，善于应用阳和汤、西黄丸，每获良效。阳和汤温补通腠，阳和一转，则阴分凝结之毒自动化解，故阳和汤为治疗外科阴证的主要方剂。方中熟地、鹿角胶温补精血，姜炭温中回阳，桂心温通血脉，麻黄宣通阳气，白芥子祛湿化痰；诸药相配，共奏温补和阳、散寒通滞之效。西黄丸具有活血祛瘀、解毒止痛的作用，临床多用于慢性包块、脓肿。此方用牛黄解毒，配麝香之香窜，乳香、没药之活血祛瘀，以疏通血脉,使深伏之毒邪得以外散,郁结之痰浊瘀血得以消除。原本病为半阴半阳,又配以阳和汤,故无偏寒凉之弊。

三、典型案例与诊治评析

【典型案例】

聂某,男,59 岁,2014 年 8 月 2 日入院。

主诉:发热伴咳嗽气促 2 天。

现病史:缘患者 2 天前不慎受凉后出现咳嗽,痰黄稠量多,气促,发热,伴全身乏力,面色青紫。在当地医院就诊,测 T 37.6℃,R 50 次 /min,P 127 次 /min,BP 107/70mmHg;查血常规:WBC 11.8×10^9/L,红细胞计数(RBC)2.23×10^{12}/L,HGB 55g/L;胸片:双肺肺炎。当地医院予吸氧、抗感染、利尿、强心等对症处理,症状缓解不明显,遂转至我院急诊就诊。查血常规:WBC 10.98×10^9/L,NEUT% 82.9%,HGB 51g/L,PLT 747×10^9/L;胸片(图 4-4-1):①右肺中上野大片状密度影,拟感染,建议必要时进一步检查或抗炎后复查;②主动脉硬化。诊断为"肺部感染、重度贫血",予抗感染、解痉平喘、输血等处理后收入内科住院治疗。入院后予低流量给氧,予注射用哌拉西林钠 - 他唑巴坦钠静脉滴注抗感染,二甲双胍、吡格列酮降糖;予输红细胞纠正贫血等治疗。经治疗后患者发热反复,气促,血气分析提示出现Ⅰ型呼吸衰竭,经家属同意于 8 月 5 日转 ICU 监护治疗。

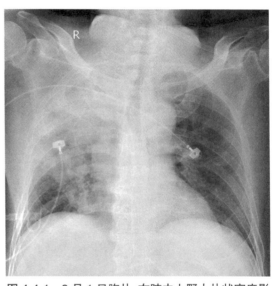

图 4-4-1　8 月 1 日胸片:右肺中上野大片状密度影

转入症见:神清,精神疲倦,烦躁,咳嗽,痰黄黏难咳,气促明显,发热,无恶寒,口干,纳眠差,二便尚调。

既往史:有精神分裂症病史 20 余年,近 10 余年长期在市民政局精神病医院住院治疗,服用氯氮平、利培酮等抗精神焦虑药品,情绪稳定;2 型糖尿病 5 年,服用二甲双胍、吡格列酮控制血糖。

查体:双肺呼吸音粗,双肺可闻及明显湿啰音,以右肺为明显。心界叩诊不大,心率 130 次 /min,律齐,各瓣膜听诊区未闻及病理性杂音。床边监测:BP 105/65mmHg,HR 130 次 /min,R 27 次 /min,SpO_2 93%。舌暗,苔白腻,脉细滑数。

辅助检查:血气分析:pH 7.452,PCO_2 46.3mmHg,PO_2 60.5mmHg;血常规:WBC 9.96×10^9/L,中性粒细胞计数(NEUT)7.7×10^9/L,RBC 3.08×10^{12}/L,HGB 83g/L,PLT 498×10^9/L;凝血 3 项:PT13 秒,INR 1.15,FIB 5.08g/L,APTT 33.7 秒;降钙素原 0.24ng/ml;hs-CRP 76.4mg/L;D-Dimer 1 480μg/L。痰涂片:革兰氏阳性菌:革兰氏阴性菌:真菌 =7:2:1;痰培养:肺炎克雷伯菌;胸部 CT(图 4-4-2):①双肺多发炎症,右肺上叶脓肿形成,建议治疗后复查;②右侧少量胸腔积液,心包少量积液;③纵隔多发淋巴结增大。

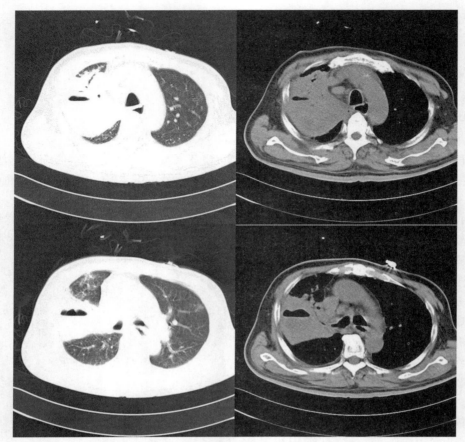

图 4-4-2　8 月 5 日胸部 CT：右肺上叶脓肿形成

转入诊断：

中医：肺痈（气阴两虚，痰热壅肺）。

西医：①肺脓肿（右肺上叶）；②呼吸衰竭（Ⅰ型）；③脓毒症；④重度贫血；⑤2 型糖尿病；⑥精神分裂症。

诊治过程：转入后予无创呼吸机辅助通气，哌拉西林钠 - 他唑巴坦钠抗感染，盐酸氨溴索化痰，免疫球蛋白、胸腺素调节免疫，控制血糖及精神症状等对症处理。并请胸外科会诊，建议继续内科治疗，若经过系统抗感染治疗后脓腔仍未能闭合，则可考虑手术治疗。经治疗，患者咳嗽、气促减轻，无发热，于 8 月 9 日转回病房继续治疗。转入后继续原方案抗感染治疗。复查胸片：双肺炎症较前明显吸收，右肺上叶病灶范围较前缩小（图 4-4-3）。

中医方面：初诊患者疲倦，咳嗽，气促，痰黄黏稠，口干，纳眠差，舌暗，苔白腻，脉细

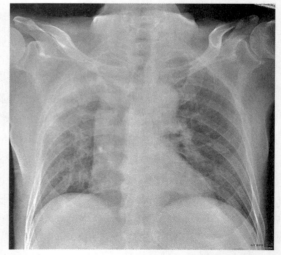

图 4-4-3　8 月 13 日胸片：双肺炎症较前吸收

滑数。辨证为气阴两虚,痰热壅肺。治以健脾益气养阴,清热化痰为法。方以苇茎汤加减:苇茎 20g,薏苡仁 30g,冬瓜仁 20g,桃仁 10g,黄芪 15g,太子参 15g,白术 10g,山药 15g,甘草 5g,桔梗 15g,金荞麦 20g。每日 1 剂,共 3 剂。

二诊:患者气促减轻,咳嗽,痰色转白,量多,黏稠难咳,口不干,纳欠佳,舌淡,苔腻,脉细滑。辨证为肺脾气虚,痰浊阻肺。治以健脾益气,化痰止咳为法。方以四君子汤合二陈汤加减:茯苓 20g,白术 15g,党参 15g,炙甘草 5g,陈皮 10g,法半夏 15g,乌梅 5g,桔梗 15g,皂角刺 15g,鹿衔草 10g。每日 1 剂,共 3 剂。

三诊:患者无气促,仍疲倦,咳嗽,咳白痰,痰中带血丝,舌淡,苔白微腻,脉细滑。辨证同前,在原方基础上改党参为生晒参 20g、加黄芪 30g 以加强益气排脓之力,加田七末 3g 冲服以化瘀止血,续服 6 剂。

经治疗,患者无发热,咳嗽气促缓解,于 8 月 20 日带药出院。

出院西医诊断:①肺脓肿(右肺上叶);②呼吸衰竭(Ⅰ型);③脓毒症;④重度贫血;⑤2型糖尿病;⑥精神分裂症。

出院后随访,患者继续服用阿莫西林分散片 0.5g(3 次 /d),定期门诊复诊,无发热,气促,偶有咳嗽,痰少。11 月 4 日复查胸部 CT(图 4-4-4)提示右肺上叶病灶范围较前缩小;右肺上叶、下叶多发纤维灶。

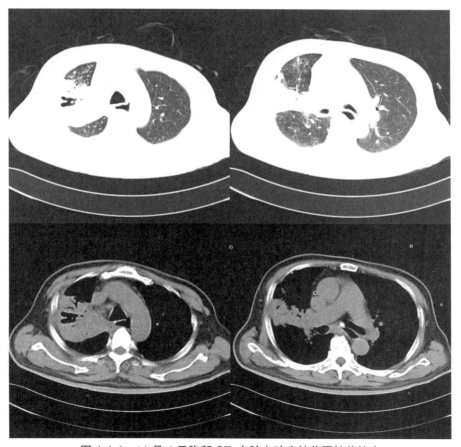

图 4-4-4 11 月 4 日胸部 CT:右肺上叶病灶范围较前缩小

【诊治评析】

此患者中老年男性,久患消渴,阴虚内热体质,久病正气渐衰,邪气易入,因感受外邪而发,邪热未能及时表解而入里,内犯于肺,蒸灼肺脏,以致热壅血瘀,蕴酿成痈,血败肉腐化脓。因为抗生素的早期使用,此患者的初期、成痈期、溃脓期、恢复期4期并不典型。早期患者疲倦,咳嗽,气促,痰黄黏稠,口干,舌淡,苔白腻,脉细滑数,辨证为气阴两虚、痰热壅肺,投以苇茎汤加减以健脾益气养阴、清热化痰;中期患者气促减轻,咳嗽,痰色转白,量多,黏稠难咳,口不干,纳欠佳,舌淡,苔腻,脉细滑,辨证为肺脾气虚、痰浊阻肺,以健脾益气、化痰止咳为法,予四君子汤合二陈汤加减,加皂角刺以助排脓;后期患者仍有疲倦,咳嗽,咳白痰,痰中带血丝,在原方基础上改党参为生晒参20g、加黄芪30g以加强益气排脓之力,加田七末以化瘀止血。治疗过程中脓未成以消痈为主,脓成后以排脓为主;此患者久患消渴,气阴亏虚,治疗全程不忘扶正,顾护气阴。

中医虽对肺脓肿的防治有了较为丰富的临床经验,但病变发展至喘脱、咯血等变证而呈危象,仍然缺乏速效、高效的治疗手段,故不可单用中医治疗,且西医的抗感染、营养支持、呼吸功能支持等在预防此病危象时是不可或缺的。若见恶候或慢性迁延,应请胸外科会诊,探讨手术治疗的可能性。中西医结合治疗肺脓肿,具有一定的优势和特色,疗效是肯定的。

参 考 文 献

1. 蔡柏蔷,李龙芸.协和呼吸病学[M].2版.北京:中国协和医科大学出版社,2011.

2. 林琳,张忠德.呼吸科专病中医临床诊治[M].3版.北京:人民卫生出版社,2013.

3. 周仲瑛.周仲瑛临床经验辑要[M].北京:中国医药科技出版社,1998.

4. 傅志红.洪广祥教授治肺系疾病探要[J].新中医,1999,31(1):11-13.

5. 洪广祥.中国现代百名中医临床家丛书:洪广祥[M].北京:中国中医药出版社,2007.

6. 陈建建,熊卫标.洪广祥教授治疗肺痈经验[J].广西中医药,2000,23(6):28-31.

7. 朱良春,魏长春,叶景华,等.肺脓疡证治[J].中医杂志,1987(7):11-15.

8. 卢祥之.名中医治病绝招[M].北京:中国医药科技出版社,1988.

第五节　肺　结　核

一、西医认识

【诊断标准】

肺结核(pulmonary tuberculosis)是结核分枝杆菌引起的慢性肺部感染性疾病,占各器官结核病总数的80%~90%,其中痰中排菌者称为传染性肺结核。排菌肺结核患者为重要传染源,主要通过咳嗽、喷嚏等方式把含有结核菌的微滴排到空气中通过飞沫传播。临床上主要表现为咳嗽、咳痰、胸痛、低热、盗汗、消瘦等。

根据中华医学会结核病学分会于2013年发布的《肺结核诊断和治疗指南》,肺结核的诊断包括以下几方面内容。

(一)肺结核的临床表现

有下列表现应考虑肺结核的可能,应进一步做痰和胸部X线检查。应注意约有20%的活动肺结核患者也可以无症状或仅有轻微症状。

1. 咳嗽、咳痰≥3周,可伴有咯血、胸痛、呼吸困难等症状。

2. 发热(常午后低热),可伴盗汗、乏力、食欲降低、体重减轻、月经失调。

3. 结核变态反应引起的过敏表现,如结节性红斑、泡性结膜炎和结核性风湿症(Poncet病)等。

4. 结核菌素(PPD-C5TU)皮肤试验。我国是结核病高流行国家,儿童普种卡介苗,阳性对诊断结核病意义不大,但对未接种卡介苗的儿童则提示已受结核分枝杆菌(简称结核菌)感染或体内有活动性结核病。当呈现强阳性时表示机体处于超敏状态,发病概率高,可作为临床诊断结核病的参考指征。

5. 患肺结核时,肺部体征常不明显。肺部病变较广泛时可有相应体征,有明显空洞或并发支气管扩张时可闻及中小水泡音。康尼峡(Kronig峡)缩小提示肺尖有病变。

(二)肺结核的影像诊断

细菌学检查是肺结核诊断的确切依据,但不是所有的肺结核都可得到细菌学证实。胸部 X 线检查也常是重要的。但是肺结核的胸部 X 线表现并无特征性改变,需注意与其他肺部疾病鉴别。一般而言,肺结核胸部 X 线表现可有如下特点:①多发生在肺上叶尖后段、肺下叶背段、后基底段;②病变可局限也可多肺段侵犯;③ X 线影像可呈多形态表现(即同时呈现渗出、增殖、纤维和干酪性病变),也可伴有钙化;④易合并空洞;⑤可伴有支气管播散灶;⑥可伴胸腔积液、胸膜增厚与粘连;⑦呈球形病灶时(结核球)直径多 <3cm,周围可有卫星病灶,内侧端可有引流支气管征;⑧病变吸收慢(<1 个月,变化较小)。

胸部 CT 扫描对如下情况有补充性诊断价值:①发现胸内隐匿部位病变,包括气管、支气管内的病变;②早期发现肺内粟粒阴影;③诊断有困难的肿块阴影、空洞、孤立结节和浸润阴影的鉴别诊断;④了解肺门、纵隔淋巴结肿大情况,鉴别纵隔淋巴结结核与肿瘤;⑤少量胸腔积液、包裹积液、叶间积液和其他胸膜病变的检出;⑥囊肿与实体肿块的鉴别。

(三)肺结核的病原学诊断

标本来源:痰液、超声雾化导痰、下呼吸道采样、支气管冲洗液、支气管肺泡灌洗液(BALF)、肺及支气管活检标本。痰标本质量的好坏,是否停用抗结核药,直接影响结核菌检出阳性结果和培养分离率。晨痰涂片阳性率比较高,当患者痰少时,可采用高渗盐水超声雾化导痰。涂片染色阳性只能说明抗酸杆菌存在,不能区分是结核菌还是非结核分枝杆菌。由于我国非结核分枝杆菌病的发病较少,故检出抗酸杆菌对诊断结核病有极重要的意义。

(四)肺结核的确诊病例

1. 痰涂片阳性肺结核 凡符合下列 3 项之一者为痰涂片阳性肺结核病例:2 份痰标本直接涂片抗酸杆菌镜检阳性;1 份痰标本直接涂片抗酸杆菌镜检阳性,加肺部影像学检查符合活动性肺结核影像学表现;1 份痰标本直接涂片抗酸杆菌镜检阳性,加 1 份痰标本结核分枝杆菌培养阳性。

2. 仅培养阳性肺结核 痰涂片阴性;肺部影像学检查符合活动性肺结核影像学表现,加 1 份痰标本结核分枝杆菌培养阳性。同时符合以上 2 项可确诊。

3. 肺部病变标本病理学诊断为结核病变者。

(五)菌阴肺结核的诊断

菌阴肺结核为 3 次痰涂片及 1 次培养阴性的肺结核,其诊断标准为:①典型肺结核临床症状和胸部 X 线表现。②抗结核治疗有效。③临床可排除其他非结核性肺部疾患。④结核菌素皮肤试验(5TU)强阳性;血清抗结核抗体阳性。⑤痰结核菌 PCR+ 探针检测呈阳性。⑥肺外组织病理证实结核病变。⑦ BALF 检出抗酸分枝杆菌。⑧支气管或肺部组织病理证实结核病变。

具备①~⑥中的 3 项或⑦~⑧中任何 1 项可确诊。

(六)肺结核的分类

1. 原发型肺结核　为原发结核感染所致的临床病症,包括原发综合征及胸内淋巴结核。

2. 血行播散型肺结核　包括急性血行播散型肺结核(急性粟粒型肺结核)及亚急性、慢性血行播散型肺结核。

3. 继发型肺结核　肺结核中的一个主要类型,包括浸润性、纤维空洞及干酪性肺炎等。

4. 结核性胸膜炎　临床上已排除其他原因引起的胸膜炎。包括结核性干性胸膜炎、结核性渗出性胸膜炎、结核性脓胸。

5. 其他肺外结核　一般按部位及脏器命名,如骨关节结核、结核性脑膜炎、肾结核、肠结核等。

(七)重症肺结核的诊断标准

参考相关文献,以下情况可归属为重症肺结核:病灶范围在 3 个肺野以上,病灶斑片状并伴有坏死、空洞、实变等病变;伴有明显结核中毒症状,或伴有心功能不全、肺部感染、贫血、咯血、呼吸衰竭等严重合并症及并发症。

【病原学】

1882 年,Robert Koch 发现结核分枝杆菌是结核病的病机。在分类学上,结核杆菌属于放线菌属放线菌目分枝杆菌科分枝杆菌属。人型结核分枝杆菌是人类主要的致病菌。

(一)结核杆菌的形态与特性

结核杆菌细长、微弯、$(0.3\sim0.6)\mu m \times (1\sim4)\mu m$,无荚膜、无鞭毛、无芽孢、不能活动,有分枝生长的倾向,不易被染色,革兰氏染色呈弱阳性,品红燃料着色后,对酸性酒精的脱水有很强的抵抗,镜下检查呈红色杆菌,故命名抗酸杆菌,是结核分枝杆菌的特征,也是非结核分枝杆菌的特征。

(二)结核杆菌的培养和生长

结核杆菌是兼性需氧菌,在固体培养基上生长缓慢,其生长缓慢的原因是有遗传学基础的。结核杆菌的生殖周期(又称代期)为 15~20 小时(吞噬细胞内生长为 25~32 小时),而大肠杆菌仅为 1.3 小时,故约需 4 周才能形成 1mm 左右的菌落,菌落致密、较干燥,常呈淡黄色或黄色,表面粗糙有皱纹,边缘不整齐,培养时如供氧充分,可促进其生长,在液体培养基上生长较快,尤其在培养的早期,常用的经典培养基为改良罗氏固体培养基。

(三)结核杆菌的致病性

结核杆菌是能侵袭机体任何组织、器官引起进行性疾病的致病菌。其致病力与菌体成分有关,如索状因子(双分枝菌酸海藻糖脂)、硫脂、脂阿拉伯甘露糖、磷脂以及 25kDa 蛋白。1998 年,英国、法国、美国、丹麦四国专家协作完成了 $H_{37}Rv$ 的全基因组检测工作。结核杆菌全基因组共含有 4 411 529 个碱基对、约 4 000 个基因,与以前的研究是一致的,且 G+C(鸟嘌呤 + 胞嘧啶)的含量占 65.6%,仅次于大肠杆菌。

(四)结核杆菌耐药性的产生

结核杆菌在复制过程中极少数菌株可自发染色体突变而使其对抗结核菌药物产生耐

药。在治疗过程中,如单一用药,病变内绝大多数敏感菌群被杀死,而少数自然耐药菌株得以继续生长、繁殖而成为优势菌群,使抗结核药物难以奏效而成为耐药结核病。2010 年,全国第五次结核病流行病学抽样调查报告显示我国肺结核患者的耐药情况较严重,2001—2010 年我国结核分枝杆菌分离菌株对检测的 4 种一线抗结核药物的任一耐药率为 36.8%,初治患者为 36.9%,复治患者为 35.9%;对检测的 7 种二线抗结核药物的任一耐药率为 24.6%,初治患者为 25.7%,复治患者为 17.9%,总耐多药率为 6.8%。

【治疗】

结核的化学治疗不仅是治疗和控制疾病的有力手段,也是结核病防治规划的重要组成部分。结核菌的化疗原则为早期、规律、全程、适量、联合。整个化疗方案分为强化和巩固两个阶段。对肺结核患者实施有效治疗管理,确保肺结核患者在全疗程中规律、联合、足量和不间断地实施规范化疗,减少耐药性的产生,最终获得治愈。由于临床上患者对抗结核药物的耐受性不一样,肝肾功能情况不同(尤其是老年患者)和存在耐多药结核患者,这时进行治疗也要注意化疗方案制订的个体化,以确保化疗顺利完成及提高耐药结核痰菌阴转率。

（一）抗结核药物

目前,国际上通用的抗结核药物有 10 余种,一般可分为基本抗结核药物(即一线药物)及次要抗结核药物(即二线抗结核药物,复治用药)两大类,随着耐多药结核菌的增多,还新增加了新药类。

1. **基本抗结核药** 世界卫生组织(WHO)倡用的基本药物有异烟肼(Isoniazid,INH,H)、利福平(Rifampicin,RFP,R)、吡嗪酰胺(Pyrazinamide,PZA,Z),而链霉素(Streptomycin,SM,S)、乙胺丁醇(Ethambutol,EMB,E)及氨硫脲(Thiacetazone,TB1,T)、单氨硫脲副作用较多,目前已很少应用。

2. **次要抗结核药** 包括卡那霉素(Kanamycin,KM)、阿米卡星(Amikacin,AK)、卷曲霉素(Capreomycin,CPM,C)、对氨柳酸(Para-aminosalicylic acid,PAS)、乙硫异烟胺(Ethionamide,ETH)、丙硫异烟胺(Protionamide,PTH)、环丝氨酸(Cycloserine,CS)等。

3. **抗结核新药** 利福霉素类新药如苯并噁嗪利福霉素、利福布汀、利福喷汀;氟喹诺酮类体外实验对分枝杆菌也有抗菌活性,研究较多的有氧氟沙星、左氧氟沙星、斯巴沙星等。近年来还证明莫西沙星及加替沙星具有较强的抗结核活性,但还有待进一步研究。

（二）初治肺结核的治疗

有下列情况之一者定义为初治:①尚未开始抗结核治疗的患者;②正进行标准化疗方案用药而未满疗程的患者;③不规则化疗 <1 个月的患者。

初治方案:强化期 2 个月 / 巩固期 4 个月。药名前数字表示用药月数,药名右下方数字表示每周用药次数。我国常用方案:2S(E)HRZ/4HR;2S(E)HRZ/4H₃R₃;2S₃(E₃)H₃R₃Z₃/4H₃R₃;2S(E)HRZ/4HRE;2RIFATER/4RIFINAH(RIFATER:卫非特;RIFINAH:卫非宁)。对粟粒型肺结核(无结核性脑膜炎者)上述方案疗程可适当延长,不采用间歇治疗方案,强化期为 3 个月,巩固期为 HR 方案 6~9 个月,总疗程为 9~12 个月。菌阴肺结核患者可在上述方案的强化期中删除链霉素或乙胺丁醇。

（三）复治肺结核的治疗

下列情况之一者为复治:①初治失败的患者;②规则用药满疗程后痰菌又复阳的患者;③不规律化疗 >1 个月的患者;④慢性排菌患者。

复治方案:强化期 3 个月 / 巩固期 5 个月。常用方案:2SHRZE/1HRZE/5HRE;2SHRZE/

$1HRZE/5H_3R_3E_3$；$2S_3H_3R_3Z_3E_3/1H_3R_3Z_3E_3/5H_3R_3E_3$。复治患者应做药敏试验，对于上述方案化疗无效的复治排菌病例可参考耐多药结核病化疗方案，并根据药敏试验加以调整。

（四）耐多药结核病的治疗

对包括 INH 和 RFP 两种或两种以上抗结核药物发生耐药时的结核分枝杆菌所致的结核病为耐多药结核病（multidrug-resistant tuberculosis，MDR-TB），所以耐多药结核病必须要有痰结核菌药敏试验结果才能确诊。耐多药结核病化疗方案主张采用每日用药，疗程要延长至 21 个月为宜。WHO 推荐一线和二线抗结核药物可以混合用于治疗 MDR-TB，一线药物中除 INH 和 RFP 已耐药外，仍可根据敏感情况选用 SM、PZA、EMB；二线抗结核药物是耐多药结核病治疗的主药。WHO 推荐的未获得（或缺乏）药敏试验结果但临床考虑 MDR-TB 时，可使用的化疗方案为强化期使用 AMK（或 CPM）+TH+PZA+OFLX 联合，巩固期使用 TH+OFLX 联合。强化期 ≥3 个月，巩固期 ≥18 个月，总疗程 >21 个月。若化疗前或化疗中已获得了药敏试验结果，可在上述药物的基础上调整，保证敏感药物 >3 种。对病变范围较局限，化疗 4 个月痰菌不阴转，或只对 2~3 种效果较差药物敏感，对其他抗结核药均已耐药，有手术适应证者可进行外科治疗。

（五）肺结核常见并发症及处理

1. 咯血　绝大多数情况表明病情活动、进展，但少数也可在肺结核已好转或稳定时发生。咯血者应进行抗结核治疗，中、大量咯血应积极止血，保持气道通畅，注意防止窒息和出血性休克发生。一般改善凝血机制的止血药对肺结核大咯血疗效不理想。垂体后叶素仍是治疗肺结核大咯血最有效的止血药，对垂体后叶素有禁忌的患者可采用酚妥拉明。近年来，支气管动脉栓塞术介入疗法治疗肺结核大咯血收到了近期良好的效果。

2. 自发性气胸　肺结核为气胸常见病因，多种肺结核病变可引起气胸。对闭合性气胸，肺压缩 <20%，临床无明显呼吸困难的患者，可采用保守疗法。对张力性、开放性气胸及闭合性气胸 >2 周未愈合者，可行胸腔闭式引流术。

3. 肺部继发感染　肺结核空洞（尤其纤维空洞），胸膜肥厚、结核纤维病变引起支气管扩张、肺不张及支气管结核所致气道阻塞，是造成肺结核继发其他细菌感染的病理基础。肺部继发感染常以革兰氏阴性杆菌为主，且复合感染多。肺结核疗程长，由于长期使用抗生素（如链霉素、阿米卡星、利福平等），部分病例年老、体弱及同时应用免疫抑制剂，可以继发真菌感染。常见在空洞、支气管扩张囊腔中有曲菌球寄生，胸部 X 线呈现空腔中的菌球上方气腔呈"新月形"改变，周围有气带且随体位移动，临床表现可有反复大咯血，内科治疗效果不佳。也有少数患者可继发白色念珠菌感染。继发感染时应针对不同病原，采用相应抗生素或抗真菌治疗。

（六）其他治疗

1. 免疫治疗　临床上，目前越来越多地使用免疫制剂辅助治疗肺结核，如胸腺素、转移因子、白细胞介素 -2（IL-2）、卡介苗多糖核酸等。但目前尚无临床有效的循证医学证据。

2. 手术治疗　在肺结核治疗过程中，一般认为，一旦发现内科复治达不到痰菌转阴、空洞闭合的目的，就应考虑外科手术治疗。针对肺结核大咯血，特别是合并支气管扩张、慢性纤维空洞（或合并曲菌病）、毁损肺时的大咯血，应积极手术，即使经过保守治疗或支气管动脉栓塞术使得大咯血得到暂时缓解，只要患者心肺功能和全身状况能耐受手术，仍应按原计划手术治疗，否则再次咯血随时可引起窒息死亡。

二、中医认识

肺结核属于中医"肺痨"范畴,结核性胸膜炎属于中医"悬饮"范畴。肺痨是由于正气虚弱,感染痨虫,侵蚀肺脏所致的,以咳嗽、咯血、潮热、盗汗以及形体逐渐消瘦为临床特征,具有传染性的慢性虚弱性疾患。明代李梴在《医学入门》中指出肺痨有六大主症——"潮、汗、咳嗽,或见血,或遗精、泄",与肺结核症状相符。

【病因病机】

（一）病因

肺痨的致病因素,历代医家认为,主要有两个方面:一为外受"痨虫"传染;二为内伤体虚,气血不足,阴精耗损。痨虫,又称"瘵虫、肺虫"。《三因极一病证方论》云:"诸证虽曰不同,其根多有虫。"《仁斋直指方》云:"瘵虫食人骨髓。"明确指出瘵虫传染是形成本病的唯一外部因素。凡直接接触本病的患者,"瘵虫"侵入人体而为害。凡先天禀赋不强,后天嗜欲无节,如酒色过度、青年早婚、忧思劳倦,或大病久病失于调治,如麻疹、外感久咳,及胎产之后,耗伤气血津液,正气先虚,抗病力弱,致"痨虫"乘虚袭人,感染为病。《古今医统大全》云:"凡此诸虫","着于怯弱之人,人不能知,日久遂成痨瘵之证";"凡人平时保养元气,爱惜精血,瘵不可得而传,惟夫纵欲多淫,若不自觉,精血内耗,邪气外乘";"气虚血痿,最不可入痨瘵之门,吊丧问疾,衣服器皿中皆能乘虚而染触"。明确指出了正气亏虚为易感因素。

（二）病机

本病的病位主要在肺。《证治汇补》云:"虽分五脏见症,然皆统归于肺。"在病变发展过程中,可累及脾、肾,亦可涉及心、肝,甚则传遍五脏,故有"其邪辗转,乘于五脏"之说。在病理性质方面,以阴虚为主。《医门法律》云:"阴虚者,十常八九;阳虚者,十之一二。"具体言之,由于病情有轻重之分,病变发展阶段不同,涉及脏器不一,其病理转化演变亦有所区别。一般来说,本病初起肺体受损,肺阴受耗,肺失滋养,表现为肺阴亏损之候,如干咳、无痰或咳血丝痰、口干鼻燥,病位在肺;继则阴虚火旺,肺肾同病,兼及于心,而见心烦、五心潮热、盗汗;或因气阴两虚,肺脾同病,而见咳吐痰浊、纳差、胃脘胀;终则肺脾肾三脏皆亏,阴损及阳,元气耗损,趋于阴阳两虚的严重局面,见动则气促或喘脱、极度消瘦、浮肿、心慌等。从整个病变过程来看,仍以阴虚为主体。

【辨证论治】

"抗痨杀虫,补虚培元"是中医治疗肺结核的两大原则。目前所知的杀虫类中药,有白果、大青叶、大蒜、百部、黄芩、黄连、连翘、金银花、夏枯草等。由于肺痨的病理本质为阴虚,因此补虚主要是滋阴,禁用燥热、寒凉、攻伐太多的药物,以免耗气伤阴。

肺结核的辨证:一是辨病理属性,区别阴虚、阴虚火旺、气虚的不同,掌握肺与脾、肾的关系。临床上总以肺阴亏损为多见,继而出现阴虚火旺或气阴两虚,甚至阴阳两虚。二是详察主症特点,临床上根据咳嗽、咯血、潮热、盗汗、胸痛、消瘦六大症状的主次轻重结合病理特点来辨证治疗。

重症肺结核患者可伴有喘促、发热、咯血不止、汗出肢冷、脉微欲绝等症,临床以肺热壅盛、阴虚肺热、戴阳证、气随血脱多见,治疗上除了补虚培元、抗痨杀虫外,还必须兼顾清热化痰、养阴清肺、固肾敛肝、回阳救逆,随证加减。重症肺结核的常见分型辨治如下:

1. 肺热壅盛

主症:咯血量多,血色鲜红或夹有黄痰,或脓痰腥臭,胸满气急,心烦口渴,舌红,苔黄腻,脉滑数。

治法:清热泻火,宁络止血。

方药:清金化痰汤加减。黄芩 15g,山栀子 15g,知母 15g,桑白皮 15g,瓜蒌仁 10g,浙贝母 10g,麦冬 12g,橘红 10g,茯苓 10g,桔梗 9g,藕节 30g,茜草 15g,甘草 5g。每日 1 剂,水煎服。

加减:若高热者,加水牛角、生石膏;伴躁动不安、目赤者,加牡丹皮、地骨皮、青黛、海蛤粉;痰黄腥臭甚者,加金荞麦、鱼腥草;若咯血量多者,加茜根散。

2. 阴虚肺热

主症:反复咯血,血色鲜红,干咳咽燥,潮热盗汗,舌红苔黄少津,脉细数。

治法:滋阴清热,宁络止血。

方药:养阴清肺汤加减。生地 15g,玄参 10g,麦冬 15g,白芍 10g,石斛 15g,铁包金 30g,川贝母 10g,百部 15g,仙鹤草 30g,牡丹皮 12g,甘草 6g。每日 1 剂,水煎服。

加减:若伴有骨蒸潮热者,加白薇、地骨皮;若咯血量多者,加茜根散。

3. 戴阳证

主症:发热,双颊潮红,气喘,烦躁心慌,全身汗不止,腰膝酸软,声低息短,四肢逆冷,舌嫩红苔少,脉沉细数或浮大无根。

治法:固肾敛肝,引火归原。

方药:来复汤加减。山茱萸 90g,人参 15g[另煎],生龙骨 30g[先煎],生牡蛎 30g[先煎],炙甘草 15g,肉桂 3g[焗服],熟附子 30g[先煎]。每日 1 剂,水煎服。

加减:若合并咯血者,可冲服三七末 3~5g 或云南白药 0.25~0.5g。

4. 气随血脱

主症:咯血不止,失血过多,面色苍白,头晕心慌,冷汗淋漓,四肢冰冷,舌淡苔白,脉微欲绝。

治法:益气止血,回阳救逆。

方药:参附汤。人参 15g,熟附子 15g。失血过多,气随血脱,欲休克者,当先予参附汤急煎内服,以迅速补气救脱,再予止血之品。若来不及煎药,可给予参附注射液 20~40ml 静脉推注。

【名医经验】

1. 陈苏生创"二麻四仁汤"治重症肺结核

(1)重症肺结核虚中夹邪:陈苏生认为重症肺结核常合并感染,肺为娇脏,纤芥不容,由于反复受邪,纠结不解,多因虚中夹邪、夹实,而且正虚邪实,邪盛正衰,非单纯扶正所能奏效。这类患者其实"在体是虚,在病属实",大凡虚而夹邪夹实者,当先治其实,后理其虚。在扶正不能达邪时,祛邪方能扶正,不可执一不化,重要的是辨证时两者兼顾。重症肺结核常咳呛气逆,痰液稠浊,胸满痞闷,这是由于痰浊潴留,肺络瘀阻而使肺气壅塞。通常所谓养阴肃肺及培土生金等治疗方法,常扶正有余而祛邪不足,邪不去而正不能安,久之则正气愈耗,措手愈难。如运用开肺达邪,使权正稍安,然后循因调摄,才能竟其全功。治疗慢性病应知其常而通其变,不可墨守拘泥。

(2)二麻四仁汤为治疗重症肺结核基本方:"二麻四仁汤"基本方组成为净麻黄(带节蜜炙)4.5g,麻黄根 4.5g,苦杏仁(去皮)9g,白果仁(打碎)9g,桃仁 9g,郁李仁 9g。方中用麻黄开肺定喘,发散肺经之郁,用麻黄根以制约不使肺气开泄太过,二麻同用一开一合,既可增强肺气以利其功能,又可达邪而不伤其肺络;杏仁降气化痰而宁嗽,桃仁活血润燥以止咳,郁李仁泄浊解凝以利痰,白果仁敛肺抗炎以制菌,以四仁为佐,一气一血,一滑一敛,互补短长,相得益彰,确为重症肺结核有益的方剂。

2. 沈炎南创治肺结核七法　对肺结核的治疗,一是要燮理阴阳,使之恢复平衡,根据阴虚程度、有无兼火热亢盛,以及有无耗气伤阳等情况来决定治疗大法;二是要根据五行生克乘侮规律调理脏腑,使之恢复正常关系。遵循《难经》治疗劳损的法则:"损其肺者益其气;损其心者调其荣卫;损其脾者调其饮食,适其寒温;损其肝者缓其中;损其肾者益其精。"其中,以调理肺、脾、肾三脏为主。沈炎南在吸收前人经验基础上,结合自己的临床心得,创立了治疗肺结核的七法。

(1)清金保肺法:主要用于肺阴虚,选用北沙参、明党参、麦冬、玉竹、玄参、生地黄、百合、桑叶、枇杷叶、百部、川贝母、生牡蛎之类。如阴虚有火,可选加黄芩、桑白皮、鱼腥草、知母、天花粉之类清泻肺火;如兼肺气虚,可选加党参、太子参、茯苓、黄芪、五爪龙之类;如有自汗、盗汗者,可据情酌加糯稻根、浮小麦、五味子、麻黄根之类。

(2)培土生金法:脾气虚者,选用异功散、参苓白术散;脾阴虚者,选用太子参、西洋参、山药、黄精、茯苓、扁豆、石斛、麦冬、薏苡仁、莲子、芡实、甘草之类。并可酌加麦芽、谷芽、布渣叶之类运脾化滞。

(3)滋肾固精法:主要用于肾阴虚,选用三才封髓丹、二仙丹,酌加冬虫夏草、黄精、山茱萸、枸杞子、沙苑子之类。遗精梦泄者,可酌加龙骨、牡蛎、莲子、莲须、莲心、白果、夜交藤、五味子之类;如阴损及阳,阴阳两虚者,可酌加人参、胡桃、紫河车、山茱萸、肉苁蓉、蛤蚧尾之类助阳生精,但应注意勿过用温燥动火之剂。

(4)养阴柔肝法:主要用于肝阴虚,选用白芍、甘草、阿胶、黄精、何首乌、枸杞子、女贞子、墨旱莲、桑椹、生地黄、石决明等。如肝火偏亢者,可酌加黄芩、栀子、牡丹皮、夏枯草、水牛角、羚羊角之类清泻肝火;如肝木横逆犯土,则重用芍药以平肝木。

(5)养心安神法:主要用于心阴虚,心神不安之证,用生脉散酌加柏子仁、酸枣仁、茯神、百合、珍珠母、夜交藤之类;如心火上炎,可合导赤散加灯心草使火下泻。

(6)滋阴降火法:用于阴虚火旺之证,选用知柏地黄丸、犀角地黄汤;如骨蒸劳热者,可选加地骨皮、银柴胡、白薇、秦艽、青蒿、鳖甲、龟甲之类。

(7)宁络止血法:用于咯血之证,选用桑叶、玄参、麦冬、生地黄、墨旱莲、茜草根、紫珠草、艾叶、大小蓟、藕节、白及、白茅根、三七、花蕊石之类,止血兼化瘀。如为肺络灼伤,与清金保肺法合用;如为肝火上逆,与犀角地黄汤合用;如大量咯血,止血药炒炭用,并饮用新鲜童便以济急;气随血脱者,用独参汤以救急。

以上七法以清金保肺、培土生金、滋肾固精为基本法,其余四法为辅助法。七法既可单独使用,又可相互为用。往往是以一法为主,参以他法。根据辨证圆活变通,自可收良效。

3. 洪广祥肺痨辨治与用药经验

(1)肺痨辨治与用药:洪广祥认为肺结核的活动期,多属阴虚;静止期多属气虚、阳虚;结核病灶损坏肺组织,有严重肺功能障碍者,多属阴阳两虚。从整个病程而言,多以阴虚为主。在治疗大法上,主张早期重在滋养肺阴,中晚期突出补益脾肾。临床上要本着"补虚以复其本,杀虫以绝其根"的原则,采取补虚与杀虫、局部与整体相结合的方法,以达增强机体抗病能力和抑制或杀灭结核杆菌的目的。治疗肺痨基本方:百部30g,十大功劳叶、夏枯草、猫爪草各15g,怀山药30g,黄精、百合各15g。水煎服,每日1剂,总疗程为6个月。本方对浸润型肺结核有较好效果。如低热,加银柴胡、青蒿、白薇各15g;盗汗,加稽豆衣15g、浮小麦 30g、知母 10g；纳呆，加鸡内金 10g、白蔻仁 6g、炒麦芽 15~30g；胸痛，加瓜蒌皮、郁金各 15g；慢性纤维空洞型肺结核，可加生黄芪或棉花根 30g、羊乳或党参 30g、白及 30g、酥鳖甲 15g、田三七 6g。他认为肺结核用药，不宜过于甘寒，因甘寒药久服亦能腻胃。保护胃气，振奋脾胃，实属肺结核治疗的重要环节。

（2）治肺痨不忘祛瘀：洪广祥认为在肺结核的治疗中祛瘀用之得当，常可收到较好效果。一是祛瘀活血，主要用于对抗痨药产生耐药性的病例。这部分病例的特点是病程长，病灶多呈纤维性收缩，干酪坏死，周围淋巴血管淤塞不畅，因而结核病灶不易修复；另一方面，这部分患者常有不同程度的瘀血证候，如胸痛、面暗、肌肤甲错、舌质暗红、舌下静脉延伸扩张等。祛瘀活血药可改善血脉运行，有利于推陈出新，促使硬结钙化或空洞闭合。常用药为桃仁、赤芍、地龙、鳖甲、郁金、丹参、土鳖虫等，并与辨证论治药结合使用。二是因瘀血留滞，而致反复咯血，或血止之后以祛瘀生新，可用祛瘀止血药，如田三七、蒲黄、茜草、大黄、桃仁、赤芍等。此类患者适时使用祛瘀止血药，是控制或减少反复咯血的重要一环。

（3）中药治结核减毒增效：抗结核药或对肝肾功能有损害，一部分患者服药后出现不同程度的胃肠道反应，导致无法坚持服药。洪广祥认为中医药治疗结核病的重点是补虚培本，重在减轻甚至消除抗结核药的毒副反应，改善患者正虚体质，提高抗结核能力，增强抗结核药的敏感性。根据绿豆、甘草均能解巴豆、乌头等药毒的原理，合用二味，以解化疗之毒，疗效显著。常配合土茯苓、升麻等以增强解毒之功。化疗药毒易伤脾胃，解毒不忘护脾胃，治以芳香化浊、醒脾和胃。用苏叶、佩兰、藿香、蔻仁、麦芽、山楂之属，使脾胃之气渐盛，正气渐强，与抗结核药结合，能有效提高"补虚杀虫"的效果。

4. 朱良春治肺痨重培土生金

（1）法宗锡纯汤丸拟，肺痨诸型多效验：朱良春治疗肺结核总的治则是培土以生金，取张锡纯攻补兼施治痨瘵的"十全育金汤"和张仲景治干血痨的"大黄䗪虫丸"之意，创制"保肺丸"，自 20 世纪 70 年代始治疗各型肺结核屡收卓效；又创"地榆蓇草汤"，外敷"肺痨膏"配合"保肺丸"治疗，能提高疗效。保肺丸由地鳖虫、紫河车各 120g，百部 180g，制首乌、白及各 450g 共碾粉末，另以生地榆、老鹳草、黄精各 180g 煎取浓汁泛丸烘干或晒干，每服 9g，日 2~3 次。在临床中，遇长期发热者，配合"地榆蓇草汤"（由生地榆、怀山药各 30g，青蒿子、蓇草各 20g，百部 15g，甘草 6g 组成，日 1 剂，水煎服）。如属顽固性肺结核或空洞，配合外敷"肺痨膏"（由干蟾皮、壁虎、乳香、没药、蜈蚣共粉碎，搅入市售之外科黑膏药内，用软猪皮废角料做成膏药备用，用时微火烘软，敷在肺俞、膻中等穴，3 天一换）。保肺丸之功效，一则杀其虫以绝其根本，二则补其虚以复其真元，三则散其结瘀而生肌弥洞。

（2）肺痨愈后须调理，培土生金唯中医：朱良春认为抗痨西药虽不断更新，但均只能杀灭结核杆菌，治愈部分肺结核患者，因西医没有健脾补肾和培土以生金之药，故用抗痨西药治愈的部分患者，如体质较差，就容易复发，或后遗肺结核的气阴两虚系列症状，故肺结核用抗痨西药治愈的后遗症和复发症仍应按肺痨论治，且"保肺丸"同样有明显疗效，并嘱患者购当地鲜山药作菜佐食，以增强保肺丸之功也。

三、典型案例与诊治评析

【典型案例】

李某，男，57 岁，2013 年 11 月 4 日入院。

主诉：反复双下肢乏力 10 余年，加重 1 周，发热 1 天。

现病史:缘患者 10 余年前出现双下肢乏力,伴有言语不利,饮水呛咳,至外院住院,诊断为"急性脑血管病"(具体不详),经治疗后遗留双下肢乏力,言语欠清晰,偶有进食呛咳。近1 周来患者双下肢乏力加重,未予重视,昨日上午爬楼梯时行走不稳跌倒,当时枕部着地,头顶部破损出血,无意识障碍,无头晕头痛,无恶心呕吐,呼 120 送至当地医院就诊,予清创缝合头顶部伤口并肌内注射破伤风后送至我院急诊。急诊测体温 39℃,伴有恶寒,无咳嗽咳痰,无尿频急痛。查随机血糖 18.3mmol/L;血酮体 0.93mmol/L;血 常 规:WBC 6.53×10⁹/L,NEUT% 80.7%。头颅 CT:①颅内未见出血,颅骨未见骨折,左顶部头皮下血肿;②右侧额叶异常密度影,未除脑血管畸形类病变,右侧大脑脚高密度影,请结合临床及既往检查;③脑萎缩。急诊予降糖、消酮、补液退热等处理,体温降至正常,由急诊拟"急性脑血管病(?)、2 型糖尿病性酮症、发热查因"收入我院内分泌科病房。入院后予注射用头孢哌酮钠/舒巴坦静脉滴注抗感染,胰岛素泵强化降糖,并加强补液支持等治疗。经治疗,患者仍反复高热,体温最高 40.1℃,气促。复查胸片(图 4-5-1):拟左肺、右上肺及下肺感染,以左肺为著,建议抗炎后复查。血气分析(pH 7.549,PCO₂ 27mmHg,PO₂ 46.8mmHg)提示出现呼吸衰竭。考虑病情危重,于 11月 6 日转入 ICU 监护治疗。

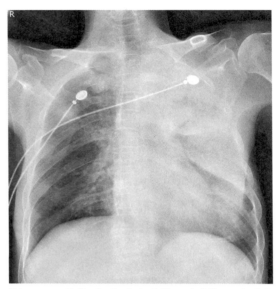

图 4-5-1　胸片:左肺、右上肺及下肺感染,以左肺为明显

转入症见:神清,疲倦,高热,体温 39.9℃,无恶寒,气促,动则加重,咳嗽,咳痰色白,双下肢乏力,言语欠清晰,口干,纳眠差,小便尚调,大便未解。

既往史:糖尿病病史 26 年余,平时不规范用药,血糖控制情况不详。

转入查体:T 39.9℃;双肺呼吸音粗,双肺可闻及散在湿啰音,以左肺明显;心律齐,各瓣膜听诊区未闻及病理性杂音。神经系统:双下肢肌张力升高,双下肢肌力约 3 级,双下肢病理征阴性,脑膜刺激征阴性。床边监测:HR 133 次/min,BP 120/78mmHg,R 33 次/min,SpO₂ 93%。舌淡暗,苔白,脉弦细数。

转入诊断:

中医:①喘证(气虚痰瘀阻络);②消渴(气虚痰瘀阻络)。

西医:①呼吸衰竭(Ⅰ型);②重症肺炎;③多发性脑梗死(双侧放射冠、半卵圆中心、双侧额顶叶皮质下、右侧额叶);④糖尿病性酮症;⑤2 型糖尿病;⑥头皮裂伤(左顶部);⑦头皮血肿[从楼梯或台阶上跌落](左顶部)。

辅助检查:11 月 7 日深部痰抗酸染色找结核分枝杆菌(TB 菌),发现抗酸杆菌(++)(1~9 个/10 个油镜视野);深部痰涂片找细菌,发现革兰氏阳性菌:革兰氏阴性菌:真菌=7:3:0;深部痰细菌培养+药敏定量,检出少量酵母样真菌;肺癌 3 项:组织多肽抗原(TPA)20.1ng/ml,鳞癌相关抗原(SCC-Ag)2.4ng/ml,神经元特异性烯醇化酶(NSE)33.5ng/ml。心电图:①窦性心动过速;②ST-T 改变;③电轴右偏。11 月 9 日胸片:左肺、右上肺及下肺感染,以左肺为著,较前进展。

诊治过程:转入后予无创呼吸机辅助通气,纤维支气管镜评估气道情况、促进痰液引流,留取深部痰送检;患者重症肺炎,经验性予亚胺培南 - 西司他汀钠抗感染,并予盐酸氨溴索雾化及静脉推注化痰等治疗;此外,予胰岛素静脉泵入调控血糖,波立维抗血小板聚集等治疗。11 月 7 日深部痰抗酸染色发现抗酸杆菌(++),考虑肺结核可能性大,立即填报传染病卡,呼吸道隔离,抗生素方面停用亚胺培南 - 西司他汀钠,改予左氧氟沙星静脉滴注抗感染治疗,并联系广州市胸科医院专家会诊指导下一步诊治及转院治疗。11 月 8 日广州市胸科医生会诊意见:①诊断方面,患者抗酸染色中找到结核杆菌,这种情况下,患者有90% 的可能为结核菌感染者,建议连续多次查抗酸菌涂片并胸部 CT 检查以进一步明确诊断;②治疗方面,给予利福平、雷米封、乙胺丁醇、吡嗪酰胺片四联抗结核药物治疗,注意监测肝功能,若生命体征稳定可转入胸科医院进行专科治疗。11 月 9 日复查胸片较前有所进展(图 4-5-2),根据会诊意见调整治疗方案,予四联抗结核药物治疗,考虑细菌感染不能完全除外,维持左氧氟沙星静脉滴注。

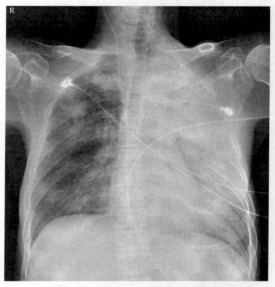

图 4-5-2　2013 年 11 月 9 日胸片:病变较前进展

中医方面,转入时患者疲倦乏力,气促,高热无畏寒,咳嗽,咳白痰,口干,纳眠差,舌淡暗,苔白,脉弦细数。辨证为肺脾气虚为本,痰瘀为标。急则治标,以“标本兼治”为则,以“益气化痰,活血通络”为法。中药汤剂予二陈汤加减(陈皮 10g,法半夏 10g,枳壳 10g,竹茹10g,茯苓 15g,炙甘草 6g,山药 30g,广木香 10g,白术 20g,党参 10g,灯盏花 1 包),3 剂。

二诊:服药后患者仍倦怠,气促减轻,痰黏难咳,口干,低热,舌淡暗,苔少,脉细数。考虑存在气阴两虚情况,在原方基础上加用百部 15g 杀虫,天花粉 15g 生津,党参易太子参 15g以益气养阴。

经治疗,患者气促咳嗽减轻,停无创呼吸机,低热,体温波动在 37.5~38℃,于 11 月 12 日转胸科医院继续抗结核治疗。

出院西医诊断:①肺结核,痰镜检(+);②呼吸衰竭(Ⅰ型);③重症肺炎;④多发性脑梗死(双侧放射冠、半卵圆中心、双侧额顶叶皮质下、右侧额叶);⑤糖尿病性酮症;⑥ 2 型糖尿病;⑦头皮裂伤(左顶部);⑧头皮血肿(左顶部)。

出院后随访,患者经利福平、雷米封、乙胺丁醇、吡嗪酰胺片四联抗结核治疗,体温正常出院,出院后门诊规范抗结核治疗 9 个月,肺结核治愈。

【诊治评析】

案例患者年过五旬,消渴、中风多年,内伤体虚,气血不足,阴精耗损,则易受“痨虫”传染,加之近期中风加剧,致使“痨虫”为患,肺失宣降,痰瘀内生,肺主气功能严重受损。该患者以喘促为主症,伴有咳嗽、咳痰,四诊合参,治疗上以标本兼顾为原则,益气扶正,兼顾化痰祛瘀,后期气阴亏耗症状突出,兼顾益气养阴杀虫。肺痨为感染“痨虫”所致,中医药治疗的重点是补虚培本,然单纯中医药治疗见效慢,而结合现代抗结核药治疗可彻底杀灭"痨虫"。中医药治疗重在减轻甚至消除抗结核药的毒副反应,改善患者正虚体质。

本案例以发热、咳嗽、气促为主要表现,病原学方面早期考虑为混合菌感染,经常规抗细菌治疗后仍持续发热,胸片提示炎症无改善,并出现呼吸衰竭而转入 ICU。患者转入 ICU 后很快行纤维支气管镜检查,留取深部痰送检,深部痰抗酸染色中找到结核杆菌,针对性给予抗结核治疗后病情才逐渐好转,提示病原学的查找及明确是感染性疾病治疗的关键。

参 考 文 献

1. 朱元珏,陈文彬.呼吸病学[M].北京:人民卫生出版社,2003.

2. 林琳,张忠德.呼吸科专病中医临床诊治[M].3 版.北京:人民卫生出版社,2013.

3. 中华医学会结核病学分会.肺结核诊断和治疗指南[J].中国实用乡村医生杂志,2013,20(2):7-11.

4. 全国第五次结核病流行病学抽样调查技术指导组,全国第五次结核病流行病学抽样调查办公室.2010 年全国第五次结核病流行病学抽样调查报告[J].中国防痨杂志,2012,34(8):485-508.

5. 张存悌.中医火神派医案全解[M].北京:人民军医出版社,2007.

6. 计威康,顾倩,沈福珍.陈苏生老中医对重症肺结核患者加用二麻四仁汤的治疗经验[J].中西医结合杂志,1986,6(8):488-489.

7. 杜同仿.沈炎南治肺结核经验[J].江西中医药,1999,30(2):6.

8. 洪广祥.肺痨辨治与用药经验[J].中医药通报,2006,7(3):6-8,18.

9. 邱志济,朱建平,马璇卿.朱良春治疗肺结核及后遗症特色选析——著名老中医学家朱良春教授临床经验(29)[J].辽宁中医杂志,2002,29(5):254-255.

第六节　严重急性呼吸综合征

一、西医认识

【诊断标准】

严重急性呼吸综合征(severe acute respiratory syndrome,SARS)是由 SARS 冠状病毒(SARS-CoV)引起的一种具有明显传染性、可累及多个脏器系统的特殊肺炎。本病曾称传染性非典型肺炎(infectious atypical pneumonia)。临床上以发热、乏力、头痛、肌肉关节酸痛等全身症状和干咳、胸闷、呼吸困难等呼吸道症状为主要表现,部分病例可有腹泻等消化道症状。

(一)诊断依据

1. 流行病学史

(1)与发病者有密切接触史,或属受染的群体发病者之一,或有明确传染人的证据。

(2)发病前 2 周内曾到过或居住于报告有严重急性呼吸综合征疫情的地区。

2. 症状与体征　起病急,常以发热为首发和主要症状,体温一般高于 38℃,常呈持续性高热,可伴有畏寒、肌肉酸痛、关节酸痛、头痛、乏力。少有上呼吸道卡他症状,部分患者发热 3~6 天后出现咳嗽,多为干咳少痰;可有胸闷、喘憋,严重者渐出现气促,甚至呼吸窘迫。呼吸困难和低氧血症多见于发病 6~12 天以后。部分患者出现腹泻、恶心、呕吐等消化道症状。患者的肺部体征常不明显,部分患者可闻少许湿啰音,或有肺实变体征。

3. 实验室及影像学检查 在病程 2~7 天时外周血白细胞计数一般不升高,部分患者可降低;常有淋巴细胞计数减少。

胸部影像学检查:病变初期肺部出现不同程度的片状、斑片状磨玻璃影,少数为肺实变影。阴影常为多发或/和双侧改变,并于发病中呈进展趋势,部分患者进展迅速,短期内融合成大片状阴影。当肺部病变处于早期阶段,磨玻璃影淡薄或其位置与心影和/或大血管影重合时,胸片可能难以发现。故如果早期胸片阴性,尚需每 1~2 天动态复查。若有条件,可安排胸部 CT 检查,有助于发现早期轻微病变或与心影和/或大血管影重合的病变。必须定期进行胸部 X 线影像学复查,以观察肺部病变的动态变化情况。

4. 特异性病原学检测

(1) SARS-CoV 血清特异性抗体检测:发病 10 天后(免疫荧光试验,若采用酶联免疫吸附试验,则在发病 21 天后),患者血清内可以明确检测到 SARS-CoV 的特异性 IgG 抗体。绝大多数在 28 天内 IgG 抗体阳转,或抗体的滴度从进展期至恢复期升高 4 倍以上,具有病原学诊断意义。IgM 抗体通常在发病第 7 天开始可以在血清中检测出,14 天左右达高峰,以后逐渐下降。由于特异性不强,仅有参考的诊断价值。

(2) SARS-CoV 核酸(RNA)检测:准确的 SARS-CoV RNA 检测具有早期诊断意义。采用荧光定量反转录聚合酶链反应(RT-PCR),在排除污染及技术问题的情况下,从呼吸道分泌物或粪便等人体标本中检出 SARS-CoV RNA,尤其是多次、多种标本和多种检测试剂盒的 SARS-CoV RNA 阳性,对病原学诊断有重要支持意义。但其特异性和敏感性尚有待进一步论证。

(二)严重急性呼吸综合征的诊断

结合上述流行病学史、临床症状和体征、一般实验室检查、胸部 X 线影像学变化,结合 ASRS 病原学检查阳性,排除其他类似的疾病,可以作出 SARS 的诊断。

1. 临床诊断 对于有 SARS 流行病学依据,有症状,有肺部 X 线影像改变,并能排除其他疾病诊断者,可以作出 SARS 临床诊断。在临床诊断的基础上,若分泌物 SARS-CoV RNA 检测阳性,或血清 SARS-CoV 抗体阳转,或抗体滴度 4 倍及以上增高,则可作出确定诊断。

2. 疑似病例 对于缺乏明确流行病学依据,但具备其他 SARS 支持证据者,可以作为疑似病例,需进一步进行流行病学追访,并安排病原学检查以求印证。对于有流行病学依据,有临床表现,但尚无肺部 X 线影像学变化者,也应作为疑似病例。对此类病例,需动态复查胸部 X 线或胸部 CT,一旦肺部病变出现,在排除其他疾病的前提下,可以作出临床诊断。

3. 医学隔离观察病例 对于近 2 周内有与 SARS 患者或疑似 SARS 患者接触,但无临床表现者,应自与前者脱离接触之日计,急性医学隔离观察 2 周。

(三)重症严重急性呼吸综合征的诊断标准

1. 呼吸困难,成人休息状态下呼吸频率≥30 次/min 且伴有下列情况之一:

(1)胸片显示多叶病变或病灶总面积在正位胸片上占双肺总面积的 1/3 以上。

(2)病情进展,48 小时内病灶面积增大超过 50% 且在正位胸片上占双肺总面积的 1/4 以上。

2. 出现低氧血症,氧合指数低于 300mmHg。

3. 休克或出现多器官功能障碍综合征。

【病原学】

2002 年 11 月,我国广东省部分地区开始出现 SARS 散发病例,在经历 2 个多月的始发期后,扩散到我国内地 24 个省、自治区、直辖市,全球 32 个国家和地区。2003 年 3 月 17 日,WHO 建立了全球网络实验室,开始了 SARS 病因的联合攻关。自 2003 年 4 月始,《新英格兰医学杂志》等著名专业期刊先后在其网站上刊登了关于 SARS 病原学研究的论文。这些病原学研究的共同点是,从符合 SARS 病例定义或基本特点的病例活体或尸检标本中,以不同类型的方法分离出或检测到了一种新的冠状病毒或其核酸序列。有几项研究还发现,患者肺组织或鼻炎洗液的细胞中有大量冠状病毒样颗粒。同年 4 月 16 日,WHO 在日内瓦宣布,一种新的冠状病毒是 SARS 的病原,并病名为 SARS 冠状病毒。

SARS-CoV 属于巢状病毒目(Order:Nidovirus)冠状病毒科(Family:Coronavirus)冠状病毒属(Genus:Coronavirus),属于单链正 RNA 病毒。SARS 相关冠状病毒既不是任何已知冠状病毒的变种,也不是它们的重组体,而是一种以前未知的冠状病毒,可能源于非人类宿主,并通过某种方式获得感染人体的能力。SARS 的主要传染源是急性期患者,经飞沫传播,也可经密切接触传播,尚可能存在其他的和环境有关的传播途径。目前已知,人群普遍易感,但发病人群以成人为主,可能和在公共场所活动有关。极少数患者在刚出现症状时即具有传染性。一般情况下传染性随病程而逐渐增强,在发病的第 2 周最具传播力。通常认为症状明显的患者传染性较强,特别是持续高热、频繁咳嗽、出现急性呼吸窘迫综合征(ARDS)时传染性较强。退热后传染性迅速下降,尚未发现潜伏期患者以及治愈出院者有传染他人的证据。

被病毒侵染的细胞包括气管支气管上皮细胞、肺泡上皮细胞、血管内皮细胞、巨噬细胞、肠道上皮细胞、肾脏远曲小管上皮细胞和淋巴细胞。SARS-CoV 由呼吸道进入人体,在呼吸道黏膜上皮内复制,进一步引起病毒血症。机体对 SARS-CoV 感染的反应可表现为肺间质内有巨噬细胞和淋巴细胞渗出,激活的巨噬细胞和淋巴细胞可释放细胞因子和自由基,进一步增加肺泡毛细血管的通透性和诱发成纤维细胞增生。肺脏的改变符合弥漫性肺泡损伤(diffuse alveolar damage,DAD)渗出期变化,由于 DAD 和血管内皮细胞损伤等因素引起弥散性血管内凝血,常常造成多器官功能衰竭而导致患者死亡。SARS 患者末梢血淋巴细胞减少,特别是 CD4、CD8 细胞数减少,而且有证据表明 SARS-CoV 直接感染淋巴细胞,诱导细胞凋亡,也会不同程度地影响患者的体液免疫反应。

【治疗】

虽然 SARS 的致病原基本明确,但发病机制未完全清楚,目前尚缺少针对病因的治疗。临床上以对症支持和防治并发症的治疗为主。SARS 综合治疗的目的包括保证氧供给和氧消耗的平衡、抑制病毒和细胞因子引起的炎症反应、防止和控制激素引起的继发性病变、呼吸功能的支持和重要脏器保护、基础疾病的治疗和心理治疗。

(一)一般治疗与对症治疗

1. 隔离休息　所有 SARS 患者均应适当限制活动,做好呼吸道隔离;严重患者应当严格限制活动,必要时应留置导尿管。

2. 监护　所有重症患者和潜在重症患者均应行床边监护。

3. 吸氧　所有患者均应吸氧,吸氧方式依患者的病情(特别是患者血氧情况)而定,维持血氧饱和度在 92% 以上。所有患者应当间断查血气分析,防止出现 CO_2 潴留。

4. 对症治疗　发热(T>38.5℃),或全身酸痛明显者,可使用解热镇痛药,对症予冰敷、乙醇擦浴、降温毯等物理降温措施;咳嗽、咳痰者,可予镇咳、祛痰药。

（二）重症 SARS 的治疗

尽管多数 SARS 患者的病情可以自行缓解，但大约有 30% 的病例属于重症，其中部分可能进展至 ARDS，甚至死亡。因此，对重症患者必须严密动态观察，及时给予呼吸支持，合理使用糖皮质激素，加强营养支持和器官功能保护，注意水、电解质和酸碱平衡，预防和治疗继发感染，及时处理并发症。

1. 呼吸支持治疗　对于重症 SARS 患者应监测 SpO_2 的变化，使用无创呼吸支持或有创呼吸支持均需要更加严密的防护（请参考有关资料）。当通过氧气疗法不能保证患者的氧气供给（氧分压持续低于 60mmHg，或氧饱和度持续低于 92%）时，就应当采用无创呼吸机辅助通气。无创正压通气（NIPV）可改善呼吸困难的症状，改善氧合，减少有创通气的应用。NIPV 的应用指征：①呼吸频率 >30 次 /min；②吸氧 ≥5L/min 条件下，$SpO_2<93\%$。使用 NIPV 治疗不耐受，或呼吸困难无改善，氧合改善不理想，$SpO_2<70mmHg$，病情有恶化趋势；有危及生命的临床表现或多器官功能衰竭，需要紧急气管插管改有创呼吸机辅助通气。

2. 糖皮质激素的应用　对于重症且达到 ARDS 的病例，应该及时规律地使用糖皮质激素，以减少渗出、损伤和后期的纤维化，并改善肺的氧合功能。目前，多数医院使用的成人剂量相当于甲泼尼龙 80~320mg/d，可根据病情及个体差异来调整。待病情缓解和 / 或胸片吸收后逐渐减量使用。

3. 抗病毒治疗　目前，尚未发现针对 SARS-CoV 的特异性药物，临床回顾性分析资料显示，利巴韦林等常用抗病毒药对 SARS 没有明显治疗效果。可试用蛋白酶抑制剂类药物，如洛匹那韦（Lopinavir）及利托那韦（Ritonavir）等。

4. 免疫治疗　胸腺素、干扰素、静脉用丙种球蛋白等非特异性免疫增强剂对 SARS 的疗效尚未肯定，不推荐常规使用。

5. 临床营养支持　由于大部分重症患者存在营养不良，因此早期应鼓励患者进食易消化的食物。当病情恶化不能正常进食时，应及时给予临床营养支持，采用肠内营养与肠外营养相结合的途径，非蛋白热量 25~30kcal/（kg·d），适当增加脂肪的比例，以减轻肺的负荷。中 / 长链混合脂肪乳剂对肝功能及免疫方面的影响小。蛋白质的入量过多对肝肾功能可能有不利影响。要补充水溶性和脂溶性维生素。尽量保持血浆白蛋白在正常水平。（1kcal≈4.186kJ）

6. 预防和治疗继发感染　SARS 患者应用抗生素的目的主要有两个，一是用于对疑似患者的试验治疗，以帮助鉴别诊断；二是用于治疗和控制继发细菌、真菌感染。鉴于 SARS 常与社区获得性肺炎相混淆，而后者常见致病原为肺炎链球菌、支原体、流感嗜血杆菌等，在诊断不清时可选用喹诺酮类或 β 内酰胺类联合大环内酯类药物试验治疗。重症患者通常免疫功能低下，需要密切监测和及时处理继发感染。继发感染的致病原包括革兰氏阴性杆菌、耐药革兰氏阳性球菌、真菌及结核分枝杆菌，应有针对性地选用适当的抗菌药物。

二、中医认识

严重急性呼吸综合征在古籍中没有确切对应的病名，从临床表现看符合《素问·刺法论》"五疫之至，皆相染易。无问大小，病状相似"的论述，属于中医学"瘟疫""风温""热病"范畴。

【病因病机】

（一）病因

清代陈平伯在《外感温病篇》中所谓"风温为病，春月与冬季居多，或恶风或不恶风，必身热、咳嗽、烦渴"之描述,与 SARS 的发病季节、临床表现相一致。其主要病因为风温夹疫夹湿,其毒性强是造成传染性的关键。疫毒之邪是发病的重要条件,机体正气不足是人体发病的另一个条件。瘟疫流行之际,有人发病,有人不病,取决于体质和正气的强弱。《黄帝内经》云:"正气存内,邪不可干""邪之所凑,其气必虚"。当人体过度疲劳、起居失常、饮食不节、卫外功能下降时,接触了"瘟疫"患者,必然导致本病发生。

(二)病机

疫毒之邪自口鼻而入,首先犯肺,其病位在肺,可累及心、肾、胃、肠等脏腑。肺主表,受邪而寒热身痛;因疫毒之邪,郁闭肺气而致干咳、呼吸困难、气促胸闷、喘息憋气。正邪交争,疫毒之邪深入,邪入心包,出现烦躁、神昏、谵语。疫毒之邪犯肺,肺气郁闭,气不流津,则津变为湿,湿蕴为痰;气为血帅,气不行则血不行,血不行则为瘀,痰瘀闭肺,损伤肺络,可表现为干咳,痰难以咳出或痰中带血丝等。疫毒之邪,耗气伤阴,肺之气阴亏虚在感邪后发病初期就可出现。随病程进展,肺之气阴进一步损伤,后期见口干口渴、五心烦热、动则汗出气喘等更为气阴亏虚的表现。肺病及心、气病及血、肺病及肾,肾不纳气,可见不同程度的心悸心慌、喘憋欲脱,严重者心阳暴脱,可见心率猝然缓慢,体温、血压下降,四末发冷,冷汗淋漓等。在病变过程中,虚实变化尤为迅速与突出。

总的来说,SARS 的病因为机体正气不足,疫毒之邪,由口鼻而入,主要病位在肺,可累及心、肾、胃、肠等脏腑。基本病机为邪毒壅肺,肺气郁闭,湿痰瘀阻,气阴亏虚。

【辨证论治】

在临床上,SARS 可分为早期、中期、极期和恢复期 4 个阶段,每个病程阶段有其相应的临床特征及证候特点,可以分阶段实施辨证论治。早期多在发病后 1~5 天左右,针对湿遏肺卫的病机特点及时辨证配伍使用辛凉解表或适当配伍芳香化浊之品,以透邪外达。中期多在发病后 3~10 天左右,针对湿热毒邪壅滞的病机特点,重视宣畅气机以和解达邪,如虚证已现,及时适当配伍扶正之品如西洋参、太子参等以扶正达邪。极期多在发病后 7~14 天左右,针对湿热毒瘀互结而正气耗损明显的特点,在清热化湿解毒化瘀的同时大力扶正以助患者度过危险期。恢复期多在发病后 10~14 天以后,病机以正虚邪恋,易夹湿夹瘀为主要特点;治疗强调扶正透邪,并重视化湿、活血,以促进人体正气恢复及炎症病灶吸收以减少后遗症,加速脏器功能的修复。

SARS 的中医治疗原则为早治疗、重祛邪、早扶正、防传变。该病为感受疫毒之邪所致,明代吴又可强调"逐邪为第一要义",故清热解毒、透邪化浊要贯穿治疗的始终;由于气阴亏虚的病机始终存在,故在患病早期若有虚象出现时,应及时扶正;在病机初见端倪时即可采取措施,用药先于病机病势,以阻止传变,防范其他脏器的损伤。

(一)早期

时间:多在发病后 1~5 天左右。

1. 湿热遏阻肺卫

主症:发热,伴恶寒,无汗或汗出不畅,身重,乏力,胸闷脘痞,口干饮水不多,或见呕恶纳呆,大便溏泄,舌淡红或偏红,苔薄白腻,脉浮略数。

治法:宣化湿热,透邪外达。

方药:三仁汤合升降散加减。杏仁 12g,滑石 15g,通草 6g,白蔻 5g^{打、后煎},竹叶 10g,厚朴 6g,薏苡仁 20g,法半夏 10g,白僵蚕 6g,片姜黄 9g,蝉蜕 6g,苍术 6g,青蒿 10g^{后下},黄芩 10g。

加减:恶寒重者,加麻黄、羌活、防风;呕恶纳呆,大便溏泄者,加藿香、佩兰、苏梗;恶寒发热明显者,加麻黄、生石膏;寒热往来,舌苔如积粉者,加草果、知母。

2. 表寒里热夹湿

主症:发热恶寒俱重,甚则寒战壮热,伴有头痛,身痛、关节痛,咽干或咽痛,口干饮水不多,干咳少痰,舌偏红,苔薄黄微腻,脉浮数。

治法:疏风解表,清热解毒,宣肺化湿。

方药:银翘散、麻杏甘石汤合升降散加减。炙麻黄 6g,生石膏 30g[先煎],炒杏仁 10g,炙甘草 6g,白僵蚕 10g,片姜黄 9g,蝉蜕 6g,薄荷 6g[后下],连翘 15g,金银花 15g,黄芩 10g,芦根 15g,生薏苡仁 20g。

加减:呕吐,偏湿热者,可加黄连、竹茹、橘皮;呕吐,偏寒湿者,可加苏梗、藿香梗、生姜。大便秘结,可加生大黄、虎杖、枳壳、全瓜蒌。泄泻,偏湿热者,加葛根、川连、车前子;泄泻,偏寒湿者,加藿香、砂仁、茯苓。

(二) 中期

时间:多在发病后 3~10 天左右。

1. 湿热毒壅肺

主症:发热,或伴恶寒,气促明显,呛咳少痰,胸闷、口干饮水不多,舌红,苔薄黄腻,脉滑数。

治法:清热解毒,理气化湿,泻肺除壅。

方药:五虎汤、葶苈大枣泻肺汤合苇茎汤加减。炙麻黄 6g,生石膏 30g[先煎],炒杏仁 10g,炙甘草 6g,绿茶 5g,葶苈子 10g,芦根 30g,生薏苡仁 20g,冬瓜仁 30g,桃仁 6g。

加减:肺气壅塞明显、咳喘剧烈,加大葶苈子用量,并可加用桑白皮、白芥子、胆南星、青礞石;大便秘结者,加生大黄、虎杖、全瓜蒌;发热明显者,加大生石膏用量,并可加用知母。

2. 湿遏热郁

主症:发热,胸闷脘痞、口干饮水不多,干咳或呛咳,或伴有咽痛,口苦或口中黏腻,舌红、苔黄腻或黄厚腻,脉滑数。

治法:清热解毒,理气化湿。

方药:甘露消毒丹合蒿芩清胆汤加减。生石膏 30g[先煎],炒杏仁 10g,茵陈 15g,虎杖 15g,白蔻仁 6g[打、后煎],滑石 20g,法半夏 10g,僵蚕 10g,蝉蜕 6g,苍术 6,姜黄 10g,石菖蒲 10g,青蒿 15g,黄芩 10g,竹茹 10g,枳实 12g。

加减:寒热往来、口苦,加柴胡;大便溏泄、肛门灼热,加葛根、黄连、车前;气虚乏力明显,加太子参、紫苏叶、生黄芪;舌暗、血瘀明显者,可加郁金、丹参。

3. 邪阻膜原

主症:发热、恶寒,或有寒热往来,伴有身痛、呕逆,口干苦,纳差,或伴呛咳、气促,舌苔白浊腻,脉弦滑数。

治法:疏解透达膜原湿浊。

方药:达原饮加减。厚朴 6~9g,知母 10g,草果 1~3g[后下],黄芩 12g,柴胡 15g,法半夏 10g,杏仁 10g,生薏苡仁 30g,滑石 20g。

加减:干咳或呛咳明显,可加百部、前胡;咳血丝痰,可加桑叶、白茅根、田七粉。

(三) 极期(高峰期)

本期多在发病后 7~14 天左右;多见于重症 SARS。

1. 湿热毒瘀闭肺,气阴两伤证

主症:气促明显,喘促烦躁,呛咳少痰,胸闷、甚则不能活动,或言不成句,口干,气短乏力,汗出,舌红或略绛,苔薄微腻,脉细数或细促。

治法:清热解毒化湿、理气活血、泻肺除壅,佐以益气养阴。

方药:五虎汤、葶苈大枣汤、苇茎汤合生脉散加减。炙麻黄6g,生石膏30g^{先煎},炒杏仁10g,生甘草6g,绿茶5g,葶苈子10g,芦根30g,生薏苡仁20g,冬瓜仁30g,桃仁6g,西洋参15g,麦冬15g,生蒲黄9g^包,益母草20g,青皮9g,陈皮6g,沉香5g^{后下}。

加减:咳血丝痰者,可加桑叶、白茅根、三七粉;舌暗、唇紫,加郁金、丝瓜络、忍冬藤、毛冬青;气虚欲脱,加红参、山茱萸。

2. 逆传心包,邪入营血证

主症:身热夜甚,烦躁,或昏蒙,喘促,蜷卧于床,甚则不能活动、不能言语,呛咳或有咯血,口干不欲饮,汗出,舌红绛或暗紫,苔少,脉细浅数,唇暗面紫;或汗出如雨,四肢厥逆,脉微欲绝。

治法:清营解毒开窍。

方药:清营汤合生脉散加减。水牛角30g,生地15g,玄参15g,金银花15g,西洋参5g^{另煎服},麦冬10g,山茱萸15g。

加减:阳虚欲脱,加熟附子、红参;阴虚欲脱,加大山茱萸用量,并伍用红参。

3. 内闭外脱证

主症:呼吸窘迫、憋气喘促、呼多吸少,语声低微,心悸心慌,躁扰不安,甚则神昏,汗出肢冷,口唇紫暗,舌暗红苔黄腻,脉沉细欲绝。

治法:益气敛阴,回阳固脱,化浊开闭。

方药:参附汤加减。红参10~30g^{另煎兑服},炮附子10g,山茱萸30g,麦冬15g,郁金10g,三七6g。

加减:神昏者,上方送服安宫牛黄丸;冷汗淋漓,加龙骨、牡蛎;肢冷者,加桂枝、干姜;喉间痰鸣者,加用猴枣散。

(四) 恢复期

多在发病后10~14天以后。

1. 气阴两伤证

主症:热退,心烦,口干,汗出,乏力,气短,纳差,舌淡红、质嫩,苔少或苔薄少津,脉细或细略数。

治法:益气养阴。

方药:生脉散或沙参麦冬汤加减。太子参15g,沙参10g,麦冬10g,白扁豆12g,炙甘草3g,山药10g,玉竹10g,法半夏6g,芦根15g。

加减:纳差明显者,可加神曲、炒麦芽、鸡内金;汗出明显者,可加煅牡蛎、五味子、浮小麦;心悸、怔忡明显者,可加珍珠母、生龙齿、酸枣仁。

2. 气虚夹湿夹瘀证

主症:气短、疲乏,活动后略有气促,纳差,舌淡略暗,苔薄腻,脉细。

治法:益气化湿,活血通络。

方药:据虚实不同,可分别选用李氏清暑益气汤、参苓白术散或血府逐瘀汤等加减。太子参15~30g,生白术15g,云茯苓15g,扁豆10g,生薏苡仁30g,佩兰10g,郁金10g,法半夏

10g,桃仁 10g,丹参 12g,当归 10g,赤芍 12g,忍冬藤 30g。

加减:纳差明显者,可加神曲、炒麦芽、鸡内金;舌暗,或胸片病灶吸收慢者,可加大桃仁、赤芍、郁金用量;腹胀,苔厚腻者,加厚朴;气短、乏力明显者,加五爪龙。

【名医经验】

1. 晁恩祥治疗严重急性呼吸综合征的经验总结　晁恩祥是最早参加该病中医治疗的医师之一,作为专家组成员多次直接查验患者,指导治疗,多次参加全国及北京市防治 SARS 方案的制订,对 SARS 的治疗有丰富经验。

(1)关于中医症状:发热是首发的主要症状,但发热可见微恶寒,初期既热,38.5℃以上,呈持续状态,或伴肌肉关节酸痛。热盛反映了毒邪为重。邪从口鼻而入,潜伏几日后发病,其邪已入于表里之间,从内向表发病,疫毒邪热内盛,不同于伤寒邪从毛窍而入,感寒既发,邪在于表,且同时向里而传。此乃"瘟疫之邪,温者热之始,热者温之终,首尾一体"。瘟疫者属"疫气、异气、决气"。应用一般解热镇痛药或激素类药可一时退热,但必会复见其热,或言反跳。由于 SARS 之热,因病发于里,多郁热日久,即便用药也难以一两剂药热除而安,但是中药治疗可见其热势逐渐降低而趋于正常,因而可缩短病程,减轻患者的热势。

肺部症状:咳嗽首见,以干咳少痰或无痰为主,甚则连续咳嗽,多出现在发热之后,逐渐出现气短、气促,呼吸次数增加,血氧饱和度及动脉氧分压下降。至 6~12 天最明显;严重者出现呼吸困难,若属进展期患者还可以见到胸闷痛,呼吸急促,X 线片阴影加重实变,出现急性肺损伤,感呼吸窘迫。待恢复期咳嗽好转,X 线片阴影逐步吸收,呼吸困难改善。若进展期合并细菌、真菌、结核菌感染,呼吸困难加重,可见咳痰多,甚或黄痰,不易咳出,但该病初起一般无上呼吸道其他症状,而以肺泡及间质损伤为主。本病符合叶桂"温邪上受,首先犯肺,逆传心包"之说,因而肺部症状反映了该病发生演变的重要内容,以及瘟疫伤肺及肺气郁闭。

消化道症状:有的患者初始可见腹泻及恶心、呕吐。其因有二,一为邪从口鼻而入,瘟疫温毒伤及脾胃;二为肺与大肠相表里。严重者不能进食,或恶心、呕吐不止,反映了湿毒的侵犯。

乏力:是患者早期见到的症状之一,说明 SARS 一开始即损伤人的正气。感染严重,毒热伤正,正邪相争明显,乏力表示正气受损,这与西医所说免疫异常全身性疾病的认识相近,因而中医学可以认为正气虚损,后期更见汗多,多为伤及气阴,采用"扶正、益气、养阴"治疗。

(2)关于中医的治则治法:晁恩祥根据严重急性呼吸综合征的演变规律,提出"急则治其标、缓则治其本""正邪兼顾、扶正祛邪"的治疗原则,同时注重个体化特点进行治疗。早期重在祛邪,引邪外出,区别不同诊断,防其传变,关注病后调理与预防。针对祛邪采用解毒、透表、祛湿、化浊;针对脏腑气血损伤调治脏腑而采用宣肺、清肺、温阳、健脾和胃、益气养阴、疏肝;针对咳、痰、瘀、喘、呕、热症状采用止咳化痰、平喘活血、降逆止呕、清热进行治疗。

2. 周仲瑛从三焦传变辨治严重急性呼吸综合征

(1)戾气是严重急性呼吸综合征的病因:周仲瑛认为,严重急性呼吸综合征主要通过近距离空气飞沫和密切接触传播,具有较强的传染性,人群普遍易感。结合患者病初主要表现为发热、头痛、全身酸痛、干咳、少痰、气促等中医肺卫症状,应属于中医"温疫""风温"等范畴。造成严重急性呼吸综合征大范围流行的主要原因,周仲瑛认为关键是"非其时而有其气",即冬天应寒而反暖,春天应暖而反寒,加之今春雨水偏多,气候变化无常,寒温失调,造成"戾气"(变异的冠状病毒等)流行,自口鼻而入,触犯人体则发病。严重急性呼吸综合征患者有一定的潜伏期、病情重、传变快,且成年人多发,据此周仲瑛认为该病很可能是先有伏邪,后因新感而引发。即患者可能是先有肺热内伏,加之外感时邪疫毒而发病。其中,外感时邪以风邪为主,风邪可以夹寒、夹热、夹湿,与疫毒(戾气)杂感伤人。

(2)三焦传变是严重急性呼吸综合征的主要病机传变:从病机演变来看,周仲瑛认为除卫气营血传变外,该病很可能主要表现为三焦传变过程,即从上焦手太阴肺开始,除逆传心包外,一般顺传为中焦手足阳明和足太阴脾经,最后终于下焦肝肾二经。正如吴瑭所说:"温病由口鼻而入,鼻气通于肺,口气通于胃。肺病逆传,则为心包;上焦病不治,则传中焦,胃与脾也;中焦病不治,即传下焦,肝与肾也。始上焦,终下焦。"通过对严重急性呼吸综合征病因病机的分析,周仲瑛认为掌握三焦辨证方法在对严重急性呼吸综合征的中医临床治疗中显得尤为重要。

在上焦,该病可能多表现为"肺热内郁,风邪束表",因"风为百病之长",所以风邪随着地域或季节的不同,可以夹寒、夹热、夹湿,即可以是风寒,可以是风热,也可能是风湿遏表;在中焦则多表现为"肺胃热盛,湿浊内蕴",而其重症则可能以"肺热腑实,痰浊瘀阻"为主;若逆传、内陷,邪入下焦,则多表现为"内闭外脱,气阴耗竭"。

周仲瑛认为,以三焦辨证为依据,可将该病分为初期、中期、极期、恢复期四期进行辨证治疗,针对不同病期及主症特点,制订相应的治法和系列专方专药,从而充分发挥中医辨治严重急性呼吸综合征的优势。初期病在上焦,以"肺热内郁,风邪束表"为主,病情较轻,应及时治疗,加以阻断;中期病在上、中二焦,以"肺胃热盛,湿浊内蕴"为主,或见"肺热腑实,痰浊瘀阻"的重证,病情较重,预后较差;极期可见逆传心包,邪入下焦,病及心肾,则以"内闭外脱,气阴耗竭"为主,病情危重,预后多凶。至于恢复期,则以气阴两伤,或肺脾或肝肾不足、余邪未尽为特点,治疗当重在补其不足,兼清余邪。

根据"治上焦如羽(非轻不举),治中焦如衡(非平不安),治下焦如权(非重不沉)"及"忌温补"的治疗原则,及时选用解表、清热、化湿、泻下、开窍、息风、滋阴、固脱等治法分期制订相应的系列专方,再加上中医因时、因地、因人制宜及辨证施治的优势,中医完全有可能、也有能力在阻止严重急性呼吸综合征病势的发展、降低其病死率及提高临床治愈率等方面发挥应有的作用。

(3)芳香辟秽解毒是严重急性呼吸综合征预防的主要方法:至于严重急性呼吸综合征的预防,周仲瑛认为应芳香辟秽解毒,可选用藿香、苍术、白芷、草果、菖蒲、艾叶、冰片、蚤休等制成香囊,佩挂胸前。对易感人群,或与严重急性呼吸综合征患者接触者,治应轻清透达、芳化和中、清热解毒,可选用苏叶、荆芥、藿香各6g,野菊花、贯众、大青叶各10g,水煎服用,重在芳香辟秽解毒,轻清宣透伏邪。上述药物也可制成气雾剂,用于公众场所集体预防或居室内空气消毒。

至于对甘温益气之品及大剂清热解毒药的应用,若从增强人体免疫功能及抗病毒等方面讲,实无可厚非。但从中医理论来看,造成严重急性呼吸综合征流行的是温(湿)热疫毒,病性本身属热、属实,初起病位在表,根据中医"在卫汗之可也""治上焦如羽"等治疗原则,理应因势利导、轻清宣透伏邪为是,即使"邪之所凑,其气必虚",扶正亦应以清养肺气为主,而甘温补益之品恐有助热生火之弊,而大队清热解毒药的应用也可能有"药过病所"、苦寒伤胃之嫌,实有进一步探讨的必要。

3. 邓铁涛论中医诊治严重急性呼吸综合征　邓铁涛认为中医虽无细菌、病毒学说,仍然能治疗急性传染病。细菌、病毒早已被概括于"邪气"之中。吴又可的决气、病气、杂气学说,已非常接近对微生物的认识。温病学发展到吴瑭时代,使中医理论从另一角度认识发热性、传染性及流行性疾病,提出独特的温病病因理论。中医学治疗不在一味只知与病毒对抗,而是既注意祛邪,更注重调护患者的正气,使邪有出路。正如叶桂所说,或透风于热外,或渗湿于热下,不与热相结,势必孤矣。中医注意祛邪或透邪,不是杀病毒。所谓祛邪,叶桂认为可以汗解,也可以从小便去,而仲景早就有三承气汤之法以祛邪,吴瑭又将三承气汤扩而广之,还有杨粟山升降散之法,可谓丰富多彩。西医知道发汗可以退热,而不知应该以微汗出才能祛邪,大汗淋漓病必不除。大汗能一时退热,过后又热。西医还认为高热会损脑,一遇高热便用冰敷,不知一冰便使邪气内伏,邪无出路,病必缠绵或有后遗症。如对严重急性呼吸综合征发热患者,使用抗生素对抗继发感染之类,但抗生素强力杀菌的同时也强力抑制患者的正气,可使人体菌群失常。而中医若辨证准确,因势利导,增强正气后,则邪可拒。故严重急性呼吸综合征不宜随便使用抗生素,白细胞计数偏低便是正气不足的表现之一。中医有扶正祛邪之法应注意善用之。而严重急性呼吸综合征后期往往可用人参以培其根本也。中医学理论并不把着力点放在对病原体的认识,病原体只是作为中医辨证论治的依据之一,诊治关键在于辨证论治,即当病原体进入人体,根据邪气与正气相争所表现的证候以辨证论治。

根据广东省中医院收治严重急性呼吸综合征患者 112 例的临床观察和初步总结,认为该病属于中医学春温湿热疫病的范畴,病机以湿热蕴毒,阻遏中上二焦,并易耗气夹痰,甚则内闭喘脱为特点。邓铁涛认可广东省中医院所定之辨证论治方案,病名方面则认为可以定名为春温病伏湿之证。

4. 任继学谈中医对严重急性呼吸综合征的治与防

(1)严重急性呼吸综合征中医病名病因病机:严重急性呼吸综合征的发病季节为 2002 年 11 月中旬(大雪与冬至相接之时),正值冬春之际,从临床病象及诊治过程中观察此病为春温病。因有传染性,任继学认为严重急性呼吸综合征属于时疫春温病。

本病流行季节为冬春,冬有烈风,春有余寒,渐伤人体抗病之原,易受外邪内伏。流行之季为冬春夏之间,所以言者,因春温之气,开发腠理,时疫病毒乘虚内侵,引动冬伏之寒发于外而成。本病的发生发展是既有伏邪内潜,又有时疫病毒之感,且此毒为"臭毒",两者互引而成。本病的病机核心,疫毒是发病之源,毒性猛烈,是病理演变过程,既伤肺卫又伤肺体,尤其是肺之本体受伤,精液受损,络脉受累,且手太阴肺经多气少血,所以然者,是因肺主呼吸,为全身气之主,故气多而血相对不足,导致肺气膹郁,气郁为热,热则耗气伤津,肺气耗损,络血阻滞,津液不得施布。再者,肺脉起于中焦,疫毒之邪由气道血道直犯脾胃,脾胃为多气多血之经,气血循行阻滞,病理形成,气虚、血瘀、痰、涎、毒互结,发生子母系统病变。由于正虚邪盛,不能托邪外出,必导致五脏受伤,因肺是五脏之天,诸气之主,经络连属,是本病发生发展的关键。此外,也有由于中药用药不当,辨证不清,或大量使用激素等失治误治因素,必出现邪气蕴闭,毒气内伏,热退多为假愈。或随便使用抗生素,易伤及阳气,加重正虚,痰、瘀、涎、毒阻滞气血经络,致使邪气伏于肺之膜原,积热于肺,继续为恙,久则出现肺积息贲难医之疫。或见自复身热之损,年高之人因肾气不足,精液有亏,复由毒郁于精则见轻瘖之疾。

(2)严重急性呼吸综合征治法南北有异、东西有别:任继学认为,虽有广州治疗之鉴,但地域有南北之异,"北方天地之气化皆燥,人身呼吸腠理之间,皆燥化也","南方天地之气化皆湿,人身呼吸腠理之间,皆湿化也"(《伤寒补例》)。且毒邪猛烈,变化迅速,多用药不当,有邪不除淹缠日久,必致虚羸。故治疗宜早不宜晚,防变生他证。治法当以宣肺通络,清热透毒为主。

早期病情轻者,方用清肺透毒汤,药用白僵蚕 15g、蝉蜕 15g、大青叶 15g、连翘 15g、荆芥穗 15g、羌活 5g、枳壳 12g、生石膏 50g、金荞麦 30g、金莲花 30g,水煎服,静脉滴注清开灵注射液 60ml。病情重,变化快者,方用宣肺驱毒汤,药用中华蟾皮(干)3g、桔梗 10g、虎杖 15g、金荞麦 25g、醋浸麻黄 6g、地龙 15g、大青叶 15g、连翘 15g、枳壳 12g、金银花 30g、生石膏 50g,引用生姜 3 片、羌活 2g,水煎服。上述两方均 2 剂 /d,每 3~4 小时服 1 次。为促进病变迅速好转,配合梅花点舌丹、六神丸,截断病情发展。具体用法:梅花点舌丹早晚各 1 次,2 粒 / 次,中间加 1 次六神丸,同时静脉滴注清开灵注射液 60ml,2 次 /d。

(3)任继学的严重急性呼吸综合征预防方药:①扶正除疫 I 号方:红景天 20g,大青叶 15g,贯众 10g,虎杖 15g。水煎服,代茶饮,连服 7 天。②扶正除疫 II 号方:炙黄芪 10g,红景天 10g,蚤休 5g,炙甘草 10g,防风 5g,苍术 15g,芙蓉叶 5g。水煎服,代茶饮,连服 15 天。③神仙粥(出自《敦煌石窟药方》):大米或小米 1 把,生姜 5 大片,水 2 小杯,入砂锅内煮待烂时,加入带须大葱白 5 支,煮至米熟时,再加米醋 30~40ml,调匀,每天早晨趁热喝之。

三、典型案例与诊治评析

【典型案例】

黄某,男,33 岁,2003 年 3 月 12 日入院。

主诉:发热、咳嗽 3 天,加重伴气促 1 天。

现病史:患者为医务工作者,自 3 月起密切接触多名原因不明肺炎患者(后确诊为传染性非典型肺炎),于 3 月 9 日出现发热,当时测体温 38.1℃,伴乏力、少许咳嗽,干咳无痰,无咯血,无鼻塞流涕,无咽痛。患者自服抗生素及解热镇痛药治疗,症状未能缓解,仍持续发热(38.2~39.4℃),于 3 月 11 日开始出现活动后气促,遂至急诊就诊。查血常规提示 WBC 7.4×10⁹/L,HGB 118g/L;胸片提示右中、下肺散在斑片渗出灶,考虑右肺肺炎。急诊予哌拉西林钠静脉滴注等处理,考虑病情重收入我科。

入科时症见:神清,疲倦乏力,高热,无寒战,干咳无痰,活动后气促,无咯血,无心慌,口干,纳欠佳,眠一般,大便干结,小便调。

既往情况:平素身体健康,否认药物、食物及其他过敏。否认烟酒史。

体格检查:T 39.2℃,P 94 次 /min,R 22 次 /min,BP 122/68mmHg。神清,精神疲倦,口唇轻度发绀,咽无充血,双扁桃体不大。胸廓对称无畸形,双肺呼吸音清,右下肺闻及干、湿啰音。心界叩诊不大,心率 94 次 /min,律齐,各瓣膜听诊区未闻及病理性杂音。腹软,无压痛、反跳痛,肝脾肋下未及,肠鸣音正常。舌淡红,苔黄微腻,脉滑数。

入院诊断:

中医:春温(湿热蕴毒,阻遏气机)。

西医:肺部感染(传染性非典型肺炎?)。

治疗经过:入院后予隔离、吸氧,西医予补液支持治疗,考虑患者起病已近 1 周,不除外合并细菌感染,故继续予哌拉西林钠抗感染治疗。经治疗后效果不理想,患者发热持续,气促加重,复查胸片提示肺部渗出加重,双肺均可见斑片样渗出病灶。在入院后第 5 天给予 BiPAP 呼吸机辅助通气治疗,并调整抗感染方案,予亚胺培南联合万古霉素抗感染治疗,并加用糖皮质激素治疗,予甲泼尼龙 40mg(2 次 /d)静脉滴注抗炎。

中医方面,一诊:入院当天,治疗上以宣化湿热、透邪外达为法,静脉滴注鱼腥草注射液以清热化痰,口服蛇胆川贝液以清热化痰止咳。中药选三仁汤加减。具体方药:杏仁 9g,滑石 12g,通草 12g,白蔻仁 12g,薏苡仁 18g,法半夏 12g,厚朴 9g,淡竹叶 12g,白僵蚕 9g,蝉蜕 9g,青蒿 15g[后下],黄芩 12g。日 1 剂,水煎服,共 2 剂。

二诊:入院第 3 天,患者热势仍盛,干咳无痰,活动后气促,乏力,口干,大便黏腻不爽,小便正常。舌红苔黄腻,脉滑数。辨证考虑湿热蕴结、邪阻少阳,方选蒿芩清胆汤加减。方药:青蒿 15g[后下],竹茹 12g,法半夏 12g,茯苓 15g,黄芩 15g,杏仁 9g,陈皮 9g,薏苡仁 18g,滑石 12g,苍术 9g,郁金 9g,青黛粉 9g[冲服],甘草 6g。日 1 剂,水煎服,共 2 剂。

三诊:入院第 5 天,患者喘憋、呼吸困难,动则尤甚,仍有干咳,痰少,口干,纳眠差,大便稀,小便正常。舌红苔黄,脉细、滑数。辨证考虑气营两燔,气阴耗损。方选清营汤合生脉散加减。方药:水牛角 30g[为末,先煎],生地黄 15g,玄参 12g,淡竹叶 12g,生石膏 45g[先煎],麦冬 12g,丹参 12g,黄连 6g,金银花 15g,连翘 12g,西洋参 15g[另煎],青蒿 15g[后下],甘草 6g。日 1 剂,水煎服,共 2 剂。

入院第 7 天四诊:患者发热较前有所减退,以上方为基础加减治疗,继服 3 剂。其后体温逐渐恢复正常,气促症状逐渐减轻。在入院第 9 天停用无创呼吸机,改鼻导管吸氧。

入院第 10 天五诊:患者神清,倦怠乏力,气短纳差,舌暗淡,苔薄黄腻,脉细。汤药以参苓白术散加减。方药:太子参 30g,白术 15g,茯苓 15g,白扁豆 18g,薏苡仁 18g,佩兰 12g,陈皮 9g,法半夏 12g,丹参 15g,当归 9g,赤芍 12g,泽泻 9g,砂仁 9g[后下],甘草 6g。日 1 剂,水煎服,3 剂。

经治疗后,至入院第 11 天复查胸片提示肺炎较前吸收。上方继续加减治疗 3 天,复查胸片提示双肺未见异常,患者康复出院。

出院诊断:①传染性非典型肺炎;②急性呼吸窘迫综合征。

【诊治评析】

严重急性呼吸综合征(曾称传染性非典型肺炎)的主要传播途径为近距离飞沫传播和间接接触,感染患者临床症状较重,病死率高。该患者为医务人员,在临床第一线长时间接触 SARS 患者,受到感染。SARS 潜伏期 1~14 天,平均 4~5 天。由于其较强的传染性,对于 SARS 的治疗,广东省中医院积累了丰富的经验,将该病分为早期、中期、极期(高峰期)、恢复期四期,采用温病的卫气营血辨证及三焦辨证施治,取得了良好的疗效。该案例患者即按照上述思路实施治疗,治疗上早期辨证为湿热蕴毒、阻遏气机,予三仁汤加减,以宣化湿热、透邪外达;中期辨证为湿热蕴结、邪阻少阳,用蒿芩清胆汤加减,以和解少阳、清利湿热;极期辨证为气营两燔、气阴耗损,选清营汤合生脉散加减;恢复期辨证为气虚夹湿夹瘀证,予参苓白术散加减,最终痊愈出院。这种思路对于其他传染性病毒性肺炎的治疗具有重要参考价值。

参 考 文 献

1. 林琳,张忠德.呼吸科专病中医临床诊治[M].3 版.北京:人民卫生出版社,2013.

2. 祝庆余,秦鄂德,王翠娥,等.非典型肺炎病例标本中新型冠状病毒的分离与鉴定[J].中国生物工程杂志,2003,23(4):106-112.

3. 中华中医药学会.传染性非典型肺炎(SARS)中医诊疗指南[J].中国医药学报,2003,18(10):579-586.

4. 王永炎.专家论治非典[J].天津中医药,2003,20(3):36.

5. 王雪京.晁恩祥教授治疗 SARS 的经验总结[C]//中华中医药学会内科肺系病专业委员会、世界中医药学会联合会呼吸病分会 . 中华中医药学会内科肺系病专业委员会、世界中医药学会联合会呼吸病分会学术研讨会论文汇编 . 宜春 : 中华中医药学会内科肺系病专业委员会、世界中医药学会联合会呼吸病分会，2008.

6. 周学平 . 周仲瑛教授论非典型肺炎的中医药辨治 [J]. 南京中医药大学学报 , 2003, 19（5）: 257-260.

7. 邓铁涛 . 论中医诊治非典型肺炎 [J]. 新中医 , 2003, 35（6）: 3-5.

8. 任继学 , 宫晓燕 . 中医对非典治与防 [J]. 天津中医药 , 2003, 20（3）: 9-11.

第七节　人感染高致病性禽流感

一、西医认识

【诊断标准】

人感染高致病性禽流感是由禽流感病毒某些亚型中的一些毒株引起的人类急性呼吸道传染病。其中，重症肺炎病例常并发急性呼吸窘迫综合征、感染性休克、多器官功能障碍综合征，甚至导致死亡。早发现、早报告、早诊断、早治疗，加强重症病例救治，注意中西医并重，是有效防控、提高治愈率、降低病死率的关键。

按照 2008 年 5 月发布的《人禽流感诊疗方案（2008 版）》和 2017 年 2 月发布的《人感染 H7N9 禽流感诊疗方案（2017 年第一版）》中的标准，根据流行病学接触史、临床表现及实验室检查结果，可作出人感染高致病性禽流感的诊断。但对散发病例而言，在临床上诊断较为困难。

（一）流行病学史

发病前 10 天内，有接触禽类及其分泌物、排泄物，或者到过活禽市场，或者与人感染高致病性禽流感病例有密切接触史。

（二）临床表现

潜伏期多为 7 天以内，也可长达 10 天。

1. **症状、体征**　肺炎为主要临床表现，患者常出现发热、咳嗽、咳痰，可伴有头痛、肌肉酸痛、腹泻或呕吐等症状。重症患者病情发展迅速，多在发病 3~7 天出现重症肺炎，体温大多持续在 39℃以上，出现呼吸困难，可伴有咯血痰。常快速进展为急性呼吸窘迫综合征（ARDS）、脓毒症休克（SS）和多器官功能障碍综合征（MODS）。少数患者可为轻症，仅表现为发热伴上呼吸道感染症状。

2. **实验室检查**

（1）血常规：早期白细胞总数一般不高或降低。重症患者淋巴细胞、血小板减少。

（2）血生化检查：多有 C 反应蛋白、乳酸脱氢酶、肌酸激酶、天门冬氨酸氨基转移酶、丙氨酸氨基转移酶升高，肌红蛋白可升高。

（3）病原学及相关检测：采集呼吸道标本（如鼻咽分泌物、痰、气道吸出物、支气管肺泡灌洗液）送检，下呼吸道标本检测阳性率高于上呼吸道标本。标本留取后应及时送检。

1）核酸检测：对可疑人感染高致病性禽流感病例宜首选核酸检测。对重症病例应定期检测呼吸道分泌物核酸，直至阴转。

2）甲型流感病毒通用型抗原检测：呼吸道标本甲型流感病毒通用型抗原快速检测禽流感病毒阳性率低。对高度怀疑人感染高致病性禽流感病例，应尽快送检呼吸道标本检测核酸。

3）病毒分离：从患者呼吸道标本中分离禽流感病毒。

4）血清学检测：动态检测急性期和恢复期双份血清禽流感病毒特异性抗体水平呈4倍或以上升高。

3. 胸部影像学检查　发生肺炎的患者肺内出现片状阴影。重症患者病变进展迅速，常呈双肺多发磨玻璃影及肺实变影像，可合并少量胸腔积液。发生 ARDS 时，病变分布广泛。

（三）诊断标准

1. 疑似病例　符合上述流行病学史和临床表现，尚无病原学检测结果。

2. 确诊病例　有上述临床表现和病原学检测阳性。

3. 重症病例　符合下列1项主要标准或≥3项次要标准者，可诊断为重症病例。

主要标准：①需要气管插管行机械通气治疗；②脓毒症休克经积极液体复苏后仍需要血管活性药物治疗。

次要标准：①呼吸频率≥30次/min；②氧合指数≤250mmHg（1mmHg≈0.133kPa）；③多肺叶浸润；④意识障碍和/或定向障碍；⑤血尿素氮≥7.14mmol/L；⑥收缩压<90mmHg需要积极的液体复苏。

（四）易发展为重症的危险因素

1. 年龄≥65岁。

2. 合并严重基础疾病或特殊临床情况，如心脏或肺部基础疾病、高血压、糖尿病、肥胖、肿瘤、免疫抑制状态、孕产妇等。

3. 发病后持续高热（T≥39℃）。

4. 淋巴细胞计数持续降低。

5. CRP、LDH 及 CK 持续增高。

6. 胸部影像学提示肺炎快速进展。

【病原学】

（一）病原学

禽流感病毒属正黏病毒科，病毒颗粒呈多形性，其中球形直径80~120nm，有囊膜。基因组为分节段单股负链 RNA。依据其外膜血凝素（H）和神经氨酸酶（N）蛋白抗原性不同，目前可分为18个 H 亚型（H1~H18）和11个 N 亚型（N1~N11）。禽流感病毒属甲型流感病毒属，除感染禽外，还可感染人、猪、马、水貂和海洋哺乳动物。可感染人的禽流感病毒亚型为H5N1、H7N9、H9N2、H7N7、H7N2、H7N3、H5N6、H10N8 等。

禽流感病毒对乙醚、三氯甲烷（氯仿）、丙酮等有机溶剂均敏感。常用消毒剂容易将其灭活，如氧化剂、稀酸、卤素化合物（漂白粉和碘剂）等都能迅速破坏其活性。禽流感病毒普遍对热敏感，对低温抵抗力较强，65℃加热30分钟或煮沸（100℃）2分钟以上可灭活。病毒在较低温下可存活1周，在4℃水中或有甘油存在的情况下可保持活力1年以上。裸露的病毒在直射阳光下40~48小时即可灭活，如果用紫外线直接照射，可迅速破坏其活性。

其中，感染人的禽流感病毒中，感染 H5N1 的患者病情重，病死率高。高致病性 H5N1禽流感病毒的基因组含有8个节段负链单股 RNA，至少编码11种蛋白。每个 RNA 节段均与核蛋白（NP）和3种 RNA 多聚酶（PB2、PB1和 PA）相连接形成病毒核糖核蛋白复合体（ribonucleoprotein complex，RNPs）。病毒 RNPs 被一层基质蛋白（M1）所环绕，然后是含有病毒主要抗原的膜结构。

　　禽流感的主要抗原有两种,一种呈棒状,能凝集一些动物的红细胞,称为血凝素(HA 或 H);HA 为病毒表面最大的囊膜糖蛋白,在感染细胞中以单多肽链(HAo)形式合成,合成后裂解成重链(HA1)和轻链(HA2),两者又通过二硫键以共价键形式相连。HAo 经裂解后,病毒囊膜才能与宿主细胞膜发生融合,此时病毒颗粒方具有感染性,并刺激机体产生中和抗体。另一种呈蘑菇样,能使病毒颗粒从凝集的红细胞表面游离下来,称为神经氨酸酶(NA 或 N)。NA 的主要功能是促进新合成的病毒颗粒从感染细胞表面游离下来,从而使病毒再感染新的细胞。除此以外,还有数目不清的少量 M2 突起。M2 蛋白为甲型流感病毒囊膜中含量较少的第三种膜蛋白,是具有离子通道活性的四聚体。M2 在病毒感染中的作用是通过调节病毒颗粒内的 pH 来减弱病毒核糖核蛋白与病毒核心部分 M1 蛋白之间的相互作用,从而在病毒的复制过程中发挥作用。

　　而近年流行的 H7N9 禽流感病毒是新型重配病毒,编码 HA 的基因来源于 H7N3,编码 NA 的基因来源于 H7N9,其 6 个内部基因来自于两个不同源的 H9N2 禽流感病毒。与 H5N1 禽流感病毒不同,H7N9 禽流感病毒对禽类的致病力很弱,在禽类间易于传播且难以发现,增加了人感染的机会。

(二)标本采集、运送

　　1. 标本采集　禽流感病毒分离成功与否很大程度上取决于临床标本的质量,及其保存运输等环节。医疗机构的医生、护士或疾病预防控制中心专业人员负责标本采集并填好标本登记表,标本采集人员按照相关要求做好个人防护。

　　尽量采集病例发病早期的呼吸道样本(上呼吸道样本包括咽拭子、鼻拭子、鼻咽抽取物、咽漱液和鼻洗液,下呼吸道样本包括痰液、气管吸取物、肺洗液、肺组织等)。可将鼻拭子、咽拭子收集于同一采样管中,以便提高检出率。患者有下呼吸道样本时,应优先采集。临床标本采集管建议使用带螺口的塑料管,标本采集后应立即放入适当的采样液中低温保存。常用的采样液有以下 5 种:普通肉汤、pH7.4~7.6 的 Hank's 液、Eagle's 液、水解乳蛋白液或不加抗生素的生理盐水(漱喉液)。为防止采样液生长细菌和真菌,在采样液中需加入抗生素(一般加入庆大霉素)和抗真菌药,其中庆大霉素的终浓度为 0.1mg/ml,抗真菌药的终浓度为 2mg/ml。加入抗生素以后,重新调节 pH 为 7.4,配制好以后,分装每个采样管 4ml,-20℃冻存。上呼吸道标本采样方法有以下几种:

　　(1)鼻拭子:将带有聚丙烯纤维头的拭子轻轻插入鼻道内鼻腭处,停留片刻后缓慢转动退出。以另一拭子拭另一侧鼻孔。将拭子头浸入采样液中,尾部弃去。

　　(2)咽拭子:用带有聚丙烯纤维头的拭子擦拭双侧咽扁桃体及咽后壁,同样将拭子头浸入采样液中,尾部弃去。

　　(3)鼻咽抽取物:用与负压泵相连的收集器从鼻咽部抽取黏液。先将收集器头部插入鼻腔,接通负压,旋转收集器头部并缓慢退出。收集抽取的黏液,并用采样液 5ml 涮洗收集器 3 次。

　　(4)漱口液:用 10ml 生理盐水漱喉。漱时让患者头部微后仰,发"噢"声,让生理盐水在咽部转动。然后,用平皿或烧杯收集洗液。

　　(5)鼻洗液:患者取坐姿,头微后仰,用移液管将 5ml 生理盐水注入一侧鼻孔,嘱患者同时发 K 音以关闭咽腔。然后让患者低头使生理盐水流出,用平皿或烧杯收集洗液。重复此过程,洗两侧鼻孔。

　　为了提高诊断率,建议至少连续 2 日采集不同部位的多个呼吸道样本。在出现症状后应尽快采集第 1 份样本,并且采集时间不要超过临床疾病出现后 7 日。

2. 标本运送

(1)新鲜的临床采集标本应在 4℃ 条件下 24 小时内运送至全国流感监测网络实验室。未能 24 小时内送至实验室的,应置 -70℃ 或以下保存。标本送至实验室后,病毒分离标本应尽快进行接种分离,24 小时内能进行接种的可置于 4℃ 保存,如未能接种应置 -70℃ 或以下保存。

(2)冻存的临床采集标本应在冻存的条件下,低温送至实验室。冻存的标本送到实验室后,24 小时内能进行病毒分离的,可以放置 4℃ 保存。未能分离的标本,应置 -70℃ 或以下保存。

(三)流行病学

1. 传染源　为携带禽流感病毒的禽类。目前,大部分为散发病例,有数起家庭聚集性发病,尚无持续人际间传播的证据,应警惕医院感染的发生。

2. 传播途径　呼吸道传播或密切接触感染禽类的分泌物或排泄物而获得感染;或通过接触病毒污染的环境感染。

3. 高危人群　在发病前 10 天内接触过禽类或到过活禽市场者,特别是中老年人。

【治疗】

(一)隔离治疗

对疑似病例和确诊病例应尽早隔离治疗。对于重症患者,建议集中在当地具备救治条件的定点医院进行救治。如医院不具备必要的重症病例救治条件,充分评估转运的风险后,在保障转运安全的基础上,可考虑转到具备良好救治和隔离条件的定点医院进行救治。

(二)抗病毒治疗

对怀疑人感染高致病性禽流感的患者应尽早应用抗流感病毒药物。

1. 抗病毒药物的使用原则

(1)在使用抗病毒药物之前应留取呼吸道标本。

(2)抗病毒药物应尽早使用,无须等待病原学检测结果。

2. 抗病毒药物

(1)神经氨酸酶抑制剂

1)奥司他韦(Oseltamivir):成人剂量 75mg,2 次 /d,疗程 5~7 天,重症病例剂量可加倍,疗程可适当延长。1 岁及以上年龄的儿童患者应根据体重给药(宜选择儿童剂型):体重不足 15kg 者,予 30mg,2 次 /d;体重 15~23kg 者,予 45mg,2 次 /d;体重 23~40kg 者,予 60mg,2 次 /d;体重大于 40kg 者,予 75mg,2 次 /d。对于吞咽胶囊有困难的儿童,可选用奥司他韦混悬液。

2)帕拉米韦(Peramivir):重症病例或无法口服者,可用帕拉米韦氯化钠注射液,成人用量为 300~600mg,静脉滴注,1 次 /d,常规疗程 5~7 天,可根据临床需要调整。

3)扎那米韦(Zanamivir):适用于 7 岁以上人群,2 次 /d,间隔 12 小时;每次 10mg(分 2 次吸入)。不建议用于重症或有并发症的患者。

(2)离子通道 M_2 阻滞剂:目前监测资料显示,所有禽流感病毒对金刚烷胺(Amantadine)和金刚乙胺(Rimantadine)耐药,不建议使用。

(三)对症治疗

对于重症人感染高致病性禽流感患者,应采取抗病毒、抗休克、纠正低氧血症、防治

MODS 和继发感染、维持水电解质平衡等综合措施。对出现呼吸功能障碍者,给予吸氧及其他相应呼吸支持,发生其他并发症的患者应积极采取相应治疗。

1. 氧疗和呼吸功能支持 对重症人禽流感患者出现呼吸衰竭时,应及时给予呼吸支持治疗,包括经鼻管或面罩吸氧、无创和有创正压通气治疗。实际上对病毒性肺炎患者出现呼吸衰竭时,维持和保证恰当有效的氧合是治疗最重要的环节。

(1)氧疗:患者病情出现下列情况之一,应进行氧疗:①吸空气时 SpO_2<92%;②呼吸频率增快(呼吸频率 >24 次 /min),呼吸困难或窘迫。

(2)呼吸功能支持

1)机械通气:患者经氧疗 2 小时,SpO_2 仍 <92%,或呼吸困难、呼吸窘迫改善不明显时,宜进行机械通气治疗。可参照 ARDS 机械通气的原则进行治疗。ARDS 治疗中可发生纵隔气肿、呼吸机相关性肺炎等并发症,应当引起注意。

2)无创正压通气出现呼吸窘迫和 / 或低氧血症、氧疗效果不佳的患者,可早期尝试使用无创机械通气,推荐使用口鼻面罩。无创机械通气治疗 1~2 小时无改善,需及早考虑实施有创通气。

3)有创正压通气运用 ARDS 保护性通气策略,采用小潮气量,合适的 PEEP,积极的肺复张,严重时采取俯卧位通气。有条件的可根据病情选择体外膜氧合(ECMO)。

2. 循环支持 加强循环评估,及时发现休克患者;合理使用血管活性药物;有条件的,可进行血流动力学监测并指导治疗;在循环稳定的前提下,注意液体平衡。

3. 免疫调节治疗

(1)糖皮质激素:应用糖皮质激素的目的在于抑制肺组织局部的炎性损伤,减轻全身的炎症反应状态,防止肺纤维化等,目前其疗效在临床探索过程中。由于治疗的病例数有限,目前尚未证实应用糖皮质激素对人禽流感患者预后有任何有益的效果,尤其是大剂量激素还可诱发感染,故一般不推荐使用。但根据我国对严重急性呼吸综合征(SARS)治疗的经验,人禽流感患者如出现下列指征之一时,可考虑短期内给予适量糖皮质激素治疗,如氢化可的松 200mg/d 或甲泼尼龙 0.5~1mg/(kg·d),在临床状况控制好转后,及时减量停用。糖皮质激素应用指征:①短期内肺病变进展迅速,氧合指数迅速下降;②合并脓毒血症伴肾上腺皮质功能不全;③出现感染性休克经液体复苏、血管活性药物治疗无效时。

(2)其他免疫调节治疗不推荐常规使用,如胸腺素、干扰素、静脉用丙种球蛋白等。

4. 抗菌药物 本病为病毒性疾病,不应常规使用抗菌药物;但应当密切监测病情变化,一旦出现继发细菌感染征象或存在细菌感染的高危因素,可根据当地和所在医院的情况,合理选择抗菌药物治疗。

5. 其他支持治疗 高热者可进行物理降温,或应用解热药物。咳嗽咳痰严重者,可给予止咳祛痰药,如复方甘草片、盐酸氨溴索、乙酰半胱氨酸、可待因等。早期肠内营养,保持肠道微生态平衡。维持水电解质平衡,出现急性肾损伤时,推荐使用持续肾脏替代治疗。

二、中医认识

人感染高致病性禽流感在古籍中没有确切对应的病名,目前倾向于将其归入中医瘟疫范畴。自古以来,瘟疫不时光顾人类社会。在秦、汉、唐、宋、金、元之时都有疫灾的发生,如《周礼》就有"仲夏……行秋令……民殃于疫"的记载;明、清之时更有江浙、两湖、鲁冀的疫病流行,甚至曾经有过"白骨露于野,千里无鸡鸣"的万户萧疏景象。可以借鉴传统中医学防治温疫的经验处理古代未见其名的禽流感。

【病因病机】

中医根据人感染高致病性禽流感的临床表现,认为是疫毒(或称病毒)从口鼻而入,邪入于体内潜伏 3~7 天而发病,其过程为邪入半表半里或膜原潜伏待发,发病时系由里向外发,可见发热、恶寒、咽痛、头身疼;同时犯肺,向里、向脏腑发,出现发热、咳嗽、气短、喘息,符合"温邪上受,首先犯肺";由于"气通于胃",故可见发热、恶心、呕吐、腹泻、胃气失和;严重者可见咯血、喘急、神昏、窍闭、厥脱等症,一些患者可迅速出现缺氧、呼吸窘迫、多脏器衰竭,致使阴阳离决,危及生命。

【辨证论治】

1. 毒邪犯肺

主症:发热,恶寒,头痛,咽痛,肌肉关节酸痛,咳嗽,少痰,苔白,脉浮滑数。

治法:清热解毒,宣肺透邪。

基本方:柴胡 10g,黄芩 12g,炙麻黄 6g,炒杏仁 10g,金银花 10g,连翘 15g,牛蒡子 15g,羌活 10g,白茅根 15g,芦根 15g,生甘草 6g。

加减:咳嗽甚者,加炙枇杷叶、浙贝母;发热重者,加生石膏。

2. 毒犯肺胃

主症:发热,或恶寒,头痛,肌肉关节酸痛,或咳嗽;恶心,呕吐,腹泻,腹痛,舌苔白腻,脉浮滑。

治法:清热解毒,化湿和胃。

基本方:葛根 20g,黄芩 10g,黄连 6g,鱼腥草 30g,苍术 10g,藿香 10g,姜半夏 10g,厚朴 6g,连翘 15g,白芷 10g,白茅根 20g。

加减:腹痛甚者,加炒白芍、炙甘草;咳嗽重者,加炒杏仁、蝉蜕。

3. 毒邪壅肺

主症:高热,咳嗽少痰,胸闷憋气,气短喘促;或心悸,躁扰不安,甚则神昏谵语,口唇紫暗,舌暗红,苔黄腻或灰腻,脉滑数。

治法:清热泻肺,解毒散瘀。

基本方:炙麻黄 9g,生石膏 30g^{先煎},炒杏仁 10g,黄芩 10g,知母 10g,金荞麦 15g,葶苈子 15g,桑白皮 15g,蒲公英 15g,鱼腥草 30g,赤芍 10g,牡丹皮 10g,白茅根 20g。

加减:持续高热,神昏谵语者,加服安宫牛黄丸;肢体抽搐者,加羚羊角、僵蚕、广地龙等;腹胀便结者,加生大黄、枳实,或元明粉。

4. 热入营血

主症:高热,神昏,皮肤斑疹,甚者吐血、便血、尿血,舌质红绛,脉数。

治法:清营解毒,凉血活血。

基本方:水牛角 30g^{先煎},生地 15g,赤芍 10g,牡丹皮 10g,金银花 10g,连翘 15g,丹参 10g,竹叶 10g,紫草 10g。

5. 脱证

主症:神志淡漠甚至昏蒙,面色苍白或潮红,冷汗自出或皮肤干燥,四肢不温或逆冷,口燥咽干,舌暗淡,苔白,舌红绛少津,脉微细数,或脉微弱。

治法:扶正固脱。

基本方:偏于气虚阳脱者选用人参 15g、制附子 15g^{先煎}、干姜 10g、炙甘草 6g、山茱萸 30g、煅龙骨 20g^{先煎}、煅牡蛎 20g^{先煎}等;偏于气虚阴脱者可选用红参 15g、麦冬 15g、五味子 5g、山茱萸 30g、生地 15g 等。

中医药预防针对易感人群和高危人群,提高人群的非特异性抗病能力,改善易感体质;临床用药应因时、因地、因人制宜,主要用一些益气、化湿、解毒药品;也可采用传统药物熏法等。

【名医经验】

1. 邓铁涛治疗人感染高致病性禽流感经验　邓铁涛指出,就人类预防禽流感的中医方法而言,第一是喝中药。秋天用煲汤的方法预防疫病,可以用玉竹、百合煲瘦肉,饮食注意不要多吃肥、甘、厚味的东西。另外一个是注意运动,注意生活起居卫生,可以打太极拳、练八段锦、做气功、锻炼身体。做到这些基本功,不怕禽流感。

2. 周仲瑛治疗人感染高致病性禽流感经验　周仲瑛认为此病统属瘟疫病。这是一种禽传人的传染病,具有传染性强、病势凶猛、发病暴急、病死率高、病情多变的特点,属"温热疫病"范畴。其临床表现以发热为主症,具有肺系病症和胃系病症的临床表现,属于肺系瘟病。本病病情演变以三焦传变为多见。从上焦肺到中焦脾胃,重者既可逆传心包,也可出现邪入下焦,病及肝肾。若从卫气营血辨证,首先是卫气同病,温热疫毒,从口鼻而入,首先犯肺,肺失宣降,肺卫不和,而见温毒犯肺症状;若湿热疫毒,从口鼻而入直趋中道,内困脾胃,则见湿热内蕴证。温毒夹湿伤人,肺胃同病,则两证复合并见。如疫毒深重,邪热从气传入营血,则见气营热盛的变证。总之,病位:中心在肺胃,变证在心肾;病理特点:主要在气分,重则入营血;传变:一般顺传,重证可以出现逆传。

辨证治疗方面,基本治则为解表清肺,化湿和中;若发展到变证、逆证,随证治疗。基本方:连翘 10g,黄芩 10g,藿香 10g,苏叶 10g,桔梗 5g,蚤休 12g,贯众 10g。热盛加金银花 15g;咳甚加杏仁 10g;湿阻加厚朴 6g;身痛加白芷 10g。证治:

(1) 温毒(热)犯肺证:恶寒、高热,有汗或无汗,鼻塞流涕,头疼,咽痛,咳嗽、气急,舌苔薄腻,色微黄,脉浮数等。

治法:解表清肺。

代表方:银翘散、麻杏甘石汤加减。

主药:麻黄 5g,杏仁 10g,石膏 20~30g,黄芩 10g,金银花 15g,连翘 15g,桔梗 5g,牛蒡子 10g,甘草 5g。

(2) 湿热中阻证:身热不扬,汗出不畅,热势缠绵,伴见恶心,呕吐,腹痛,腹泻稀水样便,纳呆,疲乏,周身酸痛,口干不欲饮,舌苔黄腻,脉濡数。

治法:化湿和中。

代表方:藿香正气散、三仁汤加减。

主药:藿香 10g,紫苏叶 15g,连翘 10g,茯苓 15g,法半夏 10g,厚朴 5g,黄芩 10g,杏仁 10g,白蔻仁 3g^{后下}。

(3) 温热夹湿证:高热,咳嗽,少痰难咳,胸痛,憋气喘促,汗出热难退,恶心,腹痛,腹泻稀水样便,纳呆,疲乏,口干不欲饮,舌苔黄腻,质红,脉濡滑数。

治法:清肺解毒,芳化湿浊。

代表方:五味消毒饮、藿朴夏苓汤加减。

主药:金银花 15g,连翘 15g,蒲公英 15g,野菊花 15g,桔梗 5g,杏仁 10g,石膏 20~30g,藿香 10~15g,茯苓 15g,法半夏 10g,青蒿 20g^{后下},厚朴 5g,黄芩 15g。

若出现并发症,如昏迷,可选用清开灵注射液、醒脑静注射液、苏合香丸;厥脱者,选用生脉散、参附汤加山茱萸;喘脱者,多为虚实夹杂证,既有正气外脱,又有邪热闭肺。若患者出现特殊的个别症状,随证施治。

3. 晁恩祥强调治未病、中西医并重救治人感染高致病性禽流感

(1)"中西并重、中西两法"救治禽流感:面对温疫、传染病突发之时,晁恩祥认为应该"中西医并重",主张"中西医两法""中西医结合",主张"西医要发展,中医也要发展,不能把中医只当成西医的从属"。

(2)重视治未病:晁恩祥向来重视"不治已病、治未病""防患于未然",重视"正气存内,邪不可干",除中药泡水代茶或煎汤内服外,还有一些熏药、避瘟散的经验等。中药预防药则应根据疾病规律和不同人群拟定,以中医理论指导预防用药。重视选择易感人群,不必不分情况,人人皆服药预防,应勿紧张慌恐,保持正常心态,认真了解发病及传播过程,锻炼身体,保持健康。晁恩祥认为,预防应做好以下方面:一是清热解毒,益气化湿,考虑用于疫区易感老年人;二是清热解毒,化湿透邪,适用于疫区易感中、青年人;三是清热解毒化湿,适用于疫区易感儿童。同时应该强调,处方应由专科医师负责,酌情处理。

4. 孙光荣论治人感染高致病性禽流感——知机、识证、防邪　孙光荣认为,禽流感当属于中医学之温热温病、伏气温病、春温。病因无非内外两端。外因为温邪,禽流感发于仲春,当为伏邪所致,正所谓"凡病伤寒而成温者,先夏至日者为病温"。内因是发病的内在基础,亦正因为此特点,禽流感发病大多集中在老人、儿童以及体弱人群。孙光荣认为,本病辨证纲领应为"卫气营血",治疗应该抓住"气、血、热、毒"四个字。

孙光荣认为 H7N9 禽流感的病证可以分为 3 个阶段,每个阶段有三大主证,此为辨证之要,临证之时当抓住主证。

(1)第一阶段(初期):主要病机为温邪上受,首先犯肺。患者会出现发热、咳嗽、肌肉肢体疼痛三大主症。其中,发热多为干热,不伴有寒战;咳嗽多为干咳,多为少痰;疼痛多表现为全身性、多关节性疼痛。"风为阳邪,其性开泄",风热之邪容易侵袭肺卫,临床多见发热、微恶风寒、少汗、咳嗽,舌边尖红,脉浮数等肺卫证候表现,属于邪犯卫分、气分。

(2)第二阶段(中期):主要病机为毒热入营,壅肺伤津。患者会出现高热、咳嗽、烦躁三大主症。其中,高热可达 40℃以上,仍不恶寒,甚至可出现四肢冰凉;咳嗽多为无痰,舌燥乏津,甚则如砂纸;烦躁是邪传心包,影响心神,此为重证。风温之邪,主为风性,兼有热性,均为阳邪,最容易伤及人体津液,其中又以肺胃津液最明显。若伤肺阴,则会出现鼻咽干燥;若伤胃阴,则舌燥便秘。此期已传至营分。

(3)第三阶段(晚期):主要病机为毒邪伤血,内闭外脱。患者会出现高热、咳嗽咯血、神昏谵语三大主症。其中,高热将持续,不恶寒,四肢发凉,甚则汗出淋漓;咳嗽将并发气喘、胸闷,甚为咯血;神志将由烦躁不安转入神昏谵语甚至昏迷,此为危证。"风者善行数变",病邪传变迅速,不几日则逆传心包,转为危候,此属邪至血分。

疫戾之邪,重在防范。孙光荣提出了清源(清除传染源)、辟秽(阻断传播途径)、强身(保护易感人群)三大预防原则及具体措施。清源,即应该肃清传染源,对有明确或高度疑似的致病禽类应该采取无害化扑杀。辟秽,即远离疫毒邪气,在此期间应该不进食可能带病菌的禽类,避免出入疫区。强身,即应该提升自身正气,增强免疫能力,可以采用运动养生、药物养生、艾灸按摩、佩戴香囊等诸多方法。孙光荣指出此病可控、可防,强调"适度养生",并结合自己临证经验,提出了防治 H7N9 禽流感的"九味益气清瘟汤"(西党参 10g,生黄芪 15g,

丹参 10g,板蓝根 15g,蒲公英 12g,金银花 12g,冬桑叶 10g,麦冬 10g,生甘草 3g),益气活血、清热解毒、润肺生津,具有预防 H7N9 禽流感等春温的作用。

三、典型案例与诊治评析

【典型案例】

莫某,男,78 岁,2014 年 1 月 15 日入院。

主诉:咳嗽 5 天,加重伴气促 2 天。

现病史:患者 5 天前开始出现咳嗽、咳痰,痰黄质黏量少,伴有鼻塞流涕、咽痛,周身肌肉酸痛不适,无发热恶寒,无腹痛腹泻,无尿频尿急,到当地医院就诊,予抗炎等治疗(具体不详),但症状未见缓解。2 天前患者出现症状加重,伴气促,活动后明显,遂至我院急诊就诊。查血常规:WBC 7.68×10^9/L,NEUT% 65.6%,淋巴细胞计数(LYM)1.91×10^9/L,余正常;血气分析:pH 7.572,$PaCO_2$ 18.2mmHg,PaO_2 107mmHg。胸片(图 4-7-1)提示:①右下肺野阴影,考虑右下肺肺炎;②肺气肿,双上肺陈旧性肺结核;③主动脉硬化,心影增大;④双侧少量胸腔积液。诊断为"肺部感染",由急诊收入我院呼吸科治疗。收入呼吸科后予左氧氟沙星静脉滴注抗感染,并予解痉平喘等治疗。经治疗后效果仍不理想,患者气促渐进性加重,查 PCT 0.06ng/ml;复查血常规提示 WBC、NEUT 均正常;痰培养未发现致病

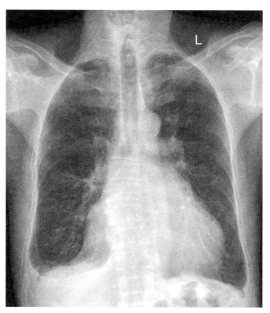

图 4-7-1　胸片:右下肺野阴影,肺气肿,双上肺陈旧性肺结核等

菌。入院第 3 天患者出现发热,查甲型流感病毒抗原阳性,予复查后仍为阳性,遂组织专家小组成员讨论,治疗上加用奥司他韦抗病毒治疗,并与广州市 CDC 联系,送咽拭子、痰标本进一步筛查流感亚型。其后完善胸部 CT(图 4-7-2),结果提示:①双肺多发炎症,较前明显进展;②慢性支气管炎、肺气肿,双上肺陈旧性肺结核;③双侧胸腔少至中量积液;④右心房、左心房增大。经治疗后患者病情仍继续恶化,反复发热,至入院第 7 天患者气促明显,血气分析示 pH 7.557、$PaCO_2$ 20.9mmHg、PaO_2 45.4mmHg,CDC 回复结果为 H7N1 流感病毒抗原阳性,考虑重症甲型流感,转 ICU 监护治疗。

转入 ICU 时症状:患者神清,倦怠乏力,暂无发热恶寒,咳嗽,痰黄白质黏量少,气促明显,无腹胀腹痛,无胸闷胸痛,发热时伴有汗出,纳眠差,小便正常,大便溏稀。

既往史:既往年轻时曾患肺结核,经治疗已愈;否认高血压、糖尿病、冠心病等重大内科疾病病史;否认传染病、手术史。否认药物过敏史。否认近期发热患者接触史,禽类接触史不详。

转入 ICU 时查体:T 36.5℃,BP 147/85mmHg,HR 124 次/min,R 24 次/min。双肺呼吸音粗,双肺可闻及散在湿啰音,未闻及干啰音。心率 124 次/min,房颤律,二尖瓣、三尖瓣听诊区可闻及 SM3/6 级吹风样杂音。舌淡暗,苔薄腻微黄,脉滑、促。

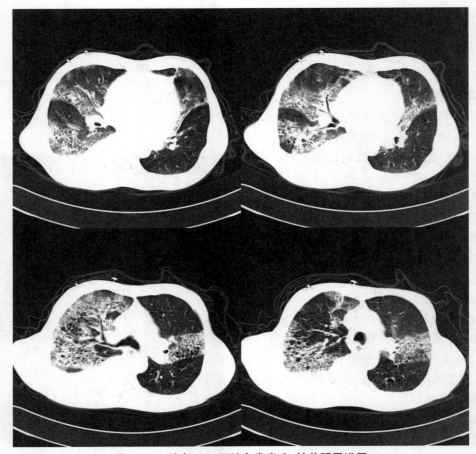

图 4-7-2　胸部 CT：双肺多发炎症，较前明显进展

转入后急查相关辅助检查结果：血常规示WBC 11.63×10^9/L，NEUT% 87.8%，RBC 3.35×10^{12}/L，HGB 113g/L，PLT 248×10^9/L；血气分析（FiO_2：60%）示 pH 7.524，$PaCO_2$ 26.1mmHg，PaO_2 112mmHg。

转入诊断：

中医：喘证（肺脾两虚，痰热壅肺）。

西医：①人感染高致病性禽流感（H7N1）；②急性呼吸窘迫综合征；③重症肺炎；④脓毒症；⑤心律失常（心房颤动）；⑥心脏瓣膜病（二尖瓣中度反流、三尖瓣重度反流）。

诊治过程：转入后予重症加强护理，严格按照烈性呼吸道传染性疾病予以隔离。针对ARDS，予无创呼吸机辅助通气；同时继续复查痰培养等相关检查；复查胸片提示双肺大面积渗出病灶（图 4-7-3）。药物方面继续予

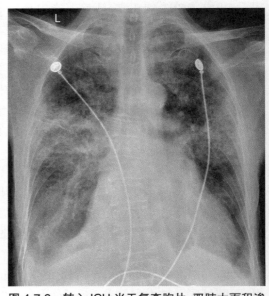

图 4-7-3　转入 ICU 当天复查胸片：双肺大面积渗出病灶

奥司他韦抗病毒;患者存在脓性痰,结合转入后血常规提示白细胞计数、中性粒细胞比值均较前升高,考虑患者继发细菌性感染,予亚胺培南静脉滴注抗细菌治疗。此外,予甲泼尼龙40mg(1次/d)静脉滴注抗炎,并予乌司他丁减轻炎症反应,实施限制性液体策略、抗心律失常等治疗。转入后第3天查痰培养检出多重耐药的溶血葡萄球菌,根据药敏结果加用万古霉素抗菌治疗。

中医方面,一诊:转入后第2天。患者神疲乏力,面色晦暗,低热,无畏寒,咳嗽,痰黄白质黏量少,气促,少许汗出,腹胀,无腹痛,纳眠差,口干不欲饮,小便正常,大便溏稀。舌淡暗、苔浊腻微黄,脉滑、促。辨证为肺脾两虚、湿热内蕴,治以益气健脾、清热化痰平喘为法,中药汤剂以温胆汤合三子养亲汤加减:法半夏15g、陈皮10g、竹茹10g、茯苓15g、甘草6g、莱菔子10g、紫苏子15g、白芥子10g、白术15g、党参20g、鱼腥草15g、石菖蒲15g。日1剂,水煎服,2剂。

二诊:转入后第4天。患者仍神疲倦怠,持续无创呼吸机辅助通气,气促改善,痰白质黏量少,发热,最高体温38.4℃,腹胀缓解,纳眠差,口干,小便正常,大便2日未解。舌淡暗,苔微黄,脉细、促。患者痰浊内蕴征象有所缓解,但仍发热、大便不通,考虑热邪内盛,耗伤气阴。辨证为气阴两伤,痰热壅肺。治疗上以益气养阴、清热化痰为法。拟方:西洋参15g、麦冬10g、苇茎15g、冬瓜仁15g、瓜蒌皮10g、苦杏仁10g、薏苡仁15g、石膏30g[先煎]、知母10g、鱼腥草15g、山茱萸15g、炙甘草10g。日1剂,水煎服,2剂。

三诊:转入后第6天。经治疗后患者发热渐退,气促逐渐好转,可间断脱离无创呼吸机,纳仍差,口干,小便正常,大便已解。舌淡暗,苔微黄腻,脉细、结。考虑热邪渐去,中药汤剂在上方基础上去石膏、知母,改用白术15g、茯苓15g健运中焦。

经中西医治疗,至转入ICU后第7天患者停用无创呼吸机,复查胸片提示肺部渗出较前明显吸收(图4-7-4),至第8天转回呼吸内科继续治疗。转出时患者精神稍倦,舌淡暗,苔薄腻,脉滑、沉取无力。患者于8月9日转肾内科继续治疗,转出时主要西医诊断如下:①人感染高致病性禽流感(H7N1);②急性呼吸窘迫综合征;③重症肺炎;④脓毒症;⑤心律失常(心房颤动);⑥心脏瓣膜病(二尖瓣中度反流、三尖瓣重度反流)。

【诊治评析】

案例患者为人感染高致病性禽流感重症肺炎,经CDC进行病毒定型,确诊为H7N1病毒。该患者的禽类接触史不确定,没有群集性起病,故是否具有传染性不明确,但需严格实施呼吸道隔离。在治疗方面,针对甲型流感病毒,奥司他韦具有较好的疗效,应早期、足量、足疗程使用。此外,针对ARDS,实施积极的呼吸支持治疗。该患者为中度ARDS,但同样顺利实施无创机械通气治疗,提示无创机械通气在ARDS轻、中度患者中有应用价值。

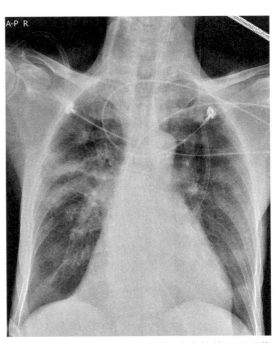

图4-7-4 转出前复查胸片:肺部渗出较前明显吸收

中医方面,该患者初诊辨证为肺脾两虚、湿热内蕴。南方多湿,故湿热为患是外感疾病中常见的证型。湿热为患,最常见的表现包括午后发热明显,身热不扬,头重如裹,胸痞或脘腹胀痛,口淡或口干不多饮,大便溏,苔腻,脉濡等。在辨识方面,还需进一步判断湿重于热,还是热重于湿,或湿热并重,进而应用相应的方剂进行治疗。在治疗上注意避免过用寒冷,以致湿邪缠绵不化。案例患者首诊用药后湿邪有所减轻,但热邪仍盛,故改以清热化痰为主进行治疗。一般而言,病毒性肺炎患者较少脓性分泌物,而以高热、气促为常见表现,属毒热炽盛证,以清热解毒治疗为主。但在后期可继发细菌感染,此时分泌物可增加,当以清热化痰治疗为主,案例患者即为典型。

参 考 文 献

1. 中华人民共和国国家卫生和计划生育委员会.人感染 H7N9 禽流感诊疗方案(2017 年第一版)[J].中华临床感染病杂志,2017,10(1):1-4.
2. 杨建宇.人禽流感诊疗方案(2008 版)[J].光明中医,2009,3(1):34-36.
3. 人感染 H7N9 禽流感中医医疗救治专家共识(2014)[J].中医药管理杂志,2014,2(7):102-104.
4. 康建.邓铁涛说有中医,不怕禽流感[J].现代养生,2006(2):45.
5. 罗翌,林琳,李际强.周仲瑛教授对防治"人禽流感"的认识和建议[C]//中华中医药学会.中华中医药学会第六届急诊学术年会论文集.北京:中华中医药学会,2006.
6. 晁恩祥.关于中医防治人禽流感的思考——兼谈"中医诊疗方案"部分内容[C]//中华中医药学会.中华中医药学会第六届急诊学术年会论文集.北京:中华中医药学会,2006.
7. 刘应科,梁琳,刘东,等.孙光荣教授对 H7N9 禽流感的认识及防控建议[J].中国中医药现代远程教育,2013,11(15):101-102.

第八节　肺孢子菌肺炎

一、西医认识

【诊断标准】

肺孢子菌肺炎(Pneumocystis carinii pneumonia,PCP)是一种发生于免疫功能受损个体中的可能危及生命的感染。感染人类的肺孢子菌种的命名由卡氏肺孢子菌(Pneumocystis carinii)更改为耶氏肺孢子菌(Pneumocystis jirovecii),这是为了与感染大鼠的肺孢子菌种相区分。目前,根据核糖体 RNA 和其他基因序列的同源性、其细胞壁的构成,以及关键酶的结构,肺孢子菌属被认为是真菌。随着人类免疫缺陷病毒(HIV)感染者的增加,以及肿瘤患者、接受免疫抑制剂治疗的患者数量增加,PCP 的发病率也在不断增加。

对于具有下列 PCP 危险因素,出现相应临床特征的患者,应高度考虑 PCP 的诊断,宜反复进行病原学检查以确诊。对于临床高度怀疑本病而未找到病原学证据时,可以进行试验性治疗。

(一)诊断依据

1. 高危人群　PCP 感染常见于以下高危人群:

(1)CD4 细胞计数较低的 HIV 感染者。

（2）造血干细胞和实体器官移植受者、癌症患者（尤其是血液系统恶性肿瘤患者）。

（3）接受糖皮质激素、化疗药物和其他免疫抑制剂治疗的患者。

（4）CD_4^+T 淋巴细胞计数低于 200/μl 或 CD_4^+T 淋巴细胞百分比低于 14% 的患者。

2. 临床特点

（1）缓慢或亚急性起病，发热、干咳、发绀、进行性呼吸困难。

（2）临床症状重，但肺部阳性体征少。

（3）X 线检查符合间质性肺炎改变。

（4）低氧血症，氧合指数≤300mmHg。

（5）血乳酸脱氢酶常升高。

3. 病原学依据 本病确诊需要依靠病原学检查，如痰液、BALF、肺组织活检等发现肺孢子菌的包囊或滋养体可确诊。

PCP 的早期诊断十分困难，因为本病的临床症状、体征、胸片及常规实验室检查均缺乏特异性。此外，肺孢子菌肺炎与一般细菌性肺炎不同，患者虽然咳嗽，但痰量极少，因此即使采用诱痰法，痰液标本肺孢子菌的检出率仍然很低。以往曾有人用检测抗体的免疫学诊断方法，但因健康人群抗体流行率可高达 50%~60%，故检测抗体的诊断意义不大。肺组织活检因创伤较大而难以实行。病原学检查和基因检测两类方法有助于本病的诊断。

（二）重症 PCP 的诊断依据

目前，尚无统一的重症 PCP 标准，可以参考重症肺炎的标准，即符合下列 1 项主要标准或≥3 项次要标准者可诊断为重症肺炎。

主要标准：①需要气管插管行机械通气治疗；②脓毒症休克经积极液体复苏后仍需要血管活性药物治疗。

次要标准：①呼吸频率≥30 次 /min；②氧合指数≤250mmHg（1mmHg≈0.133kPa）；③多肺叶浸润；④意识障碍和 / 或定向障碍；⑤血尿素氮≥7.14mmol/L；⑥收缩压 <90mmHg 需要积极的液体复苏。

【常见病原学】

（一）病原学

耶氏肺孢子菌，曾称卡氏肺孢子菌、卡氏肺孢子虫。Chagas 和 Carinii 两位学者分别在 1909 年、1910 年从感染克氏锥虫的豚鼠肺脏和感染路氏锥虫的大鼠肺脏最早发现。为纪念 Carinii 而将其命名为卡氏肺孢菌。1952 年，捷克学者从患间质浆细胞性肺炎死亡的 16 例小儿的肺渗出液中找到了病原体，因而确认其是引起这种肺炎的病原体。1981 年以来，肺孢子菌肺炎已成为获得性免疫缺陷综合征（AIDS）患者最常见的机会性感染，并是其致死的主要原因，引起了人们的重视。

1. 分类 有争议。已往大多数学者依据抗原虫药物对耶氏肺孢子菌有效和具有孢囊、滋养体两种形态，认为耶氏肺孢子菌应属于原虫。但是，近年来分子生物学研究发现，耶氏肺孢子菌线粒体的 16S 和 5S 核糖体 RNA 的核苷酸序列与真菌有更多的同源性。药物研究证明，抗耶氏肺孢子菌的两个关键靶酶即二氢叶酸还原酶和胸腺嘧啶合成酶的结构与真菌相似。染色特性也类似真菌。因此，现在大多数学者认为耶氏肺孢子菌应归属于真菌。

2. 临床意义 耶氏肺孢子菌可寄生于多种动物，也可寄生于健康人体，广泛分布于自然界，如土壤和水等。传播途径主要是空气传播，在健康人体内，多为无症状的隐性感染。当宿主免疫力下降，如长期使用免疫抑制剂、器官移植、肿瘤、艾滋病等，潜伏的耶氏肺孢子菌在患者肺内大量繁殖扩散,使肺泡上皮细胞受损,导致间质性浆细胞肺炎,又称肺孢子菌肺炎。此肺炎在临床上分为两种类型:一是流行型,主要发生于早产儿、营养不良的婴幼儿,肺泡间质内以浆细胞浸润为主;二是散发型,好发于免疫缺陷的儿童和成人,肺泡间质内以淋巴细胞浸润为主。肺孢子菌肺炎是 AIDS 最常见、最严重的机会感染性疾病,病死率高达70%~100%。

3. 生物学特性 耶氏肺孢子菌的生活史有包囊和滋养体两种形态。包囊分为成熟包囊和未成熟包囊,前者包囊壁较厚,直径 6~8μm,呈球形、圆形、椭圆形、瓢形,内含 8 个囊内小体,大小 1~1.5μm,呈球形、半月形或阿米巴形,排列规则(玫瑰花状)或不规则单个核;后者一般呈椭圆形,3~5μm,囊内核 1~8 个。滋养体壁较薄,单个核,形态不规则,直径 2~5μm,吉姆萨染色后胞质呈蓝色,核呈紫红色。包囊为感染型,滋养体为繁殖型,呈二分裂法繁殖。

(二)微生物学检验

1. 标本直接检查

(1)直接显微镜检查:从患者痰液、支气管肺泡灌洗液或肺活检组织中检查耶氏肺孢子菌是确诊本病的重要依据。痰液检查简便安全且无损害,易为患者接受,但检出率仅 30% 左右;支气管肺泡灌洗液阳性率可达 75%,如患者一般状况可耐受纤维支气管镜检查时,宜首先考虑采用;经皮肤肺穿刺活检或开胸肺组织活检,前者阳性率约 60%,后者则可达 95%。但两者皆对患者有较大损伤,并发症较多,一般不应首选,仅限于痰液及支气管肺泡灌洗多次检查阴性但临床高度怀疑者。

常用的染色方法有吉姆萨染色、果氏环六亚甲基四胺银染色(GMS)和亚甲胺蓝染色。涂片吉姆萨染色后镜检,可见包囊内的 8 个囊内小体,囊内小体的胞质呈浅蓝色,核 1 个呈紫红色;亚甲胺蓝染色后镜检,包囊囊壁呈深褐色或黑色,囊壁可见特征性括弧样结构,囊内小体不着色;近年来报道一种快速银染色法仅需 10 分钟,适用于快速检查有无耶氏肺孢子菌。

(2)抗原检测:用单克隆抗体来检测患者血清中耶氏肺孢子菌抗原,有较好的敏感性和特异性。

(3)核酸检测:分子生物学诊断技术应用于诊断肺孢子菌肺炎,主要有聚合酶链反应(PCR)和基因探针。现已将耶氏肺孢子菌线粒体中的 5S rDNA 和 16S rDNA 扩增成功。基因探针可用于标本检测,其敏感性和特异性都可以,但技术难度高。现有学者提出将 PCR 与基因探针联合用于肺孢子菌肺炎的诊断。

2. 抗体检测 通过间接免疫荧光抗体试验(IFAT)、酶联免疫吸附测定(ELISA)、补体结合试验(CFT)检测人群血清中耶氏肺孢子菌抗体,可用于流行病学调查,临床诊断价值不大。

(三)流行病学

1. 传染源 传染源为患者及健康带菌者。尚无证据表明感染动物为人类疾病的传染源。健康成人呼吸道常有菌体存在,当机体的免疫功能降低时,即可使菌体激活而发病。

2. 传播途径 该病通过空气飞沫传播。血液中尚未发现肺孢子菌的包囊或滋养体,是否存在血液传播途径目前并不清楚。

3. 易感人群 肺孢子菌肺炎主要发生在 CD4$^+$T 细胞减少的患者,如 AIDS、淋巴瘤、白血病、器官移植及长期应用大剂量糖皮质激素或免疫抑制剂的患者,因此,细胞免疫功能缺陷是发生肺孢子菌肺炎的主要危险因素。

4. 流行特征 耶氏肺孢子菌呈世界性分布,广泛存在于啮齿类动物和其他哺乳类动物,但宿主不同其基因有所不同,因此肺孢子菌可能有多种亚型。肺孢子菌所引起的肺孢子菌病以散发为主,尚无人群暴发流行的报道。

【治疗】

(一)一般治疗

卧床休息,给予吸氧、改善通气功能,如呼吸困难进行性加重,可予以人工辅助呼吸,维持水电解质平衡等支持治疗。减少或停用免疫抑制剂以恢复患者的免疫功能。对合并细菌感染者应给予合适的抗生素。

(二)病原治疗

首选复方磺胺甲噁唑(SMZ),轻-中度患者口服甲氧苄胺嘧啶(TMP)15~20mg/(kg·d),口服 SMZ75~100mg/(kg·d),分 3~4 次,疗程 21 天,必要时可延长疗程。重症患者给予静脉用药,剂量同口服。SMZ-TMP 过敏者可试行脱敏疗法。替代治疗:克林霉素 600~900mg 静脉滴注,每 8 小时 1 次,或 450mg 口服,每 6 小时 1 次;联合应用伯氨喹 15~30mg 口服,每日 1 次,疗程 21 天。氨苯砜 100mg 口服,每日 1 次;联合应用 TMP200~400mg 口服,每日 2~3 次,疗程 21 天;或喷他脒,3~4mg/kg,每日 1 次,缓慢静脉滴注(>60 分钟),疗程 21 天。

(三)激素治疗

中重度患者(PaO_2<70mmHg 或肺泡-动脉血氧分压差 >35mmHg),早期(72 小时内)可应用激素治疗,泼尼松 40mg,2 次/d,口服 5 日,改 20mg,2 次/d,口服 5 日,再改 20mg,1 次/d,口服至疗程结束;静脉用甲泼尼龙,剂量为上述泼尼松的 75%。激素对非 AIDS 患者的疗效尚不清楚。

(四)其他

耶氏肺孢子菌囊壁含有 β-D-葡聚糖,棘白菌素类(如卡泊芬净)能抑制其合成。然而,棘白菌素类在治疗人类 PCP 中几乎没有已证实的价值,而已有使用棘白菌素类的患者 PCP 进展的报道。

二、中医认识

肺孢子菌肺炎是一种新发疾病,临床症状复杂,中医学中未见该病的具体记载,根据其临床表现,可归属于"伏气温病""风温肺热病""咳嗽""喘证""虚劳"等范畴中。

【病因病机】

(一)病因

中医认为本病多见于久病体虚之人,脏腑气血功能虚衰,故而易为外邪所侵。又或者感受邪毒,邪毒深伏入里,待正气虚衰,或者在外邪引动之下,伏邪外发而导致本病的发生。总的来说,本病主要以内伤、脏腑气血亏虚为内因,以外感六淫、邪毒为外因,在内外因的共同作用下起病。

(二)病机

本病多由于久病导致机体脏腑气血功能衰退。其中,肺虚则吐纳不利、宣降失司;脾虚则痰浊内生、壅阻于肺;肾虚则失于温煦、气失摄纳。气血虚衰,卫外无力,感受外邪,则邪气犯肺,进而产生痰、热、瘀、毒等病理产物,致使肺失肃降,肺气上逆,而见咳嗽、胸闷、气喘等症状。部分患者为伏邪内发,起病则见高热、气促、发绀。无论是体虚外感邪毒,或者伏邪内发,本病以肺为主,可累及心、脾、肾,始终贯穿虚实夹杂的情况,病本为虚,病标为实。往往在疾病前期为实多虚少,而在疾病后期为虚多实少。

【辨证论治】

1. 风寒闭肺证

主症:咳嗽频重,咽痒干咳,恶寒发热,无汗,呼吸气急,口不渴,咽不红,舌质不红,舌苔薄白或白腻,脉浮紧。

治法:辛温宣肺,止咳平喘。

方药:华盖散加减。麻黄9g,杏仁15g,苏叶10g,紫苏子15g,陈皮10g,茯苓15g,白前10g,桔梗10g,枳壳10g,前胡10g,甘草10g。

加减:倦怠、乏力明显者,可加北芪、党参;畏寒、四末不温者,可加党参、熟附子、细辛;纳差、大便溏者,可加党参、白术、干姜。

2. 肺热壅盛证

主症:咳嗽频剧,呼吸急促,痰少色黄,咽干,甚则喉燥咽痛,发热头痛,烦渴欲饮,舌质红,苔薄黄,脉数。

治法:清泻肺热,肃肺平喘。

方药:清肺饮加减。黄芩10g,桑白皮15g,鱼腥草30g,麦冬15g,芦根30g,天花粉15g,地骨皮15g,北沙参15g,牛蒡子10g,甘草6g。

加减:大便不通者,可加大黄、芒硝;高热、热势明显者,可加石膏、知母、大青叶;烦躁者,可加羚羊角、桑叶、菊花。

3. 气营两燔证

主症:高热,神志异常,咳嗽、痰少、喘息、气促,心烦不寐,舌红、绛,脉数、滑。

治法:清气凉营,泻肺平喘。

方药:清营汤、泻白散加减。水牛角(先煎)30g,生地黄15g,玄参12g,麦冬12g,赤芍12g,金银花15g,连翘10g,黄连5g,淡竹叶10g,地骨皮15g,桑白皮15g,甘草6g。

加减:腑气不通者,加大黄、芒硝;烦躁明显者,加用钩藤、羚羊角粉;口唇发绀,舌有瘀斑、瘀点者,加牡丹皮、紫草。

4. 邪陷正脱证

主症:呼吸短促,气短息弱,神志异常,面色苍白,大汗淋漓,四肢厥冷,脉微、细、疾促。

治法:益气救阴,回阳固脱。

方药:阴竭者以生脉散加味。生晒参(单煎)15g,麦冬15g,五味子10g,山茱萸30g,龙骨30g^{先煎},牡蛎30g^{先煎}。

阳脱者以四逆加人参汤加味。红参15g^{另煎},熟附子15g^{先煎},干姜10g,龙骨30g^{先煎},牡蛎30g^{先煎},炙甘草10g。

加减:病情危急,阳脱者可配合应用参附注射液,阴脱者可配合应用生脉注射液以抢救。

5. 大气下陷证

主症:喘促,呼吸窘迫,气短不足以息,烦躁不安,面青唇紫,心慌动悸,无痰或痰量少,大便秘结不通,腹部按之柔软等;舌暗红、苔少而干或光剥,脉沉迟细弱。

治法:益气升陷,补肝救脱。

方药:来复汤合升陷汤加减。山茱萸30~60g,生龙骨、生牡蛎各30g^{先煎},白芍20g,西洋参15g^{另煎},炙甘草10g,炙黄芪15~60g,知母10g,柴胡6g,桔梗6g,升麻6g。

加减:伴便秘者,加陈皮、火麻仁、桃仁;伴畏寒明显者,可加熟附子、桂枝。

【名医经验】

1. **李振华治疗艾滋病并发PCP经验**　国医大师李振华长于温热病及内科杂病的治疗。对于艾滋病,李振华认为是"艾毒伤元"的过程,"艾毒"对命门、三焦、元气的损伤贯穿疾病始终。而在此过程中,病毒对中焦脾胃的损伤、对气机运动的阻滞是最早发生、且持续存在的病理变化。中焦气机阻滞,气血化生乏源,进一步造成了下焦及元气的亏虚,阴阳失衡。故此,对于艾滋病无症状携带者和艾滋病期患者,治疗上均应时时注意健脾益气,即所谓"四季脾旺不受邪"也。即使对艾滋病晚期严重机会性感染患者,在祛邪的同时,也应谨记顾护胃气,将健脾与行气、祛湿、清热、祛痰、化瘀综合考虑。"安谷者昌,绝谷者亡。"在艾滋病的中医治疗上,要充分重视脾胃在整个疾病过程中的作用。而艾滋病合并PCP的患者多存在气虚发热,治疗过程中必须紧紧把握住气虚或阳虚的疾病本质。补中益气汤中黄芪、白术、茯苓、太子参等益气健脾,正契合脾气虚这一疾病本质;加上其证以虚证或虚实夹杂为多,临床见患者易受风感冒,故配防风,取玉屏风散益气固表之意。李振华强调治疗脾虚证常需从祛湿着手,因脾虚易生湿,湿浊易困脾,"利湿即所以健脾",祛湿的方法有淡渗利湿、芳香化湿、苦温燥湿、温化寒湿等。对于脾虚生湿者,健脾需配薏苡仁、茯苓、猪苓、泽泻等渗湿利水之品。芳香化湿予砂仁、白蔻仁、佛手、藿香、佩兰等,使湿浊得化,脾气自健。脾为阴土,喜燥恶湿,当"治以苦热,以苦燥之",但苦味药亦有偏寒偏热之异,苦温者如苍术、白蔻仁、砂仁等,苦寒者如黄芩、黄连、茵陈、栀子等。李振华特别指出,脾胃湿热者,清热不可纯用苦寒,以免伤及脾气脾阳。

2. **张震扶正祛邪治疗艾滋病合并PCP经验**　国医大师张震认为艾滋病的整个发生发展过程贯穿着邪正抗争的动态变化,因此根据其自身病理演变规律,在确定分期基础上,运用扶正祛邪理论进行辨证论治。张震认为,"邪气"HIV侵入人体后,为了自身生存发展,势必通过损毁所寄居宿主体内的靶细胞而使病毒颗粒复制增殖,这时作为人体"正气"的适应性免疫机制则起而与之抗争,欲尽力驱除滞留于体内的病毒,于是正邪之间交争互斗,不断博弈,持续较量。当二者尚处于势均力敌之际,二者保持平衡,因此患者便可一如常人而无明显症状。但处于此期的患者若长期未获应有的医疗干预或治疗援助,则时移势异,随着病毒基因的变异而使其毒力增强,人体受创加速;或病毒通过免疫逃逸等途径而更加猖獗,侵犯更多细胞和组织,为其势力扩张创造条件,于是患者体内阴精日耗、元气衰颓,形成气阴两伤之证等。人体免疫系统中最重要的免疫调节细胞 $CD4^+$ T 淋巴细胞耗竭,正气已衰而邪气特盛,体内气血阴阳俱损殆尽,瘀血痰浊湿热火毒等继发性内生邪气弥漫三焦、逆乱气机、壅遏脏腑,终至整个免疫系统崩溃,各种机会性感染接踵而至,危及患者生命。

艾滋病发病初期,由于正气未虚,艾滋病病毒侵入人体为外邪(温疫之邪)致病,辨证多属于邪实,故治疗上重在祛邪,即以祛邪为主。张震认为此期临床上没有明显的正气虚衰之象,但就其发展规律来看,日后逐渐形成正气虚弱,治疗原则多采用扶正培本,以扶正(提高免疫功能)药物组成的固定方进行治疗,提高机体免疫力,从而延缓发病和延长患者生命。张震根据"形不足者,温之以气;精不足者,补之以味"之古训,拟定"扶正抗毒方",药用人参、黄芪、灵芝、黄精、白术、女贞子、淫羊藿、菟丝子、甘草等益气养阴、滋肾健脾之品。AIDS合并PCP,出现发热、咳喘等,张震认为此期属虚实夹杂,正邪交争。正虚以气虚、阴虚或气阴两虚为多见,涉及脏腑主要在肺脾肾。邪实情况比较复杂,可见气滞血瘀、湿热壅盛、痰浊内盛、热盛痰蒙等证。治疗原则为扶正与祛邪兼顾,攻补兼施。张震根据临床实践,拟定康爱保生方,药用紫花地丁、黄芩、桑白皮、人参、白术、茯苓、女贞子、墨旱莲、姜黄、夏枯草、紫草皮、甘草等,具有清热解毒活血、益气健脾养阴之功。凡已染毒而尚未发病者则扶正以抗毒,已发病者则驱毒培本以保生。他十分重视扶持人体先后天之本,善用调补脾肾之法。

3. 李发枝治疗艾滋病合并肺部感染经验 李发枝认为,艾滋病"疫毒"首先损伤脾。脾为后天之本,气血生化之源。脾脏受损,则运化功能失常。一方面水谷精微不能吸收输布,气血化生无源,渐致心肝肺肾受损,终至五脏气血阴阳俱虚;另一方面,脾运不健,则湿邪内生,故脾气亏虚伴有湿邪进而导致五脏气血阴阳俱虚,尤其是脾、肺、肾三脏亏虚是贯穿艾滋病全过程的基本病机。五脏气血阴阳俱虚,一方面卫外功能不固,易受外邪之侵,而外邪又有风寒暑湿燥火之不同;另一方面,五脏功能受损,则易产生痰饮水湿、气滞血瘀、化风化火等病机变化,因此,在艾滋病病变过程中,其病机错综复杂,变化多端,并非能以单一的脏腑、气血津液、六经、卫气营血、三焦病机所能概括。

肺部感染属中医"风温肺热病"或"咳嗽""痰饮"等范畴,究其病因多为感受风热毒邪、肺气郁闭两个方面;而艾滋病合并肺部感染则以正气内虚为主导,以免疫功能低下为先驱。其团队研究发现,以痰热壅盛证、痰湿阻肺证和肺肾两亏证最多见,更突出了"虚""热""痰"是艾滋病合并肺部感染的重要病理因素。艾滋病合并肺部感染患者由于脏腑气血虚损,体质虚弱的特殊体质,感受外邪后,易致变证,故临床表证较少;外邪入里化热,炼液为痰,痰热郁阻于肺则见痰热壅肺证,又因风温肺热病中外邪多以"热"为主,且四时皆有,故痰热壅肺证占比较高;疫毒侵犯脾脏,脾失健运,水液不化,聚湿生痰而留于肺,复感风寒湿邪,则见痰湿阻肺证;若正气不复,余邪留恋,可致病情迁延难愈,而肺气久虚而连及于肾,则见肺肾两亏证。

三、典型案例与诊治评析

【典型案例】

张某,女,38岁,2013年10月20日入院。

主诉:反复咳嗽气促3周,加重伴发热1天。

现病史:患者3周前不慎着凉后开始出现咳嗽,痰少难咳,伴有气促,心慌,夜可平卧,当时患者未予重视,未系统诊治。10月16日患者曾出现腹泻、纳差,自行服药后有所好转。至10月20日出现咳嗽气促进一步加重,伴发热、纳差,无恶心呕吐,无腹痛腹泻,无尿频尿急尿痛,无胸闷,至我院急诊就诊。当时查体,双肺可闻及较多湿啰音,测体温39.1℃,查血常规示 WBC 12.24×10⁹/L,NEUT% 78.4%,HGB 125g/L,PLT 334×10⁹/L;血气分析示 pH 7.4,PaCO₂ 35.1mmHg,PaO₂ 105mmHg,BE-ecf-2.9mmol/L;胸片示双肺弥漫性病变,以中下肺为著,考虑炎症性病变。考虑"重症肺炎",给予头孢哌酮钠/舒巴坦抗感染及补液退热等治疗,患者症状缓解不明显,由急诊拟"重症肺炎"收入 ICU 治疗。

入院症见:患者神清,精神疲倦,暂无发热,微恶寒,气促,动则加重,咳嗽,痰黄量少,难以咳出,胸闷,无胸痛,头晕,无头痛,无腹痛腹泻,口干不欲饮,无口苦,纳眠差,小便调,大便溏稀。

既往史:否认高血压、糖尿病、冠心病等重大内科疾病病史;否认传染病、手术史。否认药物过敏史。患者近半年多次往非洲尼日利亚工作,在非洲工作时间累计4个月余。否认近期发热患者接触史,禽类接触史不详。

入院查体:T 36.5℃,BP 113/63mmHg,HR 130次/min,R 43次/min。口腔溃疡,双肺呼吸音粗,双肺可闻及湿啰音,未闻及胸膜摩擦音及干啰音。心前区无隆起,心界不大,心率

130 次 /min,律齐,各瓣膜听诊区未闻及病理性杂音。舌淡红,苔白腻,脉弦紧数。

入院相关辅助检查:血常规示 WBC 16.06×10⁹/L,NEUT% 85%,淋巴细胞百分比(LYM%) 7%,HGB 112g/L,PLT 341×10⁹/L;血气分析(FiO₂:60%)示 pH 7.524,PaCO₂ 26.1mmHg,PaO₂ 109mmHg;降钙素原 0.89ng/ml;输血四项示乙肝表面抗原定量 0.377S/CO,丙肝抗体定量 0.05S/CO,HIV 抗原抗体检测初查阳性、结果待确认,甲苯胺红不加热血清试验阴性(−)。胸部 CT(图 4-8-1):①双肺炎症,以间质性为主,建议治疗后复查;②双侧胸腔少量积液;③脂肪肝。

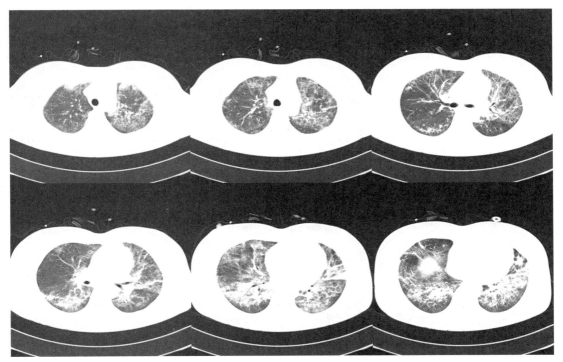

图 4-8-1　胸部 CT:双肺炎症,以间质性为主

入院诊断:

中医:①喘证(肺脾两虚,痰浊内蕴);②肺热病(肺脾两虚,痰浊内蕴)。

西医:①重症肺炎;②急性呼吸窘迫综合征;③脓毒症;④获得性免疫缺陷综合征(待排);⑤脂肪肝。

诊治过程:入院后予重症加强护理,严格按照传染性疾病予以隔离。针对 ARDS,予无创呼吸机辅助通气;同时留取痰涂片、痰培养等相关检查。药物方面需高度怀疑耶氏肺孢子菌、巨细胞病毒感染,经验性使用复方磺胺甲噁唑片、更昔洛韦;患者存在脓性痰,结合入院后血常规提示白细胞计数、中性粒细胞比值均较前升高,考虑患者继发细菌性感染可能,继续予头孢哌酮钠 / 舒巴坦抗菌治疗。此外,予甲泼尼龙 40mg(1 次 /d)静脉滴注抗炎,并予胸腺素增强机体免疫力,乌司他丁抗炎症反应,实施限制性液体策略、化痰平喘等治疗。

经治疗后,患者气促较前有所缓解,热峰下降,痰少,入院第 2 天痰涂片发现耶氏肺孢子菌,至第 3 天外院巨细胞病毒 pp65 抗原、抗体检验结果阴性,予停用更昔洛韦;疾病预防控制中心检查结果回报 HIV 抗体确证检测:HIV-1 抗体阳性。其后患者病情逐渐好转,呼吸平顺,无呼吸困难,偶咳无痰。复查胸片(图4-8-2)示双肺炎症,较前吸收。

中医方面,入院后第1天初诊:患者神疲乏力,低热,微恶寒,气促,动则加重,咳嗽,痰黄量少,难以咳出,胸闷心悸,头晕,口干不欲饮,纳眠差,大便溏稀,舌淡红,苔白腻,脉弦紧数。辨证为肺脾两虚、风寒束表、痰浊内蕴,治疗上以益气扶正、疏风散寒、化痰平喘为法。中药汤剂以参苏饮合三子养亲汤加减:党参 15g,紫苏叶 15g后下,法半夏15g,陈皮 10g,前胡 15g,枳壳 10g,茯苓 15g,葛根 20g,木香 5g,桔梗 10g,甘草 6g,莱菔子10g,紫苏子 15g,白芥子 10g。日 1 剂,水煎服。

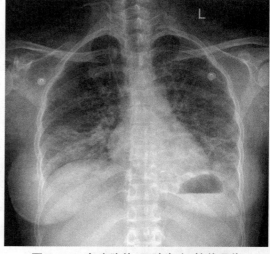

图 4-8-2　复查胸片:双肺炎症,较前吸收

二诊:入院后第 3 天。患者发热、气促较前好转,已无恶寒,痰白量少,仍神疲倦怠,纳差,便溏,舌淡红,苔白腻,脉弦细弱。患者痰饮内蕴征象有所缓解,考虑外邪入侵,耗伤正气,辨证为脾虚湿盛,拟健脾理气化湿、和中开胃佐以消食为法。方予参苓白术散合理中汤加减,并予生晒参炖服加强扶正之力。拟方:党参 15g,茯苓 20g,炒白术 15g,炙甘草 5g,山药 20g,莲子 15g,砂仁 10g,炒薏苡仁 20g,干姜 20g,炒稻芽 20g,炒麦芽 20g。上方加水 800ml,煎至 200ml,温服,日 1 剂。人参(生晒参)20g 另煎。

三诊:入院后第 6 天。经治疗后患者无发热,气促逐渐好转,可脱离无创呼吸机,胃纳略好,大便次数减少,舌淡红,苔白,脉弦细。考虑治疗有效,续服前方。

经中西医治疗,至入住 ICU 后第 5 天患者停用无创呼吸机,至第 7 天出院至广州市第八人民医院就诊。出院时患者精神稍倦,无发热气促,偶咳无痰,无腹痛腹泻,舌淡红,苔白,脉弦细弱。出院时主要西医诊断:①重症肺炎(PCP);②急性呼吸窘迫综合征;③脓毒症;④获得性免疫缺陷综合征;⑤脂肪肝。

【诊治评析】

案例患者为 AIDS 合并重症肺炎,经 CDC 进行确诊为 HIV-1 抗体阳性。患者有非洲工作史,曾有外国人性伴侣,考虑性接触传播可能性大。AIDS 患者出现咳嗽气促、发热等肺部感染征象,需警惕耶氏肺孢子菌、巨细胞病毒(CMV)等导致的机会性感染。案例患者CMV 检测阴性,痰涂片发现耶氏肺孢子菌,诊断并不困难,使用复方磺胺甲噁唑治疗亦非常有效。

中医方面,患者感受"艾毒"后正气虚衰,且发病时我地区天气偏凉,加之起居失常,以致感受风寒之邪,邪气未能及时表解,入里犯肺,导致肺气不宣,津液不布,停聚成痰,发为本病。治疗上当以散寒解表、健脾化痰为法。脾为生痰之源,肺为贮痰之器,痰的产生与肺脾两脏密切相关,脾脏最怕受困,在辨识方面,还需进一步判断气困重于湿困,还是湿困重于气困,进而应用相应的方剂进行治疗。在治疗上注意避免过用寒冷,以免湿邪缠绵不化。案例患者首诊用药后表寒得解,但正气受损、脾虚湿盛仍明显,故改以健脾理气化湿、开胃消食为主进行治疗。一般而言,PCP 患者易存在肺脾肾三脏虚损,易合并痰、热、瘀之标证,治疗上当分期辨证论治,时时注意顾护正气。

参 考 文 献

1. 中华医学会感染病学分会艾滋病学组.艾滋病诊疗指南(第三版)[J].中华传染病杂志,2015,33(10):577-593.
2. 李兰娟,任红.传染病学[M].8版.北京:人民卫生出版社,2013.
3. 孙培培.肺孢子菌肺炎的诊断和治疗进展[J].中华结核和呼吸杂志,2012,35(10):775-776.
4. 倪语星,尚红.临床微生物学与检验[M].4版.北京:人民卫生出版社,2007.
5. 中华中医药学会防治艾滋病分会.艾滋病中医诊疗指南(2013版)[J].中医学报,2014,29(192):617-620.
6. 魏月霞,相巧丽,姚彦芬,等.肺孢子菌肺炎的临床诊治进展[J].临床合理用药,2016,9(2A):175-176.
7. 吴玉蓉,江涛.中药治疗卡氏肺孢子菌肺炎的研究进展[J].中国病原生物学杂志,2010,5(5):389-391.
8. 潘玲,冯全生,曹春辉,等.艾滋病相关性肺部感染的中西医研究概况[J].四川中医,2014,32(3):171-173.
9. 徐立然,王东旭,屈冰,等.艾滋病并肺部感染中医证型分布规律探讨[J].环球中医药,2012,5(2):91-95.
10. 李发枝,徐立然,李柏龄.中医学对艾滋病病因病机的认识[J].中医杂志,2006,47(5):395-396.
11. 王莉.导师张震应用扶正祛邪理论治疗艾滋病经验[J].云南中医中药杂志,2011,32(7):1-2.
12. 李郑生,郭文,郭淑云.国医大师李振华学术传承集[M].北京:中国中医药出版社,2012.
13. 田春洪,田原.抗HIV-AIDS中药康爱保生丸、扶正抗毒丸组方依据与药效定位[J].云南中医中药杂志,2012,33(10):3-5.
14. 张明利,韩莉.李发枝教授治疗艾滋病肺系病证验案探析[J].新中医,2011,43(1):163-164.

第九节　新型冠状病毒肺炎

一、西医认识

【诊断标准】

2019年12月以来,湖北省武汉市出现了新型冠状病毒肺炎疫情,随着疫情的蔓延,我国其他地区及境外多个国家也相继发现了此类病例。该病作为急性呼吸道传染病已纳入《中华人民共和国传染病防治法》规定的乙类传染病,按甲类传染病管理。参照国家卫生健康委员会于2020年3月3日发布的《新型冠状病毒肺炎诊疗方案(试行第七版)》,其诊断标准如下:

(一)疑似病例

结合下述流行病学史和临床表现综合分析:

1. 流行病学史

(1)发病前14天内有武汉市及周边地区,或其他有病例报告社区的旅行史或居住史;

(2)发病前14天内与新型冠状病毒感染者(核酸检测阳性者)有接触史;

(3)发病前14天内曾接触过来自武汉市及周边地区,或来自有病例报告社区的发热或有呼吸道症状的患者;

(4)聚集性发病(2周内在小范围如家庭、办公室、学校班级等场所,出现2例及以上发

热和 / 或呼吸道症状的病例）。

2. 临床表现

（1）发热和 / 或呼吸道症状；

（2）具有新型冠状病毒肺炎影像学特征：早期呈现多发小斑片影及间质改变，以肺外带明显；进而发展为双肺多发磨玻璃影、浸润影，严重者可出现肺实变，胸腔积液少见。

（3）发病早期白细胞总数正常或降低，淋巴细胞计数正常或减少。

有流行病学史中的任何一条，且符合临床表现中任意 2 条。

无明确流行病学史的，符合临床表现中的 3 条。

（二）确诊病例

疑似病例同时具备以下病原学或血清学证据之一者：

1. 实时荧光 RT-PCR 检测新型冠状病毒核酸阳性；

2. 病毒基因测序，与已知的新型冠状病毒高度同源；

3. 血清新型冠状病毒特异性 IgM 抗体和 IgG 抗体阳性；血清新型冠状病毒特异性 IgG 抗体由阴性转为阳性或恢复期较急性期 4 倍及以上升高。

（三）临床分型

1. 轻型 临床症状轻微，影像学未见肺炎表现。

2. 普通型 具有发热、呼吸道等症状，影像学可见肺炎表现。

3. 重型

（1）成人符合下列任何一条

1）出现气促，RR≥30 次 /min；

2）静息状态下，指氧饱和度≤93%；

3）动脉血氧分压（PaO$_2$）/ 吸氧浓度（FiO$_2$）≤300mmHg（1mmlHg=0.133kPa）。

高海拔（海拔超过 1 000 米）地区应根据以下公式对 PaO$_2$/FiO$_2$ 进行校正：PaO$_2$/FiO$_2$×［大气压（mmHg）/760］。

肺部影像学显示 24~48 小时内病灶明显进展 >50% 者按重型管理。

（2）儿童符合下列任何一条

1）出现气促（<2 月龄，RR≥60 次 /min；2~12 月龄，RR≥50 次 /min；1~5 岁，RR≥40 次 /min；>5 岁，RR≥30 次 /min），除外发热和哭闹的影响；

2）静息状态下，指氧饱和度≤92%；

3）辅助呼吸（呻吟、鼻翼扇动、三凹征），发绀，间歇性呼吸暂停；

4）出现嗜睡、惊厥；

5）拒食或喂养困难，有脱水征。

4. 危重型 符合以下情况之一者：

（1）出现呼吸衰竭，且需要机械通气；

（2）出现休克；

（3）合并其他器官功能衰竭需 ICU 监护治疗。

【病原学】

（一）病原学特点

新型冠状病毒属于 β 属的冠状病毒，有包膜，颗粒呈圆形或椭圆形，常为多形性，直径 60~140mm。其基因特征与 SARS-CoV 和 MERS-CoV 有明显区别。目前研究显示与蝙蝠

SARS样冠状病毒(bat-SL-CoVZC45)同源性达85%以上。体外分离培养时,新型冠状病毒96个小时左右即可在人呼吸道上皮细胞内发现,而在VeroE6和Huh-7细胞系中分离培养需约6天。

对冠状病毒理化特性的认识多来自对SARS-CoV和MERS-CoV的研究。病毒对紫外线和热敏感,56℃ 30分钟、乙醚、75%乙醇、含氯消毒剂、过氧乙酸和氯仿等脂溶剂均可有效灭活病毒,氯己定不能有效灭活病毒。

(二)流行病学特点

1. 传染源　目前所见传染源主要是新型冠状病毒感染的患者。无症状感染者也可能成为传染源。

2. 传播途径　经呼吸道飞沫和密切接触传播是主要的传播途径。在相对封闭的环境中长时间暴露于高浓度气溶胶情况下存在经气溶胶传播的可能。由于在粪便及尿中可分离到新型冠状病毒,应注意粪便及尿对环境污染造成气溶胶或接触传播。

3. 易感人群　人群普遍易感。

【治疗】

(一)治疗原则

在对症治疗的基础上,积极防治并发症,治疗基础疾病,预防继发感染,及时进行器官功能支持。

(二)抗感染治疗

1. 抗病毒治疗　可试用α-干扰素、洛匹那韦/利托那韦、利巴韦林、磷酸氯喹、阿比多尔。截至2020年3月26日,上述抗病毒治疗药物的临床有效性仍有待进一步的研究证实,另一可能有效的药物瑞德西韦也正在进行临床研究。临床应用时要注意上述药物的不良反应、禁忌证(如患有心脏疾病者禁用氯喹)以及与其他药物的相互作用等问题。在临床应用中进一步评价目前所试用药物的疗效。不建议同时应用3种及以上抗病毒药物,出现不可耐受的毒副作用时应停止使用相关药物。

2. 抗菌药物治疗　避免盲目或不恰当使用抗菌药物,尤其是联合使用广谱抗菌药物。

(三)呼吸支持

1. 氧疗　重型患者应当接受鼻导管或面罩吸氧,并及时评估呼吸窘迫和/或低氧血症是否缓解。

2. 高流量鼻导管氧疗或无创机械通气　当患者接受标准氧疗后呼吸窘迫和/或低氧血症无法缓解时,可考虑使用高流量鼻导管氧疗或无创机械通气。若短时间(1~2小时)内病情无改善甚至恶化,应当及时进行气管插管和有创机械通气。

3. 有创机械通气　采用肺保护性通气策略,即小潮气量(6~8ml/kg理想体重)和低水平气道平台压力(≤30cmH$_2$O)进行机械通气,以减少呼吸机相关肺损伤。在保证气道平台压≤35cmH$_2$O时,可适当采用高PEEP,保持气道温化湿化,避免长时间镇静,早期唤醒患者并进行肺康复治疗。较多患者存在人机不同步,应当及时使用镇静以及肌松剂。根据气道分泌物情况,选择密闭式吸痰,必要时行支气管镜检查采取相应治疗。

4. 挽救治疗　对于严重ARDS患者,建议进行肺复张。在人力资源充足的情况下,每天应当进行12小时以上的俯卧位机械通气。俯卧位机械通气效果不佳者,如条件允许,应当尽快考虑体外膜氧合(ECMO)。其相关指征:①在FiO$_2$>90%时,氧合指数<80mmlHg,持续3~4小时以上。②气道平台压≥35cmH$_2$O,单纯呼吸衰竭患者,首选VV-ECMO模式;若需

要循环支持,则选用 VA-ECMO 模式。在基础疾病得以控制,心肺功能有恢复迹象时,可开始撤机试验。

(四)血液净化治疗

包括血浆置换、吸附、灌流、血液 / 血浆滤过等,能清除炎症因子,阻断"细胞因子风暴",从而减轻炎症反应对机体的损伤,可用于重型、危重型患者细胞因子风暴早中期的救治。

(五)免疫治疗

对于双肺广泛病变者及重型患者,且实验室检测 IL-6 水平升高者,可试用托珠单抗治疗。注意过敏反应,有结核等活动性感染者禁用。

(六)其他治疗措施

对于氧合指标进行性恶化、影像学进展迅速、机体炎症反应过度激活状态的患者,酌情短期内(3~5 日)使用糖皮质激素,建议剂量不超过相当于甲泼尼龙 1~2mg/(kg·d),应当注意较大剂量糖皮质激素由于免疫抑制作用,会延缓对冠状病毒的清除;可静脉给予血必净 100ml/ 次,每日 2 次治疗;可使用肠道微生态调节剂,维持肠道微生态平衡,预防继发细菌感染。儿童重型、危重型病例可酌情考虑给予静脉滴注丙种球蛋白。

二、中医认识

此次新型冠状病毒肺炎具有强烈的传染性并引起广泛流行,起病急骤,传变迅速,病情凶险,当属于中医学"温疫"范畴。病因是以湿为基本属性的疫疠之气。从发病季节及病邪性质看,本病可归属于湿邪为主的"疫疠"范畴,可称之为"湿毒疫"。

【病因病机】

(一)病因

对于温疫,古代中医统称其病因为"疫疠之气",但又有温热疫、湿热疫、暑热疫等区别。从本次新型冠状病毒肺炎患者的临床表现来看,除了发热、咳嗽、气促等症状外,最常见的表现还包括肢倦乏力、脘痞纳呆、腹胀肠鸣、苔腻。在重型、危重型患者中,口干口苦、舌苔黄、舌苔厚腻较为常见,这些都符合湿温的特点。根据"辨证求因"的临床思维方式,此次新型冠状病毒肺炎当属于温疫中的湿热疫,而湿热性质的湿热疫毒是本病的病因。

(二)病机

湿热疫毒既具有湿温的特点,同时具有传染性强、皆相染易的疫毒性质。从阴阳属性来看,湿热疫毒属于阴阳合邪,湿属阴邪,而毒热属阳邪,从而导致其病机演变较为复杂,存在从阳而燥化、热化,从阴而寒化的两种可能。这有可能是导致不同地域、不同患者中医证候存在差异的其中一个重要原因。

湿热疫毒在上则蒙蔽清窍,可见耳蒙、目眵多、头目不清利等症状;壅滞上焦气机,可出现胸闷、呼吸不利,有痰或无痰,伴随心烦、心悸等;滞于中焦,可见胸脘痞满、腹胀、便溏或滞下等症;蕴结下焦,则小便不利、下肢肿胀甚则溃烂等;舌质多暗或边尖稍红,舌苔多表现为厚腻。因此,在本次疫情发生后,部分患者表现为寒湿,多数患者表现为湿热,其实质为湿毒,病因为一,病机与湿、热、毒、瘀、虚相关。

【辨证论治】

根据国家卫生健康委员会于 2020 年 3 月 3 日发布的《新型冠状病毒肺炎诊疗方案(试

行第七版)》,不同病情阶段的新型冠状病毒肺炎常见证型如下:

(一) 轻型

1. 寒湿郁肺证

主症:发热,乏力,周身酸痛,咳嗽,咯痰,胸紧憋气,纳呆,恶心,呕吐,大便黏腻不爽。舌质淡胖齿痕或淡红,苔白厚腐腻或白腻,脉濡或滑。

治法:散寒除湿,宣发肺气。

推荐处方:生麻黄 6g,生石膏 15g,杏仁 9g,羌活 15g,葶苈子 15g,贯众 9g,地龙 15g,徐长卿 15g,藿香 15g,佩兰 9g,苍术 15g,云苓 45g,生白术 30g,焦三仙各 9g,厚朴 15g,焦槟榔 9g,煨草果 9g,生姜 15g。

加减:大便秘结者,加生大黄、瓜蒌;发热明显者,加大生石膏用量,并伍用知母清热养阴。

2. 湿热蕴肺证

临床表现:低热或不发热,微恶寒,乏力,头身困重,肌肉酸痛,干咳痰少,咽痛,口干不欲多饮,或伴有胸闷脘痞,无汗或汗出不畅,或见呕恶纳呆,便溏或大便黏滞不爽。舌淡红,苔白厚腻或薄黄,脉滑数或濡。

治法:湿热两清,宣降肺气。

推荐处方:槟榔 10g,草果 10g,厚朴 10g,知母 10g,黄芩 10g,柴胡 10g,赤芍 10g,连翘 15g,青蒿 10g(后下),苍术 10g,大青叶 10g,生甘草 5g。

加减:气虚乏力明显,加太子参、紫苏叶、生黄芪;舌暗者,加郁金、丹参行气活血。

(二) 普通型

1. 湿毒郁肺证

主症:发热,咳嗽痰少,或有黄痰,憋闷气促,腹胀,便秘不畅。舌质暗红,舌体胖,苔黄腻或黄燥,脉滑数或弦滑。

治法:辟秽化浊,宣肺透邪。

推荐处方:生麻黄 6g,苦杏仁 15g,生石膏 30g,生薏苡仁 30g,茅苍术 10g,广藿香 15g,青蒿草 12g,虎杖 20g,马鞭草 30g,干芦根 30g,葶苈子 15g,化橘红 15g,生甘草 10g。

加减:便秘加枳壳;发热轻者加栀子、豆豉;发热重加升降散或紫雪散。

2. 寒湿阻肺证

主症:低热,身热不扬,或未热,干咳,少痰,倦怠乏力,胸闷,脘痞,或呕恶,便溏。舌质淡或淡红,苔白或白腻,脉濡。

治法:散寒除湿,避秽化浊。

推荐处方:苍术 15g,陈皮 10g,厚朴 10g,藿香 10g,草果 6g,生麻黄 6g,羌活 10g,生姜 10g,槟榔 10g。

加减:喘憋加款冬花、枇杷叶、葶苈子;纳呆重,加莱菔子;呕恶重,加清半夏、紫苏叶。

(三) 重型

1. 疫毒闭肺证

主症:发热面红,咳嗽,痰黄黏少,或痰中带血,喘憋气促,疲乏倦怠,口干苦黏,恶心不食,大便不畅,小便短赤。舌红,苔黄腻,脉滑数。

治法:宣肺通腑,化湿解毒。

推荐处方:化湿败毒方。生麻黄 6g,杏仁 9g,生石膏 15g,甘草 3g,藿香 10g(后下),厚朴 10g,苍术 15g,草果 10g,法半夏 9g,茯苓 15g,生大黄 5g(后下),生黄芪 10g,葶苈子 10g,赤

183

芍 10g。

加减:高热加紫雪散;喘重加紫苏子、桑白皮;大便秘结者加芒硝。

2. 气营两燔证

主症:大热烦渴,喘憋气促,谵语神昏,视物错瞀,或发斑疹,或吐血、衄血,或四肢抽搐。舌绛少苔或无苔,脉沉细数,或浮大而数。

治法:清气凉营,泄热解毒。

推荐处方:生石膏 30~60g(先煎),知母 30g,生地 30~60g,水牛角 30g(先煎),赤芍 30g,玄参 30g,连翘 15g,丹皮 15g,黄连 6g,竹叶 12g,葶苈子 15g,生甘草 6g。

加减:若热陷心包而窍闭神昏者,可与安宫牛黄丸或至宝丹合用以清心开窍;若营热动风而见痉厥抽搐者,可配用紫雪,或酌加钩藤、地龙以息风止痉;若兼热痰,可加竹沥、天竺黄、川贝母之属。

(四)危重型

内闭外脱证

主症:呼吸困难、动辄气喘或需要机械通气,伴神昏,烦躁,汗出肢冷,舌质紫暗,苔厚腻或燥,脉浮大无根。

治法:开闭固脱,解毒救逆。

推荐处方:人参 15g,黑顺片 10g(先煎),山茱萸 15g,送服苏合香丸或安宫牛黄丸。出现机械通气伴腹胀便秘或大便不畅者,可用生大黄 5~10g;出现人机不同步情况,在镇静和肌松剂使用的情况下,可用生大黄 5~10g 和芒硝 5~10g。

加减:热闭冲服安宫牛黄丸或紫雪散;阴闭冲服苏合香丸。

(五)恢复期

1. 肺脾气虚证

主症:气短,倦怠乏力,纳差呕恶,痞满,大便无力,便溏不爽。舌淡胖,苔白腻。

治法:补肺健脾益气。

推荐处方:法半夏 9g,陈皮 10g,党参 15g,炙黄芪 30g,炒白术 10g,茯苓 15g,藿香 10g,砂仁 6g(后下),甘草 6g。

加减:腹胀、苔厚腻,加佩兰、生薏苡仁、厚朴;气短、乏力明显,加太子参、五爪龙、白术。

2. 气阴两虚证

主症:乏力,气短,口干,口渴,心悸,汗多,纳差,低热或不热,干咳少痰。舌干少津,脉细或虚无力。

治法:益气养阴。

推荐处方:南北沙参各 10g,麦冬 15g,西洋参 6g,五味子 6g,生石膏 15g,淡竹叶 10g,桑叶 10g,芦根 15g,丹参 15g,生甘草 6g。

加减:纳差明显者加神曲、炒麦芽、鸡内金;汗出明显加煅牡蛎、五味子、浮小麦;心悸、怔忡加珍珠母、酸枣仁。

【名医经验】

1. 仝小林以寒湿伤阳为主线,提出"寒湿疫"学术观点 对于本病病邪的寒热属性,仝小林在解读《新型冠状病毒感染的肺炎诊疗方案(试行第四版)》中医治疗方案中提到要重视"寒湿"病机,认为此次疫病由寒湿裹挟戾气侵袭人群而为病,湿邪伤阳气为主要病机,兼有化热、变燥、伤阴、致瘀、闭脱等变证。其在临证中发现本病患者舌苔多为厚腻腐苔,认为其湿浊之象较重,寒邪被湿邪所抑遏,结局是伤阳。

治疗上倡导异病同治,注重病邪本质是以寒、湿为主,立散寒除湿、避秽化浊为法,倡导治疗寒邪用辛温解表之法温散、透邪,治疗湿邪用芳香避秽化浊之法。在武汉市新冠肺炎防控指挥部医疗救治组《关于在新型冠状病毒感染的肺炎中医药治疗中推荐使用中药协定方的通知》中,仝小林开具的协定方在"一病必有一主方"思路指导下,亦注重加减化裁。药用:生麻黄 6g,生石膏 15g,杏仁 9g,羌活 15g,葶苈子 15g,贯众 15g,地龙 15g,徐长卿 15g,藿香 15g,佩兰 9g,苍术 15g,茯苓 45g,生白术 30g,焦三仙各 9g,焦槟榔 9g,厚朴 15g,煨草果 9g,生姜 15g。全方肺、胃、膜原同治,宣肺透邪、健脾除湿、避秽化浊、解毒通络,上焦以清热、疏通气机为主,中焦以助运化、芳化为主,膜原以透达、辟秽为主。

2. 周仲瑛强调肺胃同治、表里双解 周仲瑛认为,新型冠状病毒肺炎属于"瘟毒上受",基本病机演变是"湿困表里,肺胃同病,如遇素体肺有伏热者,则易邪毒内陷,变生厥脱"。治疗应以表里双解、汗和清下四法联用为主,同时指出预防疫病要注重调畅情志、顺应四时、饮食有节、动静有度,以提高人体"正气"。

3. 王永炎认为本病属于"寒疫",首要治法是逐秽解毒 王永炎认为,新型冠状病毒肺炎属于"寒疫"范畴,源于气候失时,疫毒湿寒与伏燥搏结,壅塞肺胸,损伤正气,导致气机痹阻,升降失常,元气虚衰。病机特点为毒、燥、湿、寒、虚、瘀。将本病分为初期、中期、危重期及恢复期四期进行辨证论治,提出首要治法为辟秽解毒,谨守病机,随证治之,同时要实时运用活血化瘀、通腑攻下和补益正气等治法,起到对疾病"截断扭转"的作用。

4. 薛伯寿认为本病当属寒湿疫,必须善用麻黄剂 薛伯寿同样认为本病归属"寒湿疫",提出四季皆有风、湿、寒,冬发之疫,必须重视寒。提倡麻黄剂治疗"寒湿疫",同时重视表里、寒热、虚实、气血八纲,循序六经辨证论治,辨证施治。

5. 李佃贵认为本病为感受疫疠浊毒之气引起,治当化浊解毒 李佃贵认为新型冠状病毒肺炎属于中医瘟疫范畴,又叫天行时疫,是感受疫疠浊毒之气引起的流行性急性传染病。针对此次疫情,李佃贵本着中西医结合的治疗原则,自拟"藿香化浊解毒饮":藿香 12g,大青叶 15g,金银花 15g,厚朴 12g,黄芪 12g,甘草 6g,知母 12g,黄芩 12g,大黄 6g(后下),葛根 15g,柴胡 12g。本方的功效是化浊解毒,适用于该病的轻、中度患者。同时,李佃贵还自拟了预防本病的代茶饮(黄芪 12g,金银花 15g,藿香 10g,防风 10g)及香囊方(藿香、佩兰、金银花、菊花、桑叶等分为末,制为香囊),并提出防疫九字——静心气,提正气,抗浊气。

三、典型案例与诊治评析

【典型案例 1】

郭某,女,60 岁,退休人员。入院时间:2020 年 2 月 6 日。

主诉:发热、咳嗽 2 周,加重伴气促、乏力 9 天。

现病史:患者于 1 月 23 日出现发热、咳嗽,次日胸部 CT 提示"双肺外带片状磨玻璃影",予利巴韦林注射液静脉滴注、阿比多尔口服等治疗后无好转。1 月 28 日出现气促、乏力加重,急诊留观治疗,仍反复发热,体温波动在 37.1~38.5℃,气促加重,吸氧情况下血氧饱和度最低 80%,使用无创呼吸机辅助呼吸。2 月 4 日新型冠状病毒核酸检测阳性,于 2 月 6 日收入院。

既往史:多年前曾有胆囊结石手术史、急性胰腺炎病史。否认高血压、冠心病、糖尿病等慢性病史,否认肝炎、结核病等传染病史。

查体：T 37.6℃，P 105 次/min，R 26 次/min，BP 110/60mmHg。

辅助检查：血常规示白细胞计数 11.01×10⁹/L，淋巴细胞绝对值 0.39×10⁹/L，余基本正常。炎症标志物：CRP 93.15mg/L；血清淀粉样蛋白 A>300mg/L。血气分析：pH 7.52，PO_2 90mmHg（给氧 10L/min），PCO_2 32mmHg，BE 3.6mmol/L。肝功能：ALB 29.4g/L；肾功能、凝血功能正常。外院胸部 CT 提示双肺多发磨玻璃样渗出（具体不详）。

入院诊断：

中医：湿毒疫（疫毒闭肺）。

西医：①新型冠状病毒肺炎（危重型）；②呼吸衰竭（Ⅰ型）。

诊治过程：入院后予无创呼吸机辅助通气，予利巴韦林注射液静脉滴注、阿比多尔口服抗病毒治疗，并予甲强龙 40mg、1 次/12h 静脉滴注抗炎，配合对症支持治疗。

中医方面：

2 月 7 日（入院后第 2 天）首诊：患者神清，烦躁，面色偏红，呼吸急促，无创呼吸机辅助呼吸，吸气压 15cmH₂O，呼气压 6cmH₂O，给氧 10L/min，咳嗽，痰少，昨日入院后有发热，体温 37.7℃，发热前少许畏寒，服退热药后汗出热退，乏力，胸闷心慌，双颞部头痛，纳欠佳，眠差，口干口苦，大便偏烂，每日 1 次，小便正常。舌尖边红，苔黄厚而干（书末彩图 2），脉弦数。

辨证为疫毒闭肺，累及肝胆、肠腑，以急则治标为则，治以肺肠同治、清热解毒、宣肺通腑为法，予血必净注射液 50ml 加入生理盐水、1 次/12h 静脉滴注，中药汤剂以麻杏石甘汤、大柴胡汤、升降散合方加减。拟方：生麻黄 9g，苦杏仁 10g，石膏 45g，瓜蒌皮 15g，瓜蒌仁 15g，大黄 10g后下，葶苈子 10g，桃仁 15g，柴胡 20g，黄芩 10g，枳壳 15g，白芍 10g，蝉衣 10g，僵蚕 10g，姜黄 10g。服法：水煎成 300ml，不拘时少量频服。

2 月 10 日二诊：用药后患者未再出现发热畏寒，气促好转，入院 2 天后可停用无创呼吸机，烦躁缓解，咳嗽，痰少，头痛明显减轻，仍有胸闷、心慌、纳眠、口干口苦等症状改善，大便烂，服药后大便增至每日 2 次。舌尖边仍红，苔黄腻，脉弦数。前方得效，无发热，病势有所逆转，前方续服 2 剂。

2 月 12 日三诊：患者神清，无发热，静息下偶有气促，动则明显，咳嗽，痰少，胸闷心慌好转，纳欠佳，口干明显，无口苦，大便每日 1 次、偏干。舌尖边仍红，苔薄黄，脉弦数。考虑邪毒伤阴，前方去升降散，合增液汤。拟方：炙麻黄 9g，苦杏仁 10g，生石膏 30g，瓜蒌皮 15g，瓜蒌仁 15g，大黄 10g后下，葶苈子 10g，柴胡 20g，黄芩 10g，枳壳 15g，白芍 10g，生地 15g，玄参 10g，麦冬 10g。服法：水煎成 300ml，分早晚 2 次温服。患者病情逐渐向愈，截至 2 月 17 日已转为普通型患者。

2 月 19 日四诊：患者神清，静息下已无气促，可于床边简单活动，活动后胸闷、气促，咳嗽，痰白质稀量少，已无心慌，纳仍欠佳，少许口干，大便每日 1 次，基本正常。舌尖边偏红，苔薄黄，脉弦。辨证余毒未清、痰浊阻肺，以化痰平喘、行气健脾为法，改用小柴胡汤合半夏厚朴汤加减。拟方：柴胡 20g，黄芩 10g，枳壳 10g，白芍 10g，法半夏 10g，生姜 10g，红枣 20g，炙甘草 10g，厚朴 10g，茯苓 20g，紫苏子 10g，炒谷芽 20g，西洋参 10g（另炖服用）。以上方加减治疗近 10 天，患者情况稳步改善。2 月 27 日复查胸部 CT，提示双肺多发磨玻璃样感染灶（图 4-9-1）。

3 月 1 日五诊：患者神清，可步行五六分钟，活动后气短、乏力，动则汗出，咳嗽，痰白量少，纳可，口干，无口苦，大便每日 1 次，基本正常。舌淡红，苔薄黄，脉滑。辨证为肺脾两虚、痰浊阻肺，以健脾补肺、化痰平喘为法，以柴胡桂枝汤加减。拟方：柴胡 10g，黄芩 10g，法半

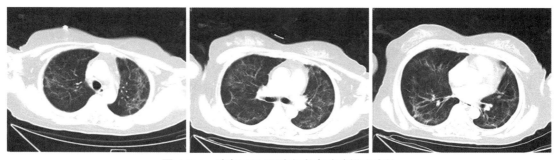

图 4-9-1　胸部 CT：双肺多发磨玻璃样感染灶

夏 10g，党参 15g，生姜 10g，红枣 15g，桂枝 10g，白芍 10g，枳壳 10g，茯苓 15g，紫苏子 10g，五指毛桃 20g，炒白术 10g，炙甘草 10g。

3 月 9 日六诊：患者神清，活动后气短、乏力，汗出有好转，咳嗽，痰少，纳可，二便正常，舌淡红，苔白腻（书末彩图 3），脉滑。患者病情基本稳定，复查 CT 提示肺部渗出较前有所吸收（图 4-9-2）。新型冠状病毒核酸检测阴性。拟近日转外院继续康复治疗，出院中药守方同前。

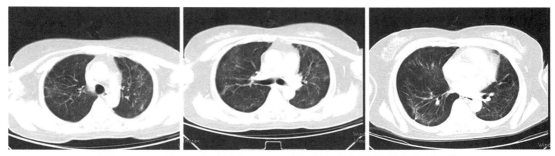

图 4-9-2　3 月 9 日复查胸部 CT：双肺多发磨玻璃样影，较前有所吸收

【诊治评析】

本患者虽进展至危重型，但素体尚属壮实，临床表现以标实证为主，故急则治标，以祛邪为主。患者发热、喘促、咳嗽，属于疫毒闭肺，选用麻杏石甘汤、宣白承气汤。针对头痛、心烦眠差、口干口苦、脉弦数等肝胆湿热毒蕴表现，虽然大便通，但舌苔已不润而干，考虑化燥伤阴，故需枢转少阳、清降阳明，合用大柴胡汤。患者发热、纳差、舌苔厚腻而干，考虑湿热邪毒郁结在里，又用升降散宣畅气机、分消疫毒。用药后热退、喘促好转，视病机逐步下调祛邪力度，以免伤正。期间考虑存在阴液耗伤，合用了增液汤。后期情况好转，但患者胸闷、气促、咳嗽、痰少等症状持续存在，考虑为疫毒浊邪困肺；患者痰少，考虑该疫毒浊邪属于中医学无形之痰，故在应用小柴胡汤枢转少阳的同时，合用半夏厚朴汤以清无形之痰。在康复阶段，患者明显汗出多，表现为肺脾两虚、浊毒未净，使用柴胡桂枝汤枢转少阳，肃降浊毒，健运太阴脾胃。

新型冠状病毒肺炎属于中医学疫病范畴，湿毒疫邪是其病因。在普通型新型冠状病毒肺炎患者中，湿毒疫邪闭肺是主要病机，此外常可见脾脏受累。而在重型、危重型患者中，病位除了在肺，还可累及脾胃、肝胆、肠腑、心包等多个脏腑，病机复杂，病性多表现为疫毒壅盛、正气虚衰、虚实夹杂。在治疗上应祛邪与扶正兼施，根据患者具体情况灵活变通。

【典型案例2】

张某,女,86岁,入院时间2020年2月8日。

主诉:发热、乏力、纳差3周,加重伴咳嗽、气促4天。

现病史:患者于1月20日出现发热,自测体温38℃,伴全身乏力,纳差,自行居家隔离,发热时有反复,波动在37~38.3℃。2月4日患者出现明显咳嗽,痰少,伴气促,初始活动后明显,后渐进性加重,于次日到外院就诊,新型冠状病毒核酸检测阳性,胸部CT提示"双肺多发渗出"。在急诊留观给予利巴韦林注射液抗病毒、莫西沙星抗感染等治疗,症状无好转,拟"新型冠状病毒肺炎"收入院。

既往史:既往有高血压、肺栓塞病史。否认冠心病、糖尿病等其他慢性病史,否认肝炎、结核病等传染病史。

查体:T 37℃,P 98次/min,R 26次/min,BP 152/76mmHg。

辅助检查:血常规示白细胞总数6.34×10^9/L,淋巴细胞绝对值0.75×10^9/L,余基本正常。血气分析(吸氧6L/min):pH 7.48,PCO_2 31mmHg,PO_2 60mmHg,乳酸1.9mmol/L。炎症标志物:C反应蛋白21.42mg/L;降钙素原0.025ng/ml;血清淀粉样蛋白A>300mg/L。肌酶谱:CK 96U/L,CK-MB 25U/L,乳酸脱氢酶328U/L。B型钠尿肽126pg/ml。肝功能:AST 50U/L,白蛋白31.0g/L。肾功能、凝血功能正常。外院胸部CT示双肺多发磨玻璃样渗出(具体不详)。

入院诊断:

中医:湿毒疫(气阴两虚、疫毒闭肺、腑气不通)。

西医:①新型冠状病毒肺炎(危重型);②呼吸衰竭(Ⅰ型);③高血压2级(很高危组)。

诊治过程:入院后予利巴韦林注射液静脉滴注、阿比多尔口服抗病毒治疗,并予甲强龙40mg、1次/d静脉滴注抗炎,配合其他对症支持治疗。患者存在呼吸衰竭,建议予无创呼吸机辅助通气,但患者高龄,不能耐受,遂继续普通氧疗。

中医方面:

2月11日(入院后第4天)首诊:患者神清,气促明显,鼻导管吸氧6L/min情况下外周血氧饱和度92%,动则加重,咳嗽,痰少,胸闷心慌,无胸痛,头晕,坐起则头晕加重,无头痛,腹胀,无腹痛,纳差,心烦,眠差,口干口苦,小便正常,平素大便秘结,现大便5天未解。舌红,苔黄、剥、光(书末彩图4),脉细数。

辨证为气阴两虚、疫毒闭肺、腑气不通,当以标本兼治为则,治以急下存阴、益气养阴为法,予生脉注射液30ml加入生理盐水静脉滴注,中药汤剂以大柴胡汤合生脉散加减。拟方:柴胡20g,黄芩10g,法半夏10g,大黄10g^{后下},枳壳15g,白芍15g,生姜10g,大枣20g,紫苏子15g,瓜蒌皮15g,苦杏仁10g,党参20g,生地15g,麦冬10g,炙甘草6g。服法:水煎成300ml,不拘时少量频服。

2月14日二诊:患者神清,气促较前缓解,鼻导管吸氧4L/min下外周血氧饱和度100%,活动后气促,咳嗽,痰少,仍有胸闷心慌,无胸痛,头晕好转,无腹胀腹痛,纳眠均好转,口咽干,小便正常,用药后大便得通、每日2次。舌暗苔少,脉细数。辨证为阴阳两虚、余邪未清,改用小柴胡汤合炙甘草汤加减。拟方:柴胡15g,黄芩10g,枳壳10g,白芍15g,紫苏子15g,党参10g,生地黄30g,麦冬15g,炙甘草15g,火麻仁15g,北沙参10g,熟大黄10g,青蒿10g^{后下},金银花10g,生姜10g,大枣20g。以上方加减治疗10余天,患者情况逐渐好转。呼吸情况稳定后,于2月21日行胸部CT提示双肺广泛磨玻璃样、条索状感染灶,请结合临床;左心影增大,冠状动脉钙化,双侧胸膜肥厚粘连(图4-9-3)。

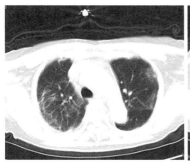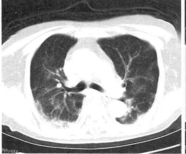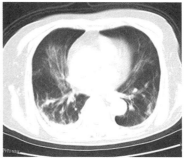

图 4-9-3 胸部 CT:双肺广泛磨玻璃样、条索状感染灶;左心影增大,冠状动脉钙化,双侧胸膜肥厚粘连

2月25日三诊:患者神清,可下地步行活动,活动后气短乏力,咳嗽,痰少,胸闷心慌仍偶有发作,四末欠温,头晕基本缓解,无腹胀腹痛,纳一般,口咽仍干,小便正常,大便时有秘结,2~3天一解。舌淡嫩苔少,脉沉细。辨证仍为阴阳两虚、余邪未清,改以四逆散合炙甘草汤加减,加用生附子以加强温阳之力。拟方:柴胡15g,枳壳10g,白芍15g,紫苏子15g,党参20g,生地15g,麦冬10g,炙甘草10g,桂枝15g,生姜10g,火麻仁30g,莱菔子30g,生附片10g(先煎)。服法:水煎成300ml,分早晚2次温服。

治疗后患者病情好转,出院前舌象见书末彩图5,复查新型冠状病毒肺炎核酸检测阴性,复查CT提示病灶明显吸收(图 4-9-4),于3月4日出院。

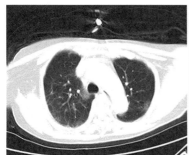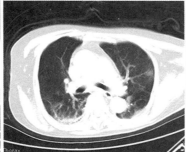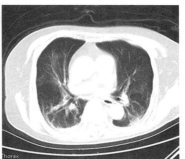

图 4-9-4 3月3日CT:双肺多发磨玻璃影,较前吸收好转

【诊治评析】

患者高龄老年女性,入院时病情危重,有呼吸机治疗指征,但其难以配合,经中西医结合治疗迅速转危为安,提示中医药在重症、危重症患者中早期使用可以有效逆转病势。患者高龄,脏腑虚衰,平素即有大便秘结,此次感受疫毒,本虚标实、虚实错杂。除了喘促、咳嗽外,还有胸闷心慌、头晕、大便5日未解等症状。经综合考虑,虽然高龄,仍以腑气不通为急,当急下以存阴,防止疫毒进一步耗伤气阴。在具体用药上,尤其注意应该少量频服,中病即止。在大便得通后,随着胃纳改善,逐步加强益气养阴之力,后期以炙甘草汤加减调护。可见对于本病,湿浊疫毒虽被认为是其主要病因,但对于每一位患者,仍需遵循辨证论治的原则,对其病机做独立分析,体现中医药个体化治疗的优势。

参 考 文 献

1. 国家卫生健康委员会,国家中医药管理局.新型冠状病毒肺炎诊疗方案(试行第七版)[EB/OL].(2020-03-03)[2020-06-30]http://www.nhc.gov.cn/xcs/zhengcwj/202003/46c9294a7dfe4cef80dc7f5912eb1989.shtml.

2. 苗青,丛晓东,王冰,等.新型冠状病毒肺炎的中医认识与思考[J].中医杂志,2020,61(4):286-288.

3. 杨道文,李得民,晁恩祥,等.关于新型冠状病毒肺炎的中医病因病机的思考[J].中医杂志,2020,61(7):557-560.

4. 王玉光,齐文升,马家驹,等.新型冠状病毒肺炎中医临床特征与辨证治疗初探[J].中医杂志,2020,61(4):281-285.

5. 杨家耀,苏文,乔杰,等.90例普通型新型冠状病毒肺炎患者中医证候与体质分析[J].中医杂志,2020,61(8):645-649.

第五章
重症心血管系统感染性疾病

第一节　病毒性心肌炎

一、西医认识

【诊断标准】

心肌炎(myocarditis)指由各种原因引起的心肌炎性损伤所导致的心脏功能受损,包括收缩、舒张功能降低和心律失常,其中感染是最主要的病因,而病原体又以病毒最为常见。病毒性心肌炎(viral myocarditis)则是指由嗜心肌性病毒感染引起的,以心肌非特异性间质性炎症为主要病变的心肌炎,其中病程在 3 个月以内者为急性病毒性心肌炎。除了感染外,自身免疫疾病和毒素/药物毒性也可以导致心肌炎,需要加以鉴别。

(一)病毒性心肌炎的诊断标准

国内于 1999 年便提出《成人急性病毒性心肌炎诊断参考标准》,其后在 2001 年进行过修订。目前,国内成人急性病毒性心肌炎的诊断标准如下:

1. 病史与体征　在上呼吸道感染、腹泻等病毒感染后 3 周内出现心脏表现,如出现不能用一般原因解释的感染后重度乏力、胸闷、头昏(心排血量降低所致),心尖第一心音明显减弱,舒张期奔马律,心包摩擦音,心脏扩大、充血性心力衰竭或阿-斯综合征等。

2. 心电图表现　上述感染后 3 周内出现下列心律失常或心电图改变。

(1)窦性心动过速、房室传导阻滞、窦房结阻滞、束支阻滞。

(2)多源、成对室性期前收缩,自主性房性或交界性心动过速、阵发性或非阵发性室性心动过速、心房或心室扑动或颤动。

(3)2 个以上导联 ST 段呈水平型或下斜型下移大于/等于 0.01mV 或 ST 段抬高或出现异常 Q 波。

3. 心肌损害的参考标准　血清心肌肌钙蛋白 I 或肌钙蛋白 T 定量、CK-MB 明显增高,超声心动图示心腔扩大或室壁活动异常和/或核素心功能检查证实左室收缩或舒张功能减弱。

4. 病原学依据

(1)在急性期从心内膜、心肌、心包或心包穿刺液中检测出病毒、病毒基因片段或病毒蛋白抗原。

(2)病毒抗体:第二份血清中同型病毒抗体(如柯萨奇 B 组病毒中和抗体或流行性感冒病毒血凝抑制抗体等)滴度较第一份血清升高 4 倍(2 份血清应相隔 2 周以上)或一次抗体效价≥640 者为阳性,320 者为可疑阳性(如以 1∶32 为基础者则宜以≥256 为阳性,128 为可疑阳性,根据不同实验室标准作决定)。

（3）病毒特异性 IgM：以≥1∶320 者为阳性（按各实验室诊断标准，需在严格质控条件下）。如同时有血中肠道病毒核酸阳性，更支持有近期病毒感染。

对同时具有上述 1、2 的第（1）、第（2）、第（3）中任何 1 项，3 中任何 2 项，在排除其他原因心肌疾病后，临床上可诊断急性病毒性心肌炎。如同时具有 4 中的第（1）项，可从病原学上确诊急性病毒性心肌炎；如具有 4 中第（2）、第（3）项，在病原学上只能拟诊为急性病毒性心肌炎。

（二）重症病毒性心肌炎的诊断标准

在符合上述病毒性心肌炎的诊断基础上，如患者有阿-斯综合征发作、充血性心力衰竭或不伴心肌梗死样心电图改变、心源性休克、急性肾衰竭、持续性室性心动过速伴低血压或心肌心包炎等 1 项或多项表现，可诊断为重症病毒性心肌炎。

此外，目前在临床上还常用暴发性心肌炎这一概念。所谓暴发性心肌炎，是指急骤发作且伴有严重血流动力学障碍的心肌炎症性疾病，是结合临床表现、实验室及影像学检查后综合分析后得出的一个临床诊断，而非组织学或病理学诊断。当出现发病突然，有明显病毒感染前驱症状尤其是全身乏力、不思饮食继而迅速出现严重的血流动力学障碍、实验室检测显示心肌严重受损、超声心动图可见弥漫性室壁运动减弱时，可临床诊断暴发性心肌炎。以暴发性心肌炎为表现的病毒性心肌炎属于重症病毒性心肌炎。

【常见病原学】

目前，国内外流行病学调查结果显示，大约有 20 多种病毒与心肌炎的发生密切相关，包括腺病毒、节肢动物媒介病毒、柯萨奇病毒 B 组、柯萨奇病毒 A 组、巨细胞病毒、登革热病毒、埃可病毒、EB 病毒、丙型肝炎病毒、乙型肝炎病毒、疱疹病毒、人类免疫缺陷病毒、流感病毒 A 型、流感病毒 B 型、腮腺炎病毒、细小病毒、脊髓灰质炎病毒、狂犬病毒、风疹病毒、麻疹病毒、痘苗病毒、水痘病毒等。

其中，以引起肠道和上呼吸道感染的病毒最为多见。柯萨奇病毒 A 组、柯萨奇病毒 B 组、埃可病毒、脊髓灰质炎病毒是心肌炎的常见病毒，尤其是柯萨奇病毒 B 组为致心肌炎的最主要病毒，临床上半数以上病例系该组病毒所致。西欧和北美的病例系列研究显示，在 20 世纪 80 年代和 90 年代，肠道病毒（最常涉及的病毒是柯萨奇病毒 B 组）与心肌炎相关。在过去 10 年，包括腺病毒、巨细胞病毒、流感病毒、细小病毒 B19、丙型肝炎病毒和人类疱疹病毒 6 等在内的其他病毒，也已成为心肌炎的重要病原体。国内研究显示，柯萨奇病毒和腺病毒是我国成人心肌炎的重要致病原。

【治疗】

病毒性心肌的治疗主要包括一般治疗、抗病毒治疗、免疫调节治疗、生命支持措施、纠正心律失常和治疗心力衰竭等方面。其中，一般治疗主要包括密切监护、绝对卧床休息、饮食、改善心肌能量代谢药物等。以下主要论述抗病毒治疗、免疫调节治疗、生命支持措施。

（一）抗病毒治疗

根据 2017 年《成人暴发性心肌炎诊断与治疗中国专家共识》，所有病毒性暴发性心肌炎患者均应尽早给予联合抗病毒治疗。

由于病毒感染是引发病毒性心肌炎病理过程的始动因素，抗病毒治疗能够抑制病毒复制，对疾病转归应该有所裨益。并且还有证据表明，对于 H1N1 感染所致的病毒性心肌炎患者，早期使用抗病毒治疗较晚期使用可以降低病死率和改善预后。由于病毒侵犯、复制及其引发的心肌直接损伤均发生于疾病早期，故应尽早行抗病毒治疗。

奥司他韦、帕拉米韦等药物可抑制流感病毒的神经氨酸酶,从而抑制新合成病毒颗粒从感染细胞中释放及病毒在人体内复制播散,对 A 型和 B 型流感病毒有作用。磷酸奥司他韦胶囊推荐在需要时使用,常规用量为 75mg,2 次 /d;对于重症患者,可加量至 150mg,2 次 /d。帕拉米韦为静脉给药的神经氨酸酶抑制剂,推荐 300~600mg 静脉滴注,1 次 /d,连续使用 3~5 天。

鸟苷酸类似物可干扰病毒 DNA 合成,常用的阿昔洛韦对 EB 病毒等 DNA 病毒有效,而更昔洛韦(0.5~0.6g/d 静脉滴注)则对巨细胞病毒有效。

由于大部分患者并未检测病毒种类,可考虑联合使用上述两类抗病毒药物。另外,可以试用干扰素,特别是肠道病毒感染的患者。

(二)免疫调节治疗

根据 2017 年《成人暴发性心肌炎诊断与治疗中国专家共识》,所有暴发性心肌炎患者均应尽早给予糖皮质激素和丙种球蛋白进行免疫调节治疗。

由于病毒性心肌炎时心肌损伤的病理生理机制包括病毒介导的直接损伤和免疫介导的间接损伤两方面。针对免疫反应介导的病理生理环节采用相应的免疫治疗,理论上有阻断发病环节、减轻炎症、缓解临床症状、挽救濒死心肌、改善患者预后的作用。目前,虽然没有大规模多中心临床研究结果,但已有的成果和临床实践提示其有效性及安全性良好,因此在 2017 年的中国专家共识中仍推荐使用。

1. 糖皮质激素　建议开始每天 200mg 甲泼尼龙静脉滴注,连续 3~5 天后依情况减量。对于重症患者,推荐早期、足量使用。也可以考虑选用地塞米松 10~20mg 静脉推注后,立即给予甲泼尼龙静脉滴注,使其尽快发挥作用。

2013 年发表的 Cochrane 荟萃分析总结了应用糖皮质激素治疗病毒性心肌炎 8 个有效的临床试验共计 719 例患者,结果显示,虽然治疗组和对照组死亡率没有差异,但在 1~3 个月的随访过程中,治疗组左心室功能明显优于对照组。值得注意的是,治疗组病毒复制并未增加、病情未加重,提示糖皮质激素治疗是安全的。

2. 免疫球蛋白　静脉注射免疫球蛋白(IVIg)治疗宜尽早足量应用。建议每天 20~40g 使用 2 天,此后每天 10~20g 持续应用 5~7 天。免疫球蛋白具有抗病毒和抗炎的双重作用,一方面通过提供被动免疫帮助机体清除病毒,另一方面通过调节抗原提呈细胞及 T 辅助细胞功能,抑制细胞免疫过度活化。目前,虽然尚缺乏大样本前瞻性随机对照研究,但一些小样本研究证实静脉使用免疫球蛋白对于暴发性重症心肌炎患者治疗效果良好。

(三)生命支持措施

根据 2017 年《成人暴发性心肌炎诊断与治疗中国专家共识》,所有暴发性心肌炎患者均应尽早给予生命支持治疗。

生命支持治疗被认为是暴发性心肌炎各项治疗措施的重中之重,是暴发性心肌炎"以生命支持为依托的综合救治方案"的中心环节。通过生命支持使心脏得到休息,在系统治疗情况下恢复心脏功能,是首选的治疗方案和救治的中心环节。而升压药物、强心剂以及儿茶酚胺等药物治疗是在缺乏生命支持治疗条件时的次选方案,或者是在生命支持治疗准备期间短时间使用的过渡治疗措施。生命支持治疗包括循环支持、呼吸支持和连续性肾脏替代治疗 3 个方面。

1. 循环支持　循环支持包括主动脉内球囊反搏和体外膜氧合。

(1)主动脉内球囊反搏:对于血流动力学不稳定的暴发性心肌炎患者推荐尽早使用主

动脉内球囊反搏(intra-aortic balloon pump,IABP)进行治疗。IABP 可减少暴发性心肌炎血流动力学不稳定患者血管活性药物的使用,帮助患者度过急性期。目前,国内外临床实践均证明 IABP 对暴发性心肌炎心肌严重损伤的疗效显著。

(2)体外膜氧合:对于血流动力学不稳定的暴发性心肌炎患者推荐尽早使用体外膜氧合(extracorporeal membrane oxygenation,ECMO)进行治疗。在使用 IABP 仍然不能纠正或不足以改善循环时,应立即启用 ECMO 治疗。ECMO 通常与 IABP 结合使用,可让心脏得到更充分的休息,为其功能恢复赢得时间。危重患者,如出现心源性休克、心脏指数 <2.0L/(min·m^2)、血乳酸 >2mmol/L 的患者,更能从 ECMO 治疗中获益。

2. 呼吸支持 暴发性心肌炎患者如存在呼吸功能障碍,均推荐尽早给予呼吸支持治疗。呼吸支持有 2 种方式:

(1)无创呼吸机辅助通气:分为持续气道正压通气和双相间歇气道正压通气 2 种模式。推荐患者呼吸困难或呼吸频率 >20 次/min,能配合呼吸机通气的患者,如果效果欠佳和不能适应者,应改为气管插管方式。

(2)气道插管和人工机械通气:呼吸衰竭,尤其是有明显呼吸性和代谢性酸中毒并影响到意识状态的患者必须使用。对于有呼吸急促、血氧饱和度在无创辅助通气下仍不能维持者,应积极使用。

3. 连续性肾脏替代治疗 所有暴发性心肌炎患者均应尽早给予连续性肾脏替代治疗(continuous renal replacement therapy,CRRT)。虽然 CRRT 的传统适应证为少尿、无尿、高血压、严重代谢性酸中毒、氮质血症等,但是对于暴发性心肌炎特别是伴有急性左心功能不全的患者,应尽早考虑使用。循环衰竭和休克不是此项治疗的禁忌证,相反其提示病情严重,更需要尽早使用。小样本临床研究结果表明,免疫吸附可改善暴发性心肌炎患者的心功能、临床表现、血流动力学参数,并提高运动耐力,降低 NT-proBNP 水平,有条件时推荐尝试使用。

二、中医认识

病毒性心肌炎根据其临床表现,归属中医学"心悸""胸痹""怔忡""温病"等范畴。中华人民共和国国家标准《中医临床诊疗术语》中将其定名为"心瘅",指外感温热病邪,或因手术等创伤,温毒之邪乘虚而入,舍于心,损伤心之肌肉、内膜,以发热、心悸、胸闷等为主要表现的内脏瘅病。

【病因病机】

(一)病因

本病的发生有内外两因,内因是先天禀赋不足,或后天失养,或久病体虚,则不能抵御外邪;外因是复感温热毒邪,内舍于心。

(二)病机

本病病位在心,与肺脾肾有关。多数医家认为,本病的主要病机是正气不足、温热毒邪袭肺侵心,导致心之气血阴阳逆乱,兼见痰浊、瘀血、湿浊等多种病理产物停积。正气不足、邪毒侵心是发病的关键,属本虚标实、虚实夹杂之病证。正虚为本,本虚涉及气虚、阳虚、阴虚,而热毒、湿毒、痰浊、瘀血为标。温热毒邪由鼻咽或卫表而入,肺卫不宣;或热毒不解,逆传心包;或湿毒之邪,上犯于心。热毒犯心,损伤心气、心阴而致心气、心阴不足;若病久不愈,阴损及阳,则阴阳两虚,甚者出现心阳暴脱。重症病毒性心肌炎患者病情较重,其病机多由早期的气虚或气阴两虚进展为阳虚欲脱,多兼痰浊、瘀血等标实,热毒往往表现不明显。

【辨证论治】

本病的治疗原则是扶正祛邪。根据不同类型、不同时期证候特点,给予辨证治疗。

1. 热毒侵心

主症:恶寒发热,头痛身痛,心悸胸痛,气短乏力,咽痛咳嗽,口干口苦,小便黄赤,舌质红,苔黄,脉浮数或促结代。

治法:清热解毒,养心复脉。

方药:银翘散合清营汤加减。金银花 15g,连翘 15g,水牛角 20g^{先煎},板蓝根 15g,桔梗 10g,荆芥 10g^{后下},牛蒡子 10g,芦根 30g,玄参 10g,甘草 6g。每日 1 剂,水煎服。

加减:咽喉疼痛者,加蒲公英;热重者,加青蒿、柴胡;发热不甚而恶寒明显者,去水牛角,加防风、紫苏叶;泄泻者,加葛根、黄连;胸闷、呕恶者,加法半夏、藿香。

2. 湿毒侵心

主症:恶寒发热,腹痛腹泻,腹胀纳呆,恶心呕吐,困倦乏力,心悸胸闷,舌苔黄腻,脉濡滑数或促或结。

治法:清热化湿,宁心复脉。

方药:香连丸合甘露消毒丹加减。木香 10g^{后下},黄连 5g,黄芩 15g,绵茵陈 15g,白蔻仁 10g^{后下},连翘 10g,滑石 30g^{包煎},通草 10g,藿香 10g^{后下},石菖蒲 10g,甘草 5g。每日 1 剂,水煎服。

加减:表证明显者,去木香、白蔻仁,加防风、苏叶;胃纳欠佳者,加陈皮、炒谷芽;呕吐者,加法半夏、茯苓。

3. 阴虚内热

主症:心悸不宁,心烦不安,失眠多梦,口干咽燥,手足心热,潮热盗汗或低热不退,小便短少,大便秘结,舌红少津,脉细数或促、结代。

治法:滋阴清热,益心复脉。

方药:加减复脉汤加减。生地黄 18g,麦冬 15g,阿胶 10g^{后熔},银柴胡 10g,牡丹皮 15g,酸枣仁 15g,炙甘草 10g。

加减:心悸甚者,加生龙齿、酸枣仁、珍珠母;心烦不眠者,加苦参、黄连、夜交藤。

4. 气阴两虚

主症:心悸怔忡,气短乏力,自汗盗汗,舌红苔白,脉虚数或促、涩、结代。

治法:补气养阴,益心复脉。

方药:生脉散合五味子散加减。炙甘草 12g,人参 10g^{另炖},黄芪 25g,麦冬 15g,五味子 6g。

加减:心气虚衰、心悸喘咳者,重用人参并加葶苈子、鹿衔草;水肿者,加茯苓皮、泽泻、朱茯苓;自汗、盗汗者,加龙骨、牡蛎;虚烦失眠者,加酸枣仁、柏子仁。

5. 阴阳两虚

主症:心悸气短,动则喘憋,甚或倚息不得卧,胸闷痛,畏寒肢冷,乏力,自汗不止,水肿,面色晦暗或发绀,舌暗淡苔白,脉虚数或促、结代。

治法:温阳益气,养阴通脉。

方药:炙甘草汤加减。炙甘草 20g,人参 15g^{另煎},黄芪 30g,生地黄 18g,麦冬 15g,阿胶

10g^{后熔},干姜 6g。

加减:畏寒肢冷脉迟者,加制附子;心胸憋闷者,去阿胶、生地黄,加丹参、三七、降香;喘咳胸闷者,去阿胶、生地,加瓜蒌、薤白、半夏。

6. 阳虚欲脱

主症:起病急骤,心悸气短,不能平卧,烦躁不安,自汗不止,四肢厥冷,舌淡苔白,脉微欲绝。

治法:回阳固脱。

方药:参附龙牡汤加减。人参 15g^{另煎},山茱萸 30g,制附子 15g^{先煎},龙骨 30g^{先煎},牡蛎 30g^{先煎}。

加减:咳喘胸闷者,加瓜蒌、薤白、肉桂。

【名医经验】

1. 董建华治疗病毒性心肌炎经验　董建华认为,病毒性心肌炎多因感受温热毒邪引起。在急性期,治疗宜从温热着眼,运用卫气营血辨证,突出清心凉营解毒,具体运用时因部位不同、邪正盛衰之别、夹杂症之差异而立治法。

(1)清热透表法:本法适用于病毒性心肌炎早期,以表里同病为其特征,症见发热或微恶风寒,咽痛,肌肉酸痛,汗出,咳嗽,胸闷,心悸,舌尖红,苔薄白或黄,脉数等。治疗以清热透表为主,以银翘散加丹参、板蓝根、玉竹等为方。若心悸甚,加炒枣仁,与丹参合用成丹枣汤,增加安神之功;若胸闷甚,加郁金、旋覆花开胸理气;兼痰阻胸痹,加瓜蒌、清半夏、薤白化痰通阳除痹;胸闷而痛,加丝瓜络;胸闷而舌暗,加红花。

(2)清热化湿法:本法多用于夏秋季节,外感时邪内伤心营的病证,以湿热相兼为其特征。症见反复发热,汗出不解,周身困乏,舌苔黄腻,心悸气短,脉细无力等。治以自拟石膏滑石汤,方用石膏、知母、淡竹叶、青蒿、白薇、金银花、连翘、滑石、豆卷、桂枝。若热退湿减,加益气养阴之品,如党参、黄芪、麦冬,扶正而不碍邪;湿困而胸闷,用苏藿梗理气化湿开胸;胸闷而气憋,加郁金、旋覆花。

(3)清热解毒法:本法适用于病毒性心肌炎伴咽痛者,以热灼咽喉为其特征,辨证有热毒与虚火之别,若症见咽喉红肿疼痛,心悸,胸闷,脉细数有间歇,舌红苔少等,乃热毒所致,治以清热解毒利咽。方用银翘马勃散加板蓝根、玄参、蒲公英、玉蝴蝶。夹痰者,加射干、杏仁;兼湿者,加滑石、芦根;胸闷者,加郁金、旋覆花、丹参;心悸者,包朱砂同煎。若咽痛较轻而无外感症状,乃虚火所致,治以养阴清热为主,兼以解毒,药用玄参、甘草、麦冬、桔梗、板蓝根、芦根、金银花、连翘、赤芍等。若表虚则配伍玉屏风散。

2. 陈可冀运用新补心丹治疗病毒性心肌炎　陈可冀认为病毒性心肌炎的主要病机为气阴两虚、阴虚火旺,症见心悸、失眠、健忘、低热、便干、舌红少苔、脉细数。主张使用新补心丹进行治疗。其组成有西洋参 10g、丹参 20g、玄参 20g、天麦冬各 15g、生地 20g、柏子仁 15g、酸枣仁 30g、鹅不食草 10~15g,生黄芪 15~30g。每日 1 剂,水煎服。本方以西洋参益气养阴清热,生黄芪补益脾肺之气而固表,共为主药;以玄参、天麦冬、生地协助西洋参滋阴清热,丹参补血活血养心,使心血充足而心神自安,柏子仁、酸枣仁宁心安神,佐以鹅不食草苦寒清热解毒,使热毒清而神自安。若持续低热,加银柴胡、青蒿等清解虚热;阴虚火旺、心烦失眠者,加夜交藤、栀子、淡豆豉等清心解烦;兼有胸闷痛等瘀血症状者,加赤芍、牡丹皮、三七等凉血活血化瘀。

3. 于作盈治疗病毒性心肌炎经验　于作盈认为病毒性心肌炎的病因病机是由于肺虚

卫外失职,外感毒邪乘虚侵袭,内舍于心,犯及心脉,心神受扰,则惊悸怔忡乃作。毒邪内陷,邪热久羁,导致心之气阴两虚,属于虚实夹杂之证。虚为气阴两虚;实为邪毒内陷、瘀血、痰浊阻滞。故提出益气养阴、清透邪毒、宁心安神为主的治疗原则,从而打破以炙甘草汤加减治疗的框架。同时主张要时刻注意阴血津液的亏损。在清透邪毒的同时,要时刻护心之阴血。如若清透邪毒不利,则邪毒壅盛,生热伤阴,津液大伤,阴损及阳,可迅速出现心阳衰微之危证。

4. 史载祥治疗病毒性心肌炎经验　史载祥认为,温热邪毒是本病的直接致病因素,正气虚弱是本病发生的重要病理基础。感受温热邪毒,损伤心肺气阴,进而导致胸中大气下陷,瘀血水湿内生,形成本虚标实的病机特点。大气下陷,瘀血热毒贯彻病毒性心肌炎病程发展的始终。治疗上采用益气升陷,活血祛瘀,清热解毒法。常用自拟升解通瘀汤合生脉散加味。方中生黄芪善补肺脾之气,升举下陷之大气;山茱萸、党参补先天、后天之气,助黄芪升补胸中大气;柴胡、升麻、桔梗升气举陷;知母性凉可制黄芪之性温;三棱、莪术活血化瘀;太子参、麦冬、五味子益气养阴;蒲公英清热解毒;生牡蛎镇惊安神。诸药合用,气阴双补,正邪兼顾。若兼咽喉肿痛,致使病情反复发作,加玄参、北豆根、锦灯笼、桔梗、露蜂房等清热解毒利咽;若兼咳嗽、咳痰、胸闷、憋气等,加桑白皮、金荞麦、瓜蒌、薤白、半夏等化痰宽胸止咳;若心悸、怔忡严重,可加桂枝、龙骨、磁石等降逆重镇安神;合并心功能不全,见动则气急、不能平卧、水肿等,加香加皮、红景天、仙鹤草、益母草等活血利水。

三、典型案例与诊治评析

【典型案例】

沈某,女,22岁,2006年5月28日入院。

主诉:胸闷伴心悸2日。

现病史:患者2日前因工作劳累后出现胸闷,伴心悸,无胸痛,无反射痛,咳嗽,无咳痰,无恶寒发热,无鼻塞流涕,无腹泻,当时未引起重视,未服用任何药物。至下午开始出现发热,测体温38℃,头晕,并出现活动后气促,可平卧,因要参加考试,未进一步就诊。至夜间患者上述症状加重,遂至我院急诊就诊。查心电图:窦性心动过速、频发室性期前收缩、短阵室性心动过速、广泛ST-T改变,考虑为心肌炎,未排除急性前间壁心肌梗死。肌钙蛋白13.9ng/ml;生化:K⁺ 3.28mmol/L,Cl⁻ 91mmol/L;心肌酶:AST 95U/L,CK 645U/L,CK-MB 54.3U/L,LDH 770U/L;血常规:WBC 4.67×10⁹/L,NEUT% 68.8%,HGB 135g/L。考虑病毒性心肌炎可能性大,合并严重心律失常,收入ICU治疗。

入院症见:神清,精神疲倦,乏力,胸闷,心悸,无胸痛,活动后气促,咳嗽,无咳痰,时有头晕,口干,无头痛,低热,无恶寒,无咽喉疼痛,纳差,眠欠佳,平素二便尚调。

既往史:无特殊。

入院查体:T 37.3℃,HR 105次/min,R 30次/min,BP 92/56mmHg。咽充血,双肺呼吸音粗,双下肺可闻及细湿啰音,心界叩诊不大,心律不齐,可闻及期前收缩约10次/min,第一心音分裂,各瓣膜听诊区未闻及病理性杂音。舌淡红,苔薄白,脉细促。

入院诊断:

中医:①胸痹(气阴两虚,毒热扰心);②心悸(气阴两虚,毒热扰心)。

西医:①胸闷查因:病毒性心肌炎(?),急性前间壁心肌梗死(?);②心律失常:频发室性期前收缩、短阵室性心动过速;③急性心功能不全;④急性上呼吸道感染。

辅助检查：入院后动态复查肌钙蛋白21→23.7→11.6→4.46→2.81→0.883→0.056ng/ml；心肌酶：AST 112→107→62U/L，CK 680→663→997→418→25U/L，CK-MB 52.3→42→89→17.9→1.9U/L，LDH 833→846→1 234U/L。自身免疫检查阴性。红细胞沉降率（血沉）18mm/h；肌酐56μmol/L。胸片示心肺未见异常。心脏彩超示左室壁节段性运动异常，二尖瓣轻度关闭不全，三尖瓣轻度关闭不全，左心收缩功能减退［射血分数（EF）34%］。

诊治过程：入院后给予吸氧、利巴韦林注射液0.3g（1次/12h）静脉滴注抗病毒，头孢拉定注射液1g（1次/8h）静脉滴注抗感染，利多卡因持续静脉泵入抗心律失常，地塞米松磷酸钠注射液10mg静脉推注抗炎，极化液静脉滴注稳定心肌细胞，果糖二磷酸钠、注射用复合辅酶、维生素C注射液、三磷酸腺苷二钠注射液静脉滴注营养心肌，以及补钾纠正低钾血症。

5月29日凌晨（01:45）患者气促，乏力，头晕，大汗出，呕吐咖啡色胃内容物1次、量约250ml，尿少，血压下降。床边监测提示：频发室性期前收缩，短阵室性心动过速。给予加用多巴胺注射液静脉泵入升压，琥珀酰明胶注射液静脉滴注以扩容，并停利多卡因注射液，改胺碘酮（可达龙）静脉推注并静脉滴注泵入以抗心律失常，甲氧氯普胺注射液肌内注射止呕。患者病情进一步恶化，气促，面色苍白，胸闷，心悸，四肢湿冷，恶心欲呕，时有咳嗽，无痰，血压低，波动在80~90/56~60mmHg（多巴胺注射液泵入）。行主动脉内球囊反搏，予漂浮导管置入、血流动力学监测，测肺动脉压为21/18mmHg，根据漂浮导管监测结果调整治疗方案。5月30日复查胸片提示肺水肿，漂浮导管监测提示平均肺动脉压（MPAP）15~20mmHg，予小剂量呋塞米注射液静脉推注减轻心脏负荷，予注射用人免疫球蛋白10g静脉滴注3天，继续主动脉内球囊反搏治疗。患者反复咳嗽，停注射用头孢拉定，改注射用莫西沙星静脉滴注抗感染。5月31日，患者循环稳定、尿量正常，停多巴胺注射液，6月1日停用IABP。6月2日复查心脏彩超，考虑心肌梗死样表现，左心泵血功能减退（EF 39%），二尖瓣轻度关闭不全，主动脉瓣轻度关闭不全。6月2日拔除漂浮导管。经积极治疗，患者症状好转，无气促、胸闷、心悸，循环稳定，床边监测示窦性心律，改予泼尼松片口服。

中医方面，入院时首诊：患者神清，精神疲倦，乏力，胸闷，心悸，活动后气促，咳嗽，头晕，口干，低热，纳差，眠欠佳，二便调，舌淡红，苔薄白，脉细促。辨证为气阴两虚为本，毒热扰心为标，以标本兼治为法，治以益气养阴、清热解毒为法，予黄芪注射液静脉滴注益气扶正，参麦注射液静脉滴注益气养阴，中药汤剂予生脉散加减（党参20g，麦冬15g，五味子5g，黄芪30g，丹参20g，金银花10g，连翘10g，板蓝根15g，菊花15g，前胡10g，黄芩10g，炙甘草10g）。

5月30日二诊：患者神疲，乏力，胸闷、心悸好转，活动后气促，咳嗽，咳黄痰，无发热，头晕，口干，纳眠差，小便尚可，大便未解，舌淡红，苔薄黄，脉细。考虑热毒渐减，痰浊阻肺，治以益气养阴、清热解毒为法，前方减黄芩、金银花苦寒之品，加桑白皮、葶苈子、银花藤以加强泻肺通络止咳之效。拟方：党参20g，麦冬15g，五味子5g，黄芪30g，丹参20g，银花藤30g，连翘10g，板蓝根15g，菊花15g，前胡10g，桑白皮15g，葶苈子15g，炙甘草10g。

6月1日三诊：患者神倦，时有胸闷、心悸，气促减轻，咳嗽，口干口苦，小便黄，大便黄烂，舌淡暗，苔薄黄腻，脉虚无力。考虑气阴两虚、湿热内蕴，治以益气养阴、清热利湿为法，中药汤剂予生脉散合甘露消毒丹加减（西洋参15g，麦冬15g，五味子5g，绵茵陈15g，川黄连5g，苦参12g，藿香15g，石菖蒲15g，麦芽30g，丹参15g，灵芝20g，沙参20g，甘草10g）。上方加减治疗6天，患者病情进一步好转。

经积极治疗，患者病情稳定，无发热气促，6月6日转普通病房继续治疗。6月20日复查心脏彩超示左室壁节段性运动异常,二尖瓣轻度关闭不全,三尖瓣轻度关闭不全,EF 68%。心电图示窦性心律,T波改变。6月21日冠状动脉造影示各冠状动脉光滑,主动脉未见异常,心尖部室壁运动稍减弱,支持病毒性心肌炎诊断。治疗至6月26日出院。

出院西医诊断:①病毒性心肌炎(暴发型,心源性休克,心律失常:频发室性期前收缩、短阵室性心动过速);②急性上呼吸道感染。

【诊治评析】

案例患者发病急,病情进展迅速,乃热毒之邪入侵,正气虚,正不胜邪,邪毒直入,内蕴于心所致。外感之邪是直接致病原因,心之气阴严重受损,邪盛正衰,发展为心阳虚衰、心阳暴脱。心之气血阴阳亏虚为本,邪毒为标,病属本虚标实。患者病情危重,同时配合西医主动脉内球囊反搏等心脏辅助支持措施以及中医扶正祛邪治法,使患者转危为安。

在中医辨证施治中,开始时以益气养阴为主,同时配合清热解毒药;症状加重,出现休克等脱证表现时,不囿于回阳救逆之法,始终结合患者四诊,方证合一,仍以清热解毒、益气养阴为主;后期患者表现气阴两虚、湿热毒内困症状,则以益气养阴、清热利湿解毒之法治之。整个治疗过程均有固护元气的药物在其中,使毒邪尽去,正气得复。

参 考 文 献

1. 中华心血管病杂志编辑委员会心肌炎心肌病对策专题组.关于成人急性病毒性心肌炎诊断参考标准和采纳世界卫生组织及国际心脏病学会联合会工作组关于心肌病定义和分类的意见[J].中国循环杂志,2001,16(4):307-308.
2. 中华医学会心血管病学分会精准医学学组.成人暴发性心肌炎诊断与治疗中国专家共识[J].中华心血管病杂志,2017,45(9):742-752.
3. 史载祥,黄春林,史大卓.现代中医心血管病学[M].北京:人民卫生出版社,2006.
4. 裴丽,张军平.病毒性心肌炎诊断的研究进展[J].实用儿科临床杂志,2011,26(10):795-797.
5. 张京春.陈可冀学术思想及医案实录[M].北京:北京大学医学出版社,2006.
6. 于清华,孙光伟,于德洵,等.于作盈教授治疗病毒性心肌炎经验撷萃[J].中西医结合心血管病杂志,2015,3(7):197-198.
7. 李春岩.史载祥学术思想及升陷祛瘀法治疗心血管疾病的理论及临床研究[D].北京:中国中医科学院,2013.

第二节 感染性心内膜炎

一、西医认识

【诊断标准】

感染性心内膜炎(infective endocarditis,IE)是由细菌、真菌和其他微生物(如病毒、立克次体、衣原体、螺旋体等)直接感染而产生的心瓣膜或心室壁内膜或大动脉内膜的炎症。

(一)感染性心内膜炎的诊断标准

改良Duke标准是公认的IE诊断标准。存在以下任何情况时,可确诊IE。

1. 病理学标准

（1）微生物：由赘生物或栓塞性赘生物或心内脓肿进行培养或组织学证实有细菌或病理改变。

（2）病理损害：组织学证实赘生物或心内脓肿有活动性心内膜炎改变。

2. 临床标准

（1）主要标准

1）血培养阳性（以下情况之一）：①2次不同血培养检测出典型的致IE微生物：金黄色葡萄球菌、草绿色链球菌、牛链球菌、HACEK族（包括嗜血杆菌属、放线杆菌属、心杆菌属、艾肯菌属、金氏杆菌属）或社区获得性肠球菌而无原发感染灶。②与IE典型一致的微生物血培养持续阳性：包括血培养抽血间隔时间>12小时以上取样时至少有2次血培养阳性。或首次和最后一次血培养时间间隔≥1小时，3次独立血培养均阳性，或至少4次独立血培养中大多数为阳性。③单次血培养伯纳特立克次体阳性或逆相Ⅰ IgG抗体滴度大于1∶800。

2）心内膜受累证据（以下情况之一）：IE超声心动图阳性表现，如赘生物（在瓣膜或其支持结构上，或瓣膜反流路径上，或在医源性装置上出现可移动的物质而不能用其他解剖上的原因解释）、脓肿、新发的人工瓣膜部分裂开、新发瓣膜关闭不全。

欧洲心脏病学学会2015年发布的《感染性心内膜炎管理指南》中，新增了2个影像学标准作为主要诊断标准，供参考：①心脏CT发现心瓣膜周围病变；②人工瓣膜疑似发生心内膜炎，经^{18}F-FDG PET/CT（仅当假体植入超过3个月时）或放射性标记白细胞SPECT/CT发现植入部位附近存在异常活动。

（2）次要标准

1）易患因素：既往有心脏病病史或静脉药物成瘾者。

2）发热：体温≥38℃。

3）血管征象（仅包括通过成像技术发现的血管事件）：大动脉栓塞、脓毒性肺梗死、感染性动脉瘤、颅内出血、结膜出血或詹韦损害（Janeway损害）。

4）免疫系统表现：肾小球肾炎、奥斯勒结节（Osler结节）、罗特斑（Roth斑）、类风湿因子等阳性。

5）微生物证据：血培养阳性但不符合上述主要标准，或符合IE的微生物活动性感染的血清学证据。

6）超声心动图表现：发现符合IE表现但不具备上述主要标准。

符合上述2项主要标准或1项主要标准加3项次要标准或5项次要标准，可确诊IE。

（二）重症感染性心内膜炎的诊断标准

对于诊断重症IE，国内2014年发布的《成人感染性心内膜炎预防、诊断和治疗专家共识》以及欧洲心脏病学学会在2015年发布的《感染性心内膜炎管理指南》均无明确的标准。IE的死亡率高，多种因素可使死亡风险增加，尤其是重要脏器的并发症，其病情往往危重。故认为，出现下列并发症者当属于重症IE：包括合并心力衰竭、瓣周脓肿、心肌脓肿以及心包炎等心脏并发症，合并栓塞性脑卒中、脑脓肿、化脓性或无菌性脑膜炎、急性脑病、脑膜脑炎、脑出血以及癫痫发作等神经系统并发症，合并脓毒性栓塞、转移性脓肿及感染性动脉瘤等转移性感染并发症。

【常见病原学】

IE 致病原的组成在不同国家之间存在着差异,由于易感因素发生的时间和地域不同,在国内不同地区之间亦存在差异。根据我国现有的病原学研究数据,IE 的致病原主要包括细菌、真菌以及非典型病原体。

(一)常见病原学的流行病学

国内多项成人 IE 流行病学调查结果显示,金黄色葡萄球菌和草绿色链球菌仍是我国成人 IE 的重要致病原,其他常见病原体包括肠球菌、凝固酶阴性葡萄球菌以及牛链球菌,而真菌、革兰氏阳性杆菌(类白喉杆菌)、非 HACEK 革兰氏阴性菌、HACEK 菌均少见。布氏菌引起的 IE 常见于该病的流行区域。因癌症或炎症性肠病导致结肠存在溃疡性病变的患者,牛链球菌比较常见。

随着 IE 的抗生素治疗,部分患者出现多次血培养阴性。此时,必须探究非感染因素引起心内膜炎的可能。血培养阴性的 IE 中,最常见的病原体是动物源性病原体(伯纳特立克次体、巴尔通体杆菌、布氏菌等)、真菌和链球菌。

(二)不同类型病原体所致 IE 的临床表现

在临床上,可以根据患者的临床特征对其可能的致病原进行初步分析。但需要注意的是,随着患者基础疾病谱的改变、人工瓣膜的应用、抗生素的使用等因素,不同病原体导致 IE 的临床表现往往已经不具有特异性。

金黄色葡萄球菌感染的 IE 多表现为急性起病,除了发热和心脏杂音,多表现为高热、休克等严重的毒性反应,还伴有多发局灶性迁移性感染,且中枢神经系统并发症(栓塞性脑卒中、化脓性脑膜炎、脑膜脑炎、脑出血)也并不少见,常见脑脊液中多形核细胞增多,伴有或无金黄色葡萄球菌培养阳性。局限于三尖瓣的 IE 并发症少,偶见严重的化脓性肺栓塞、脓气胸和严重的呼吸衰竭。

凝固酶阴性葡萄球菌感染的 IE 多发生于人工瓣膜患者,常表现为亚急性,通常低热,甚至无发热表现,而心内结构破坏、迁移性感染相对少见。

心脏瓣膜置换术和静脉内药物滥用存在是真菌性 IE 的最常见诱发因素,临床表现除了心脏受累的症状和体征(呼吸困难、水肿、胸痛、体格检查发现新发心脏杂音或杂音改变)外,常见的有栓塞现象(常累及脑、四肢以及胃肠道供血的大血管)以及发热、盗汗、不适感、体重减轻的全身性症状。

(三)重视病史采集,分析可能的病原学

对患者既往特殊病史进行针对性采集,对于分析可能的病原学具有一定帮助。对于人工瓣膜 IE 患者,在瓣膜植入术后 2 个月内,常见的病原体为金黄色葡萄球菌和凝固酶阴性葡萄球菌,其次为革兰氏阴性杆菌和真菌感染;在瓣膜植入术后 2 个月以上最常见的病原体为链球菌和金黄色葡萄球菌,其次为凝固酶阴性葡萄球菌和肠球菌。对于心脏植入装置 IE,多见的病原体为金黄色葡萄球菌和凝固酶阴性葡萄球菌。对于静脉药瘾患者的右心 IE,常见的病原体是金黄色葡萄球菌(多累及三尖瓣),其次是链球菌和肠球菌(多累及左心瓣膜),真菌和需氧革兰氏阴性菌感染较其他人群常见,铜绿假单胞菌 IE 常累及左右心瓣膜。

【治疗】

(一)感染灶清除

外科手术治疗是清除 IE 感染灶的主要方法,也是近年来国内外公认治疗 IE 的最佳方

法,尤其对于重症 IE。根据已有的指南共识总结,伴以下 1 种或多种并发症的自体瓣膜 IE 需要行外科手术治疗。

1. 在主动脉瓣或二尖瓣关闭不全的情况下出现心力衰竭,尤其是中重度心力衰竭。

2. 感染在瓣周扩散且伴发脓肿、瘘形成、瓣叶穿孔、主动脉窦瘤(Valsalva 窦动脉瘤)和 / 或心脏传导阻滞。

3. 难治性病原体所致感染,主要指单用内科治疗难以治愈的病原体(包括铜绿假单胞菌、布氏菌、真菌和耐 β 内酰胺类抗生素或万古霉素的革兰氏阳性球菌)所致感染。

4. 栓塞,尤其对开始适当抗生素治疗后仍有持续性赘生物和再次栓塞发作的特定患者。

(二)抗感染治疗

1. 经验性抗感染治疗　根据中华医学会心血管病学分会于 2014 年发布的《成人感染性心内膜炎预防、诊断和治疗专家共识》、2015 年欧洲心脏病学学会发布的《感染性心内膜炎管理指南》以及 2015 年美国心脏协会发布的《成人感染性心内膜炎的诊断、抗菌治疗及并发症管理的科学声明》,将 IE 经验性抗感染治疗的相关推荐意见归纳如下:

(1)IE 抗感染治疗的基本要求:应用杀菌剂;联合应用 2 种具有协同作用的抗菌药物;大剂量,需高于一般常用量,使感染部位达到有效浓度;静脉给药;一般 4~6 周,人工瓣膜心内膜炎需 6~8 周或更长时间。

(2)在获得血培养阳性结果之前采用经验性治疗,应根据感染严重程度、受累心瓣膜的类型、有无少见或耐药菌感染危险因素制订,分为自体瓣膜心内膜炎(native valve endocarditis,NVE)和人工瓣膜心内膜炎(prosthetic valve endocarditis,PVE)。治疗上覆盖链球菌、肠球菌,以及甲氧西林敏感型和耐药型葡萄球菌。对于大多数患者,初始治疗用药可选择万古霉素,用法为 15~20mg/kg,1 次 /8~12h,一次不超过 2g。

(3)对于 NVE 合并严重脓毒血症无肠杆菌科细菌、铜绿假单胞菌属感染危险因素的患者,推荐使用万古霉素联合庆大霉素,如万古霉素过敏,改用达托霉素。

(4)对于 NVE 合并严重脓毒血症有肠杆菌科细菌、铜绿假单胞菌属感染危险因素的患者,推荐使用万古霉素联合美罗培南。

(5)对于 PVE 在等待血培养结果或血培养阴性的患者,推荐使用万古霉素联合庆大霉素和利福平或头孢吡肟或一种碳青霉烯类药物。

(6)对于血培养阴性的 NVE 患者,经验性治疗应覆盖革兰氏阳性和革兰氏阴性微生物。对于存在急性临床症状持续数日,抗菌治疗应覆盖金黄色葡萄球菌、乙型溶血性链球菌和革兰氏阴性厌氧杆菌感染,推荐初始方案选用万古霉素和头孢吡肟。对于存在亚急性临床症状持续数周,抗菌治疗应覆盖金黄色葡萄球菌、草绿色链球菌组、HACEK 细菌和肠球菌感染,推荐初始方案选用万古霉素联合氨苄西林钠 - 舒巴坦钠。

2. IE 目标性抗感染治疗　一旦获得 IE 病原学结果,就可以参考体外药敏试验结果进行目标性治疗。

(1)对于葡萄球菌 IE 的治疗方案,根据病原菌是否属于甲氧西林耐药株而定,在获得细菌药敏前经验治疗适宜首选耐酶青霉素类,如苯唑西林或氯唑西林等联合氨基糖苷类。

(2)对于链球菌 IE 的治疗方案,根据草绿色链球菌对青霉素的敏感程度而制订。青霉素对草绿色链球菌敏感株最低抑菌浓度≤0.125mg/L。对于耐药株,推荐使用万古霉素或替考拉宁联合庆大霉素。

(3)对于肠球菌 IE 的治疗方案,推荐联合用药,且推荐选用阿莫西林或青霉素联合庆大霉素,或万古霉素联合庆大霉素。

（4）对于需氧革兰氏阴性杆菌 IE 的治疗方案,推荐选用抗假单胞菌活性的青霉素类或头孢菌素联合抗假单胞菌氨基糖苷类,如哌拉西林钠联合庆大霉素或头孢他啶联合氨基糖苷类。对于 HACEK 族 IE 的治疗方案,推荐对产酶株选用头孢曲松钠或头孢噻肟钠等三代头孢菌素治疗,非产酶株选用阿莫西林、氨苄西林联合氨基糖苷类治疗。

（5）对于念珠菌 IE 的初始治疗方案,推荐选用棘白菌素类或两性霉素 B 脂质体或两性霉素 B 去氧胆酸盐。曲霉 IE 的初始治疗方案,推荐首选伏立康唑。

（三）其他治疗

1. 并发症的治疗　重症 IE 患者应及时评估各系统的并发症发病情况,包括心脏、神经系统、肾脏、骨骼、肌肉,以及与全身感染相关的栓塞、转移性感染和感染性动脉瘤等。如出现心力衰竭,按抗心衰治疗;如出现脓毒血症,按脓毒血症治疗方案治疗;如出现脾梗死、脾脓肿(如抗生素治疗效果不佳的巨大脾脓肿或脓肿破裂),可考虑脾切除治疗。针对不同并发症给予对症治疗,在治疗过程中及时把握外科手术治疗的指征和时机。

2. 预防性治疗　对于 IE 患者预防性应用抗生素,有利于减少菌血症的发生。适用的患者包括:①有人工瓣膜或人工材料进行瓣膜修复;②曾患过 IE;③发绀型先天性心脏病未经手术修补或经手术修补但仍有残余缺损、分流或瘘管,先天性心脏病经人工修补或人工修补 6 个月以内,以及经外科手术和介入方法植入材料或器械后仍有残余缺损者。此外,推荐进行口腔操作患者预防性使用抗生素。

二、中医认识

感染性心内膜炎在古籍中没有确切对应的病名,目前倾向于将其归入中医温病、心悸、胸痹、内伤发热等范畴。

【病因病机】

（一）病因

本病的致病因素有内外两因。内因多为先天禀赋不足、病后体虚或情志失调,外因为手术、创伤检查等或外邪侵袭,两者相因为病。

（二）病机

本病多见于先天禀赋不足,或久病体虚,或情志抑郁,耗伤气血阴精,导致正气不足,卫外不固,温热毒邪乘虚而入。或经卫气营血传变,由表及里;或直中气分;或直达营血,热灼营阴,迫血妄行;甚至逆传心包,变生危证。疾病后期,余邪未尽,耗伤阴液,热邪恋于阴分;或阴虚血涩、瘀血内停;或虚热内扰心神;或湿热之邪,耗气伤阴;气阴两虚,气血不足,心失所养,从而变生诸症。总之,本病病位在心,涉及肺、肝、脾、肾,病性属虚实夹杂,虚为气、阴、血不足,实为火、瘀、郁等内扰。

【辨证论治】

在临床上,本病每个病程阶段的相应临床特征及证候特点与卫气营血学说相似,可以根据卫气营血实施辨证论治。急性期病在气分、卫分,以清热解毒透邪为法,兼顾气阴;病已入腑,当泻火通便、急下存阴;病在营分,以清营透邪为法,佐以滋阴;病在血分,以清热凉血、化瘀通脉为法。疾病后期,热邪留恋阴分,或兼气阴两虚,当扶正祛邪。治疗过程中应始终顾护阴气。重症患者出现阳脱或阴脱时,参照感染性休克的证候类型辨证。

（一）急性期

1. 热毒炽盛，血瘀阻脉

主症：高热汗出，心悸胸闷，气喘气急，口干口渴，皮肤瘀斑，烦躁不安，甚则神昏谵语，苔黄燥，舌质红，脉数或细数。

治法：清热解毒，凉血活血。

方药：清营汤合五味消毒饮加减。水牛角30g^{先煎}，玄参15g，麦冬12g，金银花20g，连翘20g，黄连10g，黄芩12g，蒲公英30g，丹参12g，紫花地丁30g，牡丹皮12g，赤芍12g。

加减：高热、大便秘结者，可加大黄、芒硝；神昏谵语者，可送服安宫牛黄丸；肢体抽搐明显者，加钩藤、蝉蜕、僵蚕。

2. 气阴两虚，热毒内结

主症：发热汗出，胸闷心痛，咳嗽无力，神疲倦怠，皮肤瘀斑、斑点，苔薄白或黄燥，舌红，脉细弱。

治法：益气养阴，清热解毒。

方药：生脉散合济生解毒汤加减。人参10g^{另煎}，五味子10g，麦冬12g，金银花15g，连翘15g，当归12g，赤芍12g，玄参15g，蒲公英30g，紫花地丁30g，红花10g，黄芩12g。

加减：皮肤瘀点、瘀斑者，可加丹参、牡丹皮、茜草；胸闷、气促，为心衰之症，可加葶苈子、桑白皮、车前子、益母草合生脉散。

（二）亚急性期

1. 阴虚火旺

主症：午后或夜间发热，或手足心热，两颧发红，口燥咽干，心烦心悸，尿少色黄，舌质红而干，苔少，脉细数。

治法：滋阴清热。

方药：清骨散加减。银柴胡12g，胡黄连9g，秦艽15g，鳖甲15g，地骨皮15g，青蒿12g，知母12g，生甘草6g。

加减：若为急性期，而邪气未尽、正气虚损者，宜用青蒿鳖甲汤以滋阴透邪；心烦失眠者，可加酸枣仁、夜交藤；盗汗自汗者，可加煅牡蛎、浮小麦、糯稻根；倦怠懒言者，可加黄芪、太子参、麦冬。

2. 气血亏虚

主症：发热，热势或高或低，头晕眼花，身倦纳差，心悸不宁，面色少华，唇甲色淡，舌质淡，苔薄白，脉细弱。

治法：益气养血。

方药：归脾丸加减。党参15g，黄芪20g，白术12g，炙甘草10g，当归12g，阿胶10g^{烊化}，茯苓20g，龙眼肉12g，砂仁6g。

加减：心悸不宁、失眠多梦者，可加酸枣仁、远志；气短乏力重，去党参，改用人参；食少便溏者，可加薏苡仁；若半身不遂、舌质紫暗等瘀血表现明显，可加桃仁、红花、地龙。

【名医经验】

1. 黄春林治疗感染性心内膜炎经验　黄春林认为治疗感染性心内膜炎，要从辨证治疗、辨病治疗等方面共同着手。

（1）辨证治疗：黄春林认为本病应分5型论治。急性细菌性心内膜炎多表现为热毒炽盛证；亚急性细菌性心内膜炎多表现为阴虚发热证；合并肾损害早期多表现为肾阴不足证，晚期多表现为肾阳亏虚证。热毒炽盛证治宜清热解毒,方用三黄泻心汤合五味消毒饮、白虎汤加减;阴虚发热证治宜养阴清热,方用青蒿鳖甲汤加味;血脉瘀阻证治宜活血祛瘀,方用补阳还五汤合六味地黄汤加减;肾阴不足证治宜补益肾阴,方用六味地黄汤合二至丸加减;肾阳亏虚证治宜温肾助阳,方用金匮肾气丸合五苓散加减。

(2)辨病治疗:抗感染治疗依菌种不同以及一药多用的选药原则,选择抗菌中药;对病情严重、单独应用中药疗效不明显者,则应中西医结合治疗。如抗葡萄球菌中药有黄连、黄柏、黄芩、大黄、厚朴、连翘、金银花、白头翁、菊花等,抗链球菌中药有厚朴、两面针、黄连、黄柏、知母、连翘、苦参、金银花、大黄、夏枯草、苏木等。此外,根据临床实际辨病情况,选用具有肾上腺皮质激素样作用的中药、免疫抑制中药、诱生干扰素中药等。

2. 孙建芝治疗感染性心内膜炎经验 孙建芝认为感染性心内膜炎急性期的主要病机是气营(血)两燔,多是气分热邪未解,营血分热毒又盛所致,出现动静脉栓塞或微血管栓塞的并发症。心之营血亏耗出现贫血、心功能不全和心律失常等并发症。

治疗上以清热解毒、养阴和营、养血活血为主法。不主张使用破血消瘀之品,以防赘生物脱落。另一方面,对于无发热和血培养阴性的患者,表现以心力衰竭或心律失常为主要症状,其病机是气虚血瘀、阳虚水泛所致,治以温阳益气、活血利水为主法。

孙建芝还强调,对于本病须将辨病和辨证有机结合起来,或辨病指导辨证,或辨证指导辨病,或无证从病。辨病指导辨证是指除要明确 IE 的诊断外,还要明确 IE 患者以何并发症(如心衰、心律失常、发热等)为主,然后针对每一并发症进行辨证论治。辨证指导辨病是要分清并发症的证型,发热一症则要辨清偏于气分热、营血分热,抑或是气营(血)两燔。无证从病是指即使经过治疗 IE 诸症消失,无"证"可辨,赘生物会引起长期心血不畅,要针对此病理环节予长时间活血化瘀治疗,从而提高疗效。

三、典型案例与诊治评析

【典型案例】

雷某,男,20 岁,2017 年 8 月 13 日入院。

主诉:发热、头痛 6 天,乏力、气促 4 天。

现病史:患者于 8 月 7 日开始出现发热、头痛,自测体温 38.5℃,伴咽干,无咳嗽咳痰,无鼻塞流涕,无心悸气促,无腹痛腹泻,自服药物后改善不理想。至 8 月 9 日至当地医院就诊,测体温 39.5℃,予补液及口服尼美舒利、奥司他韦胶囊等药物,发热仍反复,间有头痛,乏力,伴气促,活动后尤甚,并逐渐出现反应迟钝,全身皮肤散在出血点,家属遂送至我院急诊就诊。急诊查血常规:WBC 23.9×10⁹/L,NEUT 21.09×10⁹/L,HGB 140g/L,PLT 1×10⁹/L;血气分析(吸氧 6L/min):pH 7.458,PO_2 96.1mmHg,PCO_2 28.4mmHg,LAC 4.2mmol/L;降钙素原 40.38ng/ml;超敏肌钙蛋白 T 1.46μg/L;肝功能:ALT 106U/L,AST 155U/L,ALB 27.6g/L,TBIL 133μmol/L,DBIL 110μmol/L;酮体 0.83mmol/L;凝血:PT 15.2 秒,FIB 2.83g/L;D- 二聚体 6.31mg/L;生化:Urea 20.46mmol/L,Cr 312μmol/L;心肌酶:CK 1 113U/L,CK-MB 71U/L,LDH 1 300U/L,肌红蛋白 1 358μg/L。胸片(图 5-2-1):心影增大,双肺未见明显异常。头部、腹部 CT:①右侧小脑半球、双侧额顶枕叶多发斑片状稍低密度影,建议 MR 进一步检查(图 5-2-2);②肝 S6 肝内胆管小结石与钙化灶鉴别;③胆囊胆汁淤积;④双侧腹股沟区小淋巴结。急诊给予抗感染、输注血小板、补液及无创呼吸机辅助通气,患者症状缓解不明显,收入 ICU 监护治疗。

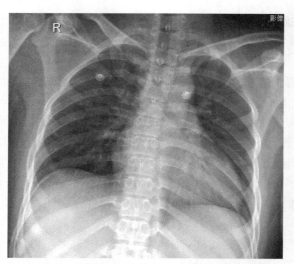

图 5-2-1　胸片：心影增大，双肺未见明显异常

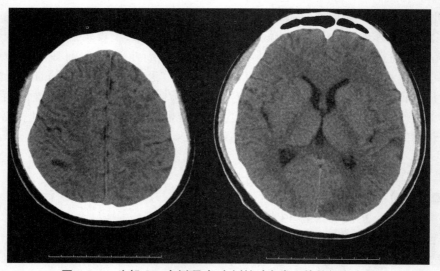

图 5-2-2　头部 CT：右侧顶叶、左侧枕叶多发斑片状低密度影

入院症见：神清，精神疲倦，反应迟钝，气促，活动后尤甚，乏力，前额疼痛，周身酸痛，右侧腹部隐痛，全身皮肤可见散在出血点，四末不温，无发热，纳、眠差，少尿，大便未解。

既往史：数天前曾不慎被玻璃扎伤右足底，当时未系统诊治。

入院查体：T 36℃，HR 98 次 /min，R 28 次 /min，BP 89/36mmHg，SpO₂ 88%；全身皮肤黏膜、巩膜黄染，全身多处皮肤散在出血点。咽充血（+）。双肺呼吸音粗，双肺闻及少量湿啰音，心前区无隆起，心界左下扩大，心率 98 次 /min，律齐，主动脉瓣听诊区可闻及 3/6 级舒张期杂音，余瓣膜听诊区未闻及病理性杂音。腹平软，右侧腹部轻压痛。右足底见数个陈旧性小伤口，右足部第 4 趾局部瘀黑、陈旧性瘀血。左上肢肌力 4 级，余肢体肌力正常，病理征未引出。舌淡，苔黄腻，脉沉细数。

入院诊断：

中医：①发热（热毒证）；②脏衰（阳气亏虚）。

西医：①脓毒症；②感染性休克；③感染性多器官功能障碍综合征（循环、呼吸、肝、肾、凝血）；④急性心力衰竭；⑤血小板减少症（重度）；⑥肝内胆管结石；⑦酮症；⑧贫血（中度）。

入院后辅助检查：复查血常规示 WBC 23.44×10^9/L，NEUT 17.47×10^9/L，HGB 97g/L，PLT 27×10^9/L；肾功能示 Cr 89mol/L；血气分析（无创呼吸机通气给氧浓度）示 pH 7.387，PO_2 70.9mmHg，PCO_2 41mmHg，LAC 2.6mmol/L；BNP 1 262pg/ml；超敏肌钙蛋白 T 1.33μg/L；心肌酶示 CK 612U/L，CK-MB 45U/L；肝功能示 ALT 46U/L，ALB 25.3g/L，TBIL 144.5μmol/L，DBIL 118.3μmol/L；hs-CRP 135.2mg/L；登革热、流行性出血热病毒抗体检测阴性。外周血细胞形态：镜检白细胞增多，中性杆状细胞增多，出现核左移现象，单核细胞增多；可见部分红细胞呈椭圆形、棘形、靶形等改变，可见少量破碎红细胞；见血小板明显减少，形态未见明显异常，未见聚集。血培养结果阴性。心脏彩超：主动脉瓣明显增厚、增粗，无冠瓣脱垂，主动脉瓣重度关闭不全（感染性心内膜炎不排除，请结合临床），左心扩大，二尖瓣轻度关闭不全，轻度肺动脉高压。胸片（图 5-2-3）：肺水肿，心影增大，两侧少量胸腔积液，考虑心衰。

诊治过程：入院后立即予无创呼吸机辅助通气，予亚胺培南 - 西司他汀钠 1g（1 次 /8h）联合万古霉素 1g（1 次 /12h）抗感染，去甲肾上腺素注射液静脉泵入升压，输注同型机采血小板、新鲜冰冻血浆改善凝血功能，输同型红细胞悬液纠正贫血，并予抑酸护胃、护肝、补液等治疗。

8 月 15 日，患者气促，维持无创呼吸机辅助通气，发热，左上肢乏力，头痛。予行腰椎穿刺术，查脑脊液常规示脑脊液中性粒细胞比例 43%、脑脊液白细胞计数 26×10^6/L，脑脊液潘氏蛋白试验（+），脑脊液生化示脑脊液蛋白 578mg/L；脑脊液涂片未发现新型隐球菌；脑脊液涂片未发现细菌及抗酸杆菌。

8 月 18 日，患者仍有气促，维持无创呼吸机辅助通气，发热，左上肢乏力、头痛减轻。8 月 18 日复查心脏彩超：主动脉瓣叶可见赘生物形成；无冠瓣脱垂；主动脉瓣重度关闭不全（考虑感染性心内膜炎），左心扩大，二尖瓣、三尖瓣少量反流，轻度肺动脉高压。请心脏外科会诊后继续维持无创呼吸机辅助通气，抗感染方案调整为注射用哌拉西林钠 - 他唑巴坦钠 4.5g（1 次 /8h）联合万古霉素抗感染，并加强呋塞米注射液静脉推注利尿。经积极治疗，患者休克、心衰得到控制，无创呼吸机支持力度逐渐下调，生命体征平稳，复查胸片提示双肺渗出较前吸收（图 5-2-4），予 8 月 20 日成功脱机改鼻导管吸氧。

中医方面，入院时首诊：患者神清，精神疲倦，反应迟钝，气促，活动后尤甚，乏力，前额疼痛，周身酸痛，右侧腹部隐痛，四末不温，全身皮肤可见散在出血点，无发热，纳、眠差，少尿，大便未解，舌淡，苔薄黄腻，脉沉细数。辨证为阳虚寒凝；治以温阳固脱、健脾散寒为法。中药汤剂以附子理中汤合苓桂术甘汤加减：熟附子 15g^先煎，党参 15g，干姜 10g，白术 15g，炙甘草 10g，茯苓 20g，桂枝 10g。2 剂，水煎服。

8 月 15 日二诊：患者倦怠明显，气促较前加重，维持无创呼吸机辅助通气，发热，左上肢乏力，头痛仍明显，腹痛好转，四末不温，未见新发出血点，纳眠差，尿黄，量较前增加，昨日解黄色稀便 2 次。舌淡，苔薄黄，脉沉细数。辨证为阳虚寒凝、虚阳外越。中药汤剂改以四逆汤合来复汤加减：熟附子 15g^先煎，干姜 10g，山茱萸 60g，龙骨 30g^先煎，牡蛎 30g^先煎，白芍 15g，红参 15g^另煎，炙甘草 10g。日 1 剂，水煎服。

8 月 18 日三诊：患者倦怠仍明显，气促较前好转，发热较前减轻，维持无创呼吸机辅助通气，左上肢乏力、头痛亦有好转，四末不温，纳眠差，尿量正常，大便昨日未解。舌淡，苔薄黄，脉沉细数。辨证同前，现病情好转，中药汤剂守方继服。

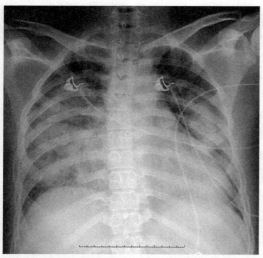

图 5-2-3 胸片:肺水肿,心影增大,两侧少量胸腔积液

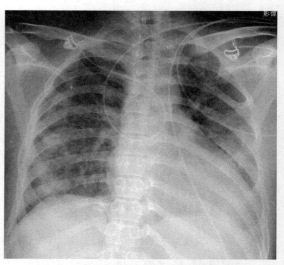

图 5-2-4 床边胸片:双肺渗出较前吸收

经积极治疗,患者病情好转,经鼻导管给氧,无发热气促。复查血常规:WBC 12.21×10⁹/L,NEUT 9.54×10⁹/L,HGB 80g/L,PLT 82×10⁹/L。胸片提示双肺渗出较前吸收,提示心衰、肺水肿较前改善。8 月 22 日出院转外院,拟行手术治疗。

出院西医诊断:①急性感染性心内膜炎(累及主动脉瓣,主动脉瓣重度关闭不全);②脓毒症;③感染性休克;④感染性多器官功能障碍综合征(循环、呼吸、肝、肾、凝血);⑤急性心力衰竭。

【诊治评析】

案例患者为青壮年,突发起病,邪毒侵扰,脏腑败坏,变化迅速,出现脏衰,气血受损,阴阳互不维系而致的脱证,变化迅速,病情危笃。整个辨证中虚实夹杂,而且无论虚实均有严重的症候群出现,使单纯中医治疗时极为棘手。纵观整个治疗过程,西医的高级生命支持以及中医的回阳救逆固脱为第一要务,攻补兼施。

在中医辨证施治中,温热毒邪乘虚而入,主要发病因素在于"温邪上受,首先犯肺,逆传心包"与"邪之所凑,其气必虚",病性表现为虚实夹杂,重症患者突出表现为正衰邪盛及正衰邪衰。针对此病机,急以四逆汤加减以回阳救逆,使患者转危为安。此外,该案例患者为年轻男性,既往无心脏病病史,早期以反复发热为表现,服用退热药后发热反复。在未进行心脏彩超检查和血液细菌学检查前,早期的准确、及时诊断存在困难。在病原学方面,患者入院后 2 次血培养结果呈阴性,其原因考虑在血培养接种前已使用了抗菌药物,此外还要注意高度苛养菌或非细菌性病原体(如真菌)引起的感染。

参 考 文 献

1. 中华医学会心血管病学分会,中华心血管病杂志编辑委员会.成人感染性心内膜炎预防、诊断和治疗专家共识[J].中华心血管病杂志,2014,42(10):806-815.

2. Gilbert Habib,Patrizio Lancellotti,Manuel J. Antunes,et al. 2015 ESC Guidelines for the management of infective endocarditis[J]. Eur Heart J,2015,36(44):3075-3128.

3. Baddour LM，Wilson WR，Bayer AS，et al. Infective endocarditis in adults：diagnosis，antimicrobial therapy and management of complication：a scientific statement for healthcare professionals from the American Heart Association［J］. Circulation，2015，132（15）：1435-1486.

4. 史载祥，黄春林，史大卓. 现代中医心血管病学［M］. 北京：人民卫生出版社，2006.

第六章
重症中枢神经系统感染性疾病

中枢神经系统感染性疾病是一种由病毒、细菌、真菌、立克次体、螺旋体、寄生虫等多种感染原所引起的中枢神经系统的常见、多发性疾病。临床中,依据感染原侵犯中枢神经系统不同的解剖部位,将中枢神经系统感染性疾病分为两大类:以脑或/和脊髓实质受累为主的脑炎、脊髓炎或脑脊髓炎,以及以软脑膜受累为主的脑膜炎或脑脊膜炎。中枢神经系统感染的途径有以下3条:①血行感染,病原体通过呼吸道或皮肤黏膜进入血流,由血液系统进入颅内;②直接感染,病原体通过穿透性外伤或邻近结构的感染向颅内蔓延;③逆行感染,病原体沿神经干逆行侵入颅内(如单纯疱疹病毒、狂犬病毒等)。

第一节 病毒性脑炎/脑膜炎

一、西医认识

【诊断标准】

病毒性脑炎(viral encephalitis)、病毒性脑膜炎(viral meningitis)都是由病毒所引起的中枢神经系统感染,前者以脑实质炎症为主,后者以脑膜受累为主。但实际上两者很难截然分开,因为脑炎时常合并不同程度的脑膜损害,而脑膜炎时常合并一定程度的脑实质损害,当脑膜和脑实质均明显受累时称脑膜脑炎(meningoencephalitis),或者统称为中枢神经系统病毒感染。

(一)病毒性脑炎/脑膜炎的诊断标准

可以引起中枢神经系统感染的病毒种类繁多,据研究,全世界有100余种病毒可以引起脑炎/脑膜炎。不同病毒所致的脑炎/脑膜炎病情轻重不一,但发热、头痛、神经受损征及脑膜刺激症状几乎是神经系统病毒感染性疾病的共同临床表现。按照是否具有传染性,病毒性脑炎/脑膜炎可以分为流行性和散在性两大类型,前者多为具有传播媒介的病毒性脑炎(如乙型脑炎、肠道病毒引起的脑炎等),后者主要由疱疹病毒等引起。

1. 流行性脑炎/脑膜炎的诊断

(1)处于流行性脑炎/脑膜炎的疫区,有相应传播途径的接触史。如流行性乙型脑炎这类经虫媒传播者多发于夏季、秋季蚊虫活跃季节,有蚊虫叮咬史。

(2)急性起病,出现脑炎/脑膜炎的临床表现,主要包括发热、头痛、精神障碍,严重者可出现癫痫发作、意识障碍,累及脑膜者可见脑膜刺激症状。同时可伴有相应病毒的其余临床表现,如手足口病可见手、足、口、臀部皮疹。

(3)脑脊液常规检查符合病毒感染特点,主要表现为蛋白含量轻度增高,糖和氯化物含量正常。

（4）脑电图可有异常发现,常见的异常为阵发性慢波、癫痫样放电;影像学检查（MRI 优于 CT）提示脑实质、脑膜受累的炎症表现。

（5）特异性的血清或脑脊液抗体检查有相应的阳性动态变化。

（6）病毒学检查阳性,包括特异性核酸检测阳性,或者分离出病毒。

在流行性脑炎 / 脑膜炎流行季节,符合上述（1）~（3）项可临床诊断,如（5）（6）符合 1 项及以上为确诊病例。

2. 散发性脑炎 / 脑膜炎的诊断

（1）可有前驱或现行的病毒感染表现,如上呼吸道病毒感染、口唇或生殖道疱疹、皮肤黏膜疱疹等。

（2）急性或亚急性起病,出现脑炎 / 脑膜炎的临床表现,常见症状包括发热、头痛,严重者可出现癫痫发作、意识障碍,部分患者以行为、精神障碍为主要表现,累及脑膜者可见脑膜刺激症状。

（3）脑脊液常规检查符合病毒感染特点,主要表现为蛋白含量轻度增高,糖和氯化物含量正常。

（4）脑电图可有异常发现,常见的异常为局灶性慢波、癫痫样放电;影像学检查（MRI 优于 CT）提示脑实质、脑膜受累的炎症表现,不同的病毒感染在脑实质受累部位上有一定的区别,如疱疹病毒脑炎常见额、颞叶软化病灶。

（5）特异性的血清或脑脊液抗体检查有相应的阳性动态变化。

（6）病毒学检查阳性,包括特异性核酸检测阳性,或者分离出病毒。

符合上述（1）~（4）项可临床诊断,如（5）（6）符合 1 项及以上为确诊病例。

在临床上,除了符合上述诊断标准的病毒性脑炎 / 脑膜炎患者外,还有少数患者的临床及影像学表现均不典型,而病毒的血清学、病毒分离在临床上仍有一定的应用局限,使得这部分非典型的脑炎 / 脑膜炎患者的临床诊断存在困难。此时,病毒性脑炎 / 脑膜炎的诊断在临床上是一个除他性诊断,需要与其他疾病相鉴别,如不典型的化脓性脑膜炎、肺炎支原体脑炎、多发性硬化等。此外,部分特殊病毒引起的脑炎 / 脑膜炎有其相对特殊的临床病程经过及特点,如麻疹病毒引起的亚急性硬化性全脑炎等。对于这部分临床表现不典型、临床表现特殊的病毒性脑炎 / 脑膜炎患者,需要加强警惕,避免漏诊、误诊。

（二）重症病毒性脑炎 / 脑膜炎的诊断

对于病毒性脑炎 / 脑膜炎的重症诊断,目前尚无统一认识。笔者认为,对于出现下列临床表现者,可定义为重症病毒性脑炎 / 脑膜炎。

1. 起病急,病情在短时间内进展迅速。

2. 出现下列 1 项及 1 项以上的严重神经系统表现　①意识障碍,临床表现为嗜睡、昏睡,甚至昏迷。②癫痫发作,尤其是癫痫持续状态者。③严重的神经功能损害,如多脑神经损害、严重的偏瘫或截瘫。④影像学具有脑肿胀、脑疝等危险征象。

3. 并发其他器官的急性功能障碍,如呼吸衰竭、循环功能障碍等。

【常见病原学】

根据病毒核酸的特点,可以将引起脑炎 / 脑膜炎的病毒分为 DNA 病毒和 RNA 病毒两大类。RNA 病毒通常在被感染细胞的细胞浆内复制,DNA 病毒在核内复制。具有代表性的人类常见的神经系统病毒为 RNA 病毒中的乙型脑炎病毒、柯萨奇病毒,DNA 病毒中的单纯疱疹病毒、巨细胞病毒等。由于可引起脑炎 / 脑膜炎的病毒多达 100 种以上,以下仅介绍几种临床常见的病毒及其相应临床特点。

（一）黄病毒属中的乙型脑炎病毒

黄病毒属是一大群具有包膜的单正链 RNA 病毒。该类病毒通过吸血的节肢动物（蚊、蜱、白蛉等）传播而引起感染，过去曾归类为虫媒病毒。我国主要流行的黄病毒有乙型脑炎病毒、森林脑炎病毒和登革病毒。这些病毒是引起流行性脑炎／脑膜炎的主要病因，其中的代表为乙型脑炎病毒。

流行性乙型脑炎（简称乙脑）由乙型脑炎病毒引起，为 RNA 病毒。该病原体于 1934 年首先在日本发现，因此乙脑又称日本脑炎。本病经蚊媒传播，多见于夏秋季。本病既往多见于儿童，但近年来，随着儿童接种疫苗的普及，儿童发病率明显下降，而成人病例的占比在升高。据调查，2008—2013 年成人（≥15 岁）发病增高，2013 年增至 42.18%，其中≥40 岁成人占 30.67%，提示对成年患者需要加强重视。

1. 发病机制　当带毒的蚊虫叮咬人后，病毒随蚊虫唾液传入人体皮下，先在局部组织中增殖，随后病毒进入血流形成短暂的第一次病毒血症，此时没有症状或只发生轻微的前驱症状。病毒随血液循环散布到肝、脾等处的细胞中继续增殖，经 4~7 日潜伏期后，在体内增殖的大量病毒，再侵入血流成为第二次病毒血症，引起发热、寒战及全身不适等症状，此时少数患者体内的病毒可通过血脑屏障进入脑内增殖，从而引起中枢神经系统感染。

2. 临床表现　典型病例的病程可分 4 个阶段。

（1）初期：起病急，发热，部分患者体温可急剧上升至 39~40℃，伴头痛、恶心和呕吐，部分患者有嗜睡或精神倦怠，并有颈项轻度强直。

（2）极期：体温持续上升，可达 40℃以上。意识障碍加重，可由嗜睡、昏睡直至昏迷。昏迷越深，持续时间越长，病情越严重。神志不清最早可发生在病程第 1~2 日，但多见于 3~8 日。重症患者可出现全身抽搐、强直性痉挛或强直性瘫痪，少数也可软瘫。严重患者可因脑实质病变（尤其是脑干）、缺氧、脑水肿、脑疝、颅内高压、低血钠性脑病等病变而出现中枢性呼吸衰竭。

（3）恢复期：极期过后体温逐渐下降，精神、神经系统症状逐日好转。重症患者仍神志迟钝、痴呆、失语、吞咽困难、颜面瘫痪、四肢强直性痉挛或扭转痉挛等，少数患者也可有软瘫。

（4）后遗症期：少数重症患者半年后仍有精神神经症状，为后遗症，主要有意识障碍、痴呆、失语及肢体瘫痪、癫痫等，如予积极治疗可有不同程度的恢复。

（二）肠道病毒属中的柯萨奇病毒

肠道病毒可引起流行性和散发性的病毒性脑炎／脑膜炎。可引起病毒性脑炎／脑膜炎的肠道病毒包括柯萨奇病毒、埃可病毒、脊髓灰质炎病毒、肠道病毒 71 型等。这里介绍其中的柯萨奇病毒。

柯萨奇病毒是一种肠病毒，为 RNA 病毒，分为 A 和 B 两类，是常见的经呼吸道和消化道感染人体的病毒，一般在夏秋季呈流行或散在发生。A 和 B 两类柯萨奇病毒均可引起脑炎／脑膜炎，以儿童发病为主，少数见于成人。其中，手足口病患者中许多与柯萨奇 A 组病毒 16 感染有关，是手足口病暴发传染的重要病因；而 B 类中的 B5 亦常引起局部地区脑炎／脑膜炎的流行。国内文献提示，柯萨奇病毒是引起病毒性脑炎／脑膜炎的主要病因，可占所有儿童病毒性脑炎的 39.22%~72.7%，是夏秋季病毒性脑炎／膜脑炎暴发流行的常见病因。

1. 发病机制　柯萨奇病毒主要经粪 - 口、呼吸道传播感染人类，在肠道、上呼吸道的内皮细胞和淋巴组织内复制,进一步形成病毒血症,体内任何脏器均可受累,主要靶器官是中枢神经系统、心脏、皮肤黏膜、肌肉等。柯萨奇病毒主要通过脉络丛进入脑脊液侵犯脑膜,引发脑膜炎症病变。因此,柯萨奇病毒主要引起脑膜炎,部分可兼见脑炎。柯萨奇病毒、埃可病毒(ECHO 病毒)和肠道病毒 71 型是病毒性脑膜炎最常见的 3 种致病病毒。

2. 临床表现　柯萨奇病毒主要引起脑膜炎,部分可兼见脑炎。由于柯萨奇病毒的靶器官较多,因此除了可见脑炎/脑膜炎表现外,往往可以兼见其他靶器官受累的表现。如柯萨奇 A 组病毒 16 引起的手足口病患者,可见手、足、口、臀部红色丘疹,而其中的重症患者还可合并心肌炎。一些柯萨奇病毒 B 型感染除了可引起脑炎/脑膜炎外,亦可引起心肌炎、肝炎、溶血性贫血和肺炎。常合并脑外器官受累是柯萨奇病毒所致脑炎/脑膜炎的一个特点。

此外,有研究者报道了成年重症柯萨奇病毒脑炎/脑膜炎的特点,患者均为健康成年人,无免疫功能低下病史。临床表现较一般病毒性脑炎/脑膜炎危重,以脑实质损害为主,表现为发热伴肢体瘫痪、癫痫、认知功能减退及延髓麻痹呼吸循环衰竭等,且病程长、预后不良。影像学表现为头颅 MR 病变部位集中在双侧丘脑、基底节及脑干等中线结构,且双侧对称,但不同于单纯疱疹性脑炎颞叶损害的特点。

(三)疱疹病毒属中的单纯疱疹病毒

引起散发性病毒性脑炎最多的是疱疹病毒属,其中单纯疱疹病毒所致脑炎占散发性坏死性脑炎的 20%~75%,病死率高达 19%~50%,而巨细胞病毒可能是第二位的,其次是水痘-带状疱疹病毒。

单纯疱疹病毒(herpes simplex virus,HSV)可分为 HSV-1 和 HSV-2,能引起多种人类疾病。HSV-1 的原发感染常局限在口咽部,主要引起龈口炎;而 HSV-2 的原发感染主要引起生殖器疱疹。HSV-1 和 HSV-2 均可以引起脑炎/脑膜炎,但以 HSV-1 为主,约占了单纯疱疹性脑炎的 90%。

1. 发病机制　HSV 通过密切接触与性接触传播,亦可通过飞沫传播。感染 HSV 后首先在口腔和呼吸道或生殖器引起原发感染,机体康复后并不能彻底消除病毒。病毒以潜伏状态长期存在体内,神经节中的神经细胞是病毒潜伏的主要场所,HSV-1 主要潜伏在三叉神经节或脊神经节中,而 HSV-2 潜伏在骶神经节。一旦机体免疫力下降,潜伏的病毒再度活化,沿神经轴突进入中枢神经系统,引起脑炎。成人超过 2/3 的 HSV-1 脑炎是由再活化感染而引起,其余由原发感染引起。而 HSV-2 则大多数由原发感染引起,且 HSV-2 所引起的单纯疱疹性脑炎主要发生在新生儿,是新生儿通过产道时被 HSV-2 感染所致。当 HSV 病毒在中枢神经系统中活化后,最常累及大脑颞叶、额叶及边缘系统,引起脑组织出血性坏死和/或变态反应性脑损害。

2. 临床表现　由 HSV-1 引起的脑炎称为Ⅰ型单纯疱疹性脑炎,与流行性乙型脑炎、柯萨奇病毒脑炎相比,其发病无季节性,无地区性,无性别差异。成年人临床上具有以下特点:①急性起病,病程长短不一,25% 患者有口唇疱疹病史。②前期症状有卡他、咳嗽等上呼吸道感染症状及头痛发热等。③首发症状多表现为精神和行为异常,如人格改变、记忆力下降、定向力障碍幻觉或妄想等。④不同程度神经功能受损表现,如偏瘫、偏盲、眼肌麻痹等,局灶性症状两侧多不对称。亦可有多种形式的锥体外系表现,如扭转、手足徐动或舞蹈样多动。⑤不同程度意识障碍,如嗜睡、昏睡、昏迷等,且意识障碍多呈进行性加深。⑥常见不同形式的癫痫发作,严重者呈癫痫持续状态。⑦肌张力增高,腱反射亢进,可有轻度脑膜刺激征,重症者还可表现为去脑强直发作或去皮质状态。⑧颅内压增高,甚至脑疝形成。

【治疗】

(一)抗病毒治疗

1. 流行性乙型脑炎　目前仍无针对性治疗流行性乙型脑炎的抗病毒药物。有个别文献提示,可早期试用广谱抗病毒药物,如利巴韦林、干扰素,但疗效缺乏循证医学证据。

2. 柯萨奇病毒脑炎/脑膜炎　同样无针对性治疗的抗病毒药物。

3. 单纯疱疹性脑炎/脑膜炎　抗病毒治疗首选阿昔洛韦(又名无环鸟苷),具有抑制HSV-DNA 聚合链的作用,可透过血脑屏障,毒性较低。

用药方法:每次 10~15mg/kg,2~3 次/d,静脉滴注,连用 10~21 天。

当临床提示单纯疱疹性脑炎或不能排除时,即应给予阿昔洛韦治疗,而不应因等待病毒学结果而延误用药。

其他可供考虑选用的抗病毒药物包括更昔洛韦、喷昔洛韦和泛昔洛韦。

(二)其他治疗

1. 抑制炎症反应　肾上腺皮质类固醇能抑制单纯疱疹性脑炎(herpes simplex encephalitis, HSE)的炎症反应和减轻水肿,多采用早期大量和短期给药原则。

地塞米松因不良反应较弱,为重症 HSE 治疗中的常用药物,临床多用 10~20mg/d,1 次/d,静脉滴注,连用 10~14 天,而后改为口服泼尼松 30~50mg,1 次/d,病情稳定后每 3 天减 5~10mg,直至停止。

甲泼尼龙抗炎作用是所有激素中最强的。SHE 严重时可采用冲击治疗,用量为 500~1 000mg 静脉滴注,1 次/d,连续 3 天;然后改为口服泼尼松 30~50mg,每日上午 1 次,以后 3~5 天减 5~10mg,直至停止。

2. 控制颅压　对于颅内压升高的患者,应采用甘露醇、呋塞米等药物进行脱水治疗,控制颅内压。

3. 防止并发症

(1)抗菌治疗:合并细菌感染时,应根据药敏结果采用适当的抗生素,如果发生真菌感染,还应加用抗真菌药物。

(2)对高热者,配合给予积极的降温治疗;伴有抽搐癫痫发作者,给予抗癫痫治疗;对昏迷患者应保持呼吸道通畅,加强口腔和皮肤护理,并维持水电解质平衡营养代谢;在恢复期,可采用理疗、针灸等帮助神经功能恢复。

二、中医认识

病毒性脑炎/脑膜炎可归属于中医"温病""瘟疫"等范畴。由于本病为急性起病,多有外感的过程与临床表现,故属于外感病范畴。又因其以发热、神志昏蒙、抽搐等为主要表现,中医学多从温病角度对其进行论治。

《重订广温热论》记载:"温热伏邪,内陷神昏,蒙蔽厥脱等危症……虽由于心包络及胃肝脾肾任冲督等之结邪,而无不关于脑与脑系。盖脑为元神之府,心为藏神之脏,心之神明,所得于脑而虚灵不昧,开智识而省人事,具众理而应万机。但为邪热所蒸……血毒所致,则心灵有时而昏,甚至昏狂、昏癫、昏蒙、昏闭、昏痉、昏厥,而会不省人事矣。"

【病因病机】

（一）病因

本病的病因以外因为主，主要由于感受温邪而为病。温邪可分为两大类，一为温热，二为湿热，两者在病机演变上具有各自的特点。若其人正气不足，为温邪所犯，上攻于脑，则导致本病的发生。部分患者以瘟疫毒邪为患，此时与正气强弱相关性小，无论强弱老幼，皆可染病，需加强隔离，避免传染。除了外感，本病与内伤亦有一定的关系，如部分患者先有饮食内伤、积滞，此时复感温邪，以致胃腑实邪积热，热灼三焦而为病。

（二）病机

感受温邪后，若为温热毒邪，则其毒热炽盛，往往表现为起病急骤，变化迅速，出现一派里热炽盛之象。热极化火生风，可转化为内风动越之象；火热煎液成痰，可成风痰或痰热之证；温热、风火、痰火交炽，从而出现神昏、抽搐等危重表现。若感受湿热毒邪，起病相对较缓，热势不高，缠绵难解，易化湿生痰，出现痰热、湿热交困，而动风、风火相扇的病机相对少见。总的来说，由于本病以感受温邪为主，故本病的病机过程以热、痰、风的相互转化为核心，其中热是生风生痰的病因。伴随着温热毒邪，机体可出现正气虚损、耗津伤阴等正虚的一面，形成正虚邪盛、正虚邪恋等格局。总的来说，本病的病位在脑、心，并可涉及肝脾肾，病性多为实证、热证，亦可见虚实夹杂证。

【辨证论治】

本病可以参考温病的卫气营血辨证、三焦辨证进行辨证治疗，其中温热毒邪主要参考卫气营血辨证，而湿热毒邪主要参考三焦辨证。但需要注意的是，本病起病急骤，传变迅速，其卫气营血的界限可能不甚分明。部分患者可以在没有典型的气分证候情况下，出现营血分证候。危重患者在临床上往往风、热、痰、惊四证并见，且相互转化，互为因果。由于本病主要归属于温病范畴，因此热是产生其他证的根本，清热是切断其恶性循环的重要环节，所谓"疗惊必先豁痰，豁痰必先祛风，祛风必先解热"。故急性期的治疗以解热为核心，同时兼顾涤痰、通腑、息风、扶正等。临床常见证候包括以下几种类型。

1. 气营两燔证

主症：高热，多汗，气粗口渴，头痛呕吐，躁动不安，或昏迷，或抽搐，舌红苔黄，脉洪数。

治法：清气泄热，凉营解毒。

方药：白虎汤合清营汤加减。生石膏 30~60g先煎，知母 15g，水牛角 15~30g先煎，玄参 15g，生地黄 15g，连翘 15g，金银花 15g，黄连 10g，大青叶 15g，板蓝根 15g，竹叶 10g，甘草 6g。

加减：伴有抽搐者，加僵蚕、全蝎、钩藤；神志昏迷者，加石菖蒲、郁金、天竺黄；大便不通者，加大黄、芒硝。

2. 热陷营血证

主症：高热烦躁，神昏谵语，颈项僵直，反复惊厥，或发斑，或面灰唇青，呼吸困难，舌红绛，少苔，脉细数。

治法：清热解毒凉血，化痰开窍息风。

方药：汤剂以清瘟败毒饮加减，同时送服安宫牛黄丸或紫雪。水牛角 30g先煎，丹参 15g，生地黄 15g，生石膏 30~60g先煎，石菖蒲 15g，牡丹皮 10g，大青叶 15g，板蓝根 15g，钩藤 15g后下，赤芍 10g。

加减：抽搐重者，可用僵蚕、羚羊角；呼吸浅促者，另加人参、冰片；脉微欲绝者，另加人参、麦冬、五味子，水煎服或鼻饲。

3. 内闭外脱证

主症：起病急暴，高热、神昏、惊厥，皮下瘀斑紫暗、迅速融合成片，突然大汗淋漓，面色苍白，四肢厥冷，唇指发绀，呼吸不匀，血压下降，或初起神志尚清，旋即神志不清，烦扰躁动无力，舌质淡暗，舌苔灰黑而滑，脉伏而数，或散乱无根，或脉微欲绝。

治法：回阳救逆，益气固脱。等阳回气纳，则可扶正与解毒并进。

方药：参附龙牡汤加减。人参 30g，熟附子 15~30g^{先煎}，龙骨 30g^{先煎}，牡蛎 30g^{先煎}，山茱萸 30g，干姜 10g，炙甘草 15g。

加减：若阳气回固，则可加用安宫牛黄丸、紫雪、至宝丹等送服，以清热解毒、醒脑开窍；兼有阴脱者，可加用生脉散，另煎鼻饲。

4. 湿热蕴毒证

主症：高热无汗，或仅头汗出而周身无汗，昏迷或抽搐，呼吸气粗，喉中痰鸣，或烦躁不安，脘腹胀满，大便不爽，或便溏气臭，舌红偏胖、苔黄厚腻，脉浮滑数。

治法：利湿化浊，清热解毒。

方药：甘露消毒丹加减。滑石 30g^{包煎}，黄芩 15g，绵茵陈 15g，石菖蒲 20g，浙贝母 15g，通草 10g，藿香 15g^{后下}，连翘 15g，白蔻仁 10g，全瓜蒌 30g，薄荷 10g^{后下}，郁金 10g，荷叶 15g，甘草 5g。

加减：大便不通明显者，联用小承气汤，加大黄、枳实、厚朴；若热象不甚，而以痰湿蒙蔽清窍为主，可联用苏合香丸。

5. 正虚邪恋证

主症：进入恢复期，低热不退，疲倦乏力，心中烦躁，口干渴，舌红少津，脉虚数。

治法：养阴清热，清心除烦。

方药：加减复脉汤加减。生地黄 15g，麦冬 10g，阿胶 10g^{烊化}，白芍 10g，茯苓 10g，石斛 10g，知母 10g，牡丹皮 10g。

加减：神志不宁者，去生地黄、阿胶，加石菖蒲、远志；虚风内动者，加龟甲、鳖甲、龙骨。

【名医经验】

1. 蒲辅周"乙脑"治疗八法　20 世纪 50~60 年代，石家庄、北京等地先后出现"乙脑"大流行，蒲辅周在救治中发挥了重要作用，并总结了"乙脑"治疗八法。这"八法"不仅适用于"乙脑"的治疗，也同样适用于其他病毒性脑炎/脑膜炎的治疗。现简介如下：

（1）辛凉透邪：辛凉透邪法适用于邪在卫分证。临床可见头痛，微恶寒，发热无汗，或有汗不透，口渴，呕吐，脉浮数或滑数，舌质正常、苔薄白。治宜辛凉平剂银翘散，或银翘散合葱豉汤。若病情较轻，可选用辛凉轻剂桑菊饮加减；若邪在气分，病情重，则治宜辛凉重剂白虎汤加减；若夹湿身重者，用白虎加苍术汤。

（2）逐秽通里：若暑秽内阻，热结阳明，此时治宜芳香以逐秽，清下以通里。暑秽弥漫三焦，逆传心包，诸窍闭阻，表现为神志不清，昏迷谵语，烦躁不安，舌绛苔少，脉细数。治宜逐秽开窍，清热解毒，用安宫牛黄丸或紫雪。若面目俱赤，气粗声重，潮热谵语，舌苔老黄或起刺，腹满便闭，脉沉数或沉实，治以峻下热结，常选用大、小承气汤之类加减。

（3）清热解毒：热甚化火，火极为毒，乃暑温发展所致，宜采用清热解毒法，急清其热，直泻其毒。临床应视热邪深浅，辨在营在血等，随证施治。若表里俱热，气血两燔，发热恶寒，头痛剧烈，狂躁心烦，谵语不寐，或吐血衄血，脉浮洪数，或沉细数，治宜清热解毒，常用清瘟败毒饮加减。若表里三焦大热，则喜用升降散加减。若热搏血分，并兼秽浊，神昏谵语，选清宫汤加减。

（4）开窍豁痰：因热闭内窍，神志昏迷，谵语烦躁，治宜芳香开窍，使深入的热邪透出，可选安宫牛黄丸或紫雪之类芳香开窍、清热解毒。若因痰厥气闭，牙关紧闭不开，神志昏迷，手足抽搐，而热邪不明显，治宜辛温开达，可选苏合香丸或玉枢丹之类，于芳香开窍之中兼有祛寒逐秽之意。

（5）镇肝息风：痉厥、抽风，是"乙脑"的主要症状。临床上若壮热不解，邪窜心包，神昏谵语，手足抽搐，角弓反张，舌苔黄焦，治以清热化痰，常选用《局方》至宝丹或钩藤息风散之类，俾热退痰清而风自息。若热邪深入，津液被劫，或在少阴，或在厥阴，风动抽搐者，则选加减复脉汤之类，阴复而风自平。若邪踞下焦，消灼真阴而为厥者，治以柔肝息风，选用小定风珠加减。若邪去八九，真阴仅存一二，或因误表，或因妄攻，神倦瘛疭，脉虚气弱，舌绛苔少，时时欲脱者，治以育阴潜阳，选用大定风珠之类加减。

（6）通阳利湿：通阳利湿是治疗"乙脑"证属湿温的重要治法。暑必夹湿，治宜清暑利湿。治湿之法，宜用淡渗以通其阳，通阳不在温，而在利小便，即通阳利湿。在临床上有湿热并盛、热胜于湿、湿胜于热等不同类型，应该详加辨识。如湿热并盛，三焦均受，舌灰白，胸满闷，潮热呕恶，烦渴自利，汗出溲短者，选用杏仁滑石汤加减。若热胜于湿，苔滑微黄，邪在气分，可选用三石汤。若湿胜于热，头痛恶寒，身重疼痛，舌白不渴，面色淡黄，胸闷不饥，午后身热，状若阴虚，选用三仁汤加减。

（7）生津益胃：热性病未有不灼伤津液者，治疗当以存津液为要。在热性病末期，胃阴消烁，津液愈亏，治以生津益胃，但临床选方用药，当视病情而定。若暑热伤气，汗多，脉散大，喘逆欲脱者，治宜酸甘化阴，益气育阴固脱，选用生脉散加味。若热伤胃阴，但热不寒，舌干口渴，常思饮不欲食者，治宜甘寒救液，选用五汁饮加减。若阳明温病，下后汗出，或下后脉静，身不热，舌上津回，十数日不大便，选用益胃汤或益胃增液辈。

（8）清燥养阴：热性病初中期，一般则撤热以救阴，急下以存阴，选用白虎汤、承气汤之类。若津伤液耗，而致内燥，宜清凉甘寒之剂，才能收到养阴清燥之效。即前人"首用辛凉，继用甘寒"之法。若手太阴暑温，发汗后，暑证悉减，但头微胀，目不了了，余邪不清者，用清络饮加减。若阳明温病，脉浮而促者，选用竹叶石膏汤加减。若暑邪久热，睡不安，食不香，神昏不清，阴液元气两伤者，选用三才汤加减。

2. 刘仕昌治疗病毒性脑炎经验　刘仕昌将本病归于温病的暑湿或伏暑范围，认为其病因多与感受暑湿有关。暑湿蕴蒸化热，上冲于脑，可见头痛如裂，并见不同程度发热，热盛则可引动肝风而见抽搐；暑湿酿痰可蒙蔽心包而见神昏、谵语；暑湿亦可阻滞经络而见瘫痪；后期则多耗津伤气，津不柔筋则行走不利，心神清窍失养则痴呆、失语、木僵等。根据不同阶段，不同表现，刘仕昌将本病分为三期辨治。

（1）早期常为暑湿蕴蒸，阻滞少阳三焦：发病初期，常见寒热、头痛如裂、周身不适、呕吐呈喷射状、神倦纳呆、口干口苦、小便黄、舌红苔腻，脉濡数或滑数。刘仕昌认为此时治疗必须宣通三焦，务使暑湿之邪得以上下分消而解。常用蒿芩清胆汤加减治疗，热毒较重者重用大青叶、板蓝根、金银花、蒲公英、水牛角等。

（2）极期最易暑湿酿痰，蒙蔽心包：此期为本病危重阶段。由于暑湿之邪蕴蒸不解，进而酿痰内蒙心窍，甚则引动肝风。常见发热不退，昏谵或失语，或精神行为失常，二便失禁，或见痉厥、瘫痪。刘仕昌认为此期治疗的关键在于豁痰开窍，解暑清热，且温病"三宝"（安宫牛黄丸、紫雪、至宝丹）为常用之急救药，必须早用、重用，且应一天用 2~3 次方能奏效，并配合豁痰开窍清解之品：竺黄精10g、川贝母6g、石菖蒲10g、连翘10g、胆南星10g、天花粉15g、瓜蒌皮12g、郁金10g，热盛加生石膏、知母、鱼腥草、大青叶、板蓝根，气虚加西洋参、太子参，痰热较盛加牛黄，动风加羚羊角。

（3）后期往往耗伤津气：刘仕昌认为暑邪最易耗伤津气，暑湿合邪，蕴蒸难解，迁延日久，人体津气必然严重耗伤，气津耗伤，失却充养，易出现神倦、汗多，甚或失聪、失语、瘫痪。刘仕昌认为此时亦非腻滞、温养可行，必清补清养，常用大子参、沙参、石斛、天花粉、生地、麦冬、五味子等，尤喜用西洋参补气生津而不温不燥。

3. 高利辨治病毒性脑炎经验　高利认为病毒性脑炎属中医"暑温""湿温""瘟疫""疫痉"范畴，以卫气营血辨证为主。临床以"气营同病""痰热蒙蔽心包"为重，热毒伤阴贯穿整个发病过程。

在治疗方面，高利认为，毒热是病毒性脑炎的主要病机，只要有热证存在，清热法就要贯穿治疗过程。临床配以解毒药达到清热解毒，驱邪外出的目的；配以活络药，可以清除经络中的伏热、瘀滞；配以养阴药，育阴祛邪，使津液充沛。若营热伤阴，可用玄参、羚羊角、连翘、竹叶等药，达到宣畅气机、透热转气的目的。急性期患者多神志昏迷、喉中痰鸣辘辘有声，多配合开窍药，如安宫牛黄丸，以清热化痰、开窍醒神；配以息风止痉药，用于急性期或后遗症期见肢体抽搐者。此外，在发病过程中，高利尤其重视大便情况，予攻下法和清热养阴法合用或交替使用，消除积滞、毒热，防止毒素蕴结及炎性反应进一步加重损伤神经。攻下可用大黄、玄明粉、代赭石或承气类灌肠；养阴清热可用生地黄、玄参、知母、黄柏、麦冬等。

三、典型案例与诊治评析

【典型案例】

李某，男，53岁，2013年6月13日入院。

主诉：高热5天，意识不清伴肢体抽搐1天。

现病史（家属代诉）：患者5天前开始出现发热（未测体温），恶寒，稍头痛，曾服中药治疗（具体就诊医院及中药方剂不详），效果欠佳。3天前开始出现呕吐，呕吐物为胃内容物，非血性非喷射状，并出现精神萎靡，情绪低落，不欲言语，但无头晕头痛、肢体抽搐等其他表现。昨日患者出现高热，测体温达39.5℃，肢体乏力，家属遂呼"120"，由我院出车接回。至急诊时患者倦怠明显，不欲言语，高热（T 40℃），BP 132/88mmHg，HR 112次/min。急查血常规：WBC 16.41×10⁹/L，NEUT% 71.6%；生化：K^+ 3.01mmol/L，Cl^- 94.1mmol/L，Cr 181μmol/L；降钙素原1.05ng/ml；血气分析、C反应蛋白、血沉、凝血功能、肝功能检查未见明显异常。头颅CT平扫未见明确异常，建议必要时复查或MR进一步检查。胸片：①左下肺改变，考虑炎症；②主动脉硬化，主动脉型心，考虑左心室肥厚。急诊考虑"中枢神经系统感染"可能性大，行腰椎穿刺术，测颅内压28cmH₂O，脑脊液透明澄清，脑脊液常规示白细胞计数10×10⁵/L、脑脊液中性粒细胞比例30%，墨汁染色未发现隐球菌，脑脊液生化未见明显异常。急诊给予头孢曲松钠静脉滴注抗感染，并予对症退热、补液治疗。至今日凌晨，患者突发神志不清，肢体抽搐，持续时间约1分钟，考虑继发性癫痫，予苯巴比妥肌内注射控制癫痫，并予留置经口气管插管通畅气道。完善头颅MR（图6-1-1，图6-1-2）：①左侧颞叶-海马-岛叶-外囊-基底节病灶，以及胼胝体压部异常信号影，结合病史，提示炎症可能性大，建议复查；②左侧桥臂、右侧基底节、双侧放射冠、双侧额叶皮质下多发脑缺血梗死灶。考虑患者病情危重，与家属沟通病情后，收入ICU进一步监护治疗。

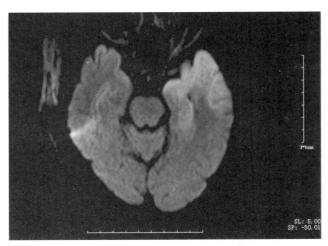

图 6-1-1　头颅 MR:左侧颞叶异常信号影

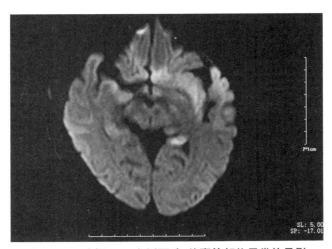

图 6-1-2　头颅 MR:左侧颞叶、外囊等部位异常信号影

入院症见:神志不清,呼之不应,发热,面赤,停留经口气管插管,经气管插管内可吸出少量白痰,气促,入院后见全身肢体抽搐发作 2 次,持续时间约半分钟,停留尿管、胃管固定在位,停留尿管可见淡黄色尿液引出,大便 2 日未解。

既往史:否认高血压、糖尿病、冠心病、肾病等重大疾病史,否认肝炎、结核等传染病病史。否认药物、食物过敏史。出生于本地,平素生活条件尚可,否认疫区及疫水接触史;平素嗜食肥甘厚腻,嗜酒多年。

入院查体:T 38.6℃,P 145 次 /min,R 30 次 /min,BP 109/63mmHg。浅昏迷,形体肥胖,查体不能配合。全身皮肤黏膜、巩膜未见黄染、斑疹、出血等;双肺呼吸音粗,左下肺可闻及湿啰音。神经系统:浅昏迷,双侧瞳孔等大等圆、直径约 3mm,对光反射灵敏,四肢肌张力低,四肢肌力不能配合检查,右侧巴氏征阳性,颈抵抗明显、约 4~5 横指。停留经口气管插管,舌象未见,脉滑数有力。

入院诊断:

中医:①暑温(气营两燔);②肺热病(痰热壅肺)。

西医：①病毒性脑炎（并脑膜炎）；②继发性癫痫；③肺部感染；④脑梗死。

诊治经过：入院后请神经科会诊，考虑病毒性脑炎，诊断上完善感染 5 项等病毒相关抗体检查，限于条件未能开展病毒 PCR 检测检查。治疗上予甲泼尼龙 500mg（1 次 /d）静脉滴注，予阿昔洛韦静脉滴注抗病毒，予免疫球蛋白静脉滴注，并予甘露醇、呋塞米脱水控制颅压；针对继发性癫痫，予丙戊酸钠持续静脉滴注抗癫痫；针对肺部感染，继续予头孢曲松钠抗感染，予氨溴索（沐舒坦）静脉推注稀化痰液。此外，予呼吸机辅助通气（模式为 PS），配合肠内营养、退热、补液支持等治疗。

经治疗后，患者仍有肢体抽搐发作，入院第 2 天联合咪达唑仑静脉泵入抗癫痫，经处理后肢体抽搐发作得到控制。至入院第 3 天，患者体温仍高，波动在 38.2~39.4℃，气道内分泌物较前增加，考虑肺部感染控制不理想，停头孢曲松钠，改用哌拉西林钠 - 他唑巴坦钠抗感染治疗。中枢感染方面，病毒相关抗体检查阴性，于入院第 3 天再次行腰椎穿刺，测颅内压为 29cmH$_2$O；脑脊液常规示脑脊液白细胞计数 9.0×10^5/L，脑脊液中性粒细胞比例 27.8%；脑脊液生化示葡萄糖（Glu）4.44mmol/L，Cl$^-$ 137.9mmol/L，脑脊液蛋白 415mg/L；脑脊液墨汁染色未发现新型隐球菌。脑炎、脑膜炎方面，维持原治疗方案。至入院第 5 天，患者体温较前好转，但仍呈昏迷状态。复查头颅 CT 提示：①左侧颞叶 - 海马 - 岛叶 - 外囊 - 基底节及部分左侧顶叶低密度影，结合临床，符合炎性改变；②全组副鼻窦炎，双侧乳突炎症。予调整激素用量，减量至甲泼尼龙 80mg（1 次 /d）使用，继续抗病毒等治疗。患者肢体抽搐情况稳定，逐渐停用咪达唑仑，予托吡酯联合丙戊酸钠抗癫痫。

中医方面，入院当天首诊：患者高热、神昏、面赤，伴有肢体抽搐，脉滑数有力。辨证考虑气营两燔，伴肝风、痰热上扰清窍，以急则治标为则，以清气凉营、息风醒脑、化痰开窍为法，给予醒脑静注射液静脉滴注，予安宫牛黄丸 1 粒（1 次 /d）、羚羊角滴丸 10 粒（2 次 /d）鼻饲以豁痰开窍、清热解毒，中药汤剂予犀角地黄汤合清营汤加减。方药：水牛角 30g^{先煎}，羚羊角骨 30g^{先煎}，钩藤 15g^{后下}，生地黄 15g，牡丹皮 15g，玄参 15g，金银花 15g，连翘 15g，黄连 5g，石菖蒲 15g，佩兰 15g，甘草 6g；日 1 剂，水煎服，共 2 剂。并配合黄鱼承气汤灌肠以泄热通腑。方药：大黄 30g^{后下}，枳实 30g，厚朴 30g，金银花 20g，蒲公英 30g，紫花地丁 20g，鱼腥草 30g，芒硝 15g^{冲}；水煎后灌肠，日 1 剂，共 1 剂。

二诊（2013-06-15）：患者抽搐较前好转，但仍有发热，且热势未减，气道痰黄，腹部稍胀，前予中药灌肠后，大便虽下，但量不多，脉仍滑数有力。辨证考虑痰热腑实、痰热上扰，治以通腑泄热、息风开窍为法，方以大承气汤合羚角钩藤汤加减。方药：大黄 15g^{后下}，厚朴 15g，枳实 15g，羚羊角骨 30g^{先煎}，钩藤 20g^{后下}，桑叶 10g，菊花 15g，生地黄 15g，浙贝母 10g，竹茹 10g，牡丹皮 15g，金银花 15g，石菖蒲 20g，甘草 10g；日 1 剂，水煎服，共 2 剂。继续配合黄鱼承气汤灌肠以泄热通腑。中成药继续予醒脑静注射液静脉滴注、安宫牛黄丸鼻饲。

三诊（2013-06-17）：用上方后大便畅下，患者体温较前好转，但仍发热、神志不清，口中臭秽，舌淡，苔腻，脉滑数。辨证考虑现为暑天，南方湿热，辨证为暑湿交阻，治以清暑祛湿、醒脑开窍为法，以三仁汤加减。处方：豆蔻 15g，苦杏仁 15g，薏苡仁 15g，厚朴 15g，滑石 30g^{先煎}，竹茹 10g，石菖蒲 15g，清水半夏 15g，远志 10g，茯苓 15g，藿香 10g^{后下}，甘草 6g；日 1 剂，水煎服，共 2 剂。

四诊（2013-06-19）：患者仍有发热，但热势不甚，疼痛刺激偶可睁眼，舌淡，苔白腻，脉滑、细数。辨证基本同前，仍以上方加减治疗。

经中西医结合治疗，至 6 月 22 日患者呈昏睡状态，低热，停留经口气管插管，已停用呼吸机辅助通气,生命体征稳定,予转神经内科继续治疗。转出时:患者呈昏睡状,偶可睁眼,仍发热,昨日体温波动于 36.8~38℃,昨日解大便 1 次。舌淡,苔白微腻,脉滑、细数。

转出诊断:中医:①暑温(气营两燔);②肺热病(痰热壅肺)。西医:①病毒性脑炎(合并脑膜炎);②继发性癫痫;③肺部感染;④脑梗死;⑤高脂血症;⑥脂肪肝。

随访:患者转普通病房继续治疗,1 周后拔除气管插管,转下级医院康复治疗。出院 1 个月后随访,患者神志转清,但痴呆、反应迟钝,合并四肢乏力,需卧床,在外院康复治疗。

【诊治评析】

案例患者根据临床表现,结合脑脊液、颅脑 MR 等检查,临床诊断为病毒性脑膜脑炎,但由于病毒培养等病毒确认检查在临床上开展困难,使得该例患者的病原学未能明确。随着病毒 PCR 检测等检验方法在临床上的逐渐开展,有望能快速、准确地明确病原学,为临床诊断带来突破。而在病原学未明的状态下,使用广谱抗病毒药物成为临床无奈的选择。在抗病毒治疗的同时,控制颅内压,以及癫痫等并发症成为病毒性脑炎治疗的重要内容。

中医方面,案例患者初诊以高热、神昏、肢体抽搐为突出表现,为肝风内动、痰热蒙蔽清窍的典型表现,可用羚角钩藤汤类方进行治疗。案例患者之所以选用犀角地黄汤合清营汤加减,主要是考虑癫痫方面已用西药进行干预,所以未应用过多的息风类药物,并积极应用安宫牛黄丸、羚羊角滴丸、醒脑静注射液等中成药进行治疗。经治疗后,患者热势仍甚,改用大承气汤合羚角钩藤汤后,热势开始逆转,提示在重症病毒性脑炎/脑膜炎的治疗中,下不嫌早,下法不应该局限于泻下肠中积粪,而应以荡涤毒热为目的。

参 考 文 献

1. 刘其龙,雷正龙,赵彤言.2008~2013 年中国流行性乙型脑炎流行病学特征分析[J].寄生虫与医学昆虫学报,2015,22(2):82-87.

2. 周少明,孙志勤,董宗祈.中枢神经系统柯萨奇病毒 B 组感染[J].实用儿科临床杂志,2000,15(1):31.

3. 姜昭,左宪华,王亚平.成人重症柯萨奇病毒性脑膜脑炎 3 例[J].临床荟萃,2013,28(4):451-452.

4. 冯加纯,戈亚平,崔淑红,等.成人急性病毒性脑炎临床分析及抗病毒药物的疗效[J].神经疾病与精神卫生,2002,2(5):270-272.

5. 王永炎,张伯礼.中医脑病学[M].北京:人民卫生出版社,2007.

6. 陈锐.蒲辅周乙脑治疗八法[J].中国社区医师,2012(29):20.

7. 钟嘉熙,史志云.刘仕昌教授治疗急重病经验[J].广州中医学院学报,1991,8(2,3):75-79.

8. 杨振威.高利辨治病毒性脑炎经验[J].中国中医药信息杂志,2015,22(7):118-119.

第二节　细菌性脑膜炎

一、西医认识

细菌性脑膜炎(bacterial meningitis)又称化脓性脑膜炎,是由细菌引起的以脑膜炎症为主的中枢神经系统感染性疾病。本病既往在儿童的发病率高于成人,但随着疫苗的广泛使用,目前细菌性脑膜炎在婴幼儿和儿童的发病率已经低于成人。但由于激素、免疫抑制剂、广谱抗菌药物的应用及人口老龄化等多种因素,近年来细菌性脑膜炎出现一些新的临床特点。本文主要讨论成人细菌性脑膜炎。

【诊断标准】

（一）细菌性脑膜炎的诊断标准

细菌性脑膜炎的诊断需根据临床表现及脑脊液常规、生化、病原学及其他辅助检查结果综合判断。

1. 临床表现　出现发热、头痛、神志改变、脑膜刺激征的患者均应考虑细菌性脑膜炎的可能,应进一步行脑脊液检查以明确诊断。

2. 脑脊液检查　典型改变包括外观混浊或呈脓样;压力增高,往往 >180mmH$_2$O;白细胞数增多,在（500~1 000）× 10^6/L 以上,分类以中性粒细胞为主;蛋白定量增高,可达 1~5g/L;糖和氯化物降低。脑脊液革兰氏染色 60%~90% 阳性,脑脊液细菌培养可明确病原菌。

3. 其他辅助检查　①血清学试验:对流免疫电泳用于快速检测流感嗜血杆菌、肺炎链球菌和脑膜炎奈瑟球菌等;乳胶凝集试验可检测 B 组溶血性链球菌、流感嗜血杆菌和脑膜炎双球菌,但对肺炎链球菌敏感性较差。② PCR 检测病原菌 DNA 具有灵敏度高、特异性强的优点,但如何避免污染、假阳性仍是难题。③影像学检查:CT、MRI 等对细菌性脑膜炎的诊断价值并不大,但具有鉴别诊断意义,可排除脑脓肿、蛛网膜下腔出血等其他疾病,可根据情况采用。

总的来说,根据临床表现及典型的脑脊液检查结果,细菌性脑膜炎诊断并不困难,新的血清学试验等辅助检查方法有助于快速明确部分病原菌。

（二）重症细菌性脑膜炎的诊断

对于细菌性脑膜炎的重症诊断,目前尚无统一认识。笔者认为,对于出现下列临床表现者,可定义为重症细菌性脑膜炎。

1. 起病急,病情在短时间内进展迅速。

2. 出现下列 1 项及 1 项以上的严重神经系统表现　①意识障碍,临床表现为嗜睡、昏睡,甚至昏迷;②癫痫发作,尤其是癫痫持续状态者;③影像学具有脑肿胀、脑疝等危险征象。

3. 并发其他器官的急性功能障碍,如呼吸衰竭、循环功能障碍等。

【常见病原学】

社区获得性细菌性脑膜炎与医院获得性细菌性脑膜炎在病原学上具有差异。社区获得性细菌性脑膜炎的常见病原学主要为脑膜炎奈瑟球菌、肺炎链球菌和流感嗜血杆菌等,约占社区获得性细菌性脑膜炎病例数的 80% 以上。而医院获得性细菌性脑膜炎的病原学主要为革兰氏阳性菌中的金黄色葡萄球菌、凝固酶阴性葡萄球菌及链球菌属,以及革兰氏阴性菌中的肠杆菌科细菌、铜绿假单胞菌、不动杆菌属等。

在社区获得性细菌性脑膜炎中,随着近年来流感嗜血杆菌疫苗的使用,流感嗜血杆菌脑膜炎明显减少。目前,16 岁以上的患者中常见病原菌为肺炎链球菌、脑膜炎奈瑟球菌和单核细胞增多李斯特菌。其中,肺炎链球菌脑膜炎常见于儿童（特别是 6 岁以下）与老年人,常发生于该菌所致的其他部位感染之后,如肺炎、中耳炎、鼻窦炎、心内膜炎等。脑膜炎奈瑟球菌,又称脑膜炎双球菌,其中的血清型 A、C 可引起流行,可导致流行性脑脊髓膜炎。脑膜炎奈瑟球菌可生存于患者或带菌者的鼻咽部,在咳嗽、打喷嚏时,借空气飞沫进行传播。人口集中,流动频繁,接触密切,人群免疫力降低等,容易造成本病的传染和流行。李斯特菌脑膜炎在新生儿和 60 岁以上的老年人中较常见,特别是酒精中毒、肿瘤、慢性肝病、肾脏病、糖尿病以及激素治疗的患者。

在不同的临床观察中,医院获得性细菌性脑膜炎的病原学存在较大的差异。如国内的一项 120 例次的临床研究中,医院获得性细菌性脑膜炎最常见的 6 种病原菌为不动杆菌属(24.2%)、凝固酶阴性葡萄球菌(22.5%)、肺炎克雷伯菌(12.5%)、铜绿假单胞菌(10.0%)、阴沟肠杆菌(8.3%)和金黄色葡萄球菌(7.5%)。而在其他一些临床观察中,则以革兰氏阳性菌为主,可占临床分离菌株的 60%~80%。上述研究提示,医院获得性细菌性脑膜炎的病原菌分布可因不同地区、不同时间有很大差异,亦可能与患者诱发因素及抗菌药物应用有关。

【治疗】

(一)抗细菌治疗

1. 治疗原则 ①在抗感染治疗前应尽早行脑脊液检查,留取标本送检,明确病原学;②若脑脊液常规检查提示细菌性感染,应结合感染途径(社区获得还是医院获得)、基础疾病等情况,推测可能的病原菌,并立即给予经验性抗菌治疗;③应选用易于透过血脑脊液屏障的杀菌剂,足量静脉使用;④在病原学明确后调整为针对性用药,疗程视不同病原菌而异。

2. 经验性治疗

(1)社区获得性细菌性脑膜炎:若无免疫抑制的背景疾病,常见病原菌可能为肺炎链球菌、脑膜炎奈瑟球菌和流感嗜血杆菌,经验用药为第三代头孢菌素,如头孢曲松钠或头孢噻肟钠。年龄大于 50 岁或免疫功能低下的患者,常见病原菌包括肺炎链球菌、单核细胞增多李斯特菌和革兰氏阴性杆菌,可考虑选用药物为氨苄西林 + 第三代头孢菌素。

(2)医院获得性细菌性脑膜炎:常见病原菌需覆盖革兰氏阳性球菌,尤其是神经外科手术后和脑脊液(CSF)引流患者,初始经验性治疗可选用万古霉素 + 抗假单胞菌的第三代头孢菌素(如头孢他啶),必要时可直接选用万古霉素 + 美罗培南联合治疗。

3. 针对性治疗 在病原学结果明确后,应根据体外药敏结果,结合抗菌药物的血脑屏障穿透率,调整为针对性用药治疗。

根据脑膜通透性,常用抗菌药物可分为以下 4 类:①无论脑膜是否有炎症均易透过血脑脊液屏障,药物在 CSF 中达治疗浓度,如氯霉素、磺胺嘧啶(SD)、磺胺甲噁唑(SMZ)、甲硝唑、异烟肼、利福平、乙胺丁醇、吡嗪酰胺、氟康唑;②炎症时可达治疗浓度,如青霉素、氨苄西林、哌拉西林钠、头孢呋辛、头孢噻肟钠、头孢他啶、头孢曲松钠、拉氧头孢钠、磷霉素、培氟沙星、氧氟沙星、环丙沙星、头孢吡肟、美罗培南;③炎症时可达一定浓度,如头孢哌酮钠、万古霉素、阿米卡星、庆大霉素、妥布霉素、奈替米星、红霉素、酮康唑(>800mg/d);④无论是否有炎症均不易透过血脑脊液屏障,如两性霉素 B、多黏菌素、林可霉素、克林霉素、酮康唑。

4. 抗菌治疗的疗程 细菌性脑膜炎的疗程因病原菌不同而异。流行性脑脊髓膜炎的疗程一般为 5~7 天,肺炎链球菌脑膜炎在体温恢复正常后继续用药 10~14 天,革兰氏阴性杆菌脑膜炎疗程至少 4 周,继发于心内膜炎的链球菌属和肠球菌属脑膜炎疗程需 4~6 周。在此基础上,仍需结合临床情况及患者治疗后的反应而定。

(二)其他治疗

1. 抑制炎症反应 地塞米松等抗炎药物能减轻脑膜的炎症反应、脑水肿,降低颅内压,减轻脑实质的损害。激素作为肺炎链球菌或流感嗜血杆菌脑膜炎的辅助治疗能起到较明显的效果,但激素不宜常规用于各种细菌性脑膜炎的治疗。

2. 控制颅压 对于颅内压升高的患者,应采用甘露醇、甘油果糖等药物进行脱水治疗,控制颅内压。

3. 防止并发症 对高热者,配合积极的降温治疗;伴有抽搐癫痫发作者,给予抗癫痫治疗;对昏迷患者,应保持呼吸道通畅,加强口腔和皮肤护理,并维持水电解质平衡营养代谢;在恢复期,可采用理疗、针灸等帮助神经功能恢复。

二、中医认识

与病毒性脑炎/脑膜炎相似,细菌性脑膜炎同样归属于中医"温病""瘟疫""温疫病"等范畴,属外感温病类,多遵循温病卫气营血辨证、三焦辨证进行治疗。但部分医院获得性细菌性脑膜炎的发生与其原有基础疾病密切相关,如外科术后继发细菌性脑膜炎者,可能归属于内伤发热等范畴,需要在临床上加以辨识。

【**病因病机**】

（一）病因

本病的病因以外因为主,主要由于外感温热或湿热温邪而为病。多由于其人正气不足,为温邪所犯,上攻于脑,导致本病的发生。少数属于瘟疫毒邪为患,最常见的为流行性脑脊髓膜炎(简称"流脑"),皆可染病,以老幼弱小更为易感,需加强隔离,避免传染。除了外感,本病与内伤亦有一定关系。如前所述,部分医院获得性细菌性脑膜炎患者是由于久患他病,或饮食内伤、正气虚衰,或邪毒内伏,此时复感温邪,以致热毒内发而为病。

（二）病机

本病病位在脑,以感受温邪为主,故病机过程以热为主,往往兼有痰、风、虚等其他证候要素。热灼清窍,可炼液为痰,痰蒙神窍而见神志昏蒙;热极动风,可引起肝风内动,而见肢体抽搐等症;热毒耗气伤阴,又每见神疲倦怠、肢体乏力、口干等气阴耗伤的表现。在急性期,主要把握好热、痰、风三者之间的相互转化,同时注意是否存在腑实证,及早通腑治疗。在恢复期,注意处理好痰、瘀、虚三者之间的关系,在扶正的基础上予化痰、祛瘀等治疗。

【**辨证论治**】

本病同样可以参考温病的卫气营血辨证、三焦辨证进行辨证治疗。临床常见的证候包括以下几种类型。

1. 卫气同病

主症:神清,精神不振,发热恶寒,头痛,项强,肢体酸痛,口微渴,或见咳嗽,或见皮下斑疹隐隐,舌尖略红,苔白满舌,或黄白相间,干而少津,脉数,或浮或不浮。

治法:清热解毒,疏表达邪。

方药:银翘散合白虎汤加减。连翘15g,金银花20g,桔梗10g,薄荷10g^{后下},竹叶10g,荆芥穗10g^{后下},贯众10g,牛蒡子10g,鲜芦根30g,石膏15~45g^{先煎},知母15g,甘草6g,山药15g。

加减:具体用药时,视证之偏卫偏气,有所侧重。若表证突出者,可以加僵蚕、蝉蜕、菊花、钩藤。若气分证明显,则加大石膏用量。若伴有呕吐,则加竹茹、黄连、紫苏叶。若头痛剧烈、烦躁,则可加菊花、龙胆。

2. 热在气分

主症:神志尚清,烦躁,头痛剧烈,颈项强直,发热,不恶寒,气粗口渴,呕吐,常有化脓性感染史,舌苔黄厚而腻,脉弦数。

治法:清热泄热,燥湿解毒。

方药:龙胆泻肝汤合黄连解毒汤加减。龙胆 15g,黄芩 10g,栀子 10g,泽泻 10g,当归 5g,生地黄 10g,柴胡 15g,黄连 9g,黄柏 6g,生甘草 6g。

加减:大便不通者,改用大柴胡汤加减进行治疗。兼有咳嗽、痰鸣者,加川贝母、天竺黄、竹茹。项强明显者,加用天花粉、钩藤、葛根。舌苔腻甚者,加木瓜、蚕砂、砂仁、藿香、佩兰。

3. 热陷营血证

主症:神志不清,壮热烦躁,甚则躁扰谵语,头痛如劈,颈项强直,频频呕吐,呈喷射状,口渴唇干,斑疹红艳显露,尿黄而少,大便干燥,或秘结不通,舌红而绛,苔黄而燥,脉象弦数,或细数。

治法:清热解毒凉血,化痰开窍息风。

方药:汤剂以清瘟败毒饮合犀角地黄汤加减,同时送服安宫牛黄丸或紫雪。生石膏 30~60g[先煎],生地黄 15g,水牛角 30g[先煎],黄连 10g,栀子 10g,桔梗 10g,黄芩 10g,知母 10g,赤芍 15g,玄参 15g,连翘 15g,牡丹皮 10g,鲜竹叶 10g,生甘草 10g。

加减:若有四肢抽搐,可加用僵蚕、羚羊角;抽搐重者可改用羚角钩藤汤加减。大便不通者,加用大黄、芒硝。若出血倾向严重,甚则鼻衄、吐血,可加用大剂乌梅、五味子、白芍,合甘草以酸甘化阴、酸敛止血,并加仙鹤草、侧柏炭、蒲黄等止血之品。

4. 内闭外脱证

主症:起病急暴,高热、神昏、惊厥,皮下瘀斑紫暗、迅速融合成片,突然大汗淋漓,面色苍白,四肢厥冷,唇指发绀,呼吸不匀,血压下降,或初起神志尚清,旋即神迷而错,烦扰躁动无力,舌质淡暗,舌苔灰黑而滑,脉伏而数,或散乱无根,或脉微欲绝。

治法:回阳救逆,益气固脱。等阳回气纳,则可扶正与解毒并进。

方药:参附龙牡汤加减。人参 30g,熟附子 15~30g[先煎],生龙骨 30g[先煎],生牡蛎 30g[先煎],山茱萸 30g,干姜 10g,炙甘草 15g。

加减:若阳气回固,则可加用安宫牛黄丸、紫雪、至宝丹等送服,以清热解毒、醒脑开窍;兼有阴脱者,可加用生脉散,另煎鼻饲。

5. 气阴两虚,余邪留恋

主症:热势渐退,仍有低热,或夜热早凉,神倦气弱,肌肉酸痛,甚则肢体筋脉拘急不展,心烦易怒,口干易汗,纳少,瘀斑消退,尿黄,舌红绛少津,苔少或无,脉象细数。

治法:益气滋阴,兼清余热。

方药:生脉散合竹叶石膏汤加减。党参 15g,麦冬 10g,石膏 15~30g[先煎],淡竹叶 10g,法半夏 10g,五味子 5g,甘草 10g,山药 15g,茯苓 10g,石斛 10g。

加减:若低热不退,辨证为阴分有热时,可加地骨皮、青蒿、鳖甲。若汗多,气虚明显,可加用北芪、浮小麦、麻黄根。若肢体不利,可加丝瓜络、忍冬藤、桑枝、木瓜。

【名医经验】

1. **李振华治疗"流脑"经验**　李振华认为流脑属中医温病范畴,根据其发病季节和表现,属于温病中的春温病。对流脑的治疗以辛凉透表、清热解毒、息风通络、凉开透窍、保存津液为总的指导思想,根据其发病阶段,以温病的卫气营血进行辨证治疗。

当患者病在卫分时,临床表现为发热,头痛,咽干,口渴,咳嗽,恶心呕吐,恶风或不恶风,精神不振,皮肤多伴有出血点,轻度项强,舌尖红,苔薄白或微黄,脉浮数。此时治疗以辛凉透邪、散热解毒为法,以银翘散加减(连翘、金银花、蒲公英、葛根、桔梗、杏仁、荆芥穗、薄荷、牛蒡子、淡豆豉、菊花、竹茹、甘草)。

当患者病在气分时,临床表现为高热持续不退,不恶风,自汗出,呼吸气促,咽痛,口渴,头痛,呕吐加重,面色发红,项强,嗜睡,舌质红,舌苔黄,脉洪大。此时治疗以清解里热、解毒存津为法,以白虎汤加味(生石膏、知母、连翘、金银花、葛根、菊花、竹茹、牛蒡子、天花粉、陈皮、甘草)。

当患者病在营血时,临床表现为高热不退,项强,抽搐,神昏,谵语,甚则深度昏迷,口唇干燥,皮肤皮疹明显而色暗,舌质绛苔黄缺津,脉数。此时治疗以凉血解毒、息风透窍为法,以清瘟败毒饮加减(水牛角、牡丹皮、赤芍、玄参、知母、生石膏、黄连、栀子、黄芩、葛根、连翘、全蝎、地龙、僵蚕、甘草),并配服安宫牛黄丸。

当患者进入恢复期,常见临床表现为体温正常,神志清醒,体倦乏力,食欲不振,食少胃满,口干,头晕,舌质偏红,苔薄白,或少苔,脉细数。此时治疗以养阴清热、益气和胃为法,以沙参养胃汤加减(辽沙参、石斛、麦冬、知母、天花粉、白芍、太子参、陈皮、鸡内金、郁金、乌药、菊花、甘草)。

此外,李振华提到以下几点注意事项,值得借鉴:①流脑初起忌用辛温解表和西药发汗之品,汗多伤津液会促使病情加重,以致出现昏迷。②病入气分,肺胃热盛,宜重用生石膏。为了防止生石膏伤胃,宜加入少量粳米,如无粳米可加入适量生山药以保护胃气。③在运用退热药中注意重用葛根。该药既可解肌散热,又能生津液,治项背强直效果显著。④病在卫分气分,忌用凉血酸敛药物,如生地、五味子、白芍、山茱萸,以防敛邪,使热毒不得散解。

2. 洪子云治疗"流脑"经验 洪子云在治疗流行性脑脊髓膜炎时发现本病传变迅速,甚至发热伊始便斑疹显露,恶寒未罢即昏厥已成,若循"卫之后方言气,营之后方言血"之常规论治,容易延误病情。洪子云认为,必须严格把握疫毒深入营血的病理特点,不论表证有无,概以大剂清热解毒、凉血化斑,或兼息风,或兼开窍为治,竟能收里清、表解之效。并拟定治疗流脑的两首经验方,其中"流脑Ⅰ号方"由金银花、连翘、生地、牡丹皮、赤芍、大青叶、生石膏、知母、僵蚕、蝉蜕、黄芩、菊花、玄参、芦根组成;"流脑Ⅱ号方"由金银花、连翘、生地、天花粉、钩藤、生石膏、地龙、僵蚕、玄参、牡丹皮、蝉蜕、黄芩、大青叶组成。并在救治过程中配合运用中成药"三宝"(即安宫牛黄丸、至宝丹、紫雪)之类,获得了良好的疗效。

3. 刘赤选治疗"流脑"经验 刘赤选治疗流行性脑脊髓膜炎时,将本病分5个时期进行辨治,分别为轻热期、高热期、昏谵期、痉厥期和衰脱期。

(1)轻热期:表现为初起1~2日间,微热或发热(在39℃以下),稍觉头痛,以项强、嗜睡为特征,常伴有呕吐,不能食。舌质红,苔薄白或微黄,脉浮数。治疗上,刘赤选喜用苇茎汤去桃仁,加杏仁、滑石、竹叶(或竹茹),薏苡仁可用至一两;认为此方清平甘淡,能退热保津。呕吐者加竹茹,嗜睡者加竹叶以清养元神。

(2)高热期:表现以突发高热(稽留性高热)、头痛加剧为特征,伴烦渴倦睡,间有谵语,或出现白痦,多在颈项、胸腹。脉洪数,舌质边红紫而苔黄。此时治法应以辛甘苦寒重剂为宜,刘赤选喜用余师愚《疫疹一得》中的清瘟败毒饮加减,可收良效。

(3)昏谵期:表现以夜热甚、烦躁、神昏、谵语、间有瘛疭,舌绛为特征。脉细数。此时治疗以清血解毒为主,选用清宫汤、清营汤加减。若神昏重,则以芳香开窍为主,则选用紫雪、安宫牛黄丸、至宝丹等治疗。

(4)痉厥期:表现为久热不退,四肢厥冷,猝然昏迷,不省人事,数日或十余日不醒,四肢抽搐,角弓反张,硬直性痉挛与频频抽搐两种情况均存在。或口眼歪斜,两目直视与上视等。脉弦数。此时治疗当息风镇痉,清热养阴,选用羚羊角、钩藤为主药,雷少逸《时病论》中"却热息风法"加减(羚羊角、钩藤、菊花、天麻、麦冬、生地、知母、甘草)取效。若频频抽搐,则加生地龙 1 条,洗净,捣烂,冲服。

(5)衰脱期:表现为大热已退而手足心仍热,心悸神昏,震颤耳聋,无力抽搐,舌绛,苔少,脉虚弱或结代。治法上当以滋阴潜阳为主。刘赤选喜用三甲复脉汤、大定风珠。

三、典型案例与诊治评析

【典型案例】

夏某,男,46 岁,2015 年 2 月 28 日入住呼吸科。

主诉:发热、咳嗽气促 3 天。

现病史:患者于 3 天前出现发热,最高体温 38.5℃,恶寒,咳嗽,痰白质黏量少,伴少许头痛,无鼻塞流涕、咽痛等其他不适,当时未予重视,未至医院诊治。其后症状呈进行性加重,出现活动后气促,遂于 2 月 27 日至外院就诊。当时测体温 38.7℃;查血常规:WBC 15.02×10^9/L,NEUT% 79.9%;急诊生化:K^+ 3.19mmol/L,二氧化碳总量(TCO$_2$)14.40mmol/L,Glu 12.89mmol/L,Cr 98.00μmol/L;胸片示两下肺沿肺纹理分布多发小斑片状模糊影;头颅 CT 未见明显异常。当时诊断为"肺部感染",予头孢噻肟钠 - 舒巴坦钠抗感染治疗。治疗后症状缓解不明显,出现高热,体温波动于 38.6~40.2℃,且伴头枕部胀痛,后于 28 日拟"肺部感染"收入我院呼吸科。

入院症见:神清,精神疲倦,发热,恶寒,气促明显,咳嗽,痰少,伴头痛,为头枕部胀痛,无呕吐、胸闷等其他不适,纳眠差,小便调,大便干结、2 日一行。

既往史:高血压病史 1 年余,最高血压 210/120mmHg,现服用硝苯地平缓释片、美托洛尔缓释片控制血压,血压控制在 140~150/80~90mmHg。否认其他重大疾病史。否认药物、食物过敏史。

入院主要查体:T 40.0℃,P 130 次 /min,R 34 次 /min,BP 154/79mmHg;双肺呼吸音粗,双下肺可闻及少许湿啰音,未及明显干啰音。心界不大,心率 130 次 /min,律齐,各瓣膜听诊区未闻及病理性杂音。舌红,苔微黄腻,脉滑数。

入院辅助检查:血气分析(中流量给氧):pH 7.519,PCO$_2$ 25.7mmHg,PO$_2$ 65.1mmHg,BE-ecf −1.8mmol/L;血常规:WBC 12.87×10^9/L,NEUT% 92.9%,RBC 5.36×10^{12}/L,HGB 168g/L,PLT 119×10^9/L;急诊生化:K^+ 3.35mmol/L,Glu 11.99mmol/L,Cr 129μmol/L;BNP 132.3pg/ml;hs-CRP 223.7mg/L;降钙素原 0.97ng/ml;红细胞沉降率(ESR)37mm/h;肌钙蛋白、心酶学、凝血功能未见明显异常;甲型流感病毒抗原阴性,乙型流感病毒抗原阴性。

入院诊断:

中医:肺热病(痰热阻肺)。

西医:①社区获得性肺炎,重症;②急性呼吸窘迫综合征;③高血压(3 级,极高危组);④ 2 型糖尿病(？)。

呼吸科诊治经过:入住呼吸科后,予中流量给氧,头孢哌酮钠 / 舒巴坦静脉滴注抗感染,配合化痰、补液支持等治疗。因患者气促明显、氧合不理想,改予无创呼吸机辅助通气。后患者出现神志淡漠,仍发热,体温 38.5℃,考虑病情危重,经家属同意后于入院当天转 ICU 监护治疗。

转入 ICU 情况：患者神志淡漠，懒言，发热，气促，咳嗽，痰少，头痛，后枕部为主，恶心感，无呕吐，纳眠差，小便黄，大便仍未解。舌红，苔腻微黄，脉促有力。查体：双肺呼吸音粗，双下肺可闻及湿啰音，未闻及明显干啰音；神经系统：右眼眼球外展运动受限，右侧肢体肌张力稍高，四肢肌力正常，右下肢巴氏征（±），左侧巴氏征阴性，颈稍硬，脑膜刺激征可疑阳性。床边监护：HR 110 次 /min，BP 144/91mmHg，SpO$_2$ 95%，R 32 次 /min。

转入 ICU 诊断：

中医：春温（湿热蕴结）。

西医：①社区获得性肺炎，重症；②急性呼吸窘迫综合征（中度）；③脓毒症；④急性肾损伤；⑤中枢神经系统感染（？）；⑥高血压（3 级，极高危组）；⑦2 型糖尿病（？）。

ICU 诊治经过：根据患者临床表现，重症肺炎、ARDS 诊断明确，继续予完善痰培养检查查找病原菌，治疗上予无创呼吸机辅助通气，在头孢哌酮钠 / 舒巴坦抗感染治疗的基础上联用莫西沙星静脉滴注抗感染，并予液体复苏等治疗。根据查体，不能排除中枢神经系统感染的可能，于转入第 2 天完善腰椎穿刺术，行脑脊液检查，见稍混浊脑脊液流出，测压力290mmH$_2$O。脑脊液常规：脑脊液潘氏蛋白试验（++），脑脊液白细胞计数 306×10^6/L，脑脊液中性粒细胞比例 60%，脑脊液淋巴细胞比例 30%，脑脊液单核细胞 7%；脑脊液生化：脑脊液葡萄糖 2.75mmol/L，脑脊液氯离子 117.8mmol/L，脑脊液蛋白 1 383mg/L；脑脊液墨汁染色未发现新型隐球菌；脑脊液涂片未发现细菌；脑脊液抗酸染色找结核菌阴性。根据脑脊液检查结果，考虑为细菌性脑膜炎，调整抗感染治疗方案为美罗培南 2g（1 次 /8h）静脉滴注，并予甘露醇 125ml（1 次 /8h）静脉滴注脱水、降颅压。其后继续完善头颅 MR 平扫＋增强检查（图 6-2-1）：①脑膜普遍稍增厚，增强后明显强化，考虑脑膜炎，请结合临床；②侧脑室旁少许脑白质变性。住院期间血培养、痰培养、脑脊液培养结果均为阴性。

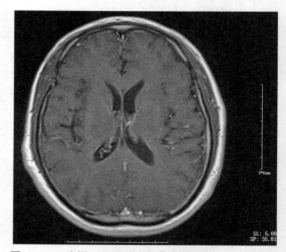

图 6-2-1　头颅 MR 增强：脑膜增厚，增强后明显强化

中医方面，3 月 1 日首诊：患者神志淡漠，懒言，发热，气促，咳嗽痰少，头痛，恶心感，纳眠差，小便黄，大便仍未解。舌红，苔腻微黄，脉促有力。四诊合参，辨证考虑为湿热阻滞、热入营血，治疗上以急则治标为则，以凉血清热、化湿开窍为法，给予血必净注射液静脉滴注以清热凉血，中药汤剂予犀角地黄汤合甘露消毒丹加减。方药：水牛角 30g^{先煎}，生地黄 15g，赤芍 15g，牡丹皮 15g，滑石 30g^{先煎}，黄芩 10g，石菖蒲 15g，浙贝母 10g，通草 10g，连翘 15g，白蔻仁 10g，藿香 10g^{后下}，远志 10g，射干 10g，甘草 6g。日 1 剂，水煎服，共 2 剂。

二诊（2015-03-03）：患者神志较前好转，体温波动在 37.8~38.6℃，气促亦有缓解，可停用无创呼吸机，改用鼻导管中流量给氧，咳嗽，痰少，头痛减轻，无恶心感，小便清、量多，大便已解。舌暗红，苔腻微黄，脉滑数。辨证同前，中药守方，日 1 剂，水煎服，共 2 剂。

三诊（2015-03-05）：患者神清，发热，体温波动在 37.5~38.1℃，咳嗽，痰少，少许气促，后枕部隐痛，纳仍欠佳，眠一般，二便可。舌淡红，苔腻微黄，脉滑。辨证考虑营血分热已明显减轻,目前为湿热流连三焦,改予三仁汤加减。处方:豆蔻 10g,苦杏仁 10g,薏苡仁 15g,厚朴 10g,清水半夏 10g,滑石 30g^{先煎},浙贝母 10g,竹茹 10g,茯苓 15g,藿香 10g^{后下},甘草 5g。日 1 剂,水煎服,共 2 剂。

经中西医结合治疗后,至 3 月 6 日患者生命体征稳定,予转神经内科继续治疗。转出时:患者神清,精神一般,低热,体温 37.6℃,后枕部隐痛,咳嗽痰少,活动后少许气促,无胸闷心慌等其他不适,纳眠一般,二便调。舌淡红,苔白腻,脉滑。

转出诊断:中医:春温(湿热蕴结)。西医:①社区获得性肺炎,重症;②细菌性脑膜炎;③急性呼吸窘迫综合征(中度);④脓毒症;⑤急性肾损伤;⑥高血压(3 级,极高危组);⑦2 型糖尿病。

随访:患者转神经内科后继续治疗,发热、头痛等症状逐渐缓解,转普通病房 1 周后复查脑脊液常规,结果提示脑脊液检查未见明显异常,3 天后出院。

【诊治评析】

案例患者以发热、咳嗽、气促为主症,结合影像学检查,诊断为社区获得性肺炎收入呼吸科治疗,后出现神志淡漠。重症肺炎患者,尤其是老年重症肺炎患者常可出现意识、精神状态改变,但案例患者通过细致查体,考虑存在脑膜炎,并经腰椎穿刺证实,提示对于存在意识、精神改变的患者,需要细致的神经系统体查,避免漏诊。案例患者病原学未能明确,考虑与已使用抗生素相关。

中医方面,案例患者虽有发热、神志淡漠见症,但懒言、恶心、纳差、苔腻等,均为湿热内阻的征象,故治疗在常规清热凉血的基础上,重点予以芳香化湿,且清热化湿治疗贯穿了整个治疗的始终。南方地处湿地,有文献报道,各类中枢神经系统感染中,湿热蕴结均为常见证型,值得临床加以重视。

参 考 文 献

1. 高昭景 . 细菌性脑膜炎的诊断与治疗[J]. 中国抗感染化疗杂志,2001,1(3):187-190.

2. 李光辉,朱德妹,张婴元,等 . 医院获得性细菌性脑膜炎 120 例次临床分析[J]. 中华医院感染学杂志,2006,16(3):270-273.

3. 王永炎,张伯礼 . 中医脑病学[M]. 北京:人民卫生出版社,2007.

4. 李郑生,王海军 . 李振华教授治疗流脑的经验[N]. 中国中医药报,2005-03-07.

5. 舒忠民 . 全国著名中医学家洪子云传略[J]. 湖北中医学院学报,2006,8(4):43-44.

6. 鲁添 . 刘赤选老中医对"流脑"、肺炎、痹证的辨治经验[J]. 新中医,1978(4):11-14.

第三节　脑　脓　肿

一、西医认识

【诊断标准】

脑脓肿(brain abscess)是指化脓性细菌感染脑组织所引起的化脓性脑炎、慢性肉芽肿及脓腔包膜形成。少部分也可是真菌及原虫侵入脑组织所致。在任何年龄均可发病,以青壮年最常见。

（一）脑脓肿的诊断标准

脑脓肿因原发感染灶的来源不同而有其不同的病因及分类,一般可分为耳源性、血源性、外伤性以及病因不明的隐源性。

1. **临床表现**　与脓肿所处的时期、部位有着密切关系,可分为全身感染症状与神经系统症状。全身感染症状主要为发热,但如脑脓肿进入包膜形成期,亦可不出现发热;此外,可有原发感染灶的临床表现。神经系统症状主要表现为颅内高压症状(头痛、呕吐,甚至昏迷等脑疝危象)以及脓肿所在部位引起的局限性神经体征。脓肿的好发部位以额叶最多见,其次是颞叶、额顶叶、顶叶、小脑、枕叶;丘脑、垂体、基底核和脑干相对少见;常见的局限性神经体征有杰克逊癫痫、单瘫、偏瘫等。

2. **CT 和 MRI 检查**　可明确脑脓肿所在的部位、大小及其所处的病理时期。CT、MRI 可见圆形或类圆形的特征性脑脓肿改变,典型者可根据 CT、MRI 确诊。CT 可见低密度的脓肿中心,周围边界清晰或者不清,环壁周围水肿;增强下表现为脓肿壁明显强化,且多光滑,厚度均匀,而脓腔中心不强化,病灶中出现气体及多环相连是其特征性表现。而常规 MRI 扫描则表现为脓肿中心 T1WI 表现为极低信号影,T2WI 为明显高信号,周围为水肿;而脓肿壁 T1WI 为等或高信号,T2WI 为低信号,明显强化。

3. **穿刺、手术等方法**　证实脑内脓性分泌物可确诊,细菌培养等方法可明确病原学诊断。

（二）重症脑脓肿的诊断标准

对于脑脓肿的重症诊断,目前尚无统一认识。笔者认为,对于出现下列临床表现者,可定义为重症脑脓肿。

1. 起病急,病情在短时间内进展迅速。

2. 出现下列 1 项及 1 项以上的严重神经系统表现　①意识障碍,临床表现为嗜睡、昏睡,甚至昏迷;②癫痫发作,尤其是癫痫持续状态者;③严重的神经功能损害,如多脑神经损害、严重的偏瘫或截瘫;④影像学具有脑肿胀、脑疝等危险征象。

3. 并发其他器官的急性功能障碍,如呼吸衰竭、循环功能障碍等。

【常见病原学】

根据流行病学调查,脑脓肿的病原学较过去有较大变化,金黄色葡萄球菌所致脑脓肿下降,而革兰氏阴性菌和厌氧菌所致脑脓肿的发病率增加。但在临床上,更需要注意的是脑脓肿的常见病原学与其原发感染灶密切相关,这对于经验性抗感染治疗有很好的指导价值。如前所述,原发感染灶的来源一般可分为耳源性、血源性、外伤性以及病因不明的隐源性。

其中,通过邻近骨或骨膜组织蔓延而来的包括耳源性、口腔源性。其中,耳源性感染常见的病原体包括脆弱杆菌属、链球菌、铜绿假单胞菌、肠道杆菌等;而牙周感染后继发的脑脓肿中,以链球菌、革兰氏阴性菌、脆弱杆菌为常见。

血源性途径中,心内膜炎后继发的脑脓肿,常见绿色链球菌、金黄色葡萄球菌;若为肺脓肿等肺部感染后继发的脑脓肿,则肺炎链球菌、肺炎克雷伯菌等为常见的病原菌。

在外伤、手术等导致直接种植的脑脓肿中,常见的病原菌为金黄色葡萄球菌等化脓性细菌。

除此之外,近年来报道的放射线属的星形奴卡菌可致脑脓肿,受到医学界重视。而在一些免疫抑制的人群中,如中性粒细胞减少的患者中,还可见曲霉、念珠菌等真菌导致的脑脓肿。

【治疗】

（一）感染灶引流

脑脓肿的治疗需要首先考虑外科引流。

1. 手术目的

（1）有成为脑疝危险的脑脓肿，在影像引导下紧急抽吸脓腔，降低颅内压。

（2）明确诊断，抽取脓液用于微生物诊断。

（3）强化抗感染治疗的效果。

（4）避免感染进入脑室。

2. 手术指征　如果使用现代立体定向神经外科技术，几乎所有的直径大于等于 1cm 的脑脓肿均可进行立体定向吸引手术，而不管它们的位置如何。传统的手术指征包括以下几方面。

（1）对药物治疗无反应，需手术引流；真菌、结核分枝杆菌、放线菌和诺卡氏菌感染患者对抗感染药物反应性低，建议切除病灶。

（2）外伤后脓肿需手术去除异物或骨片。

（3）脑疝风险较高的小脑、脑干脓肿。

（4）脑室周围脓肿。

（5）对于多发脓肿，抽吸最大的一个用于诊断，如其他病灶有占位表现，也要切除。

3. 手术禁忌证

（1）直径 <2cm，慢性包裹性脓肿。

（2）多发小脓肿。

（3）一般状况差，不能耐受手术。

（二）抗感染治疗

1. 抗感染治疗的指征　一般认为，抗感染治疗的指征包括以下几方面：①小脓肿（直径 <2.5cm）；②初始临床状态良好（GCS>12）；③病原明确；④多发脓肿；⑤脓肿术后；⑥术后出现占位表现；⑦患者不能耐受手术。

根据病原学是否明确，脑脓肿的抗感染治疗可以分为经验性治疗和针对性治疗两种。与其他感染性疾病一致，在抗感染治疗之前积极获得标本行病原学鉴定是抗感染治疗获效的重要基础。在抗感染治疗时，需要遵循以下原则：①能在适当的浓度下穿过血脑和脑脊液屏障的广谱抗生素；②经验性治疗应包括抗厌氧菌药物；③如果有穿透伤史或近期神经外科手术史，加万古霉素。

2. 经验性抗感染治疗　根据病原学的流行病学资料，脑脓肿的病原学以细菌为主，其中更是以革兰氏阳性球菌占多数，包括链球菌、葡萄球菌等，其次为厌氧菌，其他少见的病原体包括变形杆菌、大肠杆菌、真菌等。因此，经验性抗感染治疗需要考虑覆盖球菌和厌氧菌这两类病原菌。在具体选药方面，同时需要考虑选用能够有效通过血脑屏障的药物。综合上述因素，在病原学未明的情况下，推荐应用万古霉素覆盖可能的阳性球菌作为初始治疗，重症感染者可考虑同时联合应用具有抗厌氧菌活性的头孢三代、碳青霉烯类药物。

3. 针对性抗感染治疗　一旦病原学明确后，应根据药敏结果调整抗感染治疗方案，将经验性治疗改为针对性治疗。

如培养发现阳性球菌，应停用覆盖阴性杆菌的药物。对于引起颅内感染常见的葡萄球菌属,随着万古霉素的应用,其对万古霉素的敏感性呈下降趋势。对于万古霉素初始治疗效果不理想的葡萄球菌引起的脑脓肿,可以考虑根据细菌的 MIC 值提高万古霉素的给药剂量。此外,亦有文献报道对万古霉素耐药的葡萄球菌引起的颅内感染,可以应用利奈唑胺进行治疗。

4. 抗感染疗程　一般认为,手术治疗的脑脓肿患者,建议抗感染疗程为 4~6 周;纯药物治疗的患者,疗程 6~8 周;免疫缺陷并发脑脓肿的患者,3~12 个月。

(三)其他治疗

1. 积极查找、处理原发感染灶　脑脓肿常常是由于邻近器官的感染侵袭、波及,常见的如鼻旁窦、内耳等,而部分则是由于血源性传播导致。因此,在诊断、治疗脑脓肿的同时,对于一些高危患者,如儿童、免疫抑制人群,需要积极查找、评估是否存在原发感染病灶的可能,是则给予积极治疗。由于原发感染病灶和颅内脓肿病灶的病原体是一致的,如能明确原发感染病灶的病原体,对于脑脓肿病灶的治疗有同样重要的指导意义。

2. 控制颅高压、癫痫等并发症　对于重症脑脓肿患者,往往合并颅高压、癫痫等并发症,需要同步给予治疗。如针对颅高压给予甘露醇、呋塞米等脱水、控制颅压,应用丙戊酸钠、丙泊酚等积极控制癫痫发作。

二、中医认识

脑脓肿属于中医学"脑痈""颅脑痈"等范畴。颅脑痈病名最早见于《丹台玉案》,但当时仅指头顶部肌肤之痈,而非指颅内生痈。随着现代影像学等技术的发展,颅内的各类脓肿被归属于"脑痈"而进行治疗。

【病因病机】

(一)病因

常见的病因包括以下几方面:①颅脑外伤,瘀毒化痈:颅脑遭受开放性损伤,脑中瘀血内停,加之邪毒内入,瘀血、毒邪交结,化热燔灼,血败肉腐而成痈;②火热痰毒,上注成痈:脑为髓海,本不易受邪,但若火热痰毒杂而上攻,往往先致耳、鼻诸窍失常,进则可致毒邪深入,上攻入脑而成脑痈;③伏毒内发,上攻入脑:若感受邪毒,不即外发,则可致毒邪内伏,形成伏毒,并逐渐加深,可突然由内而发,上攻入脑,热腐脑络而为痈。

(二)病机

脑痈病变部位在脑。急性期病情危重,病情发展较快,以实证为主;缓解期则病势较缓,以虚证及虚实夹杂证为多见。

在急性期中,无论何种病因,总以毒热内闭清窍为主要病机,临床表现为高热、神昏;部分患者兼有肝风内动、风火相扇,出现肢体抽搐的表现;部分患者表现为痰热交困,出现喉间痰鸣,以及耳、鼻清窍流浊涕、浓痰的表现;部分患者瘀毒内阻、热入营血,出现皮下瘀斑、皮肤青紫等表现;危重患者可出现毒热内陷、元气衰败之脱证,病势凶险。如进入缓解期,则往往表现为正气耗损、余毒未净,其正气耗损以气阴不足为常见,并往往兼有瘀血、痰浊阻络之证,表现为神志呆蒙、肢体偏瘫、麻木等。

【辨证论治】

在临床上,本病急性期的治疗重在清热解毒、活血通络、化痰开窍,但临证仍要根据其病因、病机的特点及转化,对上述治疗进行侧重选择,尤其是应该权衡毒热与正气的消长进退,把握好祛邪与扶正的尺度。同时由于抗菌药物的使用,以及可能的手术治疗,都将对患者的病机演变带来影响,需要在临证时加以分析。进入缓解期,治疗的重点当以益气养血、托毒透邪、化瘀排脓为主。

1. 热毒炽盛,灼伤营血

主症:高热不退,午后尤甚,头痛如裂,神志昏蒙或神昏谵语,恶心呕吐,寒战高热或发痉发厥,舌红绛,苔黄腻或黄燥,脉洪数或弦数。

治法:清热解毒,凉血消痈。

方药:五味消毒饮、黄连解毒汤、犀角地黄汤合方加减。蒲公英15g,紫花地丁15g,黄连10g,黄芩15g,栀子15g,水牛角30g^{先煎},生地15g,牡丹皮15g,玄参15g,赤芍15g,薏苡仁30g,桃仁15g,冬瓜子20g,连翘15g。并可送服安宫牛黄丸或紫雪。

加减:神昏不识,或神昏谵语者,加石菖蒲、郁金;发痉发厥,肝风内动者,加羚羊角、钩藤、地龙;恶心呕吐者,加竹茹、法半夏。

2. 痰热上攻,蒙蔽清窍

主症:神志昏蒙,头晕头痛,甚则神昏,身热,恶心呕吐,喉间痰鸣,耳、鼻流浊涕,舌质红,苔黄腻,脉滑数。

治法:清热化痰,醒脑开窍。

方药:黄连温胆汤合菖蒲郁金汤加减。黄连10g,清半夏15g,茯苓15g,枳实15g,石菖蒲15g,郁金15g,蒲公英15g,金银花15g,连翘15g,淡竹叶10g,败酱草20g,薏苡仁30g,甘草10g。并送服安宫牛黄丸。

加减:大便秘结,加大黄、芒硝;高热者,加生石膏、知母;心烦不安,加黄芩、栀子、莲子心。

3. 邪毒内陷,元气衰败

主症:身热骤减,烦躁不安,神昏谵语或神昏不语,自汗肢冷,气息低促或气息浅缓,舌红,苔黄腻,脉数无力。

治法:扶正固脱,托毒外透。

方药:托里消毒散合参附汤加减。黄芪30g,人参15g^{另煎},熟附子15g^{先煎},当归15g,川芎10g,赤芍15g,白术10g,陈皮10g,茯苓15g,金银花15g,连翘15g,白芷10g,甘草10g。

加减:大便秘结者,可予大承气汤煎剂灌肠以通腑;身热仍壮者,可加用败酱草、薏苡仁;饮食减少,或伴有胃潴留者,可加干姜、枳壳。

4. 气血亏虚,余毒未清

主症:身热已退,或有低热,面色萎黄,少气懒言,头晕头痛,自汗盗汗,手足麻木,肢体拘急,纳差少食,舌淡红,苔薄白或少苔,脉细弱无力。

治法:益气养血,兼清余热。

方药:八珍汤合托里消毒散加减。黄芪30g,人参15g^{另煎},白术15g,茯苓15g,当归15g,川芎15g,白芍10g,陈皮10g,金银花15g,连翘15g,白芷10g,败酱草15g,甘草10g。

加减:口眼歪斜,加地龙、僵蚕、全蝎;虚风内动,加龟甲、牡蛎,以滋阴息风。

【名医经验】

1. **宗修英治疗脑脓肿经验**　宗修英认为本病属于中医"疽毒内陷证"。患者多由于正气内虚,毒热内盛,加之治疗不及时及治疗不当,致使正不胜邪,毒不外泄,反陷入里,客于营血,内犯脏腑而发病。

在治疗方面,认为中西医结合为治疗本病的最佳选择。中医治疗需要抓住扶正祛邪这一治疗法则,并随证灵活应变,并指出在脑脓肿的不同阶段,治疗的重点有所不同。

在疾病的早期抓住患者发热、疮疡红肿流脓及舌脉的特点,从毒热成痈辨证施治,清热解毒,化腐生新,积极治疗痈疽,防止传变。及至内陷之时,患者已经昏迷,为毒邪内陷入里,痰血蕴郁,凝注脑络,扰及神明的危重证候,应立即用化痰活血、凉血解毒、醒脑开窍之法。待病情稳定后,为了预防炎症吸收后脑室粘连,应及早加重化痰活血通络药物的应用,促进炎症的吸收。

在用药方面,喜用金银花、连翘、山慈菇、川连等泻火解毒,消痈攻邪;牛黄、羚羊角、牡丹皮、玄参、生地等凉血清热解毒;败酱草、生薏苡仁、冬瓜仁等化腐排脓。针对痰浊方面,往往寒热并用,用瓜蒌、贝母、胆南星等清热化痰,消痈散结;同时考虑痰湿为阴邪,非温不化,故用半夏、远志、白芥子等辛温宣通,化痰散结;寒热并用搜剔脏腑经络、皮里膜外之痰。在后期需考虑加强活血治疗,常采用乳香、没药、茺蔚子等活血化瘀,散血消肿;水蛭、郁金等破血逐瘀;川芎、延胡索等活血行气。扶正则以党参、黄芪、西洋参、生地、玄参等益气养阴;白术、茯苓、大枣、肉豆蔻等温中健脾,顾护后天之本。

2. 周庚生治疗脑脓肿经验 周庚生曾治一脑脓肿患者,张某,男,55 岁,2002 年 12 月 13 日诊。脑脓肿术后月余,CT 复查脑部又出现脓肿,因家人无力再承担昂贵医药费,转求中医诊治。初诊时患者诉头晕头痛时作,言语不清,健忘,夜寐欠佳,小便短赤,大便偏溏、日 2~3 次,舌红苔黄腻,脉弦数。证属痰浊热毒内聚,瘀阻脑络,治拟清热利水,佐以活血通络。方用猪苓汤加味。药用:猪苓、茯苓、泽泻各 15g,滑石(包)12g,蒲公英 30g,忍冬藤 15g,野菊花 8g,金银花、姜半夏各 10g,生薏苡仁 30g,炒白术 15g,炮山甲 5g,丹参 30g,川芎 10g。连服 14 剂后,头晕头痛明显减轻,大便正常、日 1 次,睡眠好转,以原法出入续服 21 剂后,已能独自就诊,表达清楚,诸症基本消失。CT 复查见脑部脓肿萎缩。

本例病位在脑,其主要病机为痰湿、瘀血、热毒壅聚,酿而成痈。周庚生认为,因手术后余毒余热未清,以痰热蕴郁为甚,夹有瘀血未尽,故对本病的治疗,清热化痰利水药的应用非常重要。取猪苓汤中猪苓渗上焦之湿,茯苓味甘,主中焦之湿,泽泻味咸,渗下焦之湿并泄热,滑石能泻湿中之热,清热利水,上病下治;金银花、蒲公英、忍冬藤、野菊花泻火解毒,消痈散邪;痰湿为阴邪,非温不化,故用姜半夏辛温宣通,化痰散结;寒热并用可搜剔脏腑经络、皮里膜外之痰,则经络气血流畅,而无留滞之患。生薏苡仁利湿化腐排脓;炮山甲、丹参、川芎等活血化瘀,散血消肿,并借川芎引诸药上行头目而利窍;佐以白术、茯苓等温中健脾,顾护后天之本。诸药合用,共奏清热利水活血之功,可以加速残余病邪的消散,减少和预防后遗症的发生。

3. 张翼治疗脑脓肿经验 张翼认为脑脓肿多由于起居不慎,寒温失调,正气虚弱,湿热病毒易侵人体,邪入营分,营阴亏损,伤及肝肾,脑腑受损而致。脑为清灵之腑,纯阳之脏,喜盈恶亏,喜静恶扰,宜伸忌郁,不能客邪,邪犯则病。

在用药方面,张翼一反清热解毒常法,将治肺痈之千金苇茎汤用治脑痈,融会贯通。曾治某患,经 CT 诊断为脑脓肿。患者因外感后出现高热,体温 41℃,持续四五日,剧烈头痛,神志恍惚,经抗菌消炎降颅压药治疗 3 个月,上述症状减轻,但遗留头痛而来诊。刻下:舌红苔薄白,脉沉滑。治宜清脑化瘀,补肾荣脑。方以千金苇茎汤加味。药用:生熟地各 20g,当归、制首乌、芦根、白茅根各 10g,生薏苡仁 20g,桃仁 12g,冬瓜子 15g,泽兰、夜交藤、珍珠母、益母草各 30g,阿胶、鹿角胶各 10g,白芥子 6.0g,白芷 4.5g,蒲公英 30g。服药 30 余剂,头痛消失。复查 CT 示左颞脑脓肿已吸收钙化,呈大小约 1.0cm×1.5cm 的不规则高密度影,左侧脑脓肿吸收好转。继以前方加减为散 1 料,缓缓图之,善其后。

三、典型案例与诊治评析

【典型案例】

梁某,男,57 岁,2017 年 10 月 11 日转入 ICU。

主诉:发热、头痛、咳嗽 4 天,加重伴意识障碍 3 小时。

现病史:患者于 4 天前开始出现发热,伴有恶寒,咳嗽,痰黄白质黏,头痛,呕吐非咖啡色胃内容物 1 次,至我院急诊就诊。急诊时体温 38.9℃,查血常规:WBC 13.43×10⁹/L,NEUT% 83.7%;超敏 C 反应蛋白 13.3mg/L;胸部 CT 平扫:①双肺肺气肿并右肺尖肺大泡;②右下肺炎症,建议治疗后复查;③左肺上叶下舌段及左肺下叶外基底段少许慢性炎症。考虑"社区获得性肺炎"于 10 月 9 日收入本院呼吸科。入呼吸科后予莫西沙星静脉滴注抗感染,配合化痰、平喘等治疗,中医以疏风散寒、温肺化饮为法,予小青龙汤加减治疗。经治疗后患者病情无改善,至 10 月 11 日 15 时患者出现意识障碍,嗜睡,反应淡漠,仍有发热,体温 38.1℃,气促,四肢乏力。完善头颅 CT 提示:①左侧脑室体部及后角显示不清,建议 MR 进一步检查;②双侧基底节、双侧放射冠、半卵圆中心多发腔隙样脑梗死;③脑萎缩;④双侧上颌窦炎症。急查血气分析(FiO₂ 30%):pH 7.436,PCO₂ 30.1mmHg,PO₂ 58.3mmHg,SaO₂ 88%。考虑病情危重,由呼吸科转入 ICU 监护治疗。

入科症见:嗜睡,呼之可应,反应迟钝、淡漠,发热,无寒战,咳嗽,痰白质黏稠难咳出,气促,四肢乏力,肌肉酸痛,无胸闷心悸,无腹胀腹痛,纳差,尿黄量少,大便昨日至今未解。

既往史:6 年前发现血压升高,最高达 170/70mmHg,一直未系统诊治。4 年前开始出现反复咳嗽咳痰,每逢季节变化或天气转凉时加重,间断外院门诊就诊(具体不详),诊断不详。吸烟 40 余年,平均 40 支 /d;饮酒 40 余年,平均 500ml/d。

入科查体:T 37.1℃,HR 101 次 /min,R 24 次 /min,BP 139/88mmHg;双肺呼吸音稍粗,双肺未闻及干湿啰音及哮鸣音。心率 101 次 /min,律齐,各瓣膜区未闻及病理性杂音。神经系统:嗜睡,淡漠,可简单遵嘱;脑神经检查未见明显异常,四肢肌力 4 级,病理反射未引出,颈稍硬、颌下 3 横指,余脑膜刺激征阴性。舌偏暗,苔黄腻,脉滑数。

入科诊断:

中医:①湿温(湿热并重);②喘证(痰热郁肺)。

西医:①脑膜炎(?);②社区获得性肺炎(重症);③呼吸衰竭(Ⅰ型);④高血压 2 级(很高危组);⑤肺气肿(双肺)。

辅助检查:复查血常规示 WBC 15.68×10⁹/L,NEUT% 83.3%,HGB 122g/L,PLT 238×10⁹/L;降钙素原 0.3ng/ml。血沉 36.0mm/h。结核抗体检测阴性。痰抗酸涂片阴性。腹部、泌尿系彩超示肝内高回声团,考虑肝血管瘤可能;前列腺稍大;余未见明显异常声像。心脏彩超示 EF 83%,主动脉瓣轻度关闭不全,轻度肺动脉高压,左室顺应性减退。

诊治过程:入科后考虑中枢神经系统感染不能除外,完善腰椎穿刺术,行脑脊液检查。脑脊液常规:微混浊,脑脊液淋巴细胞比例 27%,脑脊液中性粒细胞比例 73%,脑脊液潘氏蛋白试验(+++),脑脊液白细胞计数 2 770×10⁶。脑脊液生化:葡萄糖 1.55mmol/L,脑脊液蛋白 2 530mg/L,脑脊液氯离子 120.3mmol/L。根据脑脊液检查结果,考虑存在细菌性脑膜炎,改用美罗培南 1g(1 次 /8h)静脉滴注抗感染治疗。入科后次日完善头颅 MR 平扫 + 增强扫描(图 6-3-1,图 6-3-2),结果提示:①右侧小脑半球、小脑蚓部、桥脑、双侧额顶颞枕叶多发结节,结合病史考虑脑脓肿可能性大;双侧脑室、小脑幕线样强化,考虑室管膜炎。②双侧基底节区、双侧放射冠、双侧半卵圆中心及双侧额顶叶白质多发脑缺血梗死灶。③侧脑室旁脑白质变性;脑萎缩。④颅脑 MRA 示颅内动脉多发狭窄,提示脑动脉硬化。根据头颅 MR 结果,明确为颅脑多发脓肿,考虑血源性播散可能性大,予完善血培养。追问患者及家属否认近期拔牙等病史。复查心脏彩超示 EF 68%,主动脉瓣轻度关闭不全,轻度肺动脉高压,左室顺应性减退,未见瓣膜赘生物。请神经外科会诊,考虑患者为多发性脑脓肿,最大者直径为 1.5cm,建议先尝试内科保守治疗,定期复查头颅 CT 进行评估。治疗上在美罗培南抗感染的基础上,加用万古霉素 1g(1 次 /12h)静脉滴注联合抗感染治疗。

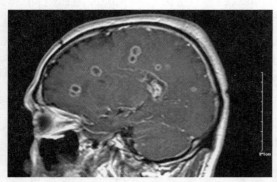

图 6-3-1　头颅 MR:额顶枕叶多发结节,考虑脑脓肿可能性大

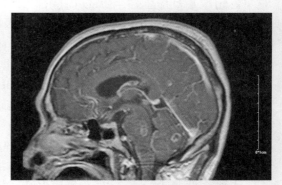

图 6-3-2　头颅 MR:小脑、桥脑、顶叶多发结节,考虑脑脓肿可能性大

中医方面,转入第 2 天:患者嗜睡、淡漠,发热,咳嗽,痰白质黏,气促,四肢乏力,肌肉酸痛,纳差,尿黄量少,大便未解。舌偏暗,苔黄腻,脉滑数。四诊合参,考虑属于湿温中的湿热并重,治疗上以清热化湿、涤痰开窍为法。予清开灵注射液静脉滴注清热醒脑开窍。中药汤剂予三仁汤合菖蒲郁金汤加减。

方药:苦杏仁 15g,清半夏 20g,豆蔻 10g后下,滑石 30g,薏苡仁 30g,淡竹叶 10g,厚朴 15g,石菖蒲 15g,郁金 10g,连翘 15g,牡丹皮 10g,败酱草 20g,栀子 10g,茯苓 15g,甘草 6g。日 1 剂,水煎后分 3 次温服,共 2 剂。

二诊(10 月 14 日):患者仍呈嗜睡状态,高热,昨日体温最高 39.6℃,今晨体温 39.0℃,咳嗽,头颈部疼痛、伴僵硬感,四肢乏力,纳差,大便仍未解。舌红苔白,脉洪大。患者服用上方后症状改善不理想,考虑目前毒热内蕴、痰热腑实。改方以五味消毒饮、调胃承气汤、犀角地黄汤合方加减。

方药:蒲公英 15g,紫花地丁 15g,金银花 15g,野菊花 10g,紫背天葵 15g,大黄 15g 后下,芒硝 10g冲服,水牛角 30g先煎,生地 15g,牡丹皮 15g,玄参 15g,赤芍 15g,薏苡仁 30g,败酱草 20g,甘草 6g。日 1 剂,水煎后分 3 次温服,共 2 剂。并配合针刺治疗,选穴百会、四神聪、丰隆(双)、足三里(双)、合谷(双),泻法,每日针刺 1 次。

三诊(10 月 16 日):服上方后大便通畅,3 次 /d,体温较前下降,波动在 38℃上下,仍呈嗜睡状态,四肢乏力,纳差,舌红苔白,脉滑数。考虑毒热、腑实证好转,现辨证考虑为痰热蕴结清窍,治疗上以清热化痰、醒脑开窍为法。汤剂予黄连温胆汤合菖蒲郁金汤加减。

方药:黄连 10g,清半夏 15g,茯苓 15g,枳实 15g,石菖蒲 15g,郁金 15g,蒲公英 15g,金银花 15g,连翘 15g,淡竹叶 10g,牡丹皮 15g,败酱草 20g,薏苡仁 30g,甘草 6g。每日 1 剂,水煎后分 3 次温服,共 2 剂。针刺治疗方案同前。

经中西医结合治疗,患者病情好转,于 18 日神志转清,继续治疗至 20 日转普通病房,继续抗感染、中医治疗,住院至 11 月 5 日出院,出院时无明显自觉症状,复查头颅 CT 提示脑脓肿较前吸收缩小,嘱患者继续门诊复诊治疗。

出院主要西医诊断:①脑脓肿(多发性);②细菌性脑膜炎;③社区获得性肺炎(重症);④呼吸衰竭(Ⅰ型);⑤高血压 2 级(很高危组);⑥肺气肿(双肺)。

【诊治评析】

案例患者因社区获得性肺炎入院,入院后病情变化,完善 CT 检查未能明确,后进一步完善 MR 检查证实为多发性脑脓肿。多发性脑脓肿以血行播散的可能性最大,该患者住院期间反复血培养阴性,2 次心脏彩超检查未发现瓣膜赘生物,考虑肺部感染引发血行播散可能。该例患者未针对脑脓肿行立体定向穿刺,故病原学结果不明,甚是遗憾。

在中医的辨证施治中,该患者入院后在呼吸科予小青龙汤温肺散寒,从后续反应看,辨证有误。转入 ICU 后辨证为湿温中的湿热并重,予三仁汤合菖蒲郁金汤加减治疗,疗效不明显,当属病重药轻,对毒热之邪的重视不足。脑痈为患,非大虚之人得之,多由毒热太盛,方可上攻至元神之府,故在早期、极期,毒热炽盛时,总以清热解毒、涤痰凉血为主要治法。待进入恢复期后,再逐步减少祛邪之力,视病情加以扶正。

参 考 文 献

1. 阿布来提·胡达白地. 脑脓肿的诊断和治疗进展[J]. 中国临床神经外科杂志,2018,23(1):53-55.
2. 何金超,夏成雨,傅先明. 脑脓肿的影像学诊断和治疗进展[J]. 山东医药,2015,55(13):104-106.
3. 王永炎,张伯礼. 中医脑病学[M]. 北京:人民卫生出版社,2007.
4. 赵喜俊,谢燕芳. 宗修英治疗多发性脑脓肿的经验[J]. 北京中医,2000,19(1),3-4.
5. 张俊杰. 周庚生临证经验撷拾[J]. 辽宁中医杂志,2004,31(4):279-280.
6. 张光茹. 张翼治难急病证经验拾萃[J]. 辽宁中医杂志,1999,26(12):538.

第四节 结核性脑膜炎

一、西医认识

【诊断标准】

结核性脑膜炎(tuberculous meningitis,TBM)是由结核分枝杆菌经血行或直接途径侵入蛛网膜下间隙,引起的脑膜和脊髓膜的非化脓性炎症。TBM 可进一步累及脑神经、脑实质和脑血管,形成结核性脑膜脑炎。TBM 是一种严重的肺外结核,约占全部结核病的 1%。结核性脑膜炎的死亡率和致残率高,至今仍是发展中国家最严重的疾病之一。儿童患者及合并 HIV 感染的结核性脑膜炎患者死亡率明显增高。

(一)结核性脑膜炎的诊断标准

结核性脑膜炎的诊断同样需要根据临床表现及脑脊液常规、生化、病原学及其他辅助检查结果综合判断。

1. **临床表现** 典型患者以发热、头痛、呕吐为主要表现,查体可发现脑膜刺激征。与其他病毒性、细菌性脑膜炎相比,结核性脑膜炎的临床表现可不典型,少数老年患者脑膜体征阴性,一些成年患者的前驱症状表现为亚急性痴呆,均可能导致诊断延误。此外,部分患者具有结核的全身中毒表现,表现为消瘦、盗汗等;部分患者存在咳嗽、咯血等肺结核的临床表现,具有一定的倾向性提示依据。

2. 脑脊液检查

(1)脑脊液常规检查:典型脑脊液改变为颜色淡黄或微混;细胞数增多,一般为 $100\sim200\times10^6/L$,多数患者小于 $600\times10^6/L$;白细胞以淋巴细胞比例升高为主,往往大于 30%;蛋白含量增高,一般在 0.45~3g/L;糖及氯化物降低,95% 的 TBM 患者脑脊液和血浆葡萄糖比值 <0.5,脑脊液和血糖检测可作为患者确诊的辅助手段。与细菌性脑膜炎相比,结核性脑膜炎的脑脊液常规虽然有一定特点,但相似度亦不低,在临床上有时难以依靠脑脊液常规对两者进行鉴别。

(2)脑脊液细菌学检查:诊断的金标准为脑脊液中找到结核分枝杆菌。但需要注意的是,脑脊液抗酸杆菌涂片阳性率仅有 10% 左右,培养阳性率约为 20%。且结核菌培养对于培养基要求高、耗时长(4~8 周),因此在临床上很少应用,但对于一些考虑耐药的患者,进行结核菌培养并进行药敏试验有其价值。在这种情况下,临床上往往通过重复送检提高涂片检出的阳性率。目前,有研究者对抗酸染色法进行改良,通过改变传统的试管离心法的离心条件,采用细胞收集法,并且与 Triton 破膜技术相结合,将检出率提高至 88.57%,值得进一步展开研究。

3. 其他辅助检查

(1)腺苷脱氨酶(ADA)测定:用于诊断结核性脑膜炎的敏感性和特异性均较高,但ADA 升高亦可见于其他中枢神经系统疾病如结节病、脑膜淋巴瘤等。此外,该方法不适用于 HIV 阳性患者。

(2)PCR 技术:应用 PCR 技术检测脑脊液中的结核杆菌特异性接近 90%,且灵敏度高,但核酸扩增过程中可能产生假阳性、价格昂贵,所以诊断具有一定局限性。

(3)免疫学指标:抗原指标相对优于抗体指标,以培养滤液蛋白 10(CFP-10)和早期分泌抗原 6(ESAT-6)的融合蛋白作为检测指标,采用时间分辨荧光免疫法定量测定脑脊液(CSF)中 ESAT-6、CFP-10 抗原的含量,表现出非常高的灵敏度,以及较好的特异性,但仍需进一步研究。

(4)CT 和 MRI 检查:是结核性脑膜炎诊断和并发症评估常用的影像学检查方法。其中,结核性脑膜炎在 MRI 的特征性表现主要包括强化的脑膜炎症、脑膜增厚及脑实质中粟粒结节的特殊信号改变,病灶多位于颅底。上述这些病理变化可以为 TBM 的早期确诊提供依据。

(5)胸片或胸部 CT 检查:发现活动性肺结核尤其是粟粒型肺结核对诊断结核性脑膜炎具有提示价值。

总的来说,与细菌性脑膜炎等其他脑膜炎相比,结核性脑膜炎的临床表现不具有特异性,脑脊液常规检查具有一定的特点,但诊断依赖于病原学检查。临床上最常用的病原学检查方法依然为涂片检查。随着对 TBM 诊断方法的不断深入研究,TBM 的诊断有了进一步发展,但仍然缺乏一种简单、快捷、经济、可靠的实验室诊断技术。因此,TBM 的诊断需要根据临床表现及脑脊液常规、生化、病原学及其他辅助检查结果综合判断。

（二）重症结核性脑膜炎的诊断

对于重症结核性脑膜炎的诊断，目前尚无统一认识。笔者认为，对于出现下列临床表现者，可定义为重症结核性脑膜炎。

1. 起病急，病情在短时间内进展迅速。

2. 出现下列 1 项及 1 项以上的严重神经系统表现　①意识障碍，临床表现为嗜睡、昏睡，甚至昏迷；②癫痫发作，尤其是癫痫持续状态者；③严重的神经功能损害如多脑神经损害、严重的偏瘫或截瘫；④影像学具有脑肿胀、脑疝等危险征象。

3. 并发其他器官的急性功能障碍，如呼吸衰竭、循环功能障碍等。

【常见病原学】

（一）病原学

结核性脑膜炎的病原学即结核分枝杆菌，详见本书第四章中的肺结核部分。

（二）发病机制

关于 TBM 的发病机制，一般认为，TBM 是由结核分枝杆菌经血行或直接途径侵入蛛网膜下间隙，引起脑膜和脊髓膜的非化脓性炎症。但也有研究认为，TBM 并非由结核杆菌直接通过血源性播散至脑膜所致，而是由脑实质、脑膜及附近颅骨内干酪样病灶破裂后进入蛛网膜下隙，从而引起脑膜炎。

TBM 患者常伴粟粒型结核。粟粒型结核可能直接参与 TBM 的发生，因在粟粒型结核发生时，严重的结核杆菌菌血症可增加脑膜或皮质下病灶的形成，尤其是儿童、免疫力相对低下的患者，在原发感染期间病灶破裂，从而导致脑膜及肺同时感染。

TBM 的主要病理改变为渗出、变性和增殖 3 种炎症反应。神经功能缺损的病理过程主要表现为：渗出可能阻塞脑脊液循环，导致颅内高压和脑积水形成；肉芽肿可以聚集形成结核瘤或造成局灶性神经系统体征，闭塞性脉管炎可引起梗死和脑卒中综合征。

【治疗】

（一）抗结核治疗

在 TBM 的治疗中，依然需要遵循"早期、联合、适量、规律和全程"的原则。TBM 是肺外结核（TB）中最为严重的类型，未经治疗的 TBM 的病死率达 100%。因此，当临床怀疑 TBM 时应立即给予抗结核治疗。延迟治疗，即使仅有数天，其危害远大于明确诊断之前的治疗不当。治疗实施得越早，临床疗效会越理想。

由于不同的医疗团体和专家组提出的推荐意见有所相同，TBM 的最佳抗结核治疗方案尚未明确。2010 年 6 月，英国感染学会发表的 TBM 治疗指南中对药物敏感的 TBM，推荐治疗包括 2 个月的异烟肼（INH）、利福平（RFP）、吡嗪酰胺（PZA）以及链霉素（SM）或者乙胺丁醇（EMB）两者之一，后续 7~10 个月异烟肼和利福平作为维持治疗。而 WHO 于 2010 年推荐的 TBM 抗结核治疗疗程为药物敏感的 TBM 化学治疗推荐的疗程是 4 种一线抗结核药物异烟肼 + 利福平 + 吡嗪酰胺 + 乙胺丁醇（或链霉素）9~12 个月，如果吡嗪酰胺不能耐受，则疗程需要延长至 18 个月。总的来说，初始治疗必须充分，所以目前来说意见基本一致，均主张 4 联治疗，不同之处主要在于疗程，按照现有证据，6 个月的疗程对于非耐药 TBM 来说是适合的。

各个抗结核药物的推荐剂量：①异烟肼：口服剂量 10mg/kg 能满足成人 TBM 的治疗；②利福平：常用剂量为每日 600mg，但即便如此，RFP 透过血脑屏障后其 CSF 的浓度仅约为血浆浓度的 30%；③吡嗪酰胺：常用剂量为 30mg/kg，此时 CSF 的药物浓度达到 20mg/L，是

TBM 治疗的理想浓度;④链霉素:常用剂量为 12~18mg/kg;⑤乙胺丁醇:常用剂量为 15mg/kg。

若 TBM 患者对初始治疗反应差,需警惕耐药可能,需进一步行结核菌培养及药敏检查,并调整治疗为二线抗结核方案。在 INH 低浓度的单药耐药病例,异烟肼、利福平、吡嗪酰胺及乙胺丁醇的 4 联治疗方案可以达到预期效果;如果 INH 高浓度耐药,可以采用左氧氟沙星或莫西沙星替代 INH,疗程 12 个月。但耐多药病例需要调整方案,其原则与耐多药结核病的相同,推荐氟喹诺酮类药物(左氧氟沙星或莫西沙星)、吡嗪酰胺、丙硫异烟胺或乙硫异烟胺及注射剂(阿米卡星或卷曲霉素),可以采用阿米卡星和氟喹诺酮类药物进行鞘内注射,以增加疗效。

(二)其他治疗

1. 抑制炎症反应　现有研究表明,应用地塞米松进行治疗能够改善 TBM 患者的生存率。在 2011 年发表的一项研究中,在长达 5 年的随访观察中,地塞米松使用组 2 年的生存率较对照组明显获益;然而随着随访时间的延长,地塞米松使用组 5 年的生存率较对照组没有表现出获益;亚组分析显示提示 5 年的存活率获益仅局限在 I 期患者。根据现有研究,有学者推测激素能够减轻 TBM 患者的脑膜炎症、脑干脑病,但对脑梗死的病因——血管炎症作用有限。总的来说,激素能够在急性期挽救部分严重 TBM 患者的生命,具有应用价值。目前常用于治疗 TBM 的激素为地塞米松,常用剂量为 5~10mg/d,使用时间根据患者的临床具体情况调整。

2. 控制颅压　对于颅内压升高的患者,应采用脱水治疗,控制颅内压。其中甘露醇是首选药物,高渗盐对合并低钠血症的患者更为适用。

3. 其他治疗

(1)手术治疗:脑积水严重者或尽管给予保守治疗但神经功能障碍仍进展者,脑室引流不宜延迟。尽管存在活动性结核,但脑室引流术总体上安全。

(2)基础疾病治疗:存在 HIV 感染的患者,需要考虑同步抗病毒治疗。TBM 常见于各类免疫抑制人群,需要同步对其基础疾病加强治疗,改善免疫抑制的不良基础。

二、中医认识

结核性脑膜炎属于中医学中"脑痨""脑痨痉""慢惊风""真头痛"等范畴。本病病位在脑,病因为感受痨虫,发病过程中痰、火、风、虚等证候要素杂合为患,并与肝、肾、脾、肺等脏腑均关系密切。

【病因病机】

(一)病因

本病的病因为感受痨虫。中医学认为,该病可因年老体弱、长期劳倦,或产后、大病后,患者正气亏虚,不能抵御外邪,外感痨虫。痨虫首先侵犯肺脏,而正气大虚的患者,痨虫可循经络而上,上犯于脑髓,而成脑痨。

(二)病机

痨虫上犯清窍,可耗损脑髓,煎津为痰,痰蒙清窍,清阳阻遏,则可见神志时清时乱、神昏头痛。痨虫蕴结,可招外邪、内毒,而并发火热毒邪,出现发热、头痛等火热上攻之象。痨虫耗损阴液,而肾主骨生髓,脑髓为痨虫所伤,则肾阴亦为之渐亏,肝肾同源,肝肾之阴虚,水不涵木,可出现虚风内动,而见颈项强直、角弓反张等症。痨虫内侵,首先犯肺,故脑痨常与肺痨并见,肺脏受累,而见咳嗽、咳痰,甚则热伤肺络而见咯血。痨虫内侵,多由于人之脏腑气血亏虚,而感受痨虫后,一身之气血津液更为之暗耗,而虚损益甚,故患痨之人,常可见神疲倦怠、纳差、乏力、消瘦等正气大虚的表现。总的来说,本病为正气虚衰而感受痨虫,为本虚标实之证,治疗过程中,一方面要注意扶正,另一方面,在急性期以处理痨虫及并发的痰、热、风等证候要素为主。

【辨证论治】

急性期的主要病机为本虚标实,往往以气阴虚衰为本,以痰瘀热互结、阻闭神明为标,部分患者兼有肝风内动、腑实不通等其他证型。治疗上需注意区分标本缓急,临床上多以祛实为主,兼顾扶正。临床常见证候包括以下几种类型。

1. 疫毒壅结证

主症:高热,头痛,躁动不安,呕吐,面色潮红,甚则神昏谵语,或颈项强直,或有惊厥,大便秘结,小便黄赤,舌质红、苔黄,脉洪数。

治法:清热解毒,清气凉血。

方药:黄连解毒汤合犀角地黄汤加减,并送服安宫牛黄丸或紫雪。黄连 10g,黄芩 10g,黄柏 10g,栀子 10g,水牛角 30g[先煎],生地 25g,赤芍 15g,牡丹皮 10g,功劳叶 30g,猫爪草 15g,甘草 6g。安宫牛黄丸 1 粒,1 次 /d,或紫雪 3g,分 2 次服。

加减:伴有抽搐者,加僵蚕、全蝎、钩藤;头痛明显者,加天麻、钩藤;神志昏迷者,加石菖蒲、郁金、天竺黄;大便不通者,加大黄、芒硝。

2. 湿遏热伏证

主症:精神萎靡,倦怠懒言,恶寒发热,胸闷呕恶,头痛头晕,甚则神志昏蒙,四肢酸楚乏力,胸部可布白疹,大便溏泻,小便黄赤,舌质红、苔黄腻,脉滑数。

治法:芳香化湿,清热解毒。

方药:五神汤合碧玉散加减。茯苓 20g,车前子 15g,金银花 30g,牛膝 15g,紫花地丁 15g,滑石 30g[包煎],甘草 5g,青黛 10g[包煎],藿香 15g[后下],姜半夏 10g。

加减:项强者,加瓜蒌、葛根;大便不通者,加大黄、芒硝。

3. 阴虚风动证

主症:低热,头痛隐隐,神疲倦怠,乏力,颈项拘挛,时有肢体抽搐,纳差食少,眠差盗汗,舌质干瘦、色红绛,苔少,脉虚细。

治法:滋阴息风。

方药:大定风珠加减。阿胶 10g[烊化],鸡子黄 2 枚[冲],白芍 15g,生地 15g,火麻仁 10g,五味子 5g,生龟甲 15g[先煎],生牡蛎 15g[先煎],鳖甲 15g[先煎],麦冬 15g,炙甘草 10g。

加减:若热邪久羁,并见半身不遂,舌强语謇或不语,肢体抽搐明显者,可改用镇肝熄风汤加减。

4. 正虚邪恋证

主症:神疲倦怠,面色不华,头部隐隐作痛,热退不尽,形寒畏冷,纳差,口不渴,舌质淡红、苔薄黄,脉细弱。

治法:益气温经,散寒化痰。

方药:阳和汤加减。熟地 25g,肉桂 5g,麻黄 5g,鹿角胶 10g[烊化],白芥子 10g,姜炭 10g,北芪 30g,桂枝 10g,羌活 10g,丹参 15g,炙甘草 6g。

加减:若正气虚衰,而热邪仍明显者,可改以托里消毒散加减。若发热、头痛,可加用金银花、猫爪草等。

【名医经验】

1. 任继学治疗结核性脑膜炎的"结脑方"　任继学认为结核性脑膜炎属于中医学"脑痨痉"范畴。脑痨痉隐约缓慢发病,初始发热,以午后多见,伴盗汗、疲倦乏力、纳呆,后头痛,并由轻转重,恶心呕吐,渐见颈项强直,重则神志昏蒙、角弓反张、二便失禁、瞳神不等大。以上描述与结核性脑膜炎的发病特点极为相似。任继学认为本病的生成,由久患痨瘵之疾,耗伤人体阴阳、水精、气血,邪毒流注经络、血脉,乘脑气不足,营卫失守,侵入脑髓,蕴结募原脂膜,壅痰聚血生毒而成。在治疗上,任继学多采用通脉活络、解毒杀虫、益胃养肾等复法进行治疗,并创立了对本病具有独特疗效的秘方,有学者将其起名为"结脑方"。其方组成:乌梢蛇 15g,穿山龙 15g,蜈蚣 2 条,全蝎 5g,功劳叶 50g,百部 15g,猫爪草 15g,丹参 15g,僵蚕 15g,守宫 2 条。有学者报道,采用该方治疗结核性脑膜炎取得意想不到的效果,对本病急性发作与复发性发作均有药到病除的效果,远期疗效亦佳。

2. 吴康衡治疗结核性脑膜炎经验　吴康衡在治疗结核性脑膜炎时,将西医病理与中医病机相结合,形成了独特的分期辨证论治经验。吴康衡认为,在结核性脑膜炎初期,病理改变以渗出为主,从阴疽论治;中期以增生为主,主张按流注论治;后期在渗出或增生性病变的基础上,或伴纤维组织增生,或形成钙化灶,终成类纤维性坏死或完全干酪样化,处理则以流痰论治。在整个病程中,抓住"虚""寒""痰""络"之纲,除成脓期作虚寒化火辨治外,其余皆从纯阴证辨治。证之临床,通过这一思路,可以明显减少如脑积水、脑脊髓蛛网膜炎、结核瘤等并发症,提高存活率,降低死亡率。

三、典型案例与诊治评析

【典型案例】

卢某,男,42 岁,2017 年 5 月 2 日入院。

主诉:反应迟钝 4 天,神志模糊 2 天。

现病史(家属代诉):患者于 4 月 28 日开始出现反应迟钝,当天下午曾有跌倒,但否认头部外伤,无头晕头痛、恶心呕吐等不适,由工友送回宿舍,经卧床休息后缓解。4 月 30 日晚上 9 点患者开始出现神志模糊,呼之尚可应,但表情淡漠、言语含糊不清,无一过性昏迷,无肢体抽搐,无呕吐,无发热,至当地医院急诊就诊,当时测体温 37℃,完善头颅 CT 提示"幕上脑室扩张,考虑脑积水"。胸部 CT:①考虑粟粒性肺结核;②双侧胸腔积液(左侧为包裹性积液);③考虑左侧结核性胸膜炎,考虑结核性脑膜炎可能,粟粒性肺疾病。后收住该院呼吸科,予以抗感染、抗结核、脱水降颅压等治疗,但患者意识障碍无改善,经家属联系,今日转我院进一步治疗,拟"结核性脑膜炎?、肺结核"收住我科监护治疗。

入院症见:嗜睡,形体消瘦,呼之可应,言语含糊,呼吸稍促,咳嗽,痰黄量少,无咯血,四肢乏力,以左侧肢体为明显,口干,无发热,无呕吐,无肢体抽搐,留置胃管、尿管,小便深黄、量尚可,大便未解。

既往史:家属诉既往体检,否认高血压、糖尿病、冠心病、肾病等重大疾病史,平素生活条件尚可,否认疫区及疫水接触史;吸烟多年,无嗜酒史。

入院查体:T 37℃,P 71 次/min,R 30 次/min,BP 111/70mmHg。嗜睡,营养不良,形体消瘦,查体欠配合。左下肺呼吸音减弱,双肺可闻及少量干湿啰音。叩诊心界左下扩大,心率 71 次/min,心律齐,各瓣膜听诊区未闻及病理性杂音。双下肢轻度凹陷性浮肿。神经系统:双眼瞳孔等大等圆,直径约 3mm,对光反射灵敏,咽反射减弱,余脑神经检查未见明显异常;

四肢肌张力基本正常,右侧肢体肌力 4 级,左上肢肌力 3 级,左下肢肌力 1 级,双侧巴氏征阴性,颈硬、颌下三横指,脑膜刺激征阳性。舌红,苔少,脉细弦。

入院诊断:

中医:①神昏病(痰火上扰);②肺痨(阴虚火旺)。

西医:①结核性脑膜炎(可能性大);②肺结核(急性粟粒型);③脑积水;④胸腔积液(结核性,双侧);⑤低蛋白血症;⑥电解质代谢紊乱。

诊治经过:入院后完善相关检查。血常规:WBC 3.38×10^9/L,NEUT% 71.6%,HGB 69g/L,PLT 90×10^9/L;离子 4 项:Na^+ 133mmol/L,K^+ 3.61mmol/L,Cl^- 96.4mmol/L,Ca^{2+} 1.78mmol/L;HIV 抗原抗体检测阳性(后经广州市 CDC 复核证实),乙肝表面抗原阳性,梅毒筛查阳性;痰抗酸染色发现抗酸杆菌(1~9 个 /100 个油镜视野)。入院后行腰椎穿刺术,见脑脊液微混浊,测颅内压 $28cmH_2O$;脑脊液常规:潘氏蛋白试验(++),白细胞计数 148×10^6/L,脑脊液中性粒细胞比例 31%,脑脊液淋巴细胞比例 69%;脑脊液生化:葡萄糖 3.15mmol/L,脑脊液氯离子 117.2mmol/L,脑脊液蛋白 1 783mg/L。脑脊液细菌涂片发现抗酸杆菌。复查头部 + 胸部 CT(图 6-4-1,图 6-4-2):①双侧基底节区、双侧放射冠多发腔隙样脑梗死;②侧脑室旁脑白质变性,脑萎缩,脑室系统积水,建议 MR 增强除外中枢神经系统病变;③两肺急性粟粒型肺结核,左侧胸腔中等量积液,左下肺膨胀不全;④右肺多发渗出,左上肺结节,建议复查。

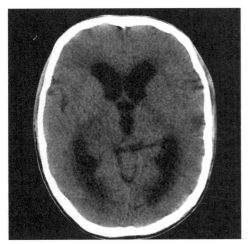

图 6-4-1　头颅 CT:双侧基底节区多发腔隙样脑梗死、脑室系统积水

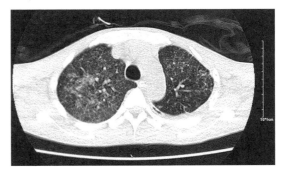

图 6-4-2　胸部 CT:两肺急性粟粒型肺结核,左侧胸腔积液

入院后填写传染病报告卡,针对肺结核、结核性脑膜炎,予异烟肼 0.6g(1 次 /d)、利福平 0.45g(1 次 /d)、吡嗪酰胺 0.5g(3 次 /d)、乙胺丁醇 0.75g(1 次 /d)四联抗结核治疗;针对脑水肿,予 20% 甘露醇注射液 125ml(1 次 /8h)静脉滴注控制颅内压;此外,予护肝、补充维生素 B 等治疗。除了肺结核、结核性脑膜炎外,患者尚有梅毒螺旋体、乙肝病毒、HIV 等感染,情况复杂,遂请广州市第八人民医院医师会诊,会诊后认为目前危及生命的为结核感染,继续 HRZE 治疗,并加用地塞米松 5mg(1 次 /d)静脉滴注抗炎。此外,予复方磺胺甲噁唑防治耶氏肺孢子菌感染;予苄星青霉素 240 万 U 肌内注射(1 次 /w×3 周)抗梅毒治疗;加用替诺福韦抗乙肝病毒治疗;并建议视颅内压情况,在抗痨后 2~8 周给予抗 HIV 治疗。

中医方面,首诊(2017-05-03):患者嗜睡、倦怠,形体消瘦,咳嗽,痰黄量少,四肢乏力,口干，无发热，小便深黄、量尚可，大便未解，舌红，苔少，脉细弦。辨证考虑为气阴两伤、痰火上扰。治疗上以标本兼治为则，以益气养阴、清热化痰为法，予大定风珠合月华丸加减。拟方：生地 10g，麦冬 10g，白芍 10g，山药 15g，火麻仁 10g，茯苓 10g，百部 10g，紫菀 10g，桑叶 10g，田七 10g，阿胶 10g[烊化]，生牡蛎 15g[先煎]，鳖甲 15g[先煎]，炙甘草 10g。水煎成 300ml，分 3 次鼻饲，日 1 剂，共 2 剂。

二诊（2017-05-05）：患者神志转清，仍倦怠、四肢乏力，咳嗽，痰黄量少，纳差，不欲食，小便黄，大便溏。舌红，苔少，脉细弦。患者神志转清，考虑纳差、倦怠乏力明显，为后天脾胃衰败、运化无力，治疗上在前方基础上去生地、阿胶，改予党参、白术以健运中焦脾胃。拟方：党参 15g，麦冬 10g，白芍 10g，山药 15g，火麻仁 10g，白术 10g，茯苓 10g，百部 10g，紫菀 10g，桑叶 10g，田七 10g，生牡蛎 15g[先煎]，鳖甲 15g[先煎]，炙甘草 10g。水煎成 300ml，分 3 次鼻饲，日 1 剂，共 2 剂。

三诊（2017-05-07）：患者神清，倦怠仍明显，但肢体乏力较前有改善，左上肢肌力 4 级，左下肢肌力 3 级，咳嗽，痰少，纳稍好转，小便黄，大便溏。舌红，苔少，脉细弦。中医辨证同前，中药汤剂在上方基础上加用北芪 10g 以益中气，日 1 剂，共 2 剂。

经中西医结合治疗，至 5 月 9 日患者及家属因个人原因要求自动出院，回江西老家治疗，遂签字自动出院，嘱其当地医院住院治疗。

出院诊断：中医：①神昏病（痰火上扰）；②肺痨（阴虚火旺）。西医：①结核性脑膜炎；②肺结核（急性粟粒型、痰涂片阳性）；③获得性免疫缺陷综合征（3 期）；④病毒性肝炎（乙型、慢性、轻度）；⑤梅毒（2 期）；⑥脑积水。

【诊治评析】

案例患者结核性脑膜炎的诊断并不困难，且入院后证实为 HIV 感染者，并发肺结核、结核性脑膜炎。西医治疗遵循指南实施，且由于该例患者尚存在乙肝、梅毒等多种传染病，故请传染病专科医院会诊，以使诊疗方案尽可能完备。根据传染病管理相关法规，应建议患者至相应的专科医院就诊，以便于管理。

中医方面，案例患者初诊辨证为气阴两伤、痰火上扰，以大定风珠合月华丸加减治疗。其中，月华丸是治疗肺结核的常用方剂，具有滋阴保肺、化痰止咳的功效。应用后患者病情虽有改善，但肢体乏力改善不明显，纳差、不欲食等后天衰败的情况突出，提示在应用养阴药物时，需注意中焦脾胃的运化功能，避免"补药呆胃"之弊。

参考文献

1. 常璐，徐勇明．结核性脑膜炎早期诊断的研究进展［J］．中华神经创伤外科电子杂志，2017，3（4）：243-246．
2. 李淑敏，李垚，孙巧凤，等．结核性脑膜炎实验室诊断方法研究进展［J］．临床神经病学杂志，2017，30（2）：151-154．
3. 陈效友．成人结核性脑膜炎诊疗进展［J］．中国实用内科杂志，2015，35（8）：661-667．
4. 黄四春，张忠胜．结核性脑膜炎诊治现状及进展［J］．中国全科医学，2016，19（12）：217-220．
5. 王永炎，张伯礼．中医脑病学［M］．北京：人民卫生出版社，2007．
6. 朱庆松，韩一龙．结脑方治疗结核性脑膜炎验案［J］．长春中医药大学学报，2011，27（6）：976
7. 岳仁宋，钟森，苏平，等．吴康衡教授治疗结核性脑膜炎的思路与方法［J］．四川中医，2010，28（6）：7-8．

第五节 中枢神经系统真菌感染

一、西医认识

【诊断标准】

中枢神经系统真菌感染近些年来逐渐增多。由于艾滋病患者增多,移植手术的增加,以及激素、免疫抑制剂的广泛使用等,导致存在免疫抑制状态的人群数增长,继发中枢神经系统真菌感染的患病率便逐渐增多。但亦有不少报道,提示免疫功能正常者同样可以发生中枢神经系统的真菌感染。在中枢神经系统真菌感染中,最多见的仍是新型隐球菌感染,其次为念珠菌、曲霉、组织胞浆菌等。中枢神经系统发生真菌感染后,除了可发生脑膜炎外,还往往侵犯脑实质深部形成肉芽肿性占位病变。

(一)中枢神经系统真菌感染的诊断标准

中枢神经系统真菌感染的诊断主要依赖病原学检查,主要的诊断方法包括真菌镜检、真菌培养、免疫学检查、组织病理学及影像学检查等。其中,组织病理学、真菌镜检、真菌培养阳性均可明确诊断,而免疫学检查、影像学方法则可提供重要参考价值。

1. 临床表现 中枢神经系统真菌感染临床表现多样化,不易与其他中枢神经系统感染区分,尤其是结核性脑膜炎。部分真菌感染,如隐球菌性脑膜炎起病隐匿且临床表现不典型,可仅表现为慢性头痛,临床易误诊。出现发热、头痛、神志改变、脑膜刺激征的患者均应考虑中枢神经系统感染可能,均应进一步行脑脊液检查以明确诊断。其他常见的临床表现尚包括视力下降、吞咽障碍、言语困难等脑神经受损表现,肢体麻木、偏瘫等局灶性定位体征。免疫缺陷人群出现上述表现,更应警惕真菌感染的可能性。部分拟诊为结核性脑膜炎的患者,若经抗结核治疗后病情无好转,需考虑真菌感染的可能。

2. 脑脊液检查

(1)脑脊液常规检查:脑脊液外观透明、微混浊,压力、蛋白和白细胞计数可以增高,而糖及氯化物降低,且其脑脊液常规、生化改变与结核性脑膜炎相似;少数颅内真菌感染未波及脑膜,脑脊液检查可呈阴性。

(2)脑脊液病原学检查:部分真菌感染可通过脑脊液涂片检查发现。如脑脊液墨汁染色涂片仍是临床诊断隐球菌感染最常用的诊断方法,然而该法敏感性低,仅为86%,在脑脊液真菌负荷量下降时,敏感性会更低。但通过墨汁染色、MGG染色和阿利新蓝染色联合应用,可显著提高新型隐球菌的阳性检出率。脑脊液真菌培养是临床诊断包括隐球菌性脑膜炎在内的真菌性脑膜炎的金标准,在临床中应用广泛,但存在培养周期长、对实验设施及研究人员素质要求高、菌落数量少时培养结果可为阴性等因素会延误诊断。通过离心标本或多次脑脊液取样可提高真菌涂片、培养的阳性率。

3. 免疫学检查

(1)特异性抗原检测:部分真菌已有特异性抗原检测方法应用于临床。如采用乳胶凝集试验,在脑脊液、血清中检测隐球菌荚膜多糖抗原,对于隐球菌性脑膜炎具有重要的诊断参考价值。

(2)(1,3)-β-D 葡聚糖:(1,3)-β-D 葡聚糖为真菌细胞壁成分,是一种非特异性的真菌感染标志物,即不能区分为何种真菌感染。研究表明,检测脑脊液中(1,3)-β-D 葡聚糖对于颅内真菌感染的诊断具有重要意义,敏感性为89%,特异性为85%。该指标除了可以用于诊断,还可用于判断病情预后、监测治疗效果以及区分隐球菌免疫重建炎症综合征和病情复发。

(3)聚合酶链反应检测:可以采用聚合酶链反应(PCR)检测脑脊液或脑组织中的真菌DNA,部分文献指出其特异性、敏感性均高,但亦有文献指出其特异性可以达100%,但敏感性仅28%。PCR检测方法限于其自身缺点,目前仍未能在临床上广泛应用。

(4)影像学检查:CT或MRI检查可以显示脑水肿、脑积水和脑局灶性改变。有研究提示,颅内肉芽肿T1WI低信号的内容物以及脑膜炎T2WI明显高信号可能是真菌感染的特征性表现。影像学检查对于颅内真菌感染的诊断具有提示作用。

4. 病理学检查　部分中枢神经系统真菌感染表现为脓肿、肉芽肿,可考虑通过神经外科立体定向导航穿刺,占位效应明显的可通过手术切除,从而可以获得病理标本以明确诊断。

(二)重症中枢神经系统真菌感染的诊断

对于中枢神经系统真菌感染的重症诊断,目前尚无统一认识。笔者认为,对于出现下列临床表现者,可定义为中枢神经系统真菌感染。

1. 起病急,病情在短时间内进展迅速。

2. 出现下列1项及1项以上的严重神经系统表现　①意识障碍,临床表现为嗜睡、昏睡,甚至昏迷;②癫痫发作,尤其是癫痫持续状态者;③严重的神经功能损害如多脑神经损害、严重的偏瘫或截瘫;④影像学具有脑肿胀、脑疝等危险征象。

3. 并发其他器官的急性功能障碍,如呼吸衰竭、循环功能障碍等。

【常见病原学】

(一)隐球菌

新型隐球菌是一种带厚荚膜的酵母菌,在土壤中广泛存在。一般认为,肺是新型隐球菌入侵人体的门户,但新型隐球菌具有"嗜中枢性"的特点,使得中枢神经系统成为其主要攻击部位,所以肺隐球菌感染的发病率远比隐球菌脑膜炎低。

当新型隐球菌入侵肺之后,在肺内生长,其后进入血液循环、逃避免疫杀伤机制,可通过跨细胞途径、细胞旁途径或"木马机制"突破血脑脊液屏障,引起致命性新型隐球菌性脑膜炎。

新型隐球菌性脑膜炎多为机会性感染,患者大多合并全身性基础疾病,临床主要呈亚急性或慢性发病,少数可急性发病。常见的临床类型包括以下几种:

1. 脑膜炎型　临床最为常见,患者主要表现为难以忍受的头痛,伴发热,恶心、呕吐,脑膜刺激征阳性等脑膜炎的症状与体征,视乳头水肿较常见。

2. 脑膜脑炎型　除脑膜受累外,可有脑实质(大脑、小脑、脑桥或延髓)受累,因脑实质受累部位不同而出现相应的局灶性损害征象,病情严重者甚至可形成脑疝。

3. 肉芽肿型　临床较为少见,为隐球菌侵犯脑实质后形成的一种炎性肉芽肿病变,称为隐球菌性肉芽肿。临床症状与体征随肉芽肿病变的部位和范围,以及是否并发脑膜损害而异。

4. 囊肿型　系隐球菌刺激脑膜形成囊肿所致,临床表现为颅内占位性病变,易诱发癫痫。影像学检查显示颅内占位性病变;神经外科手术可见蛛网膜明显增厚,蛛网膜腔隙内形成单个或多个囊肿,囊肿内为无色透明液体。

（二）念珠菌

念珠菌属广泛存在于人体和环境中，是人体正常菌群之一，定植于人体与外界相通的各个器官，包括口咽部、鼻咽部、胃肠道、前尿道和阴道等。在念珠菌属中引起人类感染者主要为白念珠菌、光滑念珠菌、热带念珠菌、近平滑念珠菌、克柔念珠菌等 10 余种。在念珠菌所致的中枢神经系统感染中，90% 为白念珠菌，偶可见热带念珠菌等。

其感染机制主要通过血行，其后通过血脑屏障侵入中枢。因此，念珠菌所致的中枢神经系统感染常并发于播散性念珠菌病。此外，也可见于直接播散，这种情况主要发生在脑室分流、腰穿、神经外科手术后。通常情况下，念珠菌难以通过血脑屏障，因此本病多发生在原有严重基础疾病的患者中，常见的为 HIV 感染者。

念珠菌感染可累及脑膜和脑实质，临床表现为脑膜炎和脑脓肿，后者为脑实质多发性小脓肿或单个大脓肿，或弥漫性炎症。脑脊液或脑组织培养获念珠菌，结合临床表现和脑脊液炎症改变可确诊。

（三）曲霉菌

曲霉菌广泛分布在自然界，可以导致人体发病的常见类型为烟曲霉、黄曲霉等。一般认为，曲霉菌侵入人体、颅内有以下几种途径：①通过呼吸道侵入肺中，形成侵袭性肺部感染，沿血液途径播散入脑；②鼻旁窦（筛窦、蝶窦等）、中耳、乳突的曲霉菌感染直接侵犯入脑，这些部位的曲霉菌会破坏与颅内间隔较薄的骨壁，进而侵犯到颅内；③通过手术、外伤的伤口直接感染颅内。

曲霉菌同样为条件致病菌，正常人群对其具有较强的免疫力。因此，曲霉菌所致的中枢神经系统感染患者往往存在严重的基础疾病，处于免疫抑制或易感染状态，如患有恶性肿瘤、AIDS、接受免疫抑制剂治疗后等。中枢神经系统曲霉病的病死率在各种类型的侵袭性曲霉病中位居首位。

曲霉菌中枢神经系统感染可以具有多种临床表现，常见的包括脑血管意外、脑脓肿、颅内肉芽肿、脑膜炎、脑炎等。与其他中枢神经系统真菌感染相比，曲霉菌感染较为特殊的为可以引起脑血管意外。其机制在于曲霉菌可以通过选择性浸润并破坏颅内主要血管的弹性组织，使血管组织坏死分解，从而引起大血管扩张并出血、梗死。此外，曲霉菌中枢神经系统感染以脑脓肿、颅内肉芽肿多见，而脑膜炎，尤其是单纯脑膜炎少见。因此，脑脊液检查可能出现反复培养阴性，此时需要考虑通过外科方式，获得颅内脓肿或肉芽肿的病理标本，通过病理检查确诊。

（四）组织胞浆菌

中枢神经系统组织胞浆菌病是组织胞浆菌病的一种少见类型。组织胞浆菌病的病原菌包括荚膜组织胞浆菌、荚膜组织胞浆菌杜氏变种及马皮疽荚膜组织胞浆菌。在我国引起发病并传染的组织胞浆菌主要为荚膜组织胞浆菌荚膜变种。

组织胞浆菌广泛存在于自然界中，在潮湿土壤中最易生存，通过呼吸道进入肺中，因此，肺组织胞浆菌病是最常见的组织胞浆菌病。当肺中的组织胞浆菌进入血液循环，可通过血脑屏障引起中枢神经系统感染。

中枢神经系统组织胞浆菌病包括脑膜炎、脑或脊髓的实质性病变等。临床表现与其他真菌性脑膜炎类似，即头痛、脑膜刺激征阳性等。头颅 CT 检查常见脑水肿。确诊依赖于脑脊液抗体检测。

【治疗】

（一）抗真菌治疗

1. 隐球菌的抗真菌治疗 隐球菌的抗真菌治疗分为3个阶段——诱导期、巩固期和维持期。

（1）诱导期：诱导期的治疗目的是快速清除脑脊液中的隐球菌。经典治疗方案为两性霉素B[剂量0.7~1.0mg/（kg·d）]联合氟胞嘧啶[剂量100mg/（kg·d）]进行治疗。多项随机对照实验证明，该方案可有效提高真菌清除率，为诱导期最佳治疗方案。在缺少氟胞嘧啶情况下，推荐两性霉素B联合氟康唑800mg/d进行替代治疗。很多地区应用两性霉素B联合治疗方案仍有困难，多采取氟康唑单药治疗。美国传染病协会及WHO指南建议缺少氟胞嘧啶及两性霉素B的情况下，口服氟康唑1 200mg/d治疗10~12周。

（2）巩固期：美国传染病协会推荐巩固期治疗方案为口服氟康唑（400~800mg/d）至少8周。因氟康唑400mg/d仅具有抑菌性，所以应用氟康唑800mg/d 2周后复查腰穿并确认脑脊液无菌情况下，可口服氟康唑400mg/d。美国传染病协会及WHO等指南均建议如诱导期采用非经典方案，尤其在脑脊液培养结果阳性或仅用氟康唑单药治疗时，需口服氟康唑800mg/d长期巩固治疗。

（3）维持期：多数指南建议在完成2周诱导期及8周巩固期治疗后，进行维持治疗。此时，脑脊液培养无菌的患者可口服氟康唑200mg/d维持治疗。有研究者建议HIV合并新型隐球菌性脑膜炎患者延长巩固期治疗，经抗病毒治疗2~3个月后再进行维持治疗，有助于免疫重建。

2. 念珠菌 根据美国感染病学会2016年更新版念珠菌病处理临床实践指南，中枢神经系统念珠菌感染的初始治疗推荐两性霉素B含脂制剂5mg/（kg·d）单用，或联合氟胞嘧啶，每次25mg/kg，4次/d（强推荐；证据级别低）。初始治疗有效的患者，降阶梯治疗推荐氟康唑400~800mg/d（6~12mg/kg）（强推荐；证据级别低）。治疗应持续到所有的症状、体征、脑脊液异常和影像学异常恢复（强推荐；证据级别低）。如可行，建议取出感染的中枢神经系统内置入物，包括脑室引流管、分流管、刺激器、神经假体重建装置和释放化疗药物的高分子聚合晶片（强推荐；证据级别低）。若脑室内置入物不能取出，可将两性霉素B脱氧胆酸盐0.01~0.5mg溶解在的5%葡萄糖溶液2ml中，通过脑室置入物通路直接脑室内给药（弱推荐；证据级别低）。

3. 曲霉菌 根据2016年美国感染病学会曲霉病诊断处理实践指南，伏立康唑为中枢神经系统曲霉病的首选治疗，用量为第1天6mg/kg，静脉注射，1次/12h，以后4mg/kg，静脉注射，1次/12h；待情况稳定后可改用口服200~300mg，1次/12h（强推荐；证据质量中等）。不能耐受伏立康唑或用后无效的患者，可采用两性霉素B含脂制剂（强推荐；证据质量中等）。经过仔细评估后，外科切除可能对某些病例有益。此外，在用药过程中，注意和抗惊厥药物的相互作用。

4. 组织胞浆菌 中枢神经系统组织胞浆菌感染对治疗的应答反应较差，两性霉素B和伊曲康唑为主要治疗药物。可供参考的治疗方案为两性霉素B脂质体5.0mg/（kg·d），4~6周内总共给药175mg/kg，然后改为伊曲康唑200mg，2次/d或3次/d，至少连续给药1年，直到消除CSF异常为止，包括组织胞浆菌属抗原水平恢复正常。其中，伊曲康唑的血药水平应该达到要求以保证足够的药物暴露。

（二）其他治疗

1. 外科手术治疗　中枢神经系统真菌感染常常可见脑脓肿、肉芽肿形成。对于这部分患者，随着神经外科立体定向手术的进步，可以考虑行外科手术切除、引流病灶。

2. 控制颅压　对于颅内压升高的患者，应采用甘露醇、呋塞米等药物进行脱水治疗，控制颅内压。

3. 糖皮质激素　目前，没有足够证据证明糖皮质激素对中枢神经系统真菌感染有益，因此不建议常规应用糖皮质激素。

二、中医认识

中枢神经系统真菌感染的临床表现多样、复杂，故其对应的中医范畴广泛。其中多数患者以发热、头痛为主要表现，可归属于中医"头痛""温病"范畴；部分患者以神经缺损症状为主要表现，如偏瘫、肢体麻木等，可归属于"中风"等范畴。

【病因病机】

（一）病因

本类疾病常见于久病、大病的患者，故其病因以内因为主，可合并存在外因。在内因方面，或由于久病、大病而导致正气耗伤、气阴亏虚，或年弱禀赋不足，在此基础上痰浊内生、蕴而化热；或瘀血内阻、清窍失司；或阴虚肝失涵养、虚风内动，导致风、火夹痰浊、瘀血而上攻清窍，而见头痛、发热等症状。或在正气虚衰的基础上，合并外感，温邪上受，经口鼻而入肺，导致肺失宣肃、痰浊内生，而见咳嗽、咳痰等症状；肺之痰浊，蕴而化热，上扰清窍，亦可发为本病。

（二）病机

中枢神经系统真菌感染临床表现复杂、多样，但从其病机而言，无非虚实两方面。如前所述，中枢神经系统真菌感染多继发于机体免疫状态受限的患者人群，因此正虚是其发病的主要原因。在正虚方面，需区分气虚、阳虚及阴虚的不同，亦需区别虚损的脏腑，如肺虚、脾虚、肾虚等，进而拟定相应的治疗方案。

正气虚损是本病发病的重要基础，但在急性期，又往往同时存在标实突出的情况，其中又以毒热最为突出。在急性期，往往出现高热、头痛、恶心呕吐等毒热蕴结清窍的表现，甚至出现神志昏蒙、肢体抽搐、谵语躁扰等毒热蒙蔽、清窍失司的重症。此时正气虚衰，而毒热标盛，很容易形成元气败脱的坏证。

除了毒热蕴结外，痰浊、瘀血均参与了本病的发展。部分患者表现为头痛、恶心呕吐、纳差、胸闷痞满等症，呈现出一派痰浊壅盛的征象；而部分患者则表现为头痛、夜间为甚，持续日久，并兼见肌肤甲错、舌暗等瘀血征象，属于瘀血痹阻脑络，又需强化活血祛瘀通络治疗。

【辨证论治】

本病临床表现复杂多变，不同患者在不同的病程阶段可以表现出多个证型。对于其中起病较急，以发热、头痛为主要表现者，可以考虑参考温病的卫气营血、三焦理论进行辨证治疗；而对于部分起病缓慢，以慢性头痛为主要表现者，可考虑从内伤头痛角度进行辨证治疗；部分患者以神经缺损症状为突出表现者，亦可参考中风进行辨证治疗。临床常见的证候包括以下几种类型。

1. 湿热蕴毒证

主症：不同程度的发热，头痛，轻者为隐痛，重者为头部胀痛，伴有恶心呕吐，可伴有纳差、胸闷痞满、大便溏稀等症状，舌偏红，苔腻，脉滑数。

治法：清热解毒，除湿开窍。

方药：甘露消毒丹加减。石菖蒲 15g，滑石 30g^{先煎}，黄芩 10g，茵陈 10g，青蒿 15g^{后下}，连翘 15g，白蔻仁 10g，薄荷 10g^{后下}，土茯苓 30g，虎杖 20g，皂角刺 6g，甘草 5g。

加减：高热者，可加羚羊角、钩藤，或加紫雪联合治疗；正气虚衰明显者，加用人参另煎；大便不通者，加大黄、枳实、厚朴。

2. 风火上扰证

主症：慢性头痛，呈胀痛，渐进性加重，或时有低热，或自觉燥热，烦躁易怒，或伴有目胀视蒙，口干，大便干结等，舌红苔黄，脉弦或弦数。

治法：清热平肝，息风通络。

方药：天麻钩藤饮加减。天麻 15g，钩藤 15g^{后下}，石决明 30g^{先煎}，山栀子 15g，黄芩 10g，川牛膝 20g，益母草 15g，茯苓 15g，赤芍 15g，牡丹皮 10g，甘草 6g。

加减：伴有咳嗽者，可加桑叶、沙参、麦冬；头痛夜间明显，考虑瘀血明显者，可加全蝎、蜈蚣、荷叶；肝肾阴虚明显者，可加山茱萸、麦冬、生地；伴有大便不通者，加大黄、枳实、厚朴。

3. 热毒内陷证

主症：或初有鼻或耳流浓稠浊涕，突然高热，头痛，烦躁，颈项僵直，恶心呕吐，舌红绛，苔少，脉滑数或细数。

治法：清热解毒，开窍息风。

方药：仙方活命饮加减。羚羊角 15g^{先煎}，石膏 15~30g，金银花 30g，连翘 15g，白芷 10g，贝母 10g，防风 10g，赤芍 20g，当归 10g，皂角刺 10g，天花粉 15g，乳香 6g，没药 6g，陈皮 10g，甘草 6g。

加减：正气虚衰者，加人参另煎；神志模糊者，配合应用安宫牛黄丸；大便不通者，加大黄、芒硝。

4. 内闭外脱证

主症：多见于原有重大基础疾病的患者，突发高热、头痛，并迅速出现意识障碍，神昏，或突然大汗淋漓，面色苍白，四肢厥冷，呼吸不匀，舌质淡暗，苔少，脉散乱无根，或脉微欲绝。

治法：回阳救逆，益气固脱。等阳回气纳，再扶正与解毒并进。

方药：参附龙牡汤加减。人参 30g，熟附子 15~30g^{先煎}，生龙骨 30g^{先煎}，生牡蛎 30g^{先煎}，山茱萸 30g，干姜 10g，炙甘草 15g。

加减：若阳气回固，则可加用安宫牛黄丸、紫雪、至宝丹等送服，以清热解毒、醒脑开窍；兼有阴脱者，可加用生脉散，另煎鼻饲。

【名医经验】

名老中医参与治疗本病的报道较少，现将文献中部分学者的临床治疗经验摘录于下，以供各位同道参考。

1. 应用伤寒六经辨证治疗隐球菌性脑膜炎　有学者报道应用伤寒六经辨证治疗隐球菌性脑膜炎患者 1 例。该例患者为男性，19 岁，学生。以头痛 2 个月、发热 1 个月为主诉入院。其头痛呈胀痛，以中午为主，后出现发热，体温达 39℃左右，伴头痛加重，无咳嗽、咳痰等症状，偶有恶心无呕吐，稍胸闷。该例患者经腰穿检查发现隐球菌，后给予中西医结合治疗。其中，西医治疗给予两性霉素 B 注射液，并联合氟胞嘧啶片剂、氟康唑注射液治疗。中医考虑本病属于"头痛"，伤寒的太阳病，少阳病，其病机为风寒外束，营卫不和，风邪上扰，经络失濡,不通则痛,不濡也痛。少阳枢机不和,风邪既不能外透,也不能内陷,郁而发热,故见发热、头痛、颈项强痛,治疗采用解肌祛风,调和营卫,和解少阳,升津舒筋,用桂枝加葛根汤、小柴胡汤加减治疗。经治疗后获得良好效果。

2. 应用温病辨证体系治疗隐球菌性脑膜炎　有学者报道应用温病辨证体系治疗隐球菌性脑膜炎 1 例。该例患者为 39 岁男性患者,长期从事煤矿下井作业,因"反复头痛 6 个月,加重 1 周"入院。6 个月前开始出现低热、头部隐痛,10 余分钟后自然缓解,不伴其他症状。后开始出现高热,体温达 40℃,头部胀痛加剧,伴有恶心呕吐,曾误诊为"结核性脑膜炎"进行治疗,后明确为隐球菌性脑膜炎。就诊时神疲乏力,面色萎黄,发热,头部胀痛,时有恶心呕吐,舌红,舌尖少苔,舌根部苔白腐,脉缓。给予中西医结合治疗。西医予两性霉素 B、氟胞嘧啶片剂抗真菌及对症支持治疗,并予地塞米松静脉滴注以减轻抗真菌药物的副作用。中医辨证为热毒湿浊蒙蔽清窍,予自拟方清热解毒、除湿开窍:连翘 15g,千里光 15g,龙胆 10g,土茯苓 30g,虎杖 30g,薄荷 10g,白术 10g,皂角刺 6g,地骨皮 30g,甘草 6g。经治疗后好转出院。

作者认为隐球菌性脑膜炎可参考温病学中的"湿温"进行治疗,尤其是呈亚急性或慢性病程者;认为本病的病理变化以湿、热、风、毒为主,治疗上宜除湿清热兼以祛风。由于本病病位在脑,故传统的三仁汤、清宫汤等均有所不宜,故自拟方以清热除湿开窍。君以连翘、千里光、龙胆清热毒,臣以土茯苓、虎杖解毒利湿,佐以白术健脾利湿、地骨皮凉血除蒸,薄荷、皂角刺为之使。方中连翘善开泄风热;土茯苓、虎杖淡渗利湿,取"通阳不在温,而在利小便"之意;薄荷轻扬上浮,载药上行以祛湿,乃仿川芎茶调散用薄荷之意;皂角刺通关开窍力强,配伍全方中以引导药物直达病所。

三、典型案例与诊治评析

【典型案例】

关某,男,51 岁,2014 年 11 月 10 日入院。

主诉:反复头痛 1 个月。

现病史:患者于 1 个月前开始出现阵发性头痛,以两颞侧胀痛为主,疼痛程度剧烈,诉疼痛欲爆裂,无恶心呕吐,无视力异常,无言语不利,无肢体偏瘫,无发热,无鼻塞流涕,无咳嗽咳痰。患者曾于 10 月中旬至外院门诊就诊,诊断考虑"紧张性头痛",给予对症治疗后未见缓解(具体不详)。患者后于 10 月下旬至外院住院进一步诊疗,其中 10 月 31 日完善颅脑 MR 示:①颅内软脑膜广泛异常强化,考虑脑膜炎,建议脑脊液实验室进一步检查;②部分性空蝶鞍;③右侧上颌窦黏膜下囊肿。完善腰椎穿刺、脑脊液检查。脑脊液常规:蛋白潘氏定性(++++),白细胞计数 150×10^6/L;脑脊液生化:总蛋白 5.74g/L,葡萄糖 0.14mmol/L,Cl⁻ 116.4mmol/L,腺苷脱氨酶 10.64U/L;脑脊液细菌涂片阳性。诊断为"细菌性脑膜炎",经治疗后病情改善不理想(具体不详),头痛仍明显。患者其后于 11 月 8 日出院,到我院门诊就诊,今日由门诊拟"脑膜炎"收入院。

入院症见:神清,面色无华,精神疲倦,阵发性头痛,以两颞侧胀痛为主,疼痛时轻时重,严重时疼痛欲裂,无恶心呕吐,无视力异常等其他不适,口干喜热饮,饮水不多,口气重,纳欠佳,饥不欲食,眠一般,小便调,大便偏烂。

既往史:否认高血压、糖尿病、冠心病、肾病等重大疾病史;否认近期家禽包括鸽子等接触喂养史,否认近期特殊外感、腹泻等病史。10 月在外院住院期间诊断为"颈椎退行性病变、脂肪肝、肝囊肿"。

入院查体：T 36.8℃，P 76 次 /min，R 18 次 /min，BP 134/76mmHg；心、肺等一般体格检查未见异常。神经系统：脑神经检查未见异常，四肢肌力、肌张力正常，病理反射阴性，颈稍硬，脑膜刺激征（±）。舌暗稍红，苔白微腻，脉细滑。

入院诊断：

中医：头痛（气虚湿热内阻）。

西医：①脑膜炎；②颈椎退行性病变；③脂肪肝；④肝囊肿。

诊治经过：入院后行腰椎穿刺、脑脊液检查。脑脊液常规：蛋白潘氏定性（++），白细胞计数 221×10^6/L，RBC 0×10^6/L；脑脊液生化：蛋白 3.76g/L，葡萄糖 1.1mmol/L，Cl⁻ 112.1mmol/L，腺苷脱氨酶 11.3U/L；脑脊液隐球菌检查阳性；隐球菌荚膜抗原乳胶凝集试验阳性。根据脑脊液检查结果，明确诊断为隐球菌性脑膜炎，予两性霉素 B 静脉滴注 + 氟胞嘧啶片口服抗真菌治疗，其中两性霉素 B 从小剂量起始逐渐加量至 25mg（1 次 /d），氟胞嘧啶片用量为 2g（2 次 /d）口服。此外，予甘露醇静脉滴注脱水降颅压，静脉及口服补钾预防低钾，并加强补液支持。

中医方面，患者神清，面色无华，精神疲倦，阵发性头痛，以两颞侧胀痛为主，疼痛时轻时重，严重时疼痛欲裂，口干喜热饮，饮水不多，口气重，纳欠佳，饥不欲食，大便偏烂。舌暗稍红，苔白微腻，脉细滑。四诊合参，中医辨证为湿热，予三仁汤合小柴胡汤以清热化湿。拟方：苦杏仁 10g，豆蔻 5g后下，薏苡仁 20g，厚朴 10g，法半夏 15g，通草 10g，柴胡 15g，黄芩 10g，炒六神曲 15g，炒山楂 10g，佩兰 10g，石菖蒲 15g，北芪 10g。水煎服，每日 1 剂，共 3 剂。

二诊（2014-11-13）：患者头痛少许改善，纳仍差，心烦，时有恶心泛吐，口气仍重，大便偏烂、日 1 次。舌暗稍红，苔白腻，脉细滑略数。四诊合参，考虑中焦湿热仍盛，阳明不降。中药汤剂调整如下：

苦杏仁 10g，豆蔻 5g后下，薏苡仁 20g，厚朴 10g，法半夏 15g，通草 10g，柴胡 15g，黄芩 10g，黄连 3g，紫苏叶 10g，苍术 6g，滑石 30g包煎，甘草 5g。水煎服，每日 1 剂，共 2 剂。

三诊（2014-11-15）：患者头痛较前有所改善，纳好转，已无恶心感，口气减轻，大便仍偏烂、日 1~2 次。舌暗红，苔白腻，脉细滑。服用上药后病情较前好转，继服上方 2 剂，以观后效。

四诊（2014-11-17）：患者头痛继续改善，现日间疼痛已有明显缓解，以夜间头痛为主，觉倦怠乏力，纳尚可，大便仍偏烂、日 1~2 次。舌暗，苔白腻，脉细滑。四诊合参，考虑湿热阻滞较前改善，而湿热阻遏，可致血行迟滞而为瘀，且湿热渐去，可考虑加用益气之品以培元气。中药处方调整如下：

苦杏仁 10g，豆蔻 5g后下，薏苡仁 20g，厚朴 10g，法半夏 15g，陈皮 10g，苍术 6g，北芪 10g，柴胡 10g，全蝎 10g，蜈蚣 1 条，甘草 6g。水煎服，每日 1 剂，共 3 剂。

经治疗后至 11 月 19 日，患者头痛已明显缓解，少许口干，纳眠一般，二便调，舌暗，苔白微腻，脉弦细。予复查腰穿，脑脊液常规：脑脊液潘氏蛋白试验（++），脑脊液白细胞计数 137×10^6/L，脑脊液淋巴细胞比例 90%，脑脊液中性粒细胞比例 10%；脑脊液生化：脑脊液蛋白 5 909mg/L，Cl⁻ 117.6mmol/L，Glu 0.4mmol/L；脑脊液墨汁染色找隐球菌阴性。考虑临床症状虽明显缓解，但脑脊液检查仍有明显异常，遂继续维持中西医治疗方案 1 周，至 11 月 26 日出院。

出院诊断：中医：头痛（气虚湿热内阻）；西医：①隐球菌性脑膜炎；②颈椎退行性病变；③脂肪肝；④肝囊肿。

随访:出院时患者头痛已完全缓解,出院后改予氟康唑800mg(1次/d)口服继续抗真菌治疗8周。出院1个月后患者返院复查腰穿,脑脊液检查结果已基本正常。

【诊治评析】

隐球菌性脑膜炎是最为常见的真菌性脑膜炎,但由于临床表现缺乏特异性,因此误诊、漏诊的机会较大。如该案例患者,在整个病程阶段均无发热表现,且脑膜刺激征不典型,因此很容易误诊为"紧张性头痛"。即使行腰椎穿刺检查,由于墨汁染色法存在一定的假阴性率,所以对于可疑患者,尤其是经抗细菌治疗效果不佳时,需要重复进行脑脊液检查以提高阳性率,并配合隐球菌荚膜抗原乳胶凝集试验等检查。案例患者的西医治疗采用了两性霉素B联合氟胞嘧啶的经典方案,但最大用量约为推荐方案的2/3,疗程2周,其后维持氟康唑口服治疗。

中医方面,案例患者以头痛为最突出表现,病在上,但其他兼症,包括口干喜热饮、饮水不多、口气重、纳差、饥不欲食、大便烂等,均为中焦湿热阻滞的表现,为病在中。此时治疗,以治上为主抑或以治中为主,是个值得思考的问题。案例患者在治疗上以治中焦为主,在疾病的整个阶段均以三仁汤为主进行加减。在早期治疗后,随着湿热阻滞中焦的情况改善,患者头痛亦有所缓解,是治中而上亦得缓解。其后头痛性质有所改变,以夜间疼痛为明显,此时加用芪、术、陈等以升清阳,配合全蝎、蜈蚣等以搜风通络开窍,最终获得良好效果。若初始便以治上为主,亦需兼顾中焦情况,切不可但见头痛,便认为"痛则不通",概用活血祛瘀通络之法。

参 考 文 献

1. 戚晓昆.中枢神经系统感染性疾病的诊疗经验[J].中国神经免疫学和神经病学杂志,2014,21(2):77-80,84.

2. 王兴,杨柳,贺曦,等.脑脊液(1,3)-β-D葡聚糖在颅内真菌感染诊治的价值[J].中国真菌学杂志,2017,12(2):86-89.

3. 苏卫年,严小斌,雷王军,等.颅内真菌感染临床CT与MRI特征比较研究[J].中华医院感染学杂志,2016,26(24):5625-5627.

4. 刘源,付锦.隐球菌性脑膜脑炎诊断与治疗进展[J].脑与神经疾病杂志,2016,24(12):789-792.

5. 王云灿,何俊瑛,卜晖.新型隐球菌性脑膜炎[J].中国现代神经疾病杂志,2013,13(1):16-23.

6. 袁莉莉,李光辉.美国感染病学会2016年更新版念珠菌病处理临床实践指南解读[J].中国感染与化疗杂志,2016,16(4):521-528.

7. 李超贤,赵伟.中西医结合治疗隐球菌性脑膜炎1例[J].陕西中医,2009,30(11):1543.

8. 周俊,周德生,姚欣.隐球菌性脑膜炎1例报道[J].中国当代医药,2009,16(11):158-189.

第六节　破 伤 风

一、西医认识

【诊断标准】

破伤风(tetanus)是由梭状芽孢杆菌侵入人体伤口生长繁殖,产生痉挛毒素及溶血素所引起的一种急性感染性疾病。随着人们生活水平的提高、卫生知识的普及,以及社区医疗体系的完善,破伤风的发病率较前下降,但仍不可忽视,且重症破伤风的死亡率较高,据报道可达 15%~50%,往往需要在 ICU 内接受治疗。因此,破伤风曾被形象地比喻为第三世界国家疾病,但同时又需要第一世界国家的技术来治疗。

(一)破伤风的诊断标准

目前,破伤风主要为临床诊断。根据外伤等破伤风梭菌暴露史以及典型的临床表现,临床诊断并不困难。

1. 破伤风梭菌暴露史 最常见的为外伤,但需要注意的是,各种类型和大小的创伤都可能受到污染,特别是开放性骨折、含铁锈的伤口、伤口小而深的刺伤、盲管外伤、火器伤,更易受到破伤风杆菌的污染。一些小的伤口可能被患者遗忘,需要仔细询问病史,避免遗漏。此外,本病还可能发生于不洁条件下分娩的产妇和新生儿、非正规的人工流产术后,且中耳炎、压疮、拔牙及宫内放环等均有引起本病的可能,而吸毒人员因使用不洁注射器静脉注射毒品而患破伤风者亦呈增多趋势。

2. 临床表现 以运动神经系统脱抑制为突出表现,包括肌强直和肌痉挛。最先受影响的肌群是咀嚼肌,随后为面部表情肌、颈、背、腹、四肢肌,最后为膈肌。随着影响肌群范围的增大,可出现张口困难、牙关紧闭、腹肌坚如板状、颈部强直、头后仰等相应表现。当背、腹肌同时收缩,因背部肌群较为有力,躯干因而扭曲成弓,形成"角弓反张"或"侧弓反张"。阵发性肌痉挛则是在肌强直基础上发生的,且在痉挛间期肌强直持续存在,肌痉挛发作可因轻微的刺激,如光、声、接触、饮水等而诱发,也可自发。

3. 病原学诊断 创口或感染部位分泌物涂片或培养发现破伤风梭状芽孢杆菌可确诊。但由于临床涂片及培养难度较大,检查阴性并不能排除破伤风。

4. 鉴别诊断 排除狂犬病、神经系统感染、其他中毒性疾病及癔病发作。

(二)重症破伤风的诊断标准

根据破伤风患者的临床特征,其严重程度可分为 4 级(表 6-6-1),其中的 III、IV 级属于重症破伤风。

重症破伤风除发生全身骨骼肌持续性痉挛抽搐外,自律性不稳定也是主要特征,表现为一种特异性临床综合征,包括持续但不稳定的高血压和心动过速,甚至严重高血压和心动过速与低血压和心动过缓交替出现、心律不齐、外周血管收缩、多汗、发热、通气过度、分解代谢亢进、血清和尿液中儿茶酚胺浓度升高等。

表 6-6-1 破伤风 Ablett 分级

分级	临床特征
I	轻度:轻 - 中度牙关紧闭;一般痉挛状态;无呼吸困难;无抽搐;无或轻微吞咽困难
II	中度:中度牙关紧闭;明显痉挛;轻 - 中度但短暂的抽搐;中度呼吸困难并呼吸频率 >30 次 /min;轻度吞咽困难
III	严重:严重牙关紧闭;全身性痉挛状态;反射性持续抽搐;呼吸频率 >40 次 /min;严重呼吸困难;严重吞咽困难;心动过速 >120 次 /min
IV	非常严重:III 级并有强烈的自律性不稳定,包括心血管系统;严重的高血压和心动过速与低血压和心动过缓交替;任何一种形式持续存在

【病原学】

导致破伤风的病原菌为梭状芽孢杆菌,为一种革兰氏阳性厌氧菌。家畜和人的粪便中均可含菌,随粪便排出体外后,以芽孢状态分布于自然界,尤以土壤中为常见,在土壤中可生存数年之久。当有外伤时,梭状芽孢杆菌可感染伤口,导致本病的发生。

虽然创伤伤口的污染率很高,战场中污染率可达25%~80%,但破伤风发病率只占污染者的1%~2%,提示发病必须具有其他因素,主要因素就是缺氧环境。创伤时,破伤风梭菌可污染深部组织(如盲管外伤、深部刺伤等)。如果伤口外口较小,伤口内有坏死组织、血块充塞,或填塞过紧、局部缺血等,就形成了一个适合该菌生长繁殖的缺氧环境。如果同时存在需氧菌感染,后者将消耗伤口内残留的氧气,使本病更易发生。

该菌感染伤口后在局部繁殖,释放破伤风痉挛毒素及破伤风溶血素,引起症状。其中,破伤风痉挛毒素的毒力强,是主要毒素,对神经系统有特殊的亲和力,其由血液循环和淋巴系统到达脊髓前角灰质或脑干的运动神经核,结合在灰质中突触小体膜的神经节苷脂上,使其不能释放抑制性递质,以致运动神经系统失去正常的抑制性,引起全身横纹肌的紧张性收缩或阵发性痉挛。而破伤风溶血素则导致组织局部坏死和心肌损害。

【治疗】

(一)清创以去除感染灶

对确定的伤口,应及时彻底清除异物及坏死组织以清除病原菌及毒素来源。由于破伤风梭菌为绝对厌氧菌,对深部伤口扩大创面,用3%过氧化氢溶液及生理盐水依次冲洗,可以有效清除病原菌。在清创后敞开伤口,充分引流或仅用1%碘伏纱布覆盖。

(二)抗感染治疗

针对破伤风梭菌,可以考虑应用抗生素,其中青霉素、甲硝唑是首选药物。由于动物实验表明使用大剂量青霉素增加发生惊厥的风险,且有研究表明与青霉素相比甲硝唑可明显降低死亡率和住院时间,因此甲硝唑似乎是更为理想的选择。但需要注意的是,与抗感染治疗后相比,清创在清除病原菌方面更为重要。

(三)破伤风的预防

在伤后采用被动免疫可以预防破伤风的发作,适用于未接受或未完成全程主动免疫注射,而伤口污染、清创不当以及严重的开放性损伤患者。破伤风抗毒素是最常用的被动免疫制剂,但有抗原性可致敏。常用剂量是1 500U、肌内注射,伤口污染重或受伤超过12小时者,剂量加倍,有效作用维持10日左右。注射前应做过敏试验。破伤风抗毒素(TAT)皮内试验过敏者,可采用脱敏法注射。

(四)其他治疗

1. **控制肌肉强直和抽搐**　原则是减少不必要的刺激并应用有效药物迅速控制症状,同时又要避免药物剂量超负荷而致的严重毒副反应。镇静治疗是其中的关键。临床上可供选择的镇静药物包括地西泮、咪达唑仑、丙泊酚等,一般需要持续静脉泵入给药,采用能控制患者肌肉痉挛的最小剂量。但对于重症患者,往往需要使用大剂量镇静药物,伴随而来的必然是患者意识障碍及高度的气道梗阻、窒息风险。因此,重症破伤风病例应该考虑早期行气管切开,保持气道通畅,必要时机械通气治疗,这是降低病死率的关键环节。对于一些镇静药物控制不理想的肌肉抽搐、痉挛,在机械通气的情况下,必要时可加用肌松剂。

2. **控制自律性不稳定**　自律性不稳定是导致并发症和死亡的重要原因,充分的镇静治疗是减少自律性不稳定的关键及基础。此外,过去曾有多个关于成功应用药物控制重症破伤风自律性不稳定的报道,其中的药物如吗啡、阿托品、β 受体阻滞剂、α 受体阻滞剂及硫酸镁,但大多数都是个案报道或小样本研究,缺乏大样本随机对照研究。

3. 护理及支持治疗　积极的护理在救治破伤风中具有重要意义。首先,患者宜住单人间,病室保持安静,光线柔和,避光避声,各种治疗护理操作集中在镇静剂发挥最大疗效时进行。支持治疗也是保证重症破伤风患者痊愈的重要内容,包括人工气道的建立、机械通气治疗及呼吸机相关性肺炎的预防,以及营养支持,保持水电解质、酸碱平衡等。由于重症破伤风患者往往需要建立人工气道,肺部感染的控制是影响患者预后的一个重要因素。营养不良是破伤风患者另一突出表现,由于肌肉痉挛、抽搐,患者往往处于高代谢状态,因此需要强化肠内营养,保证足够的热卡供应。

二、中医认识

破伤风这一病名最早见于唐代蔺道人的《仙授理伤续断秘方》。既往卫生条件差,破伤风的发病率高,其中新生儿脐带护理不当感染者众,名为小儿脐风,危害颇大,中医治疗因此积累了不少经验。

【病因病机】

(一)病因

破伤风这一病名便反映了中医对该病病因的朴素认识,即伤后"风入伤"致病。宋代王怀隐等在《太平圣惠方》中作了概念性解释:"此皆损伤之处,中于风邪,故名破伤风也。"可见,中医学认为破伤风是因金疮破损,疮口不洁,失于调治,风毒之邪乘虚侵袭经络肌腠而为病。若其人气血亏虚,卫外无力,则更容易导致风毒侵入。

(二)病机

风毒中于疮口,则可渐传入里而郁闭经脉,致使营卫不得宣通,导致肌肉阵挛发作。若营卫不得宣通,郁久化热,又可出现发热、喘促等表现。若进一步耗伤阴液,导致肝血不足不能滋养筋脉,则可见抽搐等肝风内动的表现。营卫不得宣通,甚则一身之气血逆乱,而出现喘促、心悸等危候,甚则导致阴阳离决而亡。总的来说,本病的病机为风毒壅滞经络、筋脉失养、肝风内动,因此治疗以平肝息风、祛风疏表、解毒镇痉为原则。

【辨证论治】

1. 风毒在表

主症:轻度吞咽困难,牙关紧闭,周身拘急,抽搐较轻,痉挛期短,间歇期较长,舌淡,苔薄白,脉数。

治法:祛风镇痉。

方药:玉真散合五虎追风散加减。天南星 15g,防风 10g,白芷 10g,羌活 10g,天麻 15g,钩藤 15g,白附子 6g,蝉蜕 30g,全蝎 10g,僵蚕 10g。

加减:抽搐严重时,可加蜈蚣、羚羊角等;兼有发热时,可加石膏、葛根、知母等;新生儿破伤风,内服撮风散 0.3~0.6g,日 3~4 次。

2. 风毒入里

主症:四肢抽搐,角弓反张,高热寒战,全身肌肉痉挛,间歇期短,面色青紫,呼吸急促,痰涎壅盛,胸腹满闷,时时汗出,大便秘结,小便不通,舌红,苔黄,脉弦数。

治法:息风镇痉,清热解毒。

方药:木萸散加减。木瓜 20g,吴茱萸 15g,防风 10g,全蝎 10g,僵蚕 10g,蝉蜕 30g,天麻

10g,藁本 10g,桂枝 10g,白蒺藜 15g。

加减:若感染、发热者,加蒲公英、黄连;痉挛抽搐频发者,加蜈蚣、羚羊角;痰涎壅盛者,加天竺黄、竹沥;伤津欲渴者,加西洋参、麦冬;便秘腹胀者加大黄,尿少加灯心草;肢冷息微,汗出如珠者,加参附汤。

3. 阴虚失养

主症:头晕眼花,面色苍白或萎黄,唇色淡白,心悸失眠,手足发麻,屈伸不利,舌红少苔,脉细无力。

治法:补血养阴,疏通经络。

方药:四物汤合沙参麦冬汤加减。当归 10g,川芎 10g,白芍 15g,熟地 15g,北沙参 15g,玉竹 15g,麦冬 10g,天花粉 15g,白扁豆 15g,桑叶 10g,生甘草 6g。

加减:肢体拘挛明显者,可加葛根、木瓜、银花藤、丝瓜络等;肢体仍有抽搐者,可加蝉蜕、全蝎、僵蚕等;兼气虚明显者,可加用北芪、党参等。

【名医经验】

1. 干祖望治疗破伤风经验　干祖望系统总结了本病的中医源流和治疗方案,认为远在7—8 世纪时,中医便认识到本病是一种因破伤而起的痉病,且病原是由外"风"侵入所致。在治疗上,形成了外用药、内服药、针灸等多种方法。

在外用药上,王肯堂的《证治准绳》中,记载了用玉真散敷于创口的治疗方法。在内服药物方面,玉真散、江鳔丸、预防脐风马牙方均为防治破伤风有效的方药。在针刺法方面更是总结了经验,提出对角弓反张者,取大椎、肺俞、心俞、肝俞;口噤项强者,取风池、颊车;四肢抽搐者,取曲池、合谷、环跳、阳陵等;高热者,取十井放血。

2. 刘海峻治疗破伤风经验　刘海峻曾治疗 1 例 26 岁产后破伤风患者。该患者主诉为产后口紧,抽搐 5 天。在外院诊为产后破伤风,用破伤风抗毒素、青霉素、头孢拉定及中药羚角钩藤汤、华佗愈风散等治疗罔效。就诊时见:壮热,体温 39.5℃,面红目赤,呈苦笑貌,神昏谵语,颈项强直,角弓反张,喉中痰鸣有声,呼吸急促,大便 7 天未解,少腹急结,舌红、苔黄腻,脉浮滑、两尺沉涩。中医诊断:产后痉病,证属产后阴血亏虚,下焦血瘀,风邪客袭,内犯阳明。治以通腑逐瘀,方以桃核承气汤加减。药后先下燥屎,继而泻下紫暗稀便,排便 4 次,抽搐顿减,体温恢复正常,病情遂步入坦途。

产后痉病多为产后血虚或感受风邪,多治以养血祛风法。但本例病情险恶,刘海峻既不拘于见风治风、补虚养血之常法,也不墨守产后禁下之说,而遵"有是病即用是药"之治则。《金匮要略》云:"胸满口噤,卧不着席,脚挛急,必齘齿,可与大承气汤。""治风先治血,血行风自灭",抓住通下之主症,或舍脉从症,或舍症从脉,不必诸症悉具。故采用活血通下法,以桃核承气汤活血通腑,使大便通、瘀血下,病势得以扭转而获痊愈。

3. 郭忠治疗破伤风经验　郭忠曾应用大剂量五虎追风散合止痉散治疗一位 34 岁女性破伤风患者,取得良效。该患者因斧伤右手中指,血流不止,自取粪土毡灰涂敷,7 天后牙关紧闭,四肢抽搐,甚则颈项强直,角弓反张,周身痹痛。收入院后,全身一般情况差,病情危急,诊为破伤风,治疗抢救 3 天,效果不佳,请中医诊治。

初诊时神志清楚,苦笑面容,口噤不开,饮食难进,频繁抽搐,大便燥结,数日不行,舌淡红少津,苔薄腻而燥,两脉数而寸关较紧,迟脉无力。辨证考虑风毒侵袭太阳经脉而发痉。治疗上急则治其标,祛风解毒止痉,予大剂量虫类药搜剔镇痉安神。方用五虎追风散合止痉散加减。药用蝉蜕 30g(研细),胆南星 6g,全蝎 10 只,蜈蚣 2 条(研粉冲服),天麻、地龙各

10g。经治疗后,抽搐明显减少,二诊继续在原方基础上加减,后期以扶正祛邪、滋阴养血而收全功。

三、典型案例与诊治评析

【典型案例】

杨某,女,43岁,入院日期2011年11月4日。

主诉:突发后背僵硬、疼痛及言语不利1天余。

现病史:患者于2011年11月2日夜间开始出现后背僵硬、疼痛、活动受限,伴言语不利,张口伸舌困难,当时无吞咽困难、肢体抽搐等不适,患者及家属未予重视,未及时就诊。后患者症状呈进行性加重,后背部活动明显受限,影响生活,遂于11月3日至我院急诊就诊。就诊时患者神清,言语含糊,自觉后背部脊柱僵硬疼痛、活动困难,饮水呛咳,无头晕头痛、胸闷心慌、气促,无肢体乏力、抽搐,无恶寒发热。查体:伸舌困难,脊柱无畸形,压舌板试验阳性。查血常规:WBC 6.5×10^9/L,NEUT% 71.6%,HGB 118g/L,PLT 364×10^9/L。心肌酶:CK 204U/L,余未见异常;急诊生化、凝血、胸片、头颅CT未见异常。追问病史,患者诉2011年10月31日右足底曾被异物扎伤,未曾就诊及注射破伤风疫苗。急诊请神经科、外科会诊后考虑为破伤风,予右足底清创,静脉滴注破伤风抗毒素以抗毒素,静脉滴注青霉素和甲硝唑以抗菌,肌内注射地西泮注射液以镇静控制肌肉痉挛。经治疗后,患者肌肉痉挛、疼痛情况无缓解,较前有所加重,伴气促,考虑患者潜在风险较大,易危及生命,遂收入我科进一步监护治疗。

入院症见:患者神清,精神疲倦,牙关紧闭,苦笑面容,言语含糊困难,颈部、后背部疼痛僵硬,活动不能,气促,偶有颈部、后背部肌肉抽搐,少许咳嗽,无痰,无头晕头痛、恶心呕吐,无发热恶寒,纳眠差,小便调,大便2日未解。

既往史:有慢性胃炎病史10余年,余无特殊。

个人史:患者长期从事塑料类加工工作,居住环境可,无阴暗潮湿之弊,余均无特殊。

体格检查:T 36.7℃,P 112次/min,R 28次/min,BP 108/80mmHg。右足底可见一创口,大小约0.5cm×0.6cm,创面干洁,局部无明显红肿,压痛不明显。双肺呼吸音粗,未闻及干湿啰音。腹肌紧张,无压痛反跳痛,余腹部查体未见明显异常。神经系统专科检查:表情肌活动减少,面部痛、触觉存在,两侧对称,咀嚼肌僵硬,牙关紧闭,言语含糊困难,胸锁乳突肌、斜方肌僵硬,双侧转颈耸肩困难。运动系统:四肢肌肉未见萎缩或假性肥大,颈肌、腹肌、脊旁肌、腰肌紧张,活动受限,双上肢肌张力增高,双下肢肌张力正常,四肢肌力V级。颈强直、颏下五横指,布鲁津斯基征阴性,双侧克尼格征阴性。舌象未能查及,脉弦。

入院诊断:

中医:痉证(邪毒滞留)。

西医:破伤风。

诊治过程:入院后考虑患者破伤风诊断基本明确,予单间居住、避光、避声,床边备吸痰机,备气管插管用物,并予留置胃管,鼻饲饮食。治疗上予青霉素联合甲硝唑静脉滴注以抑制破伤风梭菌。入院后予咪唑安定泵入镇静,予注射用盐酸曲马多肌内注射镇痛,配合盐酸异丙嗪片、氯丙嗪(冬眠灵)口服以镇静安神,继续予破伤风抗毒素中和治疗。拟鞘内给予破伤风抗毒素,入院后行腰椎穿刺术,由于患者腰背部肌肉僵硬,穿刺困难,穿刺成功后患者脑脊液呈淡红色、血性,考虑蛛网膜下腔出血与腰椎穿刺伤相鉴别,故未予鞘内给药,予完善头颅CT平扫、腰椎CT平扫检查。后头颅CT平扫未见出血灶,腰椎CT提示椎管内未见占位性病变及高密度影,考虑穿刺损伤可能性大,除外蛛网膜下腔出血。

中医方面,患者辨证考虑为邪毒伤络、风痰内扰,治疗上以息风涤痰、通络祛邪为法。中药拟方:全蝎 6g,蜈蚣 3 条,羌活 12g,胆南星 10g,防风 10g,蝉蜕 30g,钩藤 15g,葛根 30g,白芍 15g,大黄 9g(后下),甘草 5g。1 剂,水煎服,每日 1 剂。

经治疗后,患者入院第 2 天躯干部肌肉僵硬、痉挛情况仍有加重,伴抽搐、疼痛,四肢肌肉均出现痉挛,但无明显抽搐,气促情况大致同前,予加强镇静镇痛治疗,改用盐酸哌替啶肌内注射。中药在上方基础上加大白芍用量至 30g,加用羚羊角骨 30g(先煎),余不变。患者加强镇静后呈药物昏睡状态,予加强监护尤其是气道管理,行纤维支气管镜检查,镜下评估鼻腔,具备经鼻气管插管条件,口鼻腔可见中量分泌物,予清除,气道内未见明显分泌物,遂未行经鼻气管插管。同时告知家属病情,随时做好经鼻气管插管准备。经处理后,至第 3 天患者肌肉僵硬、痉挛情况未再加重,未再出现明显肌肉抽搐,减少镇静药物后呈嗜睡状态,可配合简单指令动作,遂维持原有中西医治疗方案。其后病情逐渐改善,后期中药在上方基础上去羚羊角骨,改以香附、延胡索行气止痛。至 10 日停用静脉用镇静药物,11 日转至普通病房继续治疗。

转出时情况:患者神清,精神可,眼轮匝肌、口轮匝肌、咬肌、三角肌、肱二头肌、肱三头肌、股四头肌、股二头肌、腓肠肌、腹肌、竖脊肌少许拘挛、紧张,腰背部僵硬,少许疼痛,张口伸舌困难有所改善,言语较前流利,无发热恶寒,无抽搐等,眠尚可,胃纳一般,大便通畅。舌淡红,苔白,脉弦滑。查体:双肺呼吸音清,未闻及干湿性啰音,四肢肌力、肌张力正常,腱反射(++),病理反射未引出。

转出西医诊断:破伤风。

【诊治评析】

该患者以咀嚼肌、面肌、腰背部肌肉突发拘挛、僵硬、疼痛不适为主要表现入院,结合入院前右足外伤病史,破伤风诊断基本明确。破伤风的确诊以伤口找到破伤风梭菌为金标准,但破伤风梭菌为厌氧的条件致病菌,培养时间较长,实验室培养阳性困难,故破伤风的诊断主要以病史、临床表现为要。由于入院后立即行腰椎穿刺术,脑脊液呈血性,当时曾有蛛网膜下腔出血诊断考虑,但该患者血性脑脊液标本中所见为正形红细胞,结合 CT 未见出血灶,故考虑为穿刺损伤出血。对脑脊液的检查也除外了中枢神经系统感染可能。

该例破伤风患者的病情分级当属中重度,有危及生命的可能。由于重症患者均需要强力的镇静治疗,加之牙关紧闭等因素,非常容易出现气道梗阻、窒息。由于牙关紧闭,无法行经口气管插管,必要时应经鼻气管插管或气管切开。该例患者曾有经鼻气管插管考虑,但所幸经过严密的观察、处理后病情度过最困难时期,避免了气管插管可能带来的相关并发症。此外,一般文献往往强调镇静治疗的重要性,但我们体会,充分的镇痛治疗同样非常重要。破伤风患者肌肉痉挛、强直、抽搐会给患者带来强烈的疼痛,如果单纯镇静往往需要较大的镇静药物剂量,易带来相应的副作用。而联合镇痛治疗可以减少镇静药物的使用,使得患者尽可能保持觉醒状态,对气道管理等方面有利。

中医方面,本例患者正当壮年,素体健,入院时精神疲倦,牙关紧闭,苦笑面容,肌肉拘挛、僵硬、抽搐,纳眠差,大便未解,脉弦。综合辨证,考虑为邪毒伤络、风痰内扰,以息风涤痰、通络祛邪为法,以玉真散加减,同时加用全蝎、蜈蚣、蝉蜕 3 种虫类药以平肝息风镇痉,解毒通络止痛,并配合芍药甘草汤以柔筋缓急,以大黄通腑泻浊,直折热势。诸药合用,达到平肝祛风、安神解痉之功。

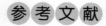

1. 张国成.破伤风的诊断和治疗[J].中国循证儿科杂志,2008,3(B06):82-83.

2. 方军,邵永胜,张应天.成人重症破伤风的治疗进展[J].临床外科杂志,2008,16(7):492-494.

3. 胡克菲.浅析虫类药在破伤风治疗中运用[J].时珍国医国药,1999,10(4):302-303.

4. 干祖望.中医对破伤风的认识和处置[J].上海中医药杂志,1955(12):28-30.

5. 刘石茸.刘海峻老中医运用承气汤验案4则[J].新中医,2007,38(6):70-71.

6. 周生文.郭忠主任医师治疗急症验案2则[J].新疆中医药,2001,19(1):49-50.

第七章
重症消化系统感染性疾病

第一节　病毒性肝炎

一、西医认识

【诊断标准】

广义上,病毒性肝炎(viral hepatitis)是由多种嗜肝肝炎病毒(甲型、乙型、丙型、丁型、戊型、庚型)及部分非嗜肝病毒(如巨细胞病毒、EB病毒、肠道病毒)引起的肝炎。狭义上,病毒性肝炎是指肝炎病毒引起的传染病。本章讨论的为狭义的病毒性肝炎。

重症病毒性肝炎是指由肝炎病毒感染而导致的肝细胞大块或亚大块坏死,同时肝细胞再生不足,而引起的肝功能严重受损的临床综合征。

重症病毒性肝炎的诊断标准

1. **有流行病学资料**　甲型、戊型肝炎可有夏秋或秋冬季节高发、食物型和水型暴发的流行资料;血液传播肝炎有不洁注射史、输血、使用血制品、病患血液接触史等病史。

2. **病原学检查**　相关DNA或RNA阳性,或核心抗原或IgM抗体阳性。

3. **符合重型肝炎诊断**　具体定义为以下3种:

(1)急性重型肝炎:急性起病,2周内出现Ⅱ度及以上肝性脑病(按Ⅳ度分类法划分),同时有以下表现者:①极度乏力,有明显厌食、腹胀、恶心、呕吐等严重消化道症状;②短期内黄疸进行性加深,血清总胆红素(TBIL)大于正常值上限10倍或每日上升≥17.1μmol/L;③出血倾向明显,血浆凝血酶原活动度(PTA)≤40%(或INR≥1.5),且排除其他原因;④肝脏进行性缩小。

病理上表现为肝细胞一次性坏死,大块坏死(坏死面积≥2/3肝实质),或亚大块性坏死(坏死面积约为肝实质的1/2~2/3),或桥接坏死(较广泛的相邻成片肝细胞坏死并破坏肝实质结构),伴存活肝细胞重度变性,肝窦网状支架塌陷或部分塌陷。

(2)亚急性重型肝炎:起病较急,2~26周出现以下表现:①极度乏力,有明显的消化道症状;②黄疸迅速加深,血清总胆红素(TBIL)大于正常值上限10倍或每日上升≥17.1μmol/L;③伴或不伴肝性脑病;④出血倾向明显,PTA≤40%(或INR≥1.5)并排除其他原因者。

病理上表现为肝组织新、旧不一的亚大块坏死或桥接坏死;较陈旧的坏死区网状纤维塌陷,可有胶原纤维沉积;残留肝细胞增生成团;可见大量小胆管增生和淤胆。

(3)慢性重型肝炎:在慢性肝炎或肝硬化的基础上,短期内出现急性或亚急性肝功能失代偿,表现为:①极度乏力,有明显的消化道症状;②黄疸迅速加深,血清TBIL大于正常值上限10倍或每日上升≥17.1μmol/L;③出血倾向,PTA≤40%(或INR≥1.5),并排除其他原因;④失代偿性腹水;⑤伴或不伴肝性脑病。

病理呈现慢性肝病病理损害基础上,出现大块(全小叶性)或亚大块性新鲜肝实质坏死。虽组织病理学检查在肝衰竭的诊断、分类及预后判定中有重要价值,但患者往往存在凝血功能严重低下,肝穿刺存在一定风险,临床诊断时不强求有病理学诊断。

【常见病原学】

(一)常见病原学

甲型肝炎病毒(hepatitis A virus,HAV)是一种微小核糖核酸(RNA)病毒,主要通过消化道感染,抗原特异性及中和位点单一,接触早期使用免疫球蛋白或甲肝基因工程疫苗可预防其感染。在体外环境抵抗力较强,可耐受 50℃ 1 小时及 pH 为 3 的酸性环境,可以 100℃ 5 分钟、1mg/L 氯 30 分钟、37℃ 1:4 000 甲醛溶液 72 小时、紫外线照射 1 小时进行灭活。

乙型肝炎病毒(hepatitis B virus,HBV)是一种由外壳和核心组成的 DNA 病毒,其外壳的主要蛋白成分构成乙肝病毒表面抗原(HBsAg);核心蛋白发生复制时,可产生乙肝病毒 E 抗原(HBeAg)及乙肝病毒核心抗原(HBcAg)。其中,HBeAg 的蛋白编码区可发生变异,而呈现 HBeAg 转阴,但不代表病毒复制中止;病毒复制时,HBcAg 表达于肝细胞内,故血清中检测不到游离 HBcAg,但 HBc-IgM 阳性提示 HBV 处于复制状态。主要经血、母婴和性接触传播。乙型肝炎疫苗联合乙型肝炎免疫球蛋白的使用可一定程度减少 HBV 的传播。于 65℃ 10 小时、煮沸 10 分钟或高压蒸汽中,以及环氧乙烷、戊二醛、过氧乙酸和碘伏可灭活 HBV。

丙型肝炎病毒(hepatitis C virus,HCV)为 RNA 病毒,主要通过血液传播(经输血或破损的皮肤、黏膜),部分可通过母婴传播,在肝细胞内复制,易于变异。目前,尚无有效预防性疫苗。予 37℃ 1:1 000 甲醛溶液 96 小时,或加热至 100℃熏蒸 5 分钟,或 60℃ 10 小时,可致 HCV 传染性消失。

丁型肝炎病毒(hepatitis D virus,HDV)是一种缺陷性 RNA 病毒,单独不能造成感染,必须在有 HBsAg 的细胞环境才能复制。HDV 的感染可加重 HBV 病情进展。

戊型肝炎病毒(hepatitis E virus,HEV)为一种 RNA 病毒,经肠道传染,其病毒抗体复合物在 4℃容易变性,对 pH 改变不敏感。

庚型肝炎病毒(hepatitis G virus,HGV)为一种 RNA 病毒,大多经血液传播,多与 HBV 或 HCV 合并感染。另外,人类免疫缺陷病毒感染者有很高的 HGV 重叠感染率。

(二)常见病原学的流行病学及临床特点

甲型肝炎的主要传染源为急性患者和亚临床感染、隐性感染者,以后两者为主要传染源。在甲型肝炎暴发流行时,隐性感染与显性感染的比例可高达 10:1。潜伏期为 2~6 周,平均约 1 个月。以潜伏末期至发病后 10 天传染性最大,出现黄疸后 20 天无传染性。主要发生于儿童及青少年,婴儿出生 6 个月后自母体被动获得的抗 HAV 迅速下降而呈现易感性。

乙型肝炎的主要传染源为急、慢性 HBV 感染患者及病毒携带者。潜伏期为 1.5~6 个月。全球约有 20 亿人曾感染 HBV,约 2.4 亿人为慢性感染者,感染率以亚洲和非洲为著,每年约有 65 万人死于感染所致肝衰竭、肝硬化、肝细胞癌。我国流行病学调查推算,慢性 HBV 感染者约 9 300 万人,慢性乙肝患者约 2 000 万例。多发生于 20~40 岁青壮年,且多为原来抗 HBs 阴性者,抗 HBs 滴度高者往往不易发病。

丙型肝炎全球性流行,普遍人群易感,以成人为多。输血者为感染率最高的危险人群,慢性丙型肝炎、HCV 携带者为主要传染源。潜伏期为 2~26 周,平均约 7.4 周,血制品和院内传播丙型肝炎潜伏期可缩短为 7~33 天,平均约 19 天。全球约有 1.85 亿人感染,感染率约为 2.8%,但因其感染具有隐匿性,确切的慢性丙肝发病率尚不清楚,每年感染导致死亡病例约 35 万例。在我国,流行病学调查推算,HCV 感染者约 1 000 万,长江以北高于长江以南(分别为 0.53% 及 0.29%)。

丁型肝炎以急、慢性感染患者和 HDV、HBV 携带者为主要传染源,感染分布呈不均匀性,部分国家(如意大利)感染率明显高于其他国家(如德国、美国)。我国各地区感染率亦呈较大差异性。

戊型肝炎主要传染源为受污染的水源或食物,一次性水源污染即可造成数周流行,若水源持续被污染,可造成数月的流行,与社会经济、卫生习惯、文化素质等密切相关。

庚型肝炎主要通过血液传播,感染后症状较轻,一般极少发展为重型肝炎,可无临床表现而成为无症状携带者,为主要传染源。

甲型肝炎多合并黄疸;甲型、戊型肝炎多表现为急性肝炎,大多数在 6 个月内恢复;乙型、丙型、丁型肝炎易变为慢性,炎症持续 6 个月或以上,可发展成肝硬化、肝细胞癌。

【治疗】

重型肝炎病死率高,预后差,应及早诊断,在积极抗病毒治疗的同时加强支持治疗,以综合性治疗为主,积极防控并发症。

(一)一般治疗

绝对卧床休息,防止交叉感染及继发感染。饮食以清淡、低脂流质饮食为宜,警惕消化道出血,可适当给予胃酸抑制剂、胃黏膜保护剂。肝昏迷前期患者注意控制胃肠道蛋白给予量,静脉给予白蛋白补足蛋白所需。注意补充足够的葡萄糖,补充足量维生素 B、维生素 C、维生素 K_1。监控腹水。维持水、电解质、血糖平衡。

(二)抗病毒治疗

对于甲型、戊型重症病毒性肝炎,目前尚无证据表明病毒特异性治疗有效。

乙肝的抗病毒治疗主要有干扰素类和核苷酸类药物。对于乙型重症病毒性肝炎,患者通常已有谷丙转氨酶(ALT)和 / 或胆红素水平的明显升高,已不再适合使用干扰素等药物进行治疗(一般情况下要求 ALT 不高于正常上限 10 倍、血清总胆红素低于正常上限 2 倍)。临床需要检测 HBV DNA 情况,若为 HBV DNA 阳性的患者,不论 HBV DNA 滴度高低,应立即使用核苷酸类药物抗病毒治疗。药物建议选用恩替卡韦或替诺福韦,耐药发生率较低,且有助于降低 HBV DNA 水平、降低患者病死率。抗病毒治疗应持续至发生 HBsAg 血清学转换。

对于丙型肝炎,只要 HCV RNA 阳性、有治疗意愿、无治疗禁忌证,都应接受抗病毒治疗。治疗方案需要对病毒载量、基因分型、肝纤维化分期,以及有无抗病毒治疗禁忌证综合评估后进行制订。目前而言,我国仍首选聚乙二醇化干扰素联合利巴韦林(PR)治疗方案。PR 方案可应用于所有基因型;若有 PR 方案的绝对禁忌证,而又可获得直接抗病毒药物(direct-acting antiviral,DAA,如艾伯维、丹诺瑞韦等,尚未在中国上市),则考虑使用 DAA 为基础方案。拟进行肝移植,至少于移植前 30 天进行抗病毒治疗。

HDV 感染依赖于 HBV,且 HDV 病毒具有特有的生命周期,其复制主要依赖宿主细胞 RNA 聚合酶的存在,限制直接抗 HDV 病毒药物的研制。现阶段仍缺少有效的治疗方法,目前首选治疗方案是抑制 HBV 的复制。目前研究提示,核苷酸类似物不能有效减少 HDV 复制,但对 HBV 复制活跃患者有效。

(三)免疫调节

1. 糖皮质激素　仅适用于免疫反应过强而致肝细胞异常损伤的患者。可予琥珀酰氢化可的松 300~500mg 静脉滴注,1 次 /d,5~7 天为 1 个疗程。

2. 胸腺素　增强细胞免疫功能以促进机体清除肝炎病毒,适用于免疫功能低下的患者。可予 20mg 静脉滴注,1 次 /d,病情好转减量为隔天 1 次或 1 周 1 次。

(四)控制肝性脑病

1. 去除感染、出血、电解质紊乱等诱因。

2. 限制蛋白饮食。

3. 酸化肠道、促进肠道氨排出　可予乳果糖,起始予 10g、3~4 次 /d 口服,根据需要调节剂量,可达 20~30g,3~4 次 /d,以 2~3 次 /d 软烂便为宜。

4. 降低血氨

(1)谷氨酸:可与血中的氨结合成谷氨酰胺排出体外,可致碱中毒与低钾血症,运用时需监测电解质与酸碱度,一次 11.5g 静脉滴注,一日不超过 23g。

(2)精氨酸:使血氨经鸟氨酸循环变成尿素,随尿排出,不适用于酸中毒、高钾血症、少尿及无尿又未进行肾脏替代治疗的患者。15~20g 静脉滴注,1 次 /d。

5. 纠正氨基酸平衡　可予支链氨基酸注射液,减少芳香氨基酸进入大脑,维持氨基酸平衡,每日静脉滴注 250~500ml。

6. 气道保护　Ⅲ度以上肝性脑病建议气管插管。

7. 控制抽搐　出现抽搐患者可酌情使用苯妥英钠或苯二氮䓬类镇静药物。

(五)改善凝血功能

监测 PTA、INR 等凝血功能指标,积极输注新鲜冰冻血浆以补充凝血因子。

(六)人工肝支持治疗

可暂时替代衰竭肝的部分功能,为肝细胞再生、肝功能恢复或肝移植前等待创造条件。

(七)肝移植

适用于中晚期、经积极内科综合治疗和 / 或人工肝治疗仍不能好转者。

二、中医认识

重症病毒性肝炎的临床表现为骤然起病,或久病失摄,身目发黄、进展迅速,甚或昏迷、出血,故临床多将其归属于"急黄""黄疸"范畴。又因其具有传染性,又可归于"瘟黄""疫黄"范畴,可出现"昏迷""血证""痉证"等变证。

【病因病机】

(一)病因

本病从发病急缓、久渐,可分为外感急黄、内伤黄疸。外感急黄的病因多是外感湿温疫毒,湿热交蒸肝胆,肝失疏泄,胆汁外溢肌肤。内伤黄疸多为黄疸、肝积日久,肝病传脾及肾,复感毒邪,痰湿内蕴,化火化热。

(二)病机

本病的病变部位主要在脾胃肝胆,最主要的病理机制为湿热壅盛、郁阻中焦。其传变规律及辨证治疗多遵循卫气营血。初期以卫气受邪表现为主,疫毒炽盛,进展迅速,内陷心肝,充斥三焦。中期为营血毒热的表现,迫血妄行,可致出血;逆传心包,扰乱神明,可致神昏;引动肝风,可致痉厥。晚期热毒内陷,气阴耗竭,可导致邪闭正脱、阴阳离决等危候。恢复期多以湿热留恋、肝脾不调、气滞血瘀为主。

【辨证论治】

在临床上,重型肝炎大概可以分为早期、极期和恢复期 3 个病程阶段。每个病程阶段有其相应的临床特征及证候特点,可以分阶段实施辨证论治。其中,常见证可单独存在也常兼见,如热毒炽盛兼痰热蒙心证等。在治疗过程中着重利湿退黄。

（一）早期

此期常见的证候为湿热内蕴证、热瘀互结证、腑实热结证。在重型肝炎患者中,如能在此期截断病势,可避免进一步发展至极期,有助于改善患者预后。

1. 湿热内蕴证

主症:身目黄染,发热,腹胀,呕恶,口干口苦,小便黄赤,舌黄腻,脉数。临证需辨别湿、热之间是热重于湿、湿重于热或湿热并重。

治法:清热利湿退黄。临证根据湿热偏重调整主次。

方药:热重于湿者,茵陈蒿汤加减。茵陈 15g,栀子 10g,大黄 6g。

湿重于热者,茵陈五苓散加减。茵陈 10g,白术 10g,茯苓 10g,猪苓 10g,桂枝 5g,泽泻 15g。

湿热并重者,甘露消毒丹加减。滑石 30g,黄芩 6g,茵陈 10g,石菖蒲 10g,川贝母 6g,木通 6g,藿香 10g,连翘 10g,白蔻仁 10g,薄荷 10g,射干 10g。

加减:胁痛者,加柴胡、延胡索、郁金;热毒盛者,加黄连、龙胆;呕恶明显者,加竹茹、半夏、苍术。

2. 胆腑郁热证

主症:身目黄染,胸胁胀满疼痛,寒热往来,或身热不退,口苦咽干,大便不通,小便黄赤,舌红苔黄,脉弦滑数。

治法:疏肝利胆退黄,通腑泄浊。

方药:大柴胡汤加减。柴胡 15g,黄芩 6g,大黄 6g,芍药 10g,半夏 10g,枳实 10g,生姜 10g,大枣 5 枚。

加减:大便难通,大黄可后下,或增加剂量;湿浊较重者,加苍术、厚朴;呕恶明显者,加厚朴、竹茹、陈皮。

（二）极期

此期常见的证候为疫毒炽盛证,其中的危重证候则包括热陷心包证、气阴耗竭证、气虚阳脱证。

1. 疫毒炽盛证

主症:身目黄染迅速加深,烦躁谵语,甚或神志不清,胸腹胀痛,高热不退,口臭口苦,或见肌肤瘀斑、衄血、便血,舌红绛,苔黄燥,脉弦滑数。

治法:清热解毒,凉血开窍。

方药:犀角地黄汤加减。水牛角 30g^{先煎},生地 20g,赤芍 20g,牡丹皮 10g,绵茵陈 15g,茯苓 15g,白花蛇舌草 15g。

加减:神昏谵语重者,加服安宫牛黄丸或至宝丹;风热痉动者,加服紫雪,或加钩藤、石决明;衄血、便血、肌肤斑疹明显者,加侧柏叶、茜根。

2. 痰热蒙心证

主症:烦躁谵语,甚或狂叫不止,或昏迷不语,两手震颤或手足抽搐,喉间痰鸣,口臭便秘,尿少黄赤,舌红苔黄腻,脉滑数。

治法:清热化痰开窍。

方药:温胆汤合犀角散加减。半夏 10g,竹茹 10g,枳实 15g,陈皮 10g,甘草 5g,茯苓 15g,

水牛角 30g,黄连 6g,升麻 10g,山栀 10g,茵陈 10g。

加减:腹胀便秘严重者,加芒硝;神昏谵语严重者,可加服安宫牛黄丸,或加菖蒲、郁金;风动抽搐者,可加服紫雪,或加全蝎、钩藤、僵蚕。

3. 气阴耗竭证

主症:昏不识人,撮空理线,汗出肢冷,汗出如油,颧红,呼吸短促,舌淡苔少乏津,脉细数。

治法:益气敛阴固脱。

方药:生脉散合三甲复脉汤加味。人参 15g,麦冬 10g,五味子 10g,炙甘草 15g,干地黄 15g,白芍 15g,麦冬 15g,阿胶 10g^烊化,麻仁 10g,牡蛎 20g^先煎,鳖甲 20g^先煎,龟甲 30g^先煎。

加减:兼阳气虚衰明显者,人参加量,加西洋参、黄芪。

4. 气虚阳脱证

主症:神昏,气息低微,汗出肢冷,汗出清稀,面白,舌淡苔白,脉细微欲绝。

治法:益气回阳固脱。

方药:参附龙牡汤加减。熟附子 15g,干姜 10g,人参 10g,龙骨 30g^先煎,牡蛎 30g^先煎。

加减:兼阴竭者,加麦冬、五味子。

(三)恢复期

随着疾病的好转,重型肝炎可进入恢复期,常见证候包括肝脾不调证、气滞血瘀证。

1. 肝脾不调证

主症:腹胀纳呆,胸胁疼痛,大便不调,舌淡苔薄白,脉弦细。

治法:调和肝脾。

方药:柴胡疏肝散合六君子汤加减。柴胡 15g,陈皮 10g,川芎 10g,香附 10g,枳壳 10g,白芍 10g,甘草 5g,人参 10g,白术 10g,茯苓 15g,法半夏 10g。

加减:湿热留恋者,加茵陈、黄芩、泽泻;肝郁血虚者,加郁金、当归;脾气虚者,加山药、黄芪。

2. 气滞血瘀证

主症:胸胁胀闷结块,隐痛不适,颈部红丝,善太息,舌有瘀斑,脉涩。

治法:疏肝理气,活血化瘀。

方药:逍遥散合鳖甲煎丸加减。柴胡 15g,当归 10g,白芍 10g,白术 15g,茯苓 15g,生姜 10g,薄荷 10g,炙甘草 5g,配服鳖甲煎丸。

加减:瘀甚者,加赤芍、丹参;隐痛明显,加延胡索、郁金。

【名医经验】

1. 徐景藩辨治重型肝炎经验

(1)重型肝炎祛邪"抓早"且"务尽":徐景藩认为,重型肝炎的病因是湿热毒邪,首当祛邪为要,需"抓早"且"务尽"。"抓早"指早诊断、早治疗,早识别湿热毒邪之征象,权衡湿热之轻重、主次,警惕感染温邪之可能,把温邪祛除在早期阶段,截断其传化。本病进展迅速,极易入营及血,引动肝风,清热早配清营之品,不必待营血症状毕露方用,清肝可配息风之物,不必待肝风已动才用。"务尽"指不留余邪,清热化湿解毒之法贯彻始终,致力于祛邪而扶正。

(2)祛邪得法,同时重视治气:祛邪之法在于清肝、泄胆、运脾、利湿。邪在肝胆,当以清泄;湿犯脾土,当以运化;湿浊留注,当以分利。同时,肝喜条达,需予疏泄;胆为腑,需予通降;脾主运化,气动则运;利小便,需调节膀胱气化功能;故在清化湿热的同时,必须重视治气,佐以理气之品,有利于湿热毒邪的祛除,且行气可活血、行气可降火,可防血瘀、血热之变证,扭转病势。如上中二焦湿盛,可运用藿香、佩兰、苍术、厚朴、陈皮等,并佐以豆蔻、桔梗、石菖蒲,或加杏仁,以宣通气机而祛湿。若湿在下焦,膀胱气化不利、小便少者,可用四苓散、车前子、滑石、通草等,佐以石菖蒲、杏仁,或紫菀、前胡,宣通上焦肺气而利小便。

(3)祛邪勿忘扶正:徐景藩认为,本病虽重在祛邪,但不可忽视扶正。重型肝炎进展快,易入营及血,祛邪多用清热化湿之品,易伤肝阴、损脾胃,当随病情变化而辨证运用健脾、养阴、益气和营之品,刚柔并济,勿过损正气,方有向愈之机。

徐景藩主张清养扶正,多选西洋参、麦冬、太子参、怀山等,补而不滋,清而不凉。

若为慢性活动性肝炎发展为重型肝炎,虽亦为湿热互结之证,但肝病日久,邪盛正亦虚,整体虽为阳黄之证,但同时有脾肾阳虚不振之本。用药时清利湿热的同时应佐用温药,附子用量宜小不宜大,常每剂用3~8g,一般用5g,使湿邪得温而化,经脉得通而泄。

2. 周仲瑛辨治重型肝炎经验

(1)瘀热相搏为重要病机,亦分外感、内伤因:周仲瑛认为,重型肝炎因于湿热疫毒深入营血,毒热化火,热与血搏,炼血为瘀,血瘀可郁热,致血热不解、邪热稽留不退,血热与瘀血互为因果,"热附血而愈觉缠绵,血得热而愈形胶固",促使病势进展恶化,发为本病。

可分为外感和内伤两种重型肝炎。外感重型肝炎主因外感湿热疫毒,内蕴营血,搏血为瘀而致病,起病多急骤,多以卫气营血传变规律传变,病势迅猛,传变快,但求治之时多已在营血阶段。内伤重型肝炎主因脏腑内伤,火热内生,因热致瘀或瘀郁化热致病,多兼夹湿热痰浊,可为久病急变,病程长,病情复杂,易于反复,多见热郁血分、久病入络。

(2)凉血化瘀为基本治疗大法,兼顾变证:周仲瑛认为,重型肝炎的病机在于瘀热相搏,因此,凉血化瘀是基本治疗大法,用药时选用兼具凉血、化瘀功效之药物或组合为佳,并根据瘀、热的轻重不同,详察外感、内伤及兼变证选药。

热重于瘀以凉血为主,化瘀为辅;瘀重于热以行血活血为主,清热凉血为辅。凉血化瘀首选犀角地黄汤(《备急千金要方》),酌加紫草、栀子、大黄、玄参等以凉血止血、散瘀解毒。黄疸深重者可加鸡骨草、田基黄等清热解毒、利湿退黄。血热炽盛、灼伤阴液者,需配合养阴增液,可予麦冬、生地黄、玄参等;血热妄行、血溢脉外者,需凉血止血或化瘀止血,可加大黄、栀子、紫珠叶、白茅根。热极生风或阴虚风动者,需凉肝息风或养阴息风,可加钩藤、石决明、羚羊角息风解痉,或加鳖甲、阿胶、白芍等滋阴息风。瘀热内闭心包、神机不用者,需开窍醒神,可以清营汤为基础方,加丹参、连翘、郁金、石菖蒲等清心开窍通络;有腑热不通者,可予牛黄承气汤,并配服安宫牛黄丸等开闭醒神。瘀阻下焦、小便不利者,需泻下逐瘀利水,可配大黄、桃仁、芒硝、枳实、猪苓、白茅根、牛膝等取"桃仁承气汤"意,以下瘀热、利小便。变证厥脱者,需祛邪存正,并益气养阴、扶正固脱,可予西洋参、太子参、麦冬、五味子、龙骨、牡蛎。

3. 李济仁辨治急黄经验

(1)急黄多因湿从热化,治以清热利湿为主:李济仁认为,急黄为黄疸中的急重症,其病因为湿从热化,熏蒸肝胆,胆汁不循常道,熏染肌肤而致病。治疗应以清热利湿为主法,用药时根据湿、热轻重调减。李济仁自拟退黄经验方"灵茵退黄方",可作为治疗各种黄疸清热利湿的基本方。组成:威灵仙15~30g,茵陈30~60g,大黄9g(后下),龙胆9g。以威灵仙、茵陈为君,两者配伍比例1:2,其中威灵仙性猛,走而不守,宣通十二经络,为治黄之要药;茵陈善利胆、利尿、退黄,配威灵仙寒温并用,利湿退黄。大黄、龙胆为佐药,大黄泻热毒,破积行瘀,龙胆清肝泻火,擅长清湿中之热。四药合用,温清并消,共奏利胆退黄、解毒分消之功。

（2）审病求因，辨病辨证相结合：李济仁认为，对于黄疸，辨治时需要辨证与辨病相结合，根据不同病因用药，可获更佳疗效。对于肝炎加重引发黄疸者，可加贯众 10g、平地木 10g、板蓝根 12g、虎杖 10g、荔枝核 10g；有胆石梗阻者，可加芒硝 9g（冲服）、枳实 10g、鸡内金 12g、金钱草 60g；有胆道蛔虫，可加金银花 20g、蒲公英 20g、牡丹皮 10g、黄芪 20g、白芷 10g。

三、典型案例与诊治评析

【典型案例】

王某，男，47 岁，2013 年 8 月 2 日入院。

主诉：腹胀纳差、身目黄染 4 天，烦躁半天。

现病史：患者 4 天前劳累后出现腹胀，纳差，恶心欲呕，并逐渐开始出现身目黄染，无头晕头痛，未予重视就诊。今晨出现头晕头痛，躁动不安，言语错乱，家属遂呼 120 送至我院急诊。至急诊时查肝功能：ALT 214U/L，ALB 24g/L，TBIL 62.9μmol/L，DBIL 43.9μmol/L；血氨 224μmol/L；PT 18.8 秒，INR 1.59，FIB 0.92g/L，APTT 31.5 秒；输血 4 项：乙肝表面抗原定量 29.5S/CO。腹部 CT 示肝肿大，胆、脾、胰未见器质性病变，中腹部部分小肠积气积液，腹腔少量积液。考虑患者病情重，予建立静脉通道，护肝、降血氨等治疗后，收入 ICU 监护治疗。

入院症见：神清，精神疲倦，间中躁动不安，身目黄染，头痛，乏力，无呕血黑便，低热，无畏寒，纳眠差，口干，小便少、色黄。

既往史：20 年前不洁采血史。否认高血压、糖尿病、心脏病、肾病等内科病史；否认肝炎、结核等传染病史；否认外伤、手术史。

入院查体：T 37.8℃，HR 106 次/min，R 25 次/min，BP 101/62mmHg；躁动，间中嗜睡，查体不配合，双瞳孔等大等圆，对光反射灵敏，巩膜、皮肤黄染；蜘蛛痣（+），肝掌（+），腹部膨隆，未见腹壁静脉曲张，中上腹轻压痛，肝脾肋下未及，移动性浊音阴性，肠鸣音 5 次/min。舌红，苔黄，脉数。

入院诊断：

中医：黄疸（痰热蒙心）。

西医：①重症病毒性肝炎（乙型）；②肝衰竭；③肝性脑病。

辅助检查：复查肝功能示 ALT 348 U/L，TBIL 74.3μmol/L，DBIL 51.2μmol/L；肾功能示 Cr 131μmol/L；乙肝表面抗原定量 35.36COI，乙肝病毒 E 抗原定量 0.112COI，乙肝病毒 E 抗体定量 0.005COI，乙肝核心抗体定量 0.005COI；HBV DNA 3.19 E^{4}IU/ml。肝纤 4 项：Ⅳ型胶原 966.8ng/ml；肝自身抗体全项阴性。B 超：肝脏肿大，肝实质光点密集，门静脉增宽；胆、脾、胰未见，双肾、膀胱、前列腺未见明显异常。

诊治过程：入院后予适当镇静，根据 HBV DNA 结果，予恩替卡韦抗乙肝病毒治疗，积极补充血蛋白，并予降血氨、补充凝血因子等治疗。

中医方面，患者入院前出现身目黄染，小便黄，为湿热内蕴之象，未予重视及时诊治，乃至湿热日盛，蒙蔽心神，至入院时已神志欠清，烦躁不安，舌红，苔黄，脉数。辨证为痰热蒙心，予清热化痰开窍，以温胆汤合犀角地黄汤加减。方如下：

水牛角 10g，生地 10g，赤芍 10g，牡丹皮 10g，黄连 10g，法半夏 10g，陈皮 10g，竹茹 10g，枳实 10g，甘草 10g，茯苓 20g。

8 月 6 日，患者神志恢复，仍身目黄染，腹胀，肢体浮肿，舌淡红，苔微黄，脉弦细。辨证为脾虚湿热内蕴，予清热祛湿、佐以健脾，以三黄泻心汤加减。方如下：

黄连 6g,黄芩 10g,大黄 10g,法半夏 10g,干姜 5g,党参 15g,甘草 5g,大枣 10g,白及 15g,薏苡仁 30g,藿香 5g,茯苓 15g。

8 月 10 日,患者黄疸逐渐消退,腹胀,肢体水肿稍有减轻,纳呆,大便偏烂,舌淡苔白,脉弦细。辨证为肝脾不调,予疏肝健脾祛湿为法,兼以活血,以柴胡疏肝散合四君子汤加减。方如下:

柴胡 15g,陈皮 10g,川芎 10g,香附 10g,枳壳 10g,白芍 10g,甘草 5g,人参 10g,白术 10g,茯苓 15g,山药 15g,黄芪 15g。

经治疗,患者烦躁较前减轻,逐渐减少镇静药物的使用,加强气道管理。患者神志清楚,无气促,气道分泌物减少,转氨酶、胆红素逐渐回落,复查血氨正常,遂转肝病科继续治疗。转肝病科后继续予护肝、降氨、营养支持、利尿等治疗。

治疗至 8 月 16 日,患者身目无黄染,肝功能、凝血功能好转,病情好转且稳定,遂出院,嘱患者继续服用恩替卡韦治疗乙型肝炎,定期复查 HBV DNA、肝功能,择期复查腹部 CT,必要时行肝脏穿刺活检以明确肝硬化诊断。

出院西医诊断:①重症病毒性肝炎(乙型);②肝衰竭;③肝性脑病;④肝硬化(待排)。

【诊治评析】

案例患者中年男性,年轻时曾不洁采血,无定期体检,感染湿毒之邪而不自知,湿毒之邪久伤肝脾,本次劳累后终致久病急变,腹胀、黄疸、神昏,所幸及时中西医综合诊治而获救。

在中医的辨证施治中,开始时以清热祛湿、化痰开窍为主,但同时患者为久病、大病之后,脾虚日久,正气不足,同时兼以健脾益气;后期患者湿热祛除,则转为调和脏腑、活血通络,以疏肝健脾、祛湿活血为治疗方向。可见内伤重型肝炎患者,病情可能隐匿而复杂,病程长,病情复杂,易于发生变证、危候,需详加辨证而治。

参 考 文 献

1. 中华医学会肝病学分会,中华医学会感染病学分会.丙型肝炎防治指南(2015 更新版)[J].中华肝脏病杂志,2015,23(12):906-923.
2. 中华医学会肝病学分会,中华医学会感染病学分会.慢性乙型肝炎防治指南(2015 更新版)[J].中华肝脏病杂志,2015,23(12):888-905.
3. 中华医学会感染病学分会肝衰竭与人工肝学组,中华医学会肝病学分会重型肝病与人工肝学组.肝衰竭诊治指南(2012 年版)[J].中华移植杂志(电子版),2013,7(1):48-56.
4. 吴姗姗,陈小华,余永胜.丁型肝炎病毒研究进展[J].中华传染病杂志,2017,35(2):126-128.
5. 王建国,刘建和,燕志勇.国医大师医论医案医方:肝胆病症辑要[M].北京:人民军医出版社,2013.
6. 李济仁.济仁医录[M].北京:中国医药科技出版社,2014.

第二节　急性胆管炎

一、西医认识

【诊断标准】

急性胆管炎(acute cholangitis,AC)是肝内外胆道系统的急性炎症,多因胆道系统存在梗阻,同时胆道内细菌生长所致,可引发脓毒症、脓毒症休克,甚至多器官功能障碍综合征,总病死率为 2.7%~10%。常见梗阻因素有胆道结石、胆管良性狭窄、胆道恶性肿瘤、先天性胆道畸形等。

(一)急性胆管炎的诊断标准

急性胆管炎的诊断标准包括如下几方面内容:

1. 系统性炎症 ①高热和/或寒战;②炎症反应指标(白细胞计数、C 反应蛋白水平升高等)。

2. 胆汁郁积 ①黄疸(总胆红素≥2mg/dl);②肝功能异常(血 ALP、γ-GTP、AST、ALT 升高超过正常上限 1.5 倍)。

3. 影像学检查 ①胆管扩张;②胆道梗阻影像学表现(狭窄、肿瘤、结石等)。

确诊:1、2、3 中各符合 1 项或以上;疑似:符合 1 中 1 项 +2 或 3 中 1 项。对于诊断疑似急性胆管炎,需每 6~12 小时再次重新评估是否确诊。

腹痛(右上腹或中上腹)症状、胆道结石病史、胆道手术史、胆道支架置入史有助于急性胆管炎的诊断。

(二)重症急性胆管炎的诊断标准

急性胆管炎可分为轻度、中度、重度。

轻度:不符合"中度"或"重度"诊断标准的急性胆管炎。

中度:①白细胞计数异常(>12×10⁹/L,<4×10⁹/L);②高热(≥39℃);③年龄≥75 岁;④血胆红素高(总胆红素≥5mg/dl);⑤血白蛋白低(<正常值低限的 0.7 倍)。符合①~⑤中任何 2 项,可诊断为中度急性胆管炎。

重度:①低血压,需要使用多巴胺 >5μg/(kg·min)维持,或需要使用去甲肾上腺素;②意识障碍;③氧合指数 <300mmHg;④凝血酶原时间国际标准化比值 >1.5;⑤少尿(尿量 <17ml/h),血肌酐 >2.0mg/dl;⑥血小板计数 <10×10⁹/L。符合重度标准①~⑥中任何 1 项,可诊断为重度急性胆管炎。

疾病过程中需动态观察、评估疾病严重程度。

【常见病原学】

急性胆管炎的病原学组成和耐药特性在不同地区之间存在一定的差异,而且病原学的组成和耐药性可随着时间的推移而发生变迁。临床需充分考虑到当地当时病原学特点及耐药情况。对于中重度急性胆管炎患者应尽早留取胆汁和血液标本行病原学培养检查。胆汁细菌培养阳性提示病情严重、预后不佳。

在我国,社区获得性急性胆管炎(即非"医疗保健相关急性胆管炎",定义见下文)致病菌多为肠道需氧菌,如大肠埃希菌、克雷伯菌属、肠球菌。

医疗保健相关急性胆管炎(定义为长时间卧床、长期疗养院居住、胃造瘘术后、气管切开术后、反复吸入性肺炎、褥疮、长期留置尿管、近期术后感染或因其他疾病正使用抗生素治疗人群发生的急性胆管炎)致病菌多为各种耐药菌,如耐甲氧西林金黄色葡萄球菌、万古霉素耐药肠球菌以及铜绿假单胞菌。

中、重度急性胆管炎常为多重耐药菌感染。

【治疗】

(一)感染灶引流

对于轻度急性胆管炎,往往不需进行感染灶的引流,给予包括抗生素在内的药物治疗已足够,但若动态观察 24 小时对药物治疗效果不佳,仍需考虑进行胆管引流的治疗。而对于存在胆道梗阻的中重度急性胆管炎,有效解除胆道梗阻是首要治疗措施,需立即行胆管引流。

胆管引流首选内镜下胆管引流术。内镜下十二指肠乳头括约肌切开术(endoscopic sphincterectomy,EST)和内镜下鼻胆管引流术(endoscopic nasobiliary drainage,ENBD)的并发症发生率、病死率均低于开腹胆管引流术。EST 优势在于引流的同时可以取石,但对于重度急性胆管炎及凝血功能障碍者,不宜进行该治疗,可选用 ENBD。内镜下放置塑料胆道支架的引流效果与 ENBD 相当,但无法观察胆汁引流情况、进行胆道冲洗和造影。

一般情况下,经皮经肝胆管引流术(percutaneous transhepatic biliary drainage,PTCD)为次选治疗方案;但对于肝门或肝门以上位置肿瘤、结石或狭窄引起的胆道梗阻引发的急性胆管炎,PTCD 为首选方案。

对于内镜胆管引流、PTCD 失败,或存在禁忌证者,可考虑行开腹胆管引流术,先放置 T 管引流解除梗阻,待二期手术解决胆道梗阻病因。

对于肝内胆管结石合并急性肝内胆管炎,均应先进行胆管引流解除胆道梗阻。任何根治胆道梗阻病因的手术应在急性胆道感染完全控制后方可实施。

(二)抗感染治疗

恰当的抗生素治疗是急性胆管炎治疗方案的重要组成部分。选择抗生素时,需综合考虑可能的病原体、当地的病原学特点、患者既往使用抗生素的情况、患者肝肾功能情况、药物过敏情况,抗生素的药效学、药动学特点及其他副作用情况,患者获病方式(医疗保健相关性或社区获得性)以及疾病的严重程度等个体因素。

中重度急性胆管炎首选含 β- 内酰胺酶抑制剂的复合制剂、第三和第四代头孢菌素、单环类药物、碳青霉烯类药物,经静脉使用。对 β- 内酰胺酶抑制剂过敏的患者,可考虑使用氟喹诺酮类药物,但有较高的耐药风险。

对于重度社区获得性急性胆管炎以及医疗保健相关急性胆管炎,需选择可覆盖铜绿假单胞菌的抗生素作为初始的经验性抗感染方案,且考虑使用万古霉素覆盖耐药球菌治疗;对于已知存在万古霉素耐药肠球菌(vancomycin-resistant enterococcus,VRE)定植的患者,和 /或当地存在 VRE 流行的特点,需使用利奈唑胺或达托霉素。

有胆肠吻合术病史的患者或考虑有可能存在厌氧菌感染的患者需考虑覆盖厌氧菌的抗感染治疗,可合用甲硝唑、替硝唑或克林霉素,或直接选用可覆盖厌氧菌的 β 内酰胺类药物(包括亚胺培南、哌拉西林钠 - 他唑巴坦钠、氨苄西林钠 - 舒巴坦钠、头孢美唑钠、头孢西丁钠、拉氧头孢钠、头孢哌酮钠 / 舒巴坦等)。

急性胆管炎的抗生素治疗至少持续 5~7 天,再根据症状、体征、体温、白细胞、C 反应蛋白等确定停药时间。若感染的病原体为革兰氏阳性球菌(如肠球菌、链球菌等),抗生素疗程至少需 2 周。若结石残留或胆管梗阻仍持续存在,抗生素需用至解剖上的梗阻解除为止。

(三)其他治疗

其他治疗包括禁食、足够液体输注、电解质平衡、适当止痛及脏器功能维护和支持等治疗。可参考脓毒症和脓毒症休克相关指南进行。

二、中医认识

急性胆管炎在古籍中没有确切对应的病名,因其常见原因为胆管结石,故多归于"胆石症";根据其胁肋疼痛症状多归于"胁痛""胆胀"范畴。以右侧胁肋疼痛为主要表现,常伴恶心呕吐,可伴见黄疸等病证。

【病因病机】

（一）病因

本病的病因,外因主要有情志不遂、饮食不节、毒热外袭等,内因主要为久病体虚。各种内外因素导致肝气郁结、瘀血内阻、湿热蕴结、肝络失养,"不通"和/或"不荣"而致痛。

（二）病机

肝胆居于胁部,经脉循于两胁,故其病变主要在肝胆,但亦与脾胃、肾相关。脾胃主受纳水谷,运化水湿精微,若饮食不洁（节）,可使脾失健运,湿热内生,郁滞肝胆而发为胁痛。肾为先天,精血生化之本,肾阴不足,则精血亏少,肝脉失于濡养而发为胁痛。因此,胁痛的主要病理机制在于肝络失和。初病在气,肝郁气滞、肝失条达,气机不畅而致胁痛。气滞日久,血行瘀滞,气滞血瘀并见;或气滞日久,化火伤阴;或内生湿热,阻滞气机;或久病肝阴亏虚,肝络失养,发为胁痛。

故胁痛有虚有实,临床以虚实夹杂多见,邪实以气滞、血瘀、湿热为主,虚证多为阴血亏虚、肝失濡养。正虚邪实贯穿于疾病整个病程中。邪实蕴结不解,可导致阴阳离决而出现脱证等危候。

【辨证论治】

1. 肝郁气滞证

主症:胁肋疼痛,痛无定处,善太息,胸闷腹胀,情志刺激疼痛可加重,纳呆,口苦,舌淡,苔薄白,脉弦。

治法:疏肝理气。

方药:柴胡疏肝散加减。柴胡 10g,白芍 10g,川芎 10g,枳壳 10g,陈皮 10g,炙甘草 10g,香附 10g。

加减:胁痛剧者,加延胡索;口干口苦、溲黄便秘者,加牡丹皮、栀子;肝气犯脾者,加茯苓、白术;兼见血瘀者,加牡丹皮、赤芍。

2. 肝胆湿热证

主症:胁部灼热疼痛,口干口苦,口中黏腻,胸闷欲呕,纳呆,小便黄,大便不爽,或见身目发黄,舌红,舌苔黄腻,脉弦滑。

治法:清热利湿。

方药:龙胆泻肝汤加减。龙胆 10g,黄芩 6g,栀子 10g,泽泻 10g,木通 10g,车前子 10g,当归 10g,生地 15g,柴胡 10g,甘草 5g。

加减:黄疸者,加茵陈、黄柏;腹胀满、大便不通者,加大黄、芒硝;有胆石者,加金钱草、郁金、海金沙。

3. 热结阳明证

主症:胁肋剧痛,拒按,高热,寒战,恶心呕吐,心烦,腹胀,大便不通,小便赤热,舌红苔黄厚,脉洪滑数。

治法:清热泻下利胆。

方药:大柴胡汤加减。柴胡 10g,大黄 10g,枳实 10g,黄芩 6g,半夏 15g,郁金 10g,杏仁 10g,白芍 10g,生姜 10g,大枣 10g。

加减:黄疸者,加茵陈、栀子;胆结石者,加鸡内金、金钱草;胁痛明显者,加延胡索、川棟子。

4. 瘀血阻络证

主症:胁肋刺痛,痛有定处,入夜尤甚,腹胀或胁下有结块,舌暗,脉涩。

治法:活血祛瘀通络。

方药:血府逐瘀汤加减。桃仁 10g,红花 10g,当归 10g,生地 10g,牛膝 15g,川芎 10g,桔梗 10g,赤芍 10g,枳壳 10g,甘草 6g,柴胡 10g。

加减:局部瘀血肿痛者,加穿山甲、瓜蒌仁;胁下结块,正气不虚者,加三棱、莪术。

5. 肝肾阴虚证

主症:胁肋隐痛,口咽干燥,心中烦热,头晕目眩,舌红少苔,脉弦细数。

治法:养阴柔肝。

方药:一贯煎加减。沙参 15g,麦冬 10g,当归 10g,生地 20g,枸杞子 10g,川楝子 5g。

加减:心烦失眠者,加酸枣仁、合欢皮;头晕目眩者,加菊花、女贞子;阴虚盗汗者,加地骨皮、黄柏。

6. 脱证

主症:昏不识人,或躁扰不已,面色晦暗,肢冷汗出,二便失禁,脉微欲绝。

治法:回阳救逆。

方药:参附龙牡汤加减。熟附子 15g^{先煎},干姜 10g,人参 10g,龙骨 30g^{先煎},牡蛎 30g^{先煎}。

加减:兼阴竭者,加麦冬、五味子。

【名医经验】

1. **路志正辨治胆石症经验**　胆石症多从肝郁气滞、湿热蕴结辨治,亦有化火、郁毒的变证,需行清热泻火、解毒排脓等法,多使用攻逐之品以祛邪。路志正认为,任何疾病的发生,均有邪气入侵与正气不足两方面,胆石症亦不应例外。"正气存内,邪不可干",邪气为患,必为脏腑功能失调之结果,而且疾病过程中,邪气侵犯必然影响脏腑功能、耗伤正气。因此,祛邪排石固然重要,"邪去正亦安",祛邪可有助于正气恢复;但祛邪不能代替扶正,正气强盛,方能鼓邪外出,"正复邪自去"。路志正在临床运用中,若遇攻邪治疗无效,或攻伐正气受伤者,转以扶正之治疗,往往获效明显。

健脾益气可促进结石排出,亦适用于病后正虚调理。胆石症为肝胆之病,"治肝实脾",若脾运正常,肝胆气机疏利,则无气滞、湿滞、热结、毒蕴,结石无从而生;若脾气虚弱,则湿浊内停、气机不利,结石则有变生之基。发病后肝气郁滞,必然克脾伐土,若过用苦寒,更易耗伤脾阳、脾气,影响脾气运化,致病情反复难愈。

故临证运用时,路志正主张,对于邪盛而正虚尚不明显者,以排石祛邪为主,但需兼顾脾气;对于脾虚已较明显者,应攻补兼施;对于年老体弱、脾虚为主者,以益气健脾为主,兼佐祛邪排石。

2. **徐景藩辨治胆石症经验**　徐景藩认为,"肝者干也",肝内密布小干,肝气疏泄失常,郁而化热,湿热内留,久致血瘀,湿热瘀互结,而成砂石,发为本病。因此,对于胆石症,主张采用疏肝利胆、清化行瘀通络之治法。

肝"木性条达",与胆为表里,藏血而主疏泄;胆为腑,以通为用;故治疗胆石症,以疏肝利胆为要。可予柴胡、枳壳、陈皮、青皮、延胡索、香附等疏泄肝气,利胆通腑可予大黄。但降胆需和胃,《灵枢》有云"邪在胆,逆在胃"。胆石症患者常表现口苦、呕恶酸苦即为此理。"胆随胃降",可配刀豆壳、柿蒂、赭石等药通下、降逆,伍芍药、甘草等柔肝和胃。

胆石的形成，多累月日久，必致血瘀。因此，徐景藩主张给予清化行瘀通络之治疗。"清"是指清利肝胆之湿热，常予茵陈、青蒿、黄芩、栀子、虎杖等品，湿热重者可予水牛角。"化"是指化胆石之坚，可予金钱草、海金沙、鸡内金、郁金等，石固久结难化者，可予皂角刺、鳖甲等。"行瘀通络"可通过活血、攻窜、温经而施，活血可予郁金、延胡索、当归须、川芎、泽兰等，重者可予三棱、莪术等；攻窜易伤正气，临证不常运用，对于肝内结石较多、较大、正气尚不虚者方考虑使用，可加强疏通之力而利胆除石，可选用王不留行、穿山甲、土鳖虫、九香虫等；温经法不适用于湿热为重的患者，但若患者湿从寒化，可使用，轻者可予木香、香附等，重者可予附子。

3. 朱良春辨治复发性胆石症经验

（1）疏清通利排石：朱良春强调，治疗胆石症需重视气机升降之特点。肝气从左而升，肺气从右而降，脾胃居中为气机升降之枢纽，故疏利气机，需兼顾肝、肺、脾胃之气的运化。朱良春自拟"疏清通利排石汤"，主要用于久病体弱、寒热夹杂、气机升降失常的胆石症患者。药用柴胡6g，九香虫6g，徐长卿15g，延胡索15g，郁金15g，青蒿15g，蒲公英30g，石见穿30g，冬葵子10g，赤芍10g，鸡内金10g，芒硝4g（冲服）。方中柴胡、郁金疏肝解郁，芒硝、鸡内金溶石、化石；蒲公英、石见穿、赤芍、青蒿清肝利胆、化痰行瘀、透泄郁火、清退低热；冬葵子通窍利浊，排毒消炎；九香虫配柴胡、郁金、延胡索理气止痛，激活气机升降；徐长卿调整脾胃，镇痛消炎；芒硝代大黄，更适合久病体弱、年老体虚的患者。

（2）甘缓和中排石：胆石症日久，易过服寒凉，损伤脾胃、肝阴；胆道手术损伤，亦可伤及脾胃、肝阴。脾胃、肝阴受损，致肝胆失荣，不荣而痛。"损其肝者，缓其中"，"肝苦急，急食甘以缓之"。朱良春自拟"甘缓和中排石汤"，用于脾胃虚弱、肝阴不足的胆石症患者。药用白芍15g，生甘草10g，炙甘草10g，蒲公英30g，九香虫5g，乌药5g，芒硝5g（冲服），郁金12g，川楝子12g，瓜蒌仁12g。方中白芍平肝安脾，生、炙甘草合用甘缓和中、缓急止痛、敛阴和阳；蒲公英清热泻火养阴；九香虫、乌药、郁金、川楝子理气止痛，疏通气机；芒硝、瓜蒌仁通窍滑利。

（3）扶土助运排石：对于年老体弱、反复发作、久用攻伐正气耗伤、脾胃虚寒之胆石症，朱良春提倡用"香砂六君子汤"加减以补脾健脾、益气升清。若剧痛甚、腹胀满、便秘尿黄，可加瓜蒌仁、川楝子、炒枳壳、郁金等行气止痛、通腑降浊；平素喜食高脂高蛋白之品而复发者，可加山楂、麦芽、六神曲、鸡内金等疏肝利胆消积；受寒或恼怒后再发者，可加紫苏叶、防风、藿香、枳实、香附散寒解表、疏肝解郁。

三、典型案例与诊治评析

【典型案例】

陈某，男，66岁，2016年8月9日入院。

主诉：右上腹疼痛、发热3天。

现病史：患者3天前开始出现右上腹疼痛，阵发性加重，无呕吐，发热，最高体温39℃，无寒战，无腹胀，小便浓茶色，大便稀烂，当时未予重视就诊，症状无改善。昨日至我院急诊就诊，可见皮肤、巩膜黄染。查体：右上腹压痛，无反跳痛，墨菲征阳性，肝区叩击痛阳性，肠鸣音弱。查血常规：WBC 13.79×10⁹/L，NEUT% 87.4%。肝功能：ALT 289.5U/L，TBIL 108.3μmol/L，DBIL 74.5μmol/L；BNP 117.22pg/ml；腹部CT（图7-2-1）：胆囊结石，胆囊炎；胆总管下段结石，以上胆总管扩张；腹盆腔少量积液。诊断为"胆总管结石、急性胆管炎、胆囊结石伴胆囊炎"，收入外科。

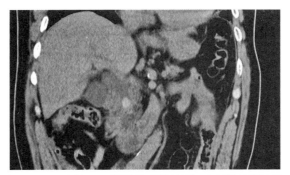

图 7-2-1　腹部 CT：胆总管下段结石，以上胆总管扩张

入院症见：神清，疲倦，右上腹阵发性胀痛，皮肤、巩膜黄染，暂无发热，无气促，无咳嗽咳痰，小便浓茶色，大便未解。

既往史：高血压病史 10 年，最高血压达 190/100mmHg，服用氨氯地平、美托洛尔缓释片控制血压，自诉平素血压控制尚可。冠心病病史 3 年，服用阿司匹林抗血小板聚集、瑞舒伐他汀调脂稳斑。嗜酒 10 余年，约 5 两 / 次，3~4 次 /d。

入院查体：T 36.3℃，HR 78 次 /min，R 20 次 /min，BP 127/78mmHg；皮肤、巩膜黄染，双肺未闻及干湿啰音，右上腹压痛，无反跳痛，墨菲征（+），肝区叩击痛（+），肠鸣音正常。舌暗红，苔黄腻，脉弦细。

入院诊断：

中医：①胆胀（脾虚湿瘀化热）；②黄疸病（脾虚湿瘀化热）。

西医：①胆总管结石伴急性化脓性胆管炎（中度）；②胆囊结石伴急性胆囊炎；③冠状动脉粥样硬化性心脏病（心功能 2 级）；④高血压 3 级（很高危组）。

辅助检查：复查血常规示 WBC 16.4×10^9/L，NEUT% 85.2%，PLT 123×10^9/L；血气分析（面罩 8L/min）示 pH 7.502，PCO_2 27.5mmHg，PO_2 61.7mmHg，SaO_2 92.5%；CEA 10.54ng/ml；糖类抗原 19-9（CA19-9）229.9U/ml；BNP 213.6pg/ml。胸片：主动脉硬化，主动脉型心脏。心脏彩超：左室节段性室壁运动异常，左室收缩功能减退，考虑冠心病左心衰，左心扩大，升主动脉扩张，二尖瓣轻度关闭不全，左室顺应性减退。

诊治过程：入院后建议患者行介入或外科手术治疗，患者及家属签字拒绝。治疗上给予禁食，头孢吡肟抗感染，并予护肝、护胃、控制血压等治疗。

8 月 10 日，患者发热 37.9℃，气促加重，R 26~33 次 /min，SpO_2 80%~88%（面罩 8L/min），腹胀明显，身、目黄染加重，小便浓茶色、量少。复查血气分析（面罩 8L/min）：pH 7.511，PCO_2 22.9mmHg，PO_2 50.7mmHg，SaO_2 86.5%；血常规：WBC 14.99×10^9/L，NEUT% 88.8%；降钙素原 5.2ng/ml；肝功能：TBIL 106.9μmol/L，DBIL 86μmol/L。经反复与患者及家属沟通病情，家属签字同意进行手术治疗。结合患者结石位置、胆管扩张情况及内科情况，外科予患者急诊行气管插管全麻下胆囊切除、胆总管切开胆道镜下取石、T 管引流术。术后转 ICU 监护治疗。

转入 ICU 后，继续维持气管插管接呼吸机辅助通气，予注射用亚胺培南 - 西司他汀钠抗感染，并予禁食、液体及营养支持、护肝、护胃等脏器功能维护和支持治疗等。

8 月 13 日，患者无发热，气促减轻，可逐渐下调呼吸机支持力度，无腹胀痛，留置 T 管可引出深黄色胆汁。复查血气分析：pH 7.381，PCO_2 39.1mmHg，PO_2 95.6mmHg，SaO_2 100%；血常规：WBC 9.67×10^9/L，NEUT% 76.1%；降钙素原 1.66ng/ml；肝功能：TBIL 27.2μmol/L，DBIL

20.0μmol/L;胆道细菌培养、血培养示无菌生长。予胃肠营养液,继续逐渐下调呼吸机支持力度,后拔除气管插管改经鼻高流量给氧仪氧疗。

中医方面,入院时患者神疲乏力,身目黄染,胁腹胀痛,纳呆,大便难解,舌暗红,苔黄腻,脉弦细。辨证为脾虚为本,湿瘀化热为标。急则治标,治以清热通腑泻下,佐以利水祛湿,予四黄水蜜(广东省中医院院内制剂)外敷腹部清热解毒,中药汤剂予大承气汤加减(大黄30g^{后下},枳实30g,厚朴30g,芒硝30g^{冲服},藿香30g,紫菀15g,葶苈子15g,白芍15g)灌肠。

8月11日,患者病情进展,神疲,发热,喘促,身目黄染,腹稍胀,舌暗红,苔腻微黄,脉滑细数。考虑其仍以标实为主,以通腑泄热降气为法,予宣白承气汤合大柴胡汤加减(大黄20g^{后下},枳实10g,柴胡15g,白芍15g,黄芩10g,法半夏15g,党参20g,生姜10g,石膏10g,杏仁10g,瓜蒌皮10g)灌肠。经治疗后,患者发热、喘促、腹胀等情况较前好转,上方加减维持治疗。

经积极治疗,患者病情逐渐减轻,无发热气促,可转为普通氧疗。8月18日转普通病房继续治疗,8月24日出院。

出院西医诊断:①胆总管结石伴急性化脓性胆囊炎(重度,术后);②胆囊结石伴急性胆囊炎;③脓毒症;④急性呼吸窘迫综合征;⑤感染性多器官功能障碍综合征(呼吸、消化道);⑥冠状动脉粥样硬化性心脏病(心功能2级);⑦高血压3级(很高危组)。

【诊治评析】

案例患者年近七旬,正气已虚,复因邪毒内闭,而致正虚邪实,迅速出现暴喘欲脱危候。此时单纯的中西医药物治疗已难以逆转病情。及时选择西医手术祛除邪毒、高级生命支持,以及后续中西药物攻补兼施、以攻为主的治疗方法,方力挽狂澜。

在中医辨证施治中,虽然患者年老,正气虚弱,但因邪实明显,仍以清热祛湿、通腑泻下为主要方向,虽有兼以顾护正气,但主以祛邪为主;结合"肺与大肠相表里"经典中医理论,肺肠同治,收效甚佳。现代研究提示,清热解毒等中药可协助减轻机体炎症反应、减轻脏器损伤;通里攻下治疗可协助减轻腹压、改善肺通气功能、减轻炎症反应。在不可经上消化道给药的情况下,通过灌肠使用中药,仍可获效。

参 考 文 献

1. 中华医学会外科学分会胆道外科学组.急性胆道系统感染的诊断和治疗指南(2011版)[J].中华消化外科杂志,2011,10(1):9-13.

2. 王建国,刘建和,燕志勇.国医大师医论医案医方:肝胆病症辑要[M].北京:人民军医出版社,2013.

3. 邱志济,朱建平,马璇卿.朱良春治疗胆石病的廉验特色选析——著名老中医学家朱良春教授临床经验(43)[J].辽宁中医杂志,2003,30(7):515-516.

第三节 原发性腹膜炎

一、西医认识

【诊断标准】

原发性腹膜炎(primary peritonitis)是指无明显外科可治性、腹腔内感染源的情况下出现腹水感染,多发生在肝硬化伴腹水患者。其他可见于恶性肿瘤相关腹水、心源性腹水、肾病性腹水,但均较为罕见。

本病可出现发热、腹痛、神志改变(谵妄、意识模糊、认知能力下降等)、低血压等症状及体征;往往因为腹水存在,可无板状腹表现,腹痛症状较轻微。部分患者(约占13%)可无症状表现,仅通过腹水穿刺后发现。

(一)原发性腹膜炎的诊断标准

原发性腹膜炎的早期识别及治疗非常重要,可极大程度改善预后。若未能及早识别及给予恰当的治疗,可迅速发展为休克、多器官功能障碍综合征。

诊断标准:腹水中中性粒细胞计数≥250×10^6/L,腹水培养结果阳性并排除了继发性腹膜炎。

关于诊断标准应用的说明:

1. 若为血性腹水,应计算校正的中性粒细胞计数:每250×10^6/L的红细胞,中性粒细胞计数减去1×10^6/L。中性粒细胞溶解比红细胞快,如果穿刺术前而不是操作期间发生出血,校正后值可能为负值,提示恶性肿瘤性腹水可能。

2. 腹水细菌培养需要时间,且穿刺前已开始抗生素治疗或标本处理不恰当等因素(关于腹水培养标本的采集及处理建议详见表7-3-1)可导致假阴性结果,故对腹水中性粒细胞计数≥250×10^6/L的患者即可疑诊,并开始经验性抗生素治疗。

3. 某些病例情况可能需要结合腹水生化检查结果、影像学检查进行支持、鉴别诊断。尤需重视原发性腹膜炎与继发性腹膜炎间的鉴别,前者接受不必要的剖腹探查死亡率高达80%,后者不及时进行手术干预死亡率接近100%。关于腹水生化用于鉴别诊断事项详见表7-3-2。

表 7-3-1 腹水培养标本的处理建议

腹水培养标本的处理建议
(1)腹腔穿刺术应尽量在使用任何抗生素前进行
(2)同时使用需氧、厌氧血培养瓶
(3)床旁接种
(4)每个培养瓶至少接种10ml腹水
(5)注意无菌操作(如接种前酒精消毒瓶顶端接种穿刺处、留取标本后立即接种、接种穿刺使用新的无菌针头等)
(6)接种后立即送检
(7)疑似存在结核性腹膜炎,应留取更多的腹水标本,送检行抗酸菌涂片、分枝杆菌培养,但结果耗时、假阴性率高;高度怀疑结核性腹膜炎时,必要时可行腹腔镜下结节活检行分枝杆菌培养和组织学检查

表 7-3-2 腹水生化鉴别诊断要点

项目	要点
血清-腹水白蛋白梯度	同日检测血清白蛋白测定值、腹水白蛋白测定值。差值>11g/L,提示患者有门静脉高压;差值<11g/L,不存在门静脉高压,不太可能为原发性腹膜炎(除了肾病综合征患者外,原发性腹膜炎很少见于无门静脉高压患者)
腹水总蛋白	总蛋白浓度<10g/L符合原发性腹膜炎;总蛋白浓度>10g/L提示继发性腹膜炎可能

277

续表

项目	要点
腹水葡萄糖	原发性腹膜炎患者通常 >2.8mmol/L；继发性腹膜炎患者通常 <2.8mmol/L
腹水淀粉酶	腹水淀粉酶升高提示存在胰腺炎或肠穿孔
腹水胆红素	腹水呈深橘色或棕色时需检测。腹水胆红素浓度高于血清水平、高于 6mg/dl，若伴腹水淀粉酶升高，提示上段肠道穿孔可能；若不伴腹水淀粉酶升高，提示胆囊穿孔可能

（二）重症原发性腹膜炎的诊断标准

目前，无公认重症原发性腹膜炎的诊断标准。根据文献报道，若原发性腹膜炎患者出现低体温、低血压、麻痹性肠梗阻往往提示感染加重、预后不佳。结合临床，笔者认为，可参照脓毒症器官功能相关诊断标准，因原发性腹膜炎出现急性器官功能损害即可诊断为重症。

【常见病原学】

常见病原体有大肠埃希菌、肺炎克雷伯菌，少数为链球菌属、葡萄球菌属。若为腹膜转移恶性肿瘤并发原发性腹膜炎时，病原体多为不常引起原发性腹膜炎的种类，多具有较强毒力，如沙门氏菌。

肝硬化患者可能是因为小肠动力改变、应用质子泵抑制剂使胃酸分泌过少，容易出现肠道细菌过度生长。但无论是否存在肠道细菌过度生长，肝硬化患者肠道菌群可穿过肠壁易位至肠系膜淋巴结定植，在门静脉高压的影响下，若含有定植菌的淋巴管破裂，则可发生细菌性腹水。此外，肠道细菌可通过淋巴管进入体循环，渗透穿过肝脏后从 Glisson 囊渗入腹水。

另外，肠道外的其他部位感染（如泌尿道、肺部、口腔等）的菌血症也可引发自发性腹膜炎。此时病原学情况则与原感染部位相关。

【治疗】

（一）感染灶引流

对于一般原发性腹膜炎患者，除了诊断或减轻腹水压迫的需要外，无须且不建议进行腹水穿刺引流。但若为继发性腹膜炎，则需按病情需要及时进行外科干预及引流。

（二）抗感染治疗

1. **经验性抗感染治疗的时机**　对于原发性腹膜炎，尽早识别并开始恰当的抗生素治疗是改善预后的关键。

具有下列 1 项或多项表现的腹水患者，应开始使用抗生素经验性治疗。

（1）体温高于 37.8℃。

（2）腹部疼痛和 / 或压痛。

（3）精神状态改变。

（4）腹水中性粒细胞计数 ≥250×10^6/L。

说明：临床实际中，一些患者腹水中已出现细菌，但检测时腹水中性粒细胞计数 <250×10^6/L。若为有症状的细菌性腹水患者，应开始经验性抗生素治疗；若为无症状患者，临床仍考虑为原发性腹膜炎可能，可 48 小时后再次行腹腔穿刺术，如中性粒细胞计数升高至 ≥250×10^6/L 则开始治疗。

若基础为酒精性肝炎的患者，常可出现类似原发性腹膜炎的发热、外周血白细胞增多以及腹痛症状,此时需鉴别是否发生了原发性腹膜炎。这类患者应尽快进行腹水穿刺检测中性粒细胞计数情况,若有升高则表示存在原发性腹膜炎,应开始经验性抗生素治疗。若腹水中中性粒细胞计数 <250×10^6/L,但伴有发热和 / 或外周血白细胞增多,亦可给予经验性抗生素治疗,但若腹水、血液、尿液培养证实无菌生长,可在 48 小时后停止经验性抗生素治疗。

2. 经验性抗感染治疗的方案　经验性使用抗生素需考虑当地耐药菌情况、患者近期使用抗生素情况。

对于近期使用过氟喹诺酮、第三代头孢菌素行原发性腹膜炎预防的患者以及频繁接触医疗保健系统、出现医院感染的患者,需警惕抗生素耐药的可能。

一般情况下,推荐使用:头孢噻肟钠 2g,1 次 /8h,静脉滴注。因其血液及腹水中药物浓度高。

替代方案可选择其他三代头孢菌素类(如头孢曲松钠,2g,1 次 /d)和氟喹诺酮类抗生素。喹诺酮类适用于对 β 内酰胺类过敏的患者,但腹水药物浓度不及头孢噻肟钠。

对于已接受氟喹诺酮类药物预防原发性腹膜炎的患者,不应再继续使用氟喹诺酮类药物治疗,因所感染的微生物可能对氟喹诺酮类耐药,通常仍可选用头孢噻肟钠。

3. 经验性抗感染治疗的疗程　疗程方面,多数患者使用 5 日即可见效,耐药菌感染可能需要较长的疗程。

一般治疗 5 日后进行评估,若已出现临床症状显著改善,可停止抗生素治疗;如果临床症状持续,可重新抽取腹水,若腹水中的中性粒细胞计数 <0.25×10^9/L,可停止治疗;如果腹水中的中性粒细胞计数大于治疗前,需重新评估感染源及病原体;如果腹水中的中性粒细胞计数较治疗前有下降,但仍 ≥0.25×10^9/L,可继续予抗生素治疗 48 小时再行评估。

4. 原发性腹膜炎的预防　对于有原发性腹膜炎发生高风险的患者应行抗生素预防治疗。原发性腹膜炎高风险患者包括:

(1)肝硬化伴消化道出血。

(2)已发生过 1 次或多次原发性腹膜炎发作的患者(1 年内复发率近 70%)。

(3)肝硬化伴腹水,腹水蛋白浓度 <15g/L,且存在肾功能损害(血肌酐 ≥106μmol/L,血尿素氮 ≥8.9mmol/L 或血钠 ≤130mmol/L)或肝衰竭(Child-Pugh 评分 ≥9 且胆红素 ≥51μmol/L)。

(4)因其他原因住院且伴腹水蛋白浓度 <10g/L 的肝硬化患者。

预防方案推荐:

(1)有原发性腹膜炎病史的患者,可延长门诊氟喹诺酮药物治疗方案(如诺氟沙星 400mg,1 次 /d;或环丙沙星 500mg,1 次 /d;或复方磺胺甲噁唑 1 片,1 次 /d)。

(2)其他原因住院伴腹水蛋白浓度 <10g/L 的肝硬化患者,可予诺氟沙星 400mg,1 次 /d;或复方磺胺甲噁唑 1 片,1 次 /d。出院时停药。

(3)肝硬化伴消化道出血的患者,可予头孢曲松钠 1g,1 次 /d,静脉滴注,当出血控制、病情稳定可开放饮食时,转为诺氟沙星 400mg,2 次 /d,共 7 日抗生素疗程。

(三)其他治疗

包括利尿、积极防控其他部位感染防止再发菌血症、限制质子泵抑制剂的使用、补充白蛋白、营养支持等治疗。

二、中医认识

原发性腹膜炎在古籍中没有确切对应的病名,因其多发生于肝硬化腹水患者,主要表现为腹胀、腹痛、腹水增加或腹水难消,病情危重时可见神昏、高热、休克,目前倾向于将其归入中医"臌胀"范畴。

【病因病机】

(一)病因

臌胀最早见载于《黄帝内经》,乃"浊气在上"而致;《诸病源候论》归之为"水毒气结于内"而成。《丹溪心法》则指出:"七情内伤,六淫外侵,饮食不节,房劳致虚……清浊相混,隧道壅塞,郁而为热,热留为湿,湿热相生,遂成胀满。"总的来说,本病的致病因素归为内外两因,内因为素体肝郁脾虚、水湿停聚,外因为感受湿热毒邪,二者互引而成。

(二)病机

臌胀病位在肝脾,涉及肾,主要病机为气滞、血瘀、湿热毒邪、水湿停聚腹中。

肝病致肝失疏泄,气滞血瘀,横逆乘脾,脾失运化,水湿停聚,日久及肾,开阖不利,水湿更甚,停聚腹中,日益胀大成臌,复感湿热毒邪,致气滞、血瘀更甚,水湿停聚加重,气血不畅,腹部胀痛,郁而发热,甚则导致阴阳之气不相顺接,气机逆乱,甚则阴阳离决。基本病机为气滞、血瘀、水停,内夹湿、热、毒邪,可见脱证之危急变证。

【辨证论治】

1. 气滞湿瘀证

主症:低热,腹大胀满痞痛,胀而不坚,纳呆,食后腹胀,小便少,大便不爽,舌淡,苔白腻,脉弦。

治法:疏肝理气,除湿消满。

方药:柴胡疏肝散合胃苓汤加减。柴胡10g,枳实15g,陈皮10g,川芎10g,香附10g,白芍10g,甘草10g,苍术10g,厚朴10g,泽泻10g,猪苓15g,茯苓20g,牡丹皮10g。

加减:尿少者,加车前子;腹胀明显者,加木香、槟榔;腹痛明显者,加延胡索、丹参。

2. 湿热蕴结证

主症:发热,午后加重,腹大坚满,脘腹绷急疼痛,肢体困重,口苦,小便短赤,大便秘结,舌边尖红,苔黄腻,脉弦数。

治法:清热利湿,攻下逐水。

方药:中满分消丸合茵陈蒿汤加减。党参15g,白术10g,茯苓15g,甘草10g,陈皮10g,法半夏10g,砂仁10g,枳实10g,厚朴10g,猪苓10g,泽泻10g,黄芩6g,黄连6g,知母10g,茵陈20g,栀子10g,大黄6g。

加减:热盛者,加龙胆、半边莲;大便秘结,加商陆;烦躁不安、昏迷者,加服安宫牛黄丸。

3. 脾虚水困证

主症:低热,神疲乏力,面色萎黄,腹部胀满,肠鸣腹泻,少气懒言,纳呆食少,舌淡胖、边有齿印,苔腻,脉沉。

治法:健脾益气,化湿利水。

方药:异功散合五苓散加减。党参15g,白术15g,陈皮10g,甘草10g,猪苓15g,茯苓20g,泽泻10g,桂枝10g。

加减:水湿重者,加薏苡仁、沉香;气虚明显者,加黄芪、木香。

4. 脾肾阳虚证

主症:神疲乏力,恶风怕冷,腹胀肢肿,纳呆,舌淡胖嫩、边有齿痕,脉沉细。

治法:健脾温肾,化气利水。

方药:实脾饮加减。白术 15g,厚朴 10g,木瓜 10g,木香 10g,草果 5g,槟榔 10g,茯苓 20g,干姜 10g,熟附子 10g,炙甘草 10g,生姜 10g,大枣 10g。

加减:食后腹胀者,加砂仁、鸡内金;腰膝酸软者,加巴戟天、淫羊藿;腹壁青筋显露者,加赤芍、桃仁。

5. 阴虚血瘀证

主症:五心烦热,入夜尤甚,口唇干燥,腹胀满,消瘦,小便短赤,舌红绛少津,脉弦细数。

治法:滋养肝肾,凉血化瘀。

方药:六味地黄丸合膈下逐瘀汤加减。生地 15g,白芍 10g,当归 10g,川芎 10g,吴茱萸 10g,山药 10g,牡丹皮 10g,泽泻 10g,茯苓 15g,桃仁 10g,红花 6g,赤芍 10g。

加减:腹胀明显者,加莱菔子、大腹皮;潮热盗汗、失眠者,加银柴胡、地骨皮、夜交藤;阴虚阳亢者,加龟甲、鳖甲、牡蛎。

6. 脱证

主症:神昏,或见烦躁,面色晦暗瘀紫,肢冷汗出,二便失禁,脉微欲绝。

治法:回阳救逆。

方药:参附汤合生脉散加减。党参 20g,附子 10g,麦冬 20g,五味子 10g。

加减:手足厥冷者,加当归、桂枝、细辛、白芍;腹痛明显者,加延胡索、丹参。

【名医经验】

1. 张琪臌胀辨治四方　张琪认为,臌胀多为湿热之邪蕴蓄不除,伤及脏腑气血,湿热困脾,致水湿运化失健,水液内停而成。因此,肝郁脾虚、湿热中阻为本病基本病因病机。治疗应健脾和胃、清化湿热、利水行气,主张以李东垣的中满分消丸为基本方加减治疗。方中以黄芩、黄连苦寒清热,加干姜、厚朴、砂仁辛开苦降,半夏、陈皮和胃化湿、利脾胃之枢机,茯苓、白术、党参健脾。诸药合用,使湿热得除,升降和调,蠲除腹水胀满诸症。腹水量大者,可加用牵牛子、醋炙甘遂峻下逐水消肿,用后可见大便泻下如水样,小便亦随之增多。

有些患者表现为面色萎黄,腹部胀满,大便稀,尿少,手不温,舌淡苔白腻,脉弦细等,应辨证为脾虚气滞水蓄,可予加味茯苓导水汤。药物组成:白术、茯苓、猪苓、泽泻、木香、木瓜、槟榔、砂仁、紫苏、陈皮、枳壳、党参、甘草。方中以四苓散利水,槟榔、紫苏、枳壳等利气以行水,重用党参、白术、茯苓至 20~30g 健脾益气。若见畏寒肢冷,可加附子、桂枝温补脾肾。

对于腹水量大者,一般健脾行气利水往往难以奏效,若无出现形脱、便血、昏迷等表现,尚可予峻下逐水之法攻其腹水,可予舟车丸。张琪常将其改作汤剂使用,使用醋炙甘遂、大戟以及芫花各 5g,大黄 10~15g,牵牛子 20~30g,根据患者体质强弱及蓄水轻重进行药量调整,待二便通利增多后,续用茯苓导水汤之类健脾行气利水。

对于既有气阴两虚,又存气滞水湿之证的虚实夹杂患者,张琪自拟藻朴合剂攻补兼施治之。药物组成:海藻 40g,厚朴 30g,黑牵牛子 30g,白牵牛子 30g,木香 15g,槟榔 20g,生姜 25g,人参 15g,白术 20g,茯苓 30g,知母 20g,天花粉 20g。方中海藻有软坚散结作用,可用于大腹水肿,用量一般以 25~50g 为宜;牵牛子苦寒有毒,可逐水消肿,配合厚朴、槟榔、木香行气利水;同时加入人参、茯苓、白术健脾益气,知母、天花粉敛阴生津,攻补兼施,方可取效。

2. 朱良春利水不伤阴辨治阴虚型臌胀　朱良春认为,臌胀多为晚期阶段,正气不支,多出现伤阴、伤阳,而温阳尚易,育阴最难,因养阴易碍水,利水则伤阴,治疗时需利水不伤阴。

朱良春育阴利水用药,喜以葶苈子、楮实子、泽泻三药为君药。葶苈子"味苦微寒,……主五脏瘀血,腹中水气,膀胱留热"(《神农本草经》),有活血化瘀、化浊宣窍、清热利水的功效;楮实子味甘寒,入肝、脾、肾三经,既可养阴清肝,又可利水气;泽泻味甘淡寒,归肾、膀胱经,善泻伏水、泻相火、保其阴,宣通湿热、利水消肿。三药合用,可养阴化瘀,利水而不伤阴。

同时配用黄芪、茯苓为臣药。脾为制水之脏,脾运则水湿可化。黄芪味甘性温,归脾、肺经,可益脾肺、补三焦、司气化、运脾气、除水湿、培上源、利水道,为补气利水之要药。茯苓味甘淡性平,归心、肺、脾、肾经,可益脾气、促气化、泄膀胱,为补养渗湿之要药。黄芪、茯苓合用,健脾益气、淡渗利湿消水肿。

佐药使用泽兰、木防己、赤小豆。泽兰味苦辛、微温,归肝、脾经,可和气血、利筋脉、破宿血、消癥瘕,其味辛芳香,则可散可行,悦脾气、助运化、利水湿、通九窍,达活血通络、利水消肿之功效;木防己味苦辛性寒,归肺、脾、肾、膀胱经,药力猛峻,善走下行,能清湿热、宣壅滞、通经脉、利二便,尤善泄下焦膀胱湿热;赤小豆味甘酸性平,归心、脾、小肠经,能益脾胃、行壅滞、除水湿、通小便、消肿满,适用于下肢肿较甚者,若为上肢肿甚则需慎用。

3. 徐景藩辨治肝硬化主责肝脾,兼及肺肾 徐景藩认为,肝硬化病位主要在肝脾,或因酒食不节,或因七情所伤,或因虫毒感染,各种病因导致肝脾受戕,肝失疏泄,气滞血瘀,横逆乘脾,脾失运化,水湿停聚而成病。但同时肝肾乙癸同源,脾肾为先后天之本,肝脾之病久则及肾,则水湿不化更甚;而脾肺为母子关系,脾虚可致肺虚,脾虚生痰湿上贮于肺。因此治疗时,应调肝、运脾、宣肺、滋肾。

调肝首先要疏肝理气、调畅气机,常用柴胡、香附、川芎、川楝子、青皮、陈皮、枳壳等药;肝区疼痛者,加橘络、丝瓜络;肝气犯胃、胃脘疼痛者,加陈皮、木香;阴虚者,加四花汤(白残花、绿萼梅、代代花、佛手花);心肝气郁者,加郁金、合欢皮。同时,调肝之时务必顺应肝之体阴的特性,予育阴养血以养肝体、制肝用,可予五味子、乌梅、杞子、山茱萸、潼蒺藜(沙苑子)。另外,肝易郁热,常用山栀子、黄芩、苦参、白花蛇舌草、夏枯草、凤尾草、蒲公英、败酱草、升麻、鸡骨草清热祛邪,必要时还需使用清营之品,如水牛角、赤芍、牡丹皮、生地等。

运脾重在化湿,常予苍术、厚朴、陈皮、半夏等,同时予利湿之药,如四苓散、车前子、滑石、通草等;若湿滞较深,可予藿香、佩兰、蔻仁、桔梗、枳壳、菖蒲、杏仁、紫菀等宣肺以助泄湿。

宣肺应予清宣之法为主,可予桑叶、牡丹皮等品;同时需要注意养肺,可予沙参麦冬汤。

滋肾需注意阴阳并补,以滋肾阴为主,同时佐以温肾阳,以阳生阴长,使肾水足可涵木,肾阳足司开合,常予肾气丸加减。

三、典型案例与诊治评析

【典型案例】

杨某,女,63岁,2015年3月9日入院。

主诉:反复腹痛月余,加重伴发热、身目黄染1天。

现病史:患者1个月前开始出现左下腹疼痛,喜温喜按,排便后稍缓解,伴纳差乏力。1周前曾于我院急诊就诊,查腹平片示部分小肠扩张并气液平面形成,考虑肠淤积。患者服用中药调理,腹痛症状反复。昨日无明显诱因下出现发热,全腹疼痛,左下较明显,测体温38.4℃,伴身目黄染,小便色黄,遂到我院急诊就诊。急诊查血常规:WBC 5.12×10⁹/L,NEUT% 33.3%;肝功能:ALB 28.9g/L,TBIL 43.4μmol/L,DBIL 25.5μmol/L。腹平片:肠淤积。腹部CT(图7-3-1):肝硬化,门静脉高压,腹水;右侧肝肾间隙内团片状稍低密度影;盆腔积液。考虑肝硬化腹水并发原发性腹膜炎可能性大,为求进一步诊治收入院。

入院症见:神清,精神疲倦,身、目稍黄,腹部疼痛,左下腹明显,喜温喜按,腹胀,四肢乏力,双下肢水肿,小便黄,大便稀、量少。

既往史:慢性乙型病毒性肝炎病史 10
年,5 年前我院住院诊断"肝硬化、腹水、食管
静脉曲张",4 年前于外院行脾切除术(具体
不详),近期服用代丁(阿德福韦酯片)联合恩
替卡韦抗病毒,腹胀、下肢水肿时有反复。

入院查体:T 37.8℃,HR 92 次 /min,R 18
次 /min,BP 102/56mmHg;全身皮肤、巩膜轻
度黄染,肝掌(+),蜘蛛痣(+),形体消瘦,腹部
膨隆,上腹部长 30cm 手术瘢痕,腹壁静脉无
曲张,腹软,腹部压痛,左下腹较明显,无反跳
痛,肝脾触诊不满意,移动性浊音(+),肠鸣音

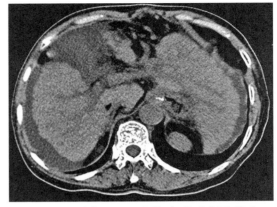

图 7-3-1　腹部 CT:肝硬化,门静脉高压,腹水

4 次 /min,双下肢中度凹陷性水肿。舌淡,苔白,脉弦略数。

入院诊断:

中医:①臌胀(肝郁脾虚,气滞湿瘀);②腹痛(肝郁脾虚,气滞湿瘀)。

西医:①原发性腹膜炎(?);②肠淤积;③乙型肝炎后肝硬化失代偿期;④慢性重度乙型
病毒性肝炎;⑤食管静脉曲张;⑥脾切除术后。

辅助检查:入院后复查肝功能示 ALB 30.9g/L,TBIL 51.4μmol/L,DBIL 29.3μmol/L。腹水
常规示颜色黄,透明度混浊,李凡他试验阳性(+),红细胞计数 4 000×10⁶/L,有核细胞计数
5 223×10⁶/L。腹水生化示总蛋白(TP)13.3g/L,LDH 33.4U/L,葡萄糖 7.6mmol/L。乙肝 DNA
定量 2.25 E⁶IU/ml。腹部 CT 增强示肝硬化,门静脉高压,食管下段及胃底周围静脉曲张,脐
静脉开放,胃肠道淤血,盆腔中量积液,脾缺如。

诊治过程:入院后经验性予头孢曲松钠 2g,1 次 /d,静脉滴注抗感染,继续予代丁联合恩
替卡韦抗乙肝病毒治疗,并予补充血白蛋白、利尿消肿、营养支持、护肝、退黄等治疗。

3 月 11 日,患者仍时有发热,腹痛基本同前,完善腹水培养及血培养结果提示大肠埃希
菌。外斐、肥达试验阴性。根据药敏结果,予停用头孢曲松钠,改予左氧氟沙星注射液 0.5g,
1 次 /d,静脉滴注,5 天后改口服使用。

中医方面,患者入院时低热,较焦虑,腹胀满疼痛,胀而不坚,纳呆,食后腹胀,小便少,大
便稀、量少,舌淡,苔白,脉弦略数。辨证为肝郁脾虚、气滞湿瘀,治以疏肝健脾、除湿消满为
法,予柴胡疏肝散合四苓散加减。拟方:柴胡 10g,枳壳 10g,陈皮 10g,香附 10g,紫苏叶 10g,
延胡索 10g,川芎 10g,白芍 10g,甘草 5g,白术 20g,厚朴 10g,泽泻 10g,猪苓 15g,茯苓 20g。

3 月 11 日二诊:患者仍反复发热,身目黄染,腹痛同前,肢体困重,少许口苦,小便黄,大
便难解,舌淡红,苔白腻微黄,脉弦。辨证为脾虚湿热蕴结,治以健脾清热利湿为法,予参苓
白术散合四苓散加减。拟方:党参 15g,茯苓 15g,白术 15g,山药 10g,陈皮 10g,炙甘草 10g,
莲子 10g,薏苡仁 15g,车前子 15g,柴胡 10g,泽泻 10g,猪苓 10g。

3 月 14 日三诊:患者热峰较前下降,以夜间发热为主,无汗,身目黄染稍有减轻,腹痛稍
减,间有脐周隐痛,小便黄,舌淡红,苔少,脉弦细。辨证为阴虚发热,治以透热养阴为法,予
青蒿鳖甲汤加减。拟方:青蒿 9g后下,知母 6g,桑叶 6g,鳖甲 15g,牡丹皮 6g,天花粉 6g,太子
参 15g,秦艽 10g,地骨皮 10g,绵茵陈 10g,黄芪 10g,桔梗 10g,白芍 10g。

3 月 16 日四诊:患者发热改善,腹痛减轻,腹胀仍较明显,双下肢肿,恶风怕冷,纳呆,大

便乏力,舌淡,苔白,脉弦细。辨证为脾肾阳虚、水湿瘀阻,治以健脾温肾、化气利水为法,予实脾饮加减。拟方:熟附子10g^{先煎},生姜10g,白术10g,白芍10g,厚朴10g,木瓜10g,木香10g,草果5g,槟榔10g,茯苓20g,干姜10g,炙甘草10g,砂仁10g,大枣10g。

经积极治疗,患者发热、腹痛改善,黄疸消退,腹水较前减少,3月20日出院。

出院西医诊断:①原发性腹膜炎;②肠淤积;③乙型肝炎后肝硬化失代偿期;④慢性重度乙型病毒性肝炎;⑤食管静脉曲张;⑥脾切除术后。

【诊治评析】

案例患者乙肝、肝硬化多年,脾切除术后,发病前反复大便排出不畅,肠淤积情况下肠道菌群易过量生长,且脾切除后免疫功能下降,可导致肠道菌群易位而致原发性腹膜炎。患者突发腹痛、发热,血培养及腹水培养查及大肠埃希菌,腹水常规及生化符合原发性腹膜炎表现,并合并肝功能损害,符合重症原发性腹膜炎诊断。及时中西医综合治疗,病势得以截断扭转。

在中医辨证施治中,始终把握患者肝郁脾虚、湿瘀气滞的基本病机特点,以疏肝、健脾、利湿、活血、行气为入手点,根据病情湿热毒邪的轻重及时干预,并重视利水与育阴之间的矛盾,顾及久病及肾、肾阳虚则水湿无以温化的特点,可见对于这样一类病机复杂的患者,应采取时时抓主线、临证细辨之的方法。

参 考 文 献

1.《中国肝病诊疗管理规范》白皮书(节选).临床肝胆病杂志,2014,30(3):197-209.

2. Runyon BA. Introduction to the revised American Association for the Study of Liver Diseases Practice Guideline management of adult patients with ascites due to cirrhosis 2012[J]. Hepatology,2013,57(4):1651-1653.

3. Kim JJ, Tsukamoto MM, Mathur AK, et al. Delayed paracentesis is associated with increased in-hospital mortality in patients with spontaneous bacterial peritonitis[J]. Am J Gastroenterol,2014,109(9):1436-1442.

4. 王今朝. 张琪诊治疑难病学术经验传真[M].北京:科学出版社,2014.

5. 高尚社. 国医大师朱良春教授辨治肝硬化腹水验案赏析[J].中国中医药现代远程教育,2013,11(23):7-9.

6. 叶柏,陈静. 国医大师徐景藩诊治肝硬化经验撷要[J].辽宁中医杂志,2013,40(6):1093-1094.

第四节 肝 脓 肿

一、西医认识

【诊断标准】

肝脓肿(hepatic abscess,HA)是指由细菌、真菌或溶组织阿米巴原虫等多种微生物引起的肝实质内单发或多发的化脓性病变。

(一)肝脓肿的诊断标准

肝脓肿的诊断标准包括以下几方面内容:

1. **症状** 起病急,主要是寒战、高热、肝区疼痛和肝脏肿大,体温常可高达39~40℃,伴恶心、呕吐、食欲不振和周身乏力;有时也可没有明显临床症状,或仅以消耗性症状为主。

2. **体征** 有时可触及肝脏肿大,肝区有压痛。

3. **实验室检查**　白细胞计数增高,明显核左移;有时可出现贫血。血培养或脓液培养有时可明确病原菌种类。阿米巴肝脓肿时确证性血清学试验或抗原试验阳性,大便显微镜检或大便抗原试验可能阳性。

4. **影像学检查**　B 超、CT 或 MRI 检查可明确脓肿位置和大小。

（二）重症诊断标准

目前,无公认重症肝脓肿的诊断标准。结合临床,可参照脓毒症器官功能相关诊断标准,因肝脓肿出现急性器官功能损害即可诊断为重症。

【**常见病原学**】

肝脓肿的病原学在不同病因、不同国家、不同人种之间存在着一定差异。

细菌性脓肿,约占肝脓肿的 80%,通常是多种微生物引起,常见混合肠道兼性菌和厌氧菌。链球菌也是常见病原体之一。在肝癌进行有创介入手术的患者中,则以金黄色葡萄球菌、化脓性链球菌等革兰氏阳性球菌为主,可达 60%。在亚裔人种中最常见为肺炎克雷伯菌感染,可占 60% 以上。

阿米巴肝脓肿,由溶组织阿米巴引起,约占 10%,对于过去 6 个月有疫区接触史的患者需要考虑。

真菌脓肿,常由念珠菌属所致,占比低于 10%,较常见于接受化疗的患者。

少数病例报道为结核菌感染所致。

不同病原学引起的肝脓肿在好发部位、影像学改变上无明确特异性,往往需要结合病史、伴随症状、血清学及病原学检查结果等协助综合判断。

【**治疗**】

（一）感染灶引流

对于急性期肝局限性炎症,脓肿尚未形成或多发性小脓肿,难以进行引流,此时应以药物治疗为主。若脓肿已成形、液化,则需积极引流。常用的引流方式如下:

1. **经皮肝穿刺脓肿置管引流术**　应作为首选,适用于直径小于或等于 5cm 的单个脓肿。在 CT 或 B 超引导下行穿刺。

2. **切开引流术**　适用于直径大于 5cm 的单个脓肿、多发性脓肿、多房性脓肿、脓液黏稠难以引流、经抗感染治疗无效的脓肿、评估脓肿有穿破可能或已穿破的脓肿。

3. **内镜逆行胰胆管造影（ERCP）引流**　对于既往有胆道操作史者,脓肿灶可能与胆道相通,ERCP 引流可能有效。

术后注意严密观察有无胆漏、出血等并发症,并做相应处理。

（二）抗感染治疗

1. 经验性全身使用抗生素。不应等到培养结果出来后才进行抗生素治疗,但在给予抗生素治疗之前应尽可能通过穿刺等手段直接留取病灶相关标本送培养,而置管等待引流物所做培养结果准确性明显下降。

考虑为细菌性肝脓肿的,需选用能覆盖肠道革兰氏阴性杆菌、肠球菌属等需氧菌和脆弱拟杆菌等厌氧菌的药物,可选用青霉素类、头孢菌素类、甲硝唑等。

对于阿米巴性肝脓肿,可使用组织型抗阿米巴药(如甲硝唑,500~750mg,3 次 /d,持续7~10 日;替硝唑 2g,1 次 /d,持续 5 日)以及肠腔型抗阿米巴药［如巴龙霉素,25~30mg/（kg·d）,分 3 次,持续 7 日;双碘喹啉,650mg,3 次 /d,持续 20 日;糠酸二氯尼特,500mg,3 次 /d,持续10 日］进行治疗。注:上述药物用量针对成人患者。

2. 根据临床用药效果、病原学培养结果调整抗生素使用。

3. 抗菌药物用至体温正常后 3~6 日。多数病例需要使用 4~6 周。对于需要后续引流或通过影像学检查发现脓肿持续存在的患者,可能需要更长的疗程。

(三)其他治疗

包括脏器功能维护及全身支持治疗:给予充分营养;纠正水、电解质失衡;必要时多次少量输血和血浆等纠正低蛋白血症;增强机体抵抗能力等。

二、中医认识

肝脓肿当属中医学"肝痈""胁痛"范畴。《黄帝内经》云:"肝雍,两胠满,卧则惊,不得小便。"《辨证录》云:"一旦两胁胀满,发寒发热,既而胁痛之极,手按痛处不可忍,人以为肝火盛也,谁知是肝叶生疮耳。世人但知五脏中惟肺生痈,不知肝亦能生痈也。"《医述》描述了其变证:"肝痈则胁内隐痛,日久亦吐脓血。"符合肝脓肿穿破进入胸腔及肺的表现。

【病因病机】

（一）病因

《诸病源候论》云:"热气,留于经络不引,血气壅涩,故成痈脓""痈由寒搏于血,血涩不通,而热归之,壅结所成"。外因或起于热毒侵袭,或起于受寒,而内因或本有肝经湿热,或肝气郁结,致毒邪积聚于肝而为病。

（二）病机

肝痈病变部位在肝,主要病机为热毒搏结,气血不通,热毒瘀邪壅结于肝。

初起以肝气郁滞、血毒搏结为主;进而热毒焦灼,耗气伤津,肝叶受热腐熟,炼而成脓,聚而成痈;日久可伤脾及肾,致气阴两虚,血虚不荣。早期邪盛正实,后期正虚邪陷。

【辨证论治】

在临床上,肝脓肿大概可以分为早期、极期和恢复期 3 个病程阶段。

（一）早期

此期常见的证候为气滞血瘀证。如能在此期及时诊治,逆转病势,可避免进一步发展至极期。

气滞血瘀证

主症:发热,恶寒,腹胀,胁痛,拒按,善太息,舌红,苔薄白,脉弦。

治法:疏肝行气,活血止痛。

方药:复元通气散加减。木香 10g,茴香 10g,青皮 10g,炙穿山甲 10g,陈皮 10g,白芷 10g,甘草 10g,贝母 10g,漏芦 10g。

加减:气滞重者,加柴胡、枳壳、薄荷;热象明显者,加金银花、黄芩;痛甚者,加延胡索、川楝子;血瘀重者,加香附、当归。

（二）极期

此期常见的证候为热壅血瘀证、肉腐血瘀证。

1. 热壅血瘀证

主症:憎寒壮热,面红气粗,胁痛固定,胀满拒按,疼痛不止,时有加重,急躁易怒,大便干,舌红,苔腻,脉洪数。

治法:清热解毒活血,理气宣郁。

方药:宣郁化毒汤合柴胡清肝汤加减。柴胡 20g,黄芩 10g,栀子 15g,白芍 10g,川芎

10g,香附 15g,薄荷 10g,当归 10g,陈皮 5g,枳壳 5g,天花粉 10g,生甘草 10g,金银花 15g。

加减:热毒盛者,加连翘、皂角刺、紫花地丁;便秘者,加枳实、厚朴、大黄;胁痛剧者,可加延胡索、郁金;夹湿者,加茵陈、薏苡仁。

2. 肉腐血瘀证

主症:但热无寒,烦躁不安,面色晦暗,胸胁胀痛,痛定不移,胁下包块,拒按,大便秘结,舌暗红,苔黄腻,脉弦涩。

治法:托毒溃脓,活血逐瘀。

方药:化肝消毒汤合透脓散加减。白芍 15g,当归 15g,炒栀子 10g,生甘草 5g,金银花 20g,黄芪 20g,穿山甲 10g,当归 10g,皂角刺 10g。

加减:高热抽搐者,加钩藤、羚羊角;大便不通者,加大黄、芒硝。

(三)恢复期

随着病势减缓,肝脓肿可进入恢复期,常见的证候包括气阴两虚证、气血两虚证。

1. 气阴两虚证

主症:疲倦乏力,面色无华,午后潮热,形体消瘦,胁部隐痛,口干,舌红苔光剥,脉细数。

治法:益气养阴,托毒排脓。

方药:六味地黄丸合补中益气汤加减。熟地黄 20g,山茱萸 10g,山药 10g,泽泻 10g,牡丹皮 10g,茯苓 10g,黄芪 20g,人参 10g,当归身 10g,升麻 10g,柴胡 10g,白术 10g。

加减:阴虚阳亢者,加龟甲、鳖甲;血瘀明显者,加桃仁、赤芍;潮热烦躁失眠者,加银柴胡、夜交藤。

2. 气血两虚证

主症:面色萎黄,头晕目眩,倦怠乏力,少气懒言,心悸,纳呆食少,舌淡苔白,脉弱无力。

治法:益气补血,健脾柔肝。

方药:八珍汤加减。人参 15g,白术 10g,茯苓 15g,炙甘草 10g,当归 10g,川芎 10g,白芍 10g,砂仁 10g。

加减:偏阳虚者,加熟附子,人参改用红参;食后腹胀者,加木香、厚朴。

【名医经验】

1. **曾庆骅主张湿热瘀毒是肝痈主要病因,分期而治**　曾庆骅认为,肝痈的外因有暑、湿、燥、火、寒、痰、瘀,内因可为饮食不节、湿热痢失治误治,总归湿热火毒内生而成痈,湿热瘀毒是肝痈的主要病因。治疗上,曾庆骅主张分早期、成痈期、溃疡期、恢复期 4 个阶段辨治。

早期多表现为湿热偏盛,可分为湿热下注型和热毒蕴肝型。湿热下注型多为阿米巴肝脓肿前期,多可见下痢脓血便、里急后重等大肠湿热之象。热重于湿者用白头翁汤或葛根芩连汤加减;湿重于热者合用胃苓汤。热毒蕴肝型多见于细菌性肝脓肿前期,治以清肝火、解热毒,予柴胡疏肝散合五味消毒饮加减。

成痈期多为热毒壅盛夹血瘀,脓肿开始形成。治宜透脓托毒,予大柴胡汤加减。

溃疡期热毒瘀血俱盛,脓肿已成。治宜活血化瘀、解毒排脓,予复元活血汤加减。

恢复期正气亏虚、气阴耗伤、瘀毒未净,可分为气阴耗伤型和正虚瘀毒未净型。气阴耗伤型应以益气养阴为主,佐以解毒清余邪,予生脉散加减。正虚瘀毒未净型宜培补气血,佐以祛瘀解毒,予八珍汤加减。

2. **李翰卿主张以清热解毒为基本大法,同时注重理气、泻浊**　李翰卿认为,肝痈为内痈,但与肺痈、肠痈等内痈又有不同,肺、肠均与外界相通,脓成溃破尚可排邪而出,邪去病势可缓,而肝在腹内,脓毒无处可排;且肝为将军之官,有疏泄作用,喜舒畅而恶抑郁,故在以清热解毒为基本大法消痈之时,同时需注重理气活血,若腹胀痛、大便不通,可予泻下,使浊邪随之而出,但泻下之力宜缓,不可莽用峻下伤正。

3. 乐德行主张详辨虚实,活用古方　乐德行认为,虽肝痈之病古而有之,早在《黄帝内经》即有记载,但多从实证辨之。如《疡科心得集》云:"此症多因郁怒肝火而发,或因肝胆之气不举。"又如《疡医大全》云:"治以平肝为主,佐以泻火祛毒。"然而,古时无西医学的穿刺、手术手段以及抗生素等药物治疗,后期治疗十分棘手,往往错过早期的治疗,则成"不可救"之证,故多强调早期之识别与治疗,因而多从实证辨治,以清热解毒、平肝活血为主要大法,甚或有"禁用温补药"(《外科大成》)的说法。

但对于现代中医,更多的患者已早期经过西医的诊疗,脓肿引流、抗生素运用已对邪实的祛除起了很大的作用,中医辨治更常见虚实夹杂之证,往往需要培补正气、托毒外出的治疗。临床辨治应详辨虚实,对于热毒壅盛者,善用古方清热解毒、消肿排脓的方药,如"五味消毒饮"(《医宗金鉴》)、"七星剑"(《外科正宗》)等名方,并可根据临床需要加用败酱草、红藤、皂角刺、薏苡仁、桔梗等药;而对于辨证存在阳气虚的患者,亦不拘于肝痈"禁用温补药"的说法,可用附子等温阳益气药,而《金匮要略》中"薏苡附子败酱散"用治肠痈虚证,亦为此意。

三、典型案例与诊治评析

【典型案例】

邓某,男,59 岁,2015 年 1 月 23 日入院。

主诉:发热伴呕吐、咳嗽 3 天。

现病史:患者 3 天前外出出差并食用海鲜,其后出现呕吐非咖啡色胃内容物 1 次,非喷射状,发热(未测体温),汗出,时有寒战,间中咳嗽、咳少量白痰,经休息症状无明显改善,至我院急诊就诊。至急诊时测体温 39.4℃,HR 140 次 /min;血常规示 WBC 7.12×10^9/L,中性粒细胞百分比 95.3%;降钙素原 2.53ng/ml;生化示葡萄糖 32.88mmol/L,总二氧化碳 8.3mmol/L;酮体 6.09mmol/L;胸片示右肺中叶感染。急诊考虑为"糖尿病酮症酸中毒、脓毒症、肺部感染",收入 ICU 监护治疗。

入院症见:神清,精神疲倦,高热恶寒,恶心欲呕,时有咳嗽,痰白量少,无气促,口干渴,无腹痛腹泻,大便干,小便尚可。

既往史:6 年前体检发现血糖升高,其后未系统诊治,偶测空腹血糖 14~16mmol/L。

入院查体:T 38.7℃,HR 128 次 /min,R 20 次 /min,BP 102/65mmHg,SpO_2 100%;双肺呼吸音粗,右下肺散在湿啰音。腹稍胀,肝脾肋下未及,右上腹压痛(±),反跳痛(-),肝区叩击痛(±),墨菲征(-),麦氏点压痛(-),肠鸣音正常。舌暗红,苔黄腻,脉弦滑数。

考虑患者咳嗽咳痰症状较轻,查体及胸片提示肺炎范围不大,与临床炎症反应程度不匹配,且肝区可疑压痛、叩击痛。入 ICU 后予紧急行胸腹部 CT 检查(图 7-4-1,图 7-4-2):肝右叶团片状低密度影,肝脓肿可能,建议增强扫描;胆囊结石,慢性胆囊炎;双下肺后基底段少许慢性炎症。

入院诊断:

中医:①肝痈(脾虚湿瘀化热);②消渴(脾虚湿瘀化热)。

西医:①肝脓肿;②脓毒症;③糖尿病酮症酸中毒;④2 型糖尿病;⑤胆囊结石伴慢性胆

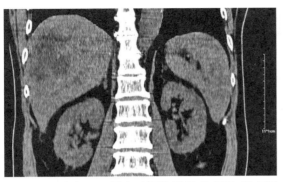

图 7-4-1 腹部 CT:肝右叶团片状低密度影,考虑肝脓肿(一)

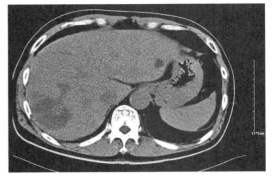

图 7-4-2 腹部 CT:肝右叶团片状低密度影,考虑肝脓肿(二)

囊炎。

辅助检查:入院复查血常规示 WBC 9.56×10^9/L,NEUT% 88.1%,HGB 134g/L,PLT 168×10^9/L;降钙素原 12.53ng/ml;血气分析示 pH 7.355,PCO_2 23.6mmHg,PO_2 75mmHg,BE-ecf −11.6mmol/L;酮体 0.43mmol/L;生化示葡萄糖 11.7mmol/L。肝功能示 ALT 22U/L,AST 24U/L。

诊治过程:完善 CT 检查后明确患者存在肝脓肿,立即请介入科,在 B 超引导下行肝脓肿穿刺引流术,穿刺后可抽出灰白色脓液 10ml,予留取标本送检,并留置引流管进行引流。药物方面,给予亚胺培南 - 西司他汀钠 1g(1 次 /8h)静脉滴注抗感染,并予补液、消酮、控制血糖、营养支持、增强免疫等治疗。

经治疗,患者体温有下降趋势,肝脓肿引流液细菌培养结果为肺炎克雷伯菌,对亚胺培南 - 西司他汀钠敏感,维持抗生素方案;血糖情况较前改善,酮体转阴。1 月 26 日,患者病情好转,转内分泌专科继续治疗。1 月 27 日,患者肝脓肿引流管无液体引出,局部疼痛不适感明显,复查腹部 B 超提示肝脓肿范围较前减少,予拔除引流管,继续维持抗生素治疗。2 月 4 日,患者已无发热 6 日,复查上腹部 CT 平扫 + 增强(图 7-4-3,图 7-4-4):肝右叶脓肿病灶较前缩小,予尝试介入下肝脓肿穿刺,无脓液抽出,考虑脓肿机化可能;停用抗生素,继续维持营养支持、控制血糖等治疗。

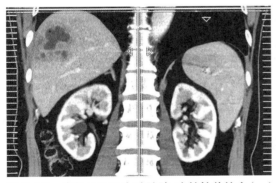

图 7-4-3 腹部 CT:肝右叶脓肿,病灶较前缩小(一)

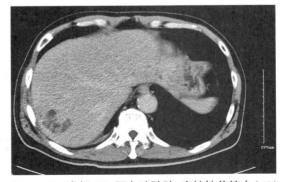

图 7-4-4 腹部 CT:肝右叶脓肿,病灶较前缩小(二)

中医方面,入院时患者高热、寒战、口干、腹稍胀、大便干结、舌暗红、苔黄腻、脉弦滑数。辨证为热壅血瘀,治以清热解毒、理气活血。中药汤剂予五味消毒饮合柴胡清肝汤加减。金银花 15g,野菊花 10g,蒲公英 15g,紫花地丁 15g,紫背天葵 10g,柴胡 20g,黄芩 10g,栀子

15g,白芍 10g,川芎 10g,香附 15g,薄荷 10g,陈皮 5g,枳实 10g,生甘草 10g。

1 月 27 日二诊:患者热势减轻,无恶寒,神疲乏力,纳呆,胁痛,腹胀,口干,舌淡暗,苔白,脉滑细。辨证为气阴两伤、瘀毒留滞,治以益气养阴、托毒活血。中药汤剂予补中益气汤合复元活血汤加减。黄芪 20g,人参 10g,当归身 10g,升麻 10g,柴胡 10g,白术 10g,柴胡 15g,瓜蒌 10g,红花 5g,甘草 10g,穿山甲 20g,桃仁 10g。

2 月 4 日三诊:患者已无发热,疲倦,怕冷,消瘦,面色萎黄,纳呆,舌淡,苔白,脉细。辨证为气血两虚,治以益气补血、健脾柔肝。中药汤剂予八珍汤加减。人参 20g,白术 10g,茯苓 10g,炙甘草 10g,当归 10g,川芎 10g,白芍 10g,砂仁 10g。

经积极治疗,患者病情好转且稳定,于 2 月 7 日出院。出院西医诊断:①肝脓肿;②脓毒症;③糖尿病酮症酸中毒;④2 型糖尿病;⑤胆囊结石伴慢性胆囊炎。

【诊治评析】

案例患者糖尿病多年,未行监测、治疗,以脓毒症、糖尿病酮症酸中毒来诊,初起无明显腹痛症状,少许咳嗽,胸片提示少许肺炎影像学改变,呼吸道症状、体征、影像学改变与感染炎症反应并不匹配,进一步完善诊查方发现隐匿真实病因——肝脓肿,而患者胸部 CT 也证实肺部仅为少许慢性炎症,绝非本次脓毒症之病因。这提示我们:①临床诊治,务必详细诊查,不可以偏概全,尤其临床表现难以与目前诊断结论相符时,仅凭一些临床易得的诊断依据,便武断下结论;②糖尿病患者容易合并感染,而又因神经功能受损,常有病灶肿痛不明显的表现,容易掩盖病情,临床诊治时尤需注意。

中医方面,在西医及时引流、抗感染的介入下,毒热之邪能早有出路,配合中医药清热解毒透脓等治疗,事半功倍,可截断病情急剧恶化之趋势。但即使在中西医结合、内外科合用的情况下,肝脓肿仍呈现病情缠绵难愈的特点,极大消耗人体之正气,容易复发,或并发他病,此时调养应充分发挥中医药的特色,益气养阴、托毒外出、匡扶正气。

参 考 文 献

1. Kaplan GG, Gregson DB, Laupland KB. Population-based study of the epidemiology of and the risk factors for pyogenic liver abscess[J]. Clin Gastroenterol Hepatol,2004,2(11):1032-1038.

2. Rahimian J,Wilson T,Oram V,et al. Pyogenic liver abscess:recent trends in etiology and mortality[J]. Clin Infect Dis,2004,39(11):1654-1659.

3. 杨香生,宾学森.曾庆骅论治肝脓肿的经验[J].北京中医杂志,1993(2):6-7.

4. 王象礼,赵通理.李翰卿[M].2 版.北京:中国中医药出版社,2014.

5. 乐永红,王宏峰.乐德行治疗"肝痈"的经验体会[J].中国中医基础医学杂志,2014,20(6):838,848.

第五节　伪膜性肠炎

一、西医认识

【诊断标准】

伪膜性肠炎(pseudomembranous enterocolitis)是在运用抗生素治疗疾病后(几乎所有抗生素均可引起,但常见于氟喹诺酮类、克林霉素、头孢菌素类和青霉素类抗生素),肠道内正常菌群发生改变,艰难梭菌感染引起的结肠炎,在肠镜检查时可发现结肠存在假膜,通常以一日多达 10 次或 15 次的水样泻伴下腹疼痛为主要临床症状,并可见发热、白细胞增多,严重者可出现暴发性中毒性巨结肠、肠穿孔。部分住院患者可出现艰难梭菌定植,比例可高达 20%~50%,无腹泻等临床症状,但成为环境污染源。

伪膜性肠炎可发生在抗生素治疗过程中,也可以发生在停用抗生素 5~10 日后,甚至个别报道停用抗生素 10 周后出现症状。

（一）伪膜性肠炎的相关诊断标准

1. 伪膜性肠炎的诊断标准

（1）存在中至重度腹泻（一日 3 次或 3 次以上稀便,至少持续 2 日或大便每日多达 10~15 次,持续 1 日）或肠梗阻。

（2）粪便检测艰难梭菌毒素或产毒性艰难梭菌结果阳性。

（3）内镜下或组织检查结果显示伪膜性肠炎。

同时满足（1）及（2）（3）任意一项可诊断。

对于有典型临床表现且粪便毒素检测为阳性的患者,无须进行内镜检查,以降低肠镜使用中引发肠穿孔的风险。内镜检查通常在以下情况时考虑进行：

（1）临床高度怀疑艰难梭菌感染,但实验室检测为阴性。

（2）需要在实验室出结果前迅速诊断艰难梭菌感染。

（3）抗生素治疗艰难梭菌感染无效,需内镜检查协助进一步诊断。

（4）表现为肠梗阻或极轻微的腹泻等非典型症状。

2. 中毒性巨结肠诊断标准

（1）结肠扩大（最大直径 >7cm）伴严重全身毒性表现。

（2）腹平片可能提示小肠扩张、气液平面（与肠梗阻或缺血类似）以及由黏膜下水肿引起的"拇纹征"。

3. 复发性感染　诊断标准：初始治疗完成后 8 周内再次出现感染症状。

艰难梭菌感染初始治疗成功后,有 10%~25% 的患者可出现感染复发或再发新的艰难梭菌感染（流行病学调查显示,高达 65%~88% 的病例为同一菌株的复发感染而非新菌株的再感染）,部分患者可出现多次复发或再感染。复发可出现在治疗结束后几日内或几周内。

（二）重症伪膜性肠炎的诊断标准

目前无公认的重症伪膜性肠炎的诊断标准,下面列出美国胃肠病学院（ACG）《艰难梭菌感染诊断、治疗与预防指南》中的定义,供读者参考。

1. 对重症伪膜性肠炎的定义

（1）血清白蛋白 <30g/L。

（2）白细胞计数 $\geqslant 15 \times 10^9$/L。

（3）腹部压痛。

同时存在（1）和（2）（3）中任意一项。

2. 对重症复杂型伪膜性肠炎的定义

（1）因艰难梭菌感染需入住 ICU 监护治疗。

（2）低血压（无论是否需要使用血管活性药）。

（3）发热 $\geqslant 38.5$℃。

（4）肠梗阻或明显的腹胀。

（5）意识状态改变。

（6）白细胞计数 $\geq 35 \times 10^9/L$ 或 $<2 \times 10^9/L$。

（7）血乳酸 >2.2mmol/L。

（8）器官衰竭（肺、肾等）。

因艰难梭菌感染导致以上任意一项表现。

【病原学】

伪膜性肠炎为艰难梭菌感染所致。

艰难梭菌为革兰氏阳性厌氧杆菌，可形成芽孢于结肠外存活，芽孢耐热、耐酸、耐抗生素，进入结肠后转化为有完整功能的繁殖体，产生毒素，但较容易被抗生素杀灭。

艰难梭菌传染性强，通过粪-口途径传播，定植于肠道，抗生素治疗破坏肠道菌群平衡，促使艰难梭菌繁殖增加，但艰难梭菌本身若不产毒素不致病，其合成的外毒素与肠道上皮细胞受体结合，方引起结肠黏膜细胞骨架破坏。主要合成释放两种强力外毒素——A 毒素（又称"肠毒素"）和 B 毒素（"细胞毒素"）。毒素一旦进入细胞，会灭活 Rho 家族蛋白介导的调控通路，可导致细胞收缩和凋亡，并破坏细胞间的紧密连接。内镜下可见肠黏膜表面的浅表溃疡，溃疡局部血清蛋白、黏液、炎症细胞渗出、附着，形成假膜（结肠假膜表现几乎为艰难梭菌感染所特有，偶见克雷伯菌或其他病原体引起结肠假膜的报道），表现为直径可长达 2cm 的黄色或黄白色隆起斑块散布在结肠黏膜上，可融合成片或与正常黏膜相间。

病理学可分为 3 种类型：①1 型，炎症局限于表层上皮及黏膜固有层，典型假膜表现，偶可见隐窝脓肿；②2 型，可见严重腺体破坏，明显黏蛋白分泌，严重的基底层炎症；③3 型，严重的黏膜全层坏死，可有融合性假膜。

【治疗】

（一）尽快停用诱发发病的抗生素

评估临床情况，尽快停用诱发发病的抗生素为治疗重要的第一步。若原发感染情况不允许停用抗生素，尽量选用不常引起伪膜性肠炎的抗生素，如胃肠外使用的氨基糖苷类、磺胺类、大环内酯类、万古霉素或四环素等。

（二）实施消化道隔离

对于疑诊或确诊伪膜性肠炎的患者，应给予消化道隔离加强感染控制。艰难梭菌芽孢不能被酒精杀死，建议医护人员接触患者前后以肥皂和流动水清洁手。

（三）抗生素治疗

1. 使用针对艰难梭菌感染抗生素的指征

（1）对于有典型临床表现（如腹泻、腹痛、恶心呕吐等）且诊断性检测阳性的患者，需给予针对艰难梭菌的抗生素治疗。

（2）临床高度疑诊，未获得诊断性检测结果前可进行经验性抗艰难梭菌感染治疗。

（3）对于毒素检测阳性但无临床症状的患者，可不予针对艰难梭菌的抗生素治疗。

2. 针对艰难梭菌感染抗生素的方案

（1）非重症患者：甲硝唑 500mg，3 次/d，口服；或甲硝唑 250mg，4 次/d，口服；或万古霉素 125mg，4 次/d，口服；或非达霉素 200mg，2 次/d，口服。

妊娠期、哺乳期或对甲硝唑不耐受、过敏的患者可首选口服万古霉素。如果使用甲硝唑 5~7 日内无缓解（主要看临床症状、体征，粪便检测可长期持续阳性，无法说明治疗效果），应该用万古霉素。

静脉使用万古霉素对艰难梭菌结肠炎无效,因无法充分到达病灶获得满意的药物浓度。口服万古霉素不被吸收,可在感染灶达到最大药物浓度;但万古霉素可通过发炎的结肠黏膜被吸收,仍需警惕万古霉素相关的肾毒性。

非达霉素属大环内酯类,对艰难梭菌有杀菌作用,而甲硝唑与万古霉素对艰难梭菌为抑菌作用,且非达霉素抗菌谱较甲硝唑和万古霉素窄,对肠道正常菌群干扰较小。但其疗效仍需进一步观察。

疗程推荐 10~14 日;若基础感染仍需使用抗生素,在整个疗程中仍需针对艰难梭菌的抗感染治疗,并维持至基础疾病抗生素疗程结束后 1 周。

(2)重症患者:万古霉素 125mg,4 次 /d,口服。

无法耐受万古霉素的患者可考虑使用非达霉素 200mg,2 次 /d,口服。疗效仍需进一步观察研究。

24~48 小时内未见临床改善,或出现了脏器衰竭、肠梗阻等并发症,万古霉素改为 500mg,4 次 /d,口服。

发生肠梗阻时,可加用甲硝唑 500mg,1 次 /8h,静脉滴注(甲硝唑可通过胆汁、肠道排泄而通过静脉使用在结肠中达到一定的药物浓度,但只要可口服给药都应首选口服);严重肠梗阻患者万古霉素需考虑灌肠等方法结肠内局部给予(常用方案:500mg 万古霉素溶于 100ml 生理盐水,保留灌肠,1 次 /6h),但有一定的结肠穿孔风险,仅推荐标准治疗无反应时使用。

无法使用万古霉素和非达霉素的情况下,可使用甲硝唑 500mg,3 次 /d,或 250mg,4 次 /d。但有效性不及万古霉素。

疗程与非重症情况同。

(3)复发患者

1)初次复发:复发症状轻微而其他情况良好,可保守治疗,无须针对艰难梭菌抗感染治疗。初次复发非重症可以选用甲硝唑,也可使用万古霉素、非达霉素。方案选择与初始治疗所使用药物无关,初始使用甲硝唑治疗出现复发,再次使用甲硝唑治疗仍有效。若复发为重症,需参考初始治疗重症患者方案进行。

2)多次复发:万古霉素,脉冲 - 逐渐减量式给药(如 125mg,4 次 /d,口服,持续 10 日,后以 125~500mg/d,每隔 2~3 日给药 1 次,持续 3 周以上;或 125mg,4 次 /d,口服,持续 10 日,后逐渐减量至 125mg/d)。或予非达霉素 200mg,2 次 /d,口服,持续 10 日。

(四)手术治疗

重症复杂型伪膜性肠炎患者需考虑外科手术治疗。

重症患者若出现中毒性巨结肠、严重肠梗阻、肠穿孔、肠穿孔倾向、坏死性结肠炎、多器官功能障碍综合征,应进行外科手术干预。

(五)其他治疗

包括营养支持,维持水、电解质平衡,避免胃酸抑制治疗,粪便菌群移植(尤其适用于多次复发患者)。重症患者需要密切的生命体征、脏器功能监测及维护。

二、中医认识

伪膜性肠炎在古籍中没有确切对应的病名,根据其临床腹泻伴腹痛的突出症状,多归入中医"泄泻""暴注"范畴。

泄泻是指感受外邪,或饮食所伤,或脾失健运,大肠传导失司,清浊混杂而下,表现为大便次数频多,质稀薄甚如水状,可伴腹胀腹痛、恶寒发热,严重者可伴便血。

【病因病机】

（一）病因

本病病因可分为内外两因。内因为久病、大病后体虚,致脾胃虚寒,中阳不健,运化失司,清气下陷,清浊混杂而下;外因为感受外邪(以寒、湿、暑、热为常见)、饮食所伤、毒物药物所伤,脾胃受病,清浊不分而致泻。

（二）病机

泄泻病位在大肠、脾胃,涉及肾。《素问·至真要大论》云:"暴注下迫,皆属于热。"《素问·六元正纪大论》云:"湿胜则濡泄。"其主要病机为湿热蕴结,中焦运化失司,清浊不分、倾泻无度。邪热炽盛,可灼伤津液,成热盛伤阴。或素有脾胃虚弱,久病、大病正气耗伤,脾胃受损,肾阳衰惫,不能温化水湿,而致清浊不分。气机受阻,不通则痛,而现腹痛;气滞血瘀或热伤肠络,血溢脉外,而现便血。病位初起以实证为主,久病以虚证为主。

【辨证论治】

1. 湿热蕴结证

主症:发热,暴泻难止,腹痛肠鸣,里急后重,便蛋花水样,或夹膜块,泻后痛稍减,舌红,苔黄腻,脉滑数。

治法:清热解毒,利湿化浊。

方药:葛根芩连汤加减。葛根15g,黄芩6g,黄连6g,黄柏6g,金银花10g,败酱草15g,蒲公英10g,牡丹皮10g,贯众10g,车前子10g,甘草10g。

加减:湿邪偏重者,加苍术、厚朴、薏苡仁;热偏重者,加连翘、马齿苋;神昏、谵语者,加服紫雪。

2. 热盛伤阴证

主症:高热,午后热盛,便糊状量少次频,心烦,口干渴,舌红,苔少,脉细数。

治法:清热养阴,益气升清。

方药:青蒿鳖甲汤加减。青蒿10g,鳖甲20g,生地10g,知母6g,牡丹皮9g。

加减:气阴两虚明显者,加西洋参、麦冬、甘草;湿热较盛者,加葛根、败酱草;腹痛明显者,加木香、赤芍。

3. 脾肾阳虚证

主症:泻下不止,大便如稀水状,恶风怕冷,腰膝酸软,脘腹冷痛,喜揉喜按,倦怠食少,舌淡,苔白,脉沉细。

治法:温补脾肾,固阳止泻。

方药:附子理中丸合真人养脏汤加减。熟附子15g^{先煎},党参15g,白术20g,干姜10g,甘草10g,当归10g,肉豆蔻10g,肉桂10g,白芍10g,木香10g,诃子10g,罂粟壳10g。

加减:中气下陷者,加黄芪、升麻;腹胀痛者,加陈皮、乌药、木香。

4. 邪陷正脱证

主症:神昏,面色苍白,发热,烦躁,汗出如油,四肢清冷,二便失禁,脉细微数欲绝。

治法:补益阴阳,固脱回逆。

方药:参附汤合生脉饮加减。人参20g,熟附子15g,麦冬10g,五味子10g。

加减:便血不止者,加白及、地榆、槐花;口唇发绀者,加丹参、赤芍。

【名医经验】

1. **何任认为湿多成五泄,总宜健脾化湿,自创验方治之** 《素问》有云:"湿胜则濡泻。"泄泻主要由于湿邪侵袭,脾胃功能失调,导致清浊不分、水谷混杂并走大肠,表现为大便次数多、稀溏如水样。湿邪为最常见外因。"湿多成五泄。"何谓"五泄"?一为飧泄,为湿邪兼风,即所谓"春伤于风,夏生飧泄",多见完谷不化;二为溏泄,为湿邪兼热,肠垢污积;三为鹜泄,为湿邪兼寒,泄如鸭矢;四为濡泄,为湿甚,身重肠鸣,所下多水;五为滑泄,为湿兼虚,洞下不禁。

治疗总则在于健脾化湿。暴泻者化湿为主,何任自创"苍薏汤",由苍术、薏苡仁组成,视辨证佐以祛寒或解热,兼表者解表,兼暑者清暑,伤食者消导。久泻者以脾虚为主,当健运脾土,自创"健运汤",由党参、茯苓、白术、甘草、干姜、白芍、附片、黄连、广木香组成;有肝气乘脾者,予抑肝扶脾,可予痛泻要方;久泄予固涩;及肾者可有五更泻,宜健脾的同时益肾,予加五味子、补骨脂、肉豆蔻。

2. **李玉奇自创验方辨治脾虚泄泻** 李玉奇认为,虽然《难经》中将泄泻分为"胃泻、脾泻、大肠泻、小肠泻、大瘕泻"5种,但其病因病机基本相同,多有脾虚之本,又以湿邪为患而来,自创经验方治疗泄泻。用药:山药20g,莲肉20g,苍术15g,砂仁20g,白芍20g,莱菔子15g。若便带脓血,加白头翁、秦皮;腹痛者,重用白芍,或加入米壳;肠鸣者,加防风;泄泻次多量大,加芡实、石榴皮,但不可过早、过用收涩,以免闭门留寇;典型肾泄方加肉豆蔻、吴茱萸等大辛大热之品,否则反可加重病情。

3. **赵绍琴辨治久泄,虚证分五型,实证分二型** 虚证有五:一为脾气虚衰,症见频泄,大便溏薄,便后气短汗出,倦怠乏力,面色淡白无华,食后腹胀,舌胖,苔白嫩,脉虚软无力,治宜扶脾益胃,可用参苓白术散类加减;二为脾阳亏虚,症见久泻,泄后气坠脱肛,气短汗出,头晕心慌,舌胖有齿印,苔白嫩滑润,脉沉迟无力,治宜升阳益胃,可予补中益气汤类加减,若见滑泄欲脱,可加固涩之品,如诃子、肉豆蔻、赤石脂、牡蛎、粟壳等;三为久泄伤阴,症见泄势不重,但腹中不舒,便意急而量不多,小便溲赤热,夜寐多梦,舌红瘦干,无苔,脉沉细,治应甘寒育阴,可用荆芥炭、吴茱萸水炒黄连、白芍、炙甘草、木瓜、白扁豆、石斛、薏苡仁、防风等;四为脾虚食滞,症见泄下恶臭,甚夹食物残渣,面色苍白,腹胀满,嗳气腐臭,小便赤黄,舌苔厚腻,脉力弱而势滑,治应补虚消导并进,用香砂枳术丸合保和丸之类加减;五为气虚夹热,症见泻下急迫,梦多急躁,小便赤热,舌尖红瘦干起刺,脉虚而滑数,治应健脾益气、兼清其热,可用葛根、白术、黄芩、吴茱萸、水炒黄连、白芍、薏苡仁、茯苓皮、冬瓜皮、灶心黄土等品。

实证有二:一为湿热留恋,症见泄势如注,肛门灼热,舌红干瘦,甚则舌面干裂,脉浮软无力,治应调理脾胃、升降分化,可予荆芥炭、防风、黄连粉、黄芩、白芍、木香、甘草、焦三仙等,同时饮食务必清淡;二为食滞不化,症见形体消瘦,面色黑浊,腹痛拒按,嗳腐酸臭,厌食腹胀,舌苔厚腻,脉弦滑,治应升阳和中、消积导滞,可予焦白术、枳实、木香、槟榔、葛根、防风、冬瓜皮、焦三仙、灶心黄土等。

三、典型案例与诊治评析

【典型案例】

罗某,男,72岁,2012年4月7日入院。

主诉:大便性状改变3个月。

患者3个月前开始出现大便性状改变,于我院行肠镜发现直肠肿物,病理为腺癌,为求进一步手术治疗入住我院肛肠科。予术前评估、准备后,于4月10日在气管插管全麻下行经腹直肠癌根治术,术后使用头孢曲松钠抗感染,并予营养支持、稀化痰液等治疗。术后3天患者无明显感染迹象,停用抗生素,患者病情稳定。4月22日患者突发腹泻水样便,日10余次,无恶寒发热,无明显腹胀腹痛。查血常规:WBC 9.26×10^9/L,NEUT% 74.2%;肝功能:ALB 31.2g/L;粪便常规:白细胞(++);霍乱弧菌、沙门氏菌、志贺菌培养阴性。肛肠科予蒙脱石散护肠止泻,双歧杆菌三联活菌片调节肠道菌群平衡等治疗,但患者仍反复腹泻水样便,日近10次,里急后重,夹带胶冻状物。为求进一步诊治,于5月1日转消化科。

转入消化科时症见:神清,精神疲倦,无发热,纳眠一般,口干喜饮,无腹胀痛,大便次数频多、量不多、胶冻状,里急后重,便后稍减,舌淡胖,苔微黄腻,脉滑细。

既往史:高血压病史9年,最高血压150/90mmHg,规律服用降压药,血压控制可。

转入诊断:

中医:①泄泻(脾虚湿瘀化热);②肠癌(脾虚湿瘀)。

西医:①伪膜性肠炎(?);②直肠恶性肿瘤(腺癌,根治术后);③高血压1级(中危组)。

辅助检查:5月2日复查血常规示WBC 15.21×10^9/L,NEUT% 85.3%;肝功能示ALB 29.1g/L;粪便常规示白细胞(++),红细胞(+),潜血(+++)。肠镜检查可见结肠假膜。

诊治过程:转入予口服万古霉素125mg,4次/d,抗感染,持续用药14天,并予消化道隔离、护肠止泻、营养支持、调节肠道菌群平衡等治疗。

中医方面,患者素有脾虚体质,腹部大手术后,兼用抗生素等药物,脾虚湿滞,术后约2周出现脾虚泻,治予温阳健脾、祛湿止泻为法,予葛根芩连汤合附子理中汤加减。方如下:

葛根30g,黄芩10g,黄黄连5g,党参15g,肉桂2g^{焗服},干姜5g,五味子10g,山药20g,茯苓15g,炒白术15g,熟附子5g,炙甘草5g。

5月1日二诊:患者病情无改善,症见神疲,无发热,纳眠一般,口干喜饮,大便次数频多、量不多、胶冻状,里急后重,便后稍减,舌淡胖,苔微黄腻,脉滑细。辨证为脾虚湿瘀化热,治以健脾祛湿清热为法,予连理汤加减。拟方如下:

党参15g,干姜10g,黄连10g,黄芩10g,厚朴15g,枳实15g,甘草5g,槟榔15g,木香10g^{后下},白术15g。

5月4日三诊:患者大便次数稍有减少,便中带血性黏液,舌淡红,苔微黄腻,脉滑细。辨证为脾虚湿瘀化热、热伤肠络,治以健脾祛湿、清热凉血止泻,予连理汤合白头翁汤加减。方如下:

党参15g,炒白术15g,炒黄连10g,白头翁15g,秦皮15g,木香10g^{后下},黄柏10g,藿香10g,神曲15g,甘草10g,炒山楂15g,干姜10g。

5月7日四诊:患者大便血性黏液减少,续守上方。

5月11日五诊:患者纳眠改善,无口干口苦,大便软、成形,次数仍多,无黏液血便,舌淡胖,苔微黄腻,脉滑。考虑湿热稍减,予去黄柏、干姜,加黄芪30g、葛根30g。

5月16日六诊:患者大便成形,次数减少,复查血常规、肝功能、生化正常,面色白,稍恶风,神疲乏力,舌淡,苔白,脉沉细。辨证为脾肾阳虚,治以补益脾肾、固阳止泻,予附子理中丸合真人养脏汤加减。方如下:

熟附子15g^{先煎},党参15g,白术20g,干姜10g,甘草10g,当归10g,肉豆蔻10g,肉桂10g,白芍10g,木香10g,诃子10g,罂粟壳10g。

经积极治疗,患者无发热,无腹痛腹胀,大便成形,日2~3次,无黏液血便,纳可。5月18

日予出院。

出院西医诊断：①伪膜性肠炎；②直肠恶性肿瘤（腺癌，根治术后）；③高血压1级（中危组）。

【诊治评析】

案例患者直肠癌开腹术后，禁食状态，仅使用抗生素3天，即出现伪膜性肠炎，并出现白蛋白<30g/L，白细胞计数≥$15×10^9$/L，符合重症伪膜性肠炎诊断，及时给予万古霉素口服及中医辨证治疗，前后治疗近1个月方稳定出院。

在中医辨证施治中，患者年过七旬，正气亏虚，脾气本虚，运化失司，湿瘀内结，发为肠癌，又经大手术后，正气更损，脾虚湿盛而出现暴泻，故以温阳健脾、祛湿止泻为治；后湿瘀化热、热伤肠络，以标证为急，遂予清热祛湿、凉血止血，同时不忘健脾；后期标实减轻，脾肾阳虚为重，以温补脾肾、固阳止泻为法。西医治疗要求长时间口服广谱抗生素，对肠道菌群平衡重建亦为一种阻碍，而中医药方法切入其中，可协助改善胃肠功能、平衡重建，以达更佳疗效。

参 考 文 献

1. Cohen SH, Gerding DN, Johnson S, et al. Clinical practice guidelines for Clostridium difficile infection in adults: 2010 update by the society for healthcare epidemiology of America (SHEA) and the infectious diseases society of America (IDSA) [J]. Infect Control Hosp Epidemiol, 2010, 31 (5): 431-455.

2. Surawicz CM, Brandt LJ, Binion DG, et al. Guidelines for diagnosis, treatment, and prevention of Clostridium difficile infections [J]. Am J Gastroenterol, 2013, 108 (4): 478-498.

3. Debast SB, Bauer MP, Kuijper EJ, et al. European Society of Clinical Microbiology and Infectious Diseases: update of the treatment guidance document for Clostridium difficile infection [J]. Clin Microbiol Infect, 2014, 20 (Suppl 2): 1-26.

4. Leffler DA, Lamont JT. Clostridium difficile infection [J]. N Engl J Med, 2015, 372 (16): 1539-1548.

5. 王永炎, 晁恩祥. 今日中医内科（中卷）[M]. 北京：人民卫生出版社, 2000.

6. 王建国, 刘建和, 唐雪勇. 国医大师医论医案医方：脾胃病症辑要 [M]. 北京：人民军医出版社, 2013.

7. 刘建和. 现代名医临证心得 [M]. 太原：山西科学技术出版社, 2013.

第六节 伤 寒

一、西医认识

【诊断标准】

广义伤寒（typhoid fever），又称肠热病（enteric fever），包括狭义伤寒与副伤寒，分别是由伤寒沙门菌与副伤寒沙门菌引起的严重全身性疾病，好发于儿童及青壮年，流行于卫生条件差的贫困地区。本文所指伤寒为广义伤寒。

（一）伤寒的诊断标准

1. 临床诊断标准 在伤寒流行季节（夏秋季）和地区，出现持续性高热（40~41℃），为时1~2周以上，并出现特殊中毒面容、相对缓脉、皮肤玫瑰疹、肝脾肿大、周围血象白细胞总数低下、嗜酸性粒细胞消失，骨髓象中有伤寒细胞（戒指细胞），可临床诊断为伤寒。

2. 确诊标准 疑似病例如有以下项目之一者即可确诊。

（1）从血、骨髓、尿、粪便、玫瑰疹刮取物中，任一标本分离到伤寒杆菌。

（2）血清特异性抗体阳性，肥达反应"O"抗体凝集效价≥1：80，"H"抗体凝集效价≥1：160，恢复期效价增高4倍以上者。

（二）慢性携带者诊断标准

急性感染后粪便或尿液中排泄沙门菌大于12个月。

慢性携带者可能长期被定植，大量排菌，但不发生临床疾病，可成为传染源。约1%~5%的病例会成为慢性携带状态，女性较男性多见，更常发生于有胆道结石或其他胆道异常的患者。

（三）重症伤寒的诊断标准

目前无公认的重症伤寒诊断标准。

根据文献报道，严重伤寒患者可能因菌血症播散的缘故，可出现涉及肝胆、心血管系统、呼吸系统、泌尿生殖系统、肌肉骨骼系统和中枢神经系统受累的表现，如存在中枢神经系统表现称为"伤寒性脑病"（谵妄、意识模糊等）。

结合临床，可参照脓毒症器官功能相关诊断标准，因伤寒出现急性器官功能损害即可诊断为重症。

【常见病原学】

引起伤寒的病原体多为肠道沙门菌伤寒血清型（又称伤寒沙门菌），其他血清型还有甲型、乙型（又称肖氏沙门菌）、丙型副伤寒沙门菌（又称希氏沙门菌）、猪霍乱沙门菌等。不同病原体引起的伤寒症状并无特异性，往往需要通过血清型检测进行分辨。

一般潜伏期为5~12天。一般而言，感染病原体的量越大，个体感染风险越高（如胃酸缺乏、患免疫抑制性疾病患者），则潜伏期越短，发病率越高。

这些微生物不能被胃酸完全杀灭，可在小肠穿透上皮细胞，进入淋巴组织，通过淋巴途径或血行途径传播至网状内皮系统，在网状内皮系统内复制，最终进入肝、脾和骨髓，滞留于巨噬细胞中。胞内病菌可能是感染复发和迟发化脓性并发症的源头。

对于伤寒沙门菌，人类是唯一宿主，只能在人类中引发疾病，因此伤寒沙门菌的感染几乎都意味着接触了急性感染个体、慢性带菌者或被污染的食物和水。而非伤寒沙门菌与动物储主有关，其暴发常与家禽、蛋类、新鲜农产品、肉类、奶类等食物相关。

伤寒具有地方性流行特点，常见于南亚和东南亚国家（如印度、巴基斯坦、孟加拉国、尼泊尔、菲律宾），以及非洲、拉丁美洲（如墨西哥、萨尔瓦多、海地）等地。

虽然疫苗并不是完全有效，但可通过接种伤寒疫苗进行预防以减少伤寒沙门菌的感染风险。伤寒疫苗对大多数副伤寒沙门菌无效。

【治疗】

（一）一般治疗

1. 患者应按消化道传染病隔离，临床症状消失后每隔5~7天送检粪便培养，连续2次阴性可解除隔离。发热期患者必须卧床休息，退热后2~3天可在床上稍坐，退热后2周可轻度活动。

2. 给予高热量、高营养、易消化的饮食，包括足量碳水化合物、蛋白质及各种维生素。热退后食欲增加，可逐渐进食稀饭、软饭，忌食坚硬、多渣食物，以免诱发肠出血和肠穿孔，一般退热后2周才恢复正常饮食。

3. 有严重毒血症患者（出现谵妄、意识混沌、昏睡、昏迷或休克）可在足量有效抗生素配合下使用激素。

（二）抗感染治疗

1. 喹诺酮类 环丙沙星，500mg，1 次 /12h 或 1 次 /8h，口服或静脉滴注，疗程 14 天。

左氧氟沙星，500mg，1 次 /12h 或 1 次 /8h，口服或静脉滴注，疗程 14 天。

2. 头孢菌素类 适用于孕妇、儿童、哺乳期妇女以及氯霉素耐药菌所致伤寒。

头孢曲松钠，成人 2g；儿童 100mg/（kg·d）。1 次 /24h，疗程 14 天。

头孢噻肟钠，成人 1~2g；儿童 100~150mg/（kg·d）。1 次 /12h 或 1 次 /8h，疗程 14 天。

3. 氯霉素类 新生儿、孕妇、肝功能明显损害者忌用。

氯霉素，25mg/（kg·d），分 2~4 次，口服或静脉滴注，体温正常后剂量减半。疗程 14 天。用药过程中严密监测毒副作用，定期复查血常规，白细胞计数低于 2.5×10^9/L 时停药。

4. 青霉素类 氨苄西林，成人 2~6g/d；儿童 100~150mg/（kg·d）。分 3~4 次，口服或静脉滴注。疗程 14 天。

阿莫西林，成人 2~4g/d。分 3~4 次，口服或静脉滴注。疗程 14 天。

5. 磺胺类 复方新诺明，成人 2 片 [磺胺甲噁唑（SMZ）0.8g/ 甲氧苄啶（TMP）0.16g]；儿童每天 SMZ 40~50mg/kg，TMP 10mg/kg。每天 2 次，疗程 14 天。

伤寒沙门菌和副伤寒沙门菌的多重耐药株已在流行地区引起多起暴发，氨苄西林、复方磺胺甲噁唑和氯霉素已不推荐被用作治疗伤寒的一线药物。

（三）手术治疗

对于出现肠穿孔的患者，需要立即手术干预，同时需要更广谱的抗生素治疗穿孔后的脓毒症。

（四）慢性携带者的治疗

可选择口服氟喹诺酮 4 周的治疗方案，如果没有达到根除，可能需要延长抗生素疗程及行胆囊切除术。

二、中医认识

中医认为，肠伤寒属于"湿温病"范畴，是时令湿热之邪与体内肠胃之湿交阻而为病，多见于长夏。

【病因病机】

（一）病因

经典理论认为，本病的外因为感受湿温毒邪；内因为素体正虚、内有湿热。如《伤寒绪论》中所云："以无形之热蒸动有形之湿，即无病之人感之，尚未免于为患，况素有湿热，或下元虚人，安得不患湿温之证乎？"

（二）病机

湿温最早见载于《难经》（"伤寒有五：有中风，有伤寒，有湿温，有热病，有温病"），将其归属于外感热病之一。病机在于湿热病邪从口鼻入，传入肺卫；湿温熏蒸，蕴于中焦，脾胃运化失常，邪热缠绵；邪热内传，湿热之邪弥漫三焦，蕴蒸化热，耗津伤阴；邪热入营，阴液灼伤，正气亏虚。病机传变较符合卫气营血辨证之变化。

【辨证论治】

在临床上，伤寒大概可以分为初期（卫分证、气分证）、极期（营分证、血分证）、后期（湿胜阳微证)。

（一）初期

1. 卫分证

主症：恶寒少汗，头痛如裹，肢体困重，身热不扬，午后明显，胸闷，纳呆，口不渴，舌淡，苔白腻，脉濡缓。

治法：辛温解表，芳香化湿。

方药：三仁汤加减。杏仁 15g，白蔻仁 10g，薏苡仁 20g，半夏 10g，滑石 15g，通草 10g，竹叶 10g，厚朴 15g。

加减：热重者，加黄芩、连翘；头痛者，加羌活；大便溏泄，加葛根、黄芩；便秘者，加大黄。

2. 气分证

主症：但热，不恶寒，汗出，胸痞，懊侬，口渴欲饮，小便短赤，胸腹白㾦，腹胀，大便秘结或协热下利，或有谵语，舌红，苔黄腻，脉弦数。

治法：清热解毒化湿。

方药：甘露消毒丹加减。滑石 15g，黄芩 10g，绵茵陈 10g，石菖蒲 10g，贝母 10g，木通 10g，藿香 10g，连翘 10g，白蔻仁 10g，薄荷 10g，射干 10g。

加减：高热烦渴大汗出者，加石膏、知母；气虚者，加太子参；大便秘结者，加大黄、芒硝；泄泻者，加芦根、葛根。

（二）极期

1. 营分证

主症：壮热，汗出不解，神昏谵语，或虚烦不寐，肌肤焦灼，舌红绛，苔少，脉细数。

治法：清心凉血，育阴生津。

方药：清宫汤加减。玄参 15g，莲子心 6g，竹叶卷心 6g，连翘心 6g，水牛角 30g，麦冬 10g。

加减：昏不识人者，加服神犀丹或安宫牛黄丸；肢体抽搐者，加服紫雪或至宝丹；便秘者，加麻仁、大黄；下利不止者，加服参苓白术散。

2. 血分证

主症：灼热烦躁，皮肤发斑，或便下鲜血，甚者下血如注，或大便色如柏油，舌红绛或紫暗。

治法：凉血止血。

方药：犀角地黄汤（《外台秘要》）加减。水牛角 30g，生地 10g，白芍 10g，牡丹皮 10g。

加减：便血致脱者，予参附固元汤、黄土汤。

（三）后期

湿胜阳微证

主症：恶风怕冷，面色苍白，自汗，胸痞，纳呆，口渴，溏泄，舌淡，苔白，脉细缓。

治法：温阳益气，健脾化湿。

方药：五叶芦根汤合参苓白术散加减。藿香叶 10g，薄荷叶 10g，鲜荷叶 10g，枇杷叶 10g，佩兰叶 10g，芦根 20g，冬瓜仁 10g，白扁豆 10g，茯苓 15g，白术 10g，甘草 10g，人参 15g，山药 20g，砂仁 10g。

加减：阳虚明显，加附子、干姜。

【名医经验】

1. 赵绍琴认为治疗湿温需清更需宣　赵绍琴认为，湿温为湿温毒邪外袭、内郁，如油入面，难分难解，充斥三焦，卫气营血受累，以清热祛湿为大法，但同时必须宣展气机，使气机畅、三焦通,方可透邪外出。如邪郁卫分时,予辛凉清解、宣郁清热、芳香化湿,使用金银花、连翘、竹叶、芦根等清解药物之时加入荆芥、薄荷等开郁之品,若仅用寒凉,湿遇寒则凝,更碍气机,使三焦气机不利更甚,邪郁更深,反身热更重;邪入气分,予透热转气之法;邪达营分时,使用开达、宣透之药。务使气机宣透而得解,反之则遏邪愈深,误治矣。

2. **柴瑞霭主张详辨病机、妙用古法解湿温** 湿温为病,为时令湿热袭体,符合卫气营血传变规律,可弥漫上、中、下三焦为病,湿热胶着,缠绵难愈,唯有宣透气机,方可祛湿透热,逆转病势。柴瑞霭强调湿温辨证时,详辨邪困何处,善用古方化解之。如若患者发热无汗,或汗出不畅,肢体困重酸软,说明表邪遏闭,邪无出路,虽湿温有"忌汗"之古训,然湿温必透邪外出方可解,营卫调和、卫气得伸,必有微汗。故薛雪《湿热条辨》亦有云:"湿温发汗,昔贤有禁,此不微汗之,病必不除。"非以发汗为法,而是宣通气机,达到发汗之效而解。若寒热往来,午后明显,提示少阳失疏、枢机不利,可用小柴胡汤疏利少阳;若大便干燥,小便黄赤,提示大肠湿热、化燥成积,可予升降散升清降浊、通利水道。关键在于充分认识湿温病邪之特点、详辨其胶着之地,以清、宣、透等法助邪外出。

3. **姜春华早用苦寒"截断扭转"湿温之传变** 古代医家对湿温有"忌下"之说,温病大家吴瑭即有"湿温下之则洞泄"的名言,后世医者亦有认为攻下有致肠出血之虞。但姜春华认为,中医中药辨治不应因循守旧、墨守成规,对疾病采取待期疗法,应努力挖掘中医药宝库,提高疗效、截断、扭转病势、尤其在急症、重症的辨治上。而对于湿温病,虽是感受湿温毒邪,但多有兼夹积滞,故他主张早用苦寒攻下,用苦以燥湿,用寒以清热,攻下以导滞、排毒,目的在于迅速排泄邪热瘟毒,有效截断、驱除温邪,使有形之积先予疏通,而不致温邪内结阳明蕴蒸化火、熏逼灼伤肠络,反致出血危候,从一开始即扭转病情。

三、典型案例与诊治评析

【典型案例】

凌某,女,39岁,2015年8月5日入院。

主诉:反复发热5天。

现病史:患者5天前无明显诱因下开始出现发热,少许恶寒,全身酸痛乏力,头晕头痛,咽痛,无腹痛腹泻,无皮疹,经休息无改善。8月2日自测体温38.2℃,恶心呕吐胃内容物1次,非喷射状,自服退热药(具体不详),体温稍有下降。8月3日仍有发热,遂至我院急诊就诊。查血常规:WBC 3.06×10^9/L,NEUT% 76.2%,PLT 162×10^9/L;肝功能、心肌酶、尿常规、血淀粉酶正常。予补液、退热、止呕、护胃等治疗。8月5日患者仍反复发热,时有恶心呕吐,纳差,腹泻水样便、日4次。复查血常规:WBC 2.06×10^9/L,NEUT% 66.5%,PLT 52×10^9/L;肝功能:ALT 132U/L,AST 205U/L;流感病毒、外斐试验、肥达试验、登革热病毒核酸检测阴性。胸片正常。考虑患者病因未明,已出现血液系统、肝功能损害,遂收入院进一步诊治。

入院症见:神清,精神疲倦,恶寒发热,肌肉酸痛乏力,少许咽痛,头晕头痛,恶心呕吐,纳差,腹泻水样便。

既往史:乙肝病史30余年,未系统治疗。

入院查体:T 38.8℃,HR 96次/min,R 20次/min,BP 140/68mmHg;全身皮肤、黏膜无黄染、斑疹、出血点,咽充血(-),双扁桃体Ⅰ度肿大,腹平软,无压痛及反跳痛,肝脾肋下未触及,肝肾区无叩击痛,肠鸣音5次/min。舌红,苔白腻微黄,脉滑数。

入院诊断：

中医：发热（湿温证）。

西医：①发热（原因待查）；②慢性乙型病毒性肝炎。

辅助检查：入院复查血常规示 WBC 11.97×10⁹/L，嗜酸性粒细胞计数 0.01×10⁹/L，PLT 42×10⁹/L；外周血细胞形态：中性杆状核粒细胞百分比（Nst%）40%，LYM% 6%，单核细胞百分比（MONO%）2%，嗜酸性细胞百分比（EOSIN%）0%；降钙素原 0.33ng/ml；凝血：FIB 1.67g/L，APTT 51.5秒；输血4项：乙肝表面抗原定量 7 149COI；乙肝 DNA 定量 <5.0 E²IU/ml；甲肝抗体、戊肝抗体、肺炎支原体抗体、血沉、粪便常规、九项呼吸道病原体 IgM、结核抗体、血管炎3项、自身免疫12项均阴性。腹部、泌尿系 B 超示腹腔少量积液，余未见异常。

诊治过程：入院后予积极完善检查明确诊断，考虑病毒感染可能性大，经验性给予利巴韦林抗病毒治疗，并予消化道隔离、止呕、护肠止泻、护胃、护肝、营养支持等治疗。

8月7日，患者出现发热（体温 39.0℃），寒战，头痛，颈项强直，恶心呕吐。行腰椎穿刺术，测得颅内压 320mmH₂O。查脑脊液常规：WBC 1×10⁹/L，RBC 1×10⁹/L；脑脊液生化：GLU 4.69mmol/L，ADA 0.2U/L；脑脊液涂片找细菌、结核菌和墨汁染色找隐球菌均（-），脑脊液细菌培养、血培养阴性。头颅 CT、颅脑 MR 正常。考虑出现脑膜炎，予停用利巴韦林，经验性改用阿昔洛韦抗病毒，头孢曲松钠、多西环素抗感染，并予甘露醇、呋塞米脱水、控制颅内压。

8月10日，复查肥达试验：TyPh O 阳性 1∶320；TyPh H 阳性 1∶160。粪便培养阴性。结合临床症状、体征，考虑为伤寒，并出现伤寒性脑膜炎、伤寒性肝炎，停用阿昔洛韦、头孢曲松钠以及多西环素，予左氧氟沙星，500mg，1次/12h，静脉滴注。用药后患者发热逐渐减退，腹痛、腹泻逐渐减轻。

中医方面，入院时患者恶寒，乏力，头身困重，恶心呕吐，腹痛，腹泻水样便6次/d，舌红，苔白腻微黄，脉滑。辨证为湿热中阻、卫气受遏，治以宣畅气机、清热利湿为法，予三仁汤加减。方如下：

杏仁 15g，滑石 15g，通草 10g，白蔻仁 10g，淡竹叶 10g，厚朴 10g，薏苡仁 15g，法半夏 15g，天花粉 15g，麦冬 10g，天冬 10g，玄参 10g。

8月7日二诊：患者病情进展，头痛头晕，寒战高热，胸闷呕恶，腹泻水样便，舌红，苔黄厚腻，脉滑。辨证为秽浊毒邪伏于膜原、湿热中阻、中焦气机痹阻，治以辟秽化浊、开达膜原，予达原饮加减。拟方如下：

槟榔 15g，厚朴 10g，草果 5g，知母 10g，白芍 10g，黄芩 10g，甘草 5g，生姜 10g。

8月13日三诊：患者发热减轻，低热，无恶寒，乏力、肌肉酸痛、头痛减轻，胸闷，无呕吐，腹泻减少，口干，舌红，苔白稍腻，脉弦。治疗有效，继用上方，加麦冬、天花粉加强养阴生津。

8月16日四诊：患者无发热，饮食可，腹泻缓解，口干，舌红，苔黄微腻，脉滑数。辨证为湿热中阻，复予三仁汤加减。方如下：

杏仁 15g，滑石 15g，通草 10g，白蔻仁 10g，淡竹叶 10g，厚朴 10g，薏苡仁 15g，法半夏 15g，天花粉 15g，麦冬 10g，天冬 10g，玄参 10g。

8月19日五诊：患者无发热，稍恶风，间有胸痞，纳一般，口干，大便偏烂，舌淡红，苔白，脉滑。辨证为湿胜阳微，予温阳益气、健脾化湿，上方去杏仁、滑石、通草，加理中丸温中化湿。

经积极治疗，患者病情稳定，复查肝功能正常，无腹泻，复查粪便培养连续2次阴性。8月22日出院。

出院西医诊断：①伤寒；②伤寒性脑膜炎；③伤寒性肝炎；④慢性乙型病毒性肝炎。

【诊治评析】

患者发病前无明显疫区、伤寒患者、不洁食物接触史,发病初期以反复发热、上消化道症状为主,发病 5 日后方出现腹泻、腹痛,但临床有夏秋季节发病、反复高热、相对缓脉、嗜酸性粒细胞消失以及血清特异抗体动态升高,符合伤寒确诊的诊断标准,并出现相关脑膜炎、肝损害,属重症伤寒,提示临床需开阔思路,系统综合分析临床症状、体征,详加鉴别,方可诊断明确。

中医方面,开始时即呈湿热内阻之证,卫气受遏,以清热祛湿并同时宣畅气机为法;然湿热毒邪内伏膜原,病势加重,邪不在表,不可发汗解表,热中有湿,不可单予清热,湿中有热,不可仅以燥湿,予达原饮理气祛湿、宣透伏邪、辟秽化浊,解半表半里之秽浊毒邪,及时截断病势,勿入营血;后期出现津伤、阳耗、湿滞之证,则以温阳化湿生津为法,最终获得良好效果。

参 考 文 献

1. Crump JA,Luby SP,Mintz ED. The global burden of typhoid fever[J]. Bull World Health Organ,2004,82(5):346-353.

2. Jensenius M,Han PV,Schlagenhauf P,et al. Acute and potentially life-threatening tropical diseases in western travelers—a GeoSentinel multicenter study,1996—2011[J]. Am J Trop Med Hyg,2013,88(2):397-404.

3. Chiou CS,Wei HL,Mu JJ,et al. Salmonella enterica serovar Typhi variants in long-term carriers[J]. J Clin Microbiol,2013,51(2):669-672.

4. Bhan MK,Bahl R,Bhatnagar S. Typhoid and paratyphoid fever[J]. Lancet,2005,366(9487):749-762.

5. Majowicz SE,Musto J,Scallan E,et al. The global burden of nontyphoidal Salmonella gastroenteritis[J]. Clin Infect Dis,2010,50(6):882-889.

6. 俞济人. 论肠伤寒的病机和治法[J]. 江苏中医,1981(7):20-22.

7. 彭建中,杨连柱. 赵绍琴临证验案精选[M]. 北京:学苑出版社,1996.

8. 范星霞,柴崑,柴岩,等. 柴瑞霭治疗伤寒经验举隅[J]. 山西中医,2009,25(8):4-6.

9. 姜春华. 时代要求我们对治疗温病要掌握截断方药——答复沈仲圭先生[J]. 新医药学杂志,1978(12):3.

第八章
重症肾脏系统感染性疾病

第一节　急性肾盂肾炎

一、西医认识

【诊断标准】

急性肾盂肾炎（acute pyelonephritis，APN）是由各种病原体感染直接引起的肾小管、肾间质和肾实质的炎症。临床上将有严重菌尿伴有寒战、发热、腰和脊肋角叩痛的一组综合征，作为急性肾脏感染的表现，称之为急性肾盂肾炎。

（一）急性肾盂肾炎的诊断标准

1. **全身表现**　寒战、高热、乏力。

2. **泌尿系统症状**　腰痛、尿频、尿急、尿痛、排尿困难。

3. **体征**　肋脊点及肾区有压痛和叩击痛。

4. **尿检**　尿沉渣示白细胞增多，可见白细胞管型，尿细菌检查阳性，中段尿细菌定量培养 $>10^5$/ml。

符合1、3、4的任何1条再加第2条，或者同时具备1、3、4条均可诊断临床急性肾盂肾炎。

（二）重症急性肾盂肾炎的诊断标准

在符合急性肾盂肾炎诊断的基础上，若患者出现以下任何一种情况则诊断为重症急性肾盂肾炎：

1. 低血压（收缩压 <90mmHg，平均动脉压 <70mmHg 或收缩压较基础下降 >40mmHg）。

2. 出现脓毒症休克，在液体复苏的基础上需血管活性药物维持血压。

3. 因急性肾盂肾炎出现多脏器功能不全。

【常见病原学】

（一）常见致病菌的流行病学特点

导致肾盂肾炎的致病菌绝大多数为革兰氏阴性菌，占急性上尿路感染总数的95%。其中，大肠埃希菌感染的急性肾盂肾炎患者约占门诊感染患者总数的90%左右，占住院患者的50%；在老年患者中，大肠埃希菌导致的急性肾盂肾炎病例占60%以上。其次为变形杆菌、克雷伯菌，二者有很强的合成尿素酶的能力，可以分解尿素，使尿液碱化，导致磷酸盐析出，形成磷酸镁铵和磷酸钙结石，因此常见于尿路结石患者。

革兰氏阳性球菌，尤其是凝固酶阳性葡萄球菌（表面葡萄球菌、腐败寄生葡萄球菌）、金黄色葡萄球菌和 D 组链球菌（肠球菌）偶尔亦引起急性肾盂肾炎，约占 5%~10%。厌氧菌引起的肾盂肾炎较罕见。

临床上初发或单纯性肾实质感染患者的致病菌多为单一的大肠埃希菌，而混合感染多见于长期应用抗生素、尿路器械检查以及长期留置导尿管的患者。混合感染的致病菌多为粪链球菌、变形杆菌、克雷伯菌和铜绿假单胞菌。真菌感染常见于糖尿病、长期应用广谱抗生素、激素和肾移植患者。

糖尿病患者易受克雷伯菌、肠杆菌、梭状芽孢杆菌或念珠菌感染。这些患者患脓肿性肾盂肾炎和毛细血管坏死的风险增加，可导致休克和肾脏衰竭。此外，免疫力低下者易患亚临床性肾盂肾炎，以及由非肠性、厌氧、革兰氏阴性杆菌和念珠菌引起的感染。例如，约 30%~50% 的肾移植者在移植术后 2 个月内发生急性肾盂肾炎，其致病菌多为上述病原菌。

（二）细菌入侵途径

APN 由细菌致病，常见的感染途径包括上行感染和血行感染。大多数肾实质感染继发于尿道和膀胱中细菌的上行性感染，而血源性急性肾盂肾炎常发生于患慢性疾病、身体虚弱以及免疫力低下的患者。

1. 上行感染　此为最常见的感染途径，约 95% 的致病菌由尿道外口沿膀胱、输尿管上行到达肾盂，引起肾盂炎症后，再经肾乳头、肾盏侵犯肾小管 - 间质。此种感染途径的致病菌多为大肠埃希菌，因健康人尿道口及周围和前尿道有此类细菌寄生，当机体免疫力下降及尿道黏膜受刺激或损伤时，细菌黏附于尿道黏膜上行而致病。常见诱因有尿路器械检查、导尿、性交、尿液过浓及月经期等。女性尿道短而宽，尿道口距有寄生菌的肛门、阴道近，故易发生急性肾盂肾炎。

2. 血行感染　远较上行感染少见。身体内存在感染病灶（扁桃体炎、鼻窦炎、龋齿或皮肤化脓性感染）或败血症时，细菌侵入血流，到达肾皮质引起多发性小脓肿，再沿肾小管向下扩散至肾乳头、肾盏及肾盂，引起肾盂肾炎。血行感染致病者不到 3%，尿流不畅或肾结构缺陷提供了感染条件，致病菌以金黄色葡萄球菌和大肠埃希菌多见。

【治疗】

急性肾盂肾炎治疗的目的主要有三点：一是清除进入泌尿道的致病菌；二是预防和控制败血症；三是防止复发。要尽可能早期使用血液浓度高以及对致病微生物敏感的抗生素。根据有无背景性疾病，可将急性肾盂肾炎分为非复杂性急性肾盂肾炎和复杂性急性肾盂肾炎两类，二者在临床治疗上有一定区别。

（一）非复杂性急性肾盂肾炎

非复杂性 APN 指发生于泌尿系统的结构功能正常而又无糖尿病、镰状红细胞性贫血和免疫功能低下等合并症患者的急性肾盂肾炎。绝大多数非复杂性 APN 由大肠杆菌引起，其次为肺炎克雷伯菌、奇异变形杆菌和葡萄球菌，而肠球菌则较少报道。

一般来说，对于轻症急性肾盂肾炎，通常一种抗生素已经足够，但重症急性肾盂肾炎以及有菌血症或败血症倾向者，则需 2 种或 2 种以上抗生素联合治疗。根据美国感染病学会公布的对于急性肾盂肾炎的治疗指南，对重症急性肾盂肾炎（高热、外周血白细胞计数显著上升、严重呕吐、脱水、休克等）需采用静脉给药，推荐使用下列 3 种初次静脉治疗方法中的 1 种：①氟喹诺酮类；②氨基糖苷类或与阿莫西林共用；③广谱头孢菌素或与氨基糖苷类共用。对革兰氏阳性球菌感染者，推荐使用氨苄西林钠 - 舒巴坦钠与氨基糖苷类共用。

在选用治疗泌尿系感染的药物过程中要注意以下几点：①定期更换治疗泌尿系感染的一线经验用药；②在进行经验治疗的同时，要常规进行中段尿细菌培养及药物敏感试验，以便及时调整使用更有针对性的治疗药物，必要时反复进行细菌培养；③如果中段尿细菌培养及药物敏感试验提示感染细菌对所实施的经验用药明显耐药，则在计算药物治疗的疗程时，将此段治疗时间剔除,以免导致有效治疗疗程不足的情况发生。

关于非复杂性 APN 的抗感染疗程一直是一个争论的话题。对于免疫功能好、无其他潜在疾病的患者,目前普遍被接受的抗生素使用疗程为 10~14 天;而对于免疫力低下的急性肾盂肾炎患者,抗感染疗程需适当延长,一般为 14~21 天。一般来说,初始治疗效果不错的患者,在开始抗生素治疗后 72 小时内一般可退热,但对于 72 小时后仍发热的患者,如果其病情稳定或有所改善,亦无须更换治疗措施,可继续用药观察。如连续治疗 5~7 天后仍有菌尿,则需复查尿细菌培养及药敏试验,并据此改用更有效的药物,静脉用药治疗的时间可以适当延长。抗生素疗程结束后随访 1~2 周,随访中建议对患者进行尿培养观察;如果 APN 治疗后第 6 周中段尿培养为阴性,则可认为原来的感染已治愈;如果经抗生素治疗无效或短期内复发者,均应做影像学方面的检查以排除尿路畸形、梗阻和功能障碍等方面的因素,并做针对性治疗。

(二)复杂性急性肾盂肾炎

复杂性急性肾盂肾炎是指与泌尿系统的结构、功能异常或与患者的免疫状况、合并症相关联的急性肾盂肾炎。复杂性急性肾盂肾炎与非复杂性急性肾盂肾炎的临床表现并无明显差别,但前者症状重,且尿中可出现白细胞管型或细菌管型,对诊断极有价值。病原也以大肠杆菌为主,在儿童中更是常见。复杂性急性肾盂肾炎常常发生于以下几组特殊人群:

1. 发生于孕妇的 APN 通常发生于怀孕之前,与性生活有关。妊娠期间使用某些抗生素会对胎儿造成严重影响。如磺胺药可进入胎盘,干扰胆红素和白蛋白的结合,增加核黄疸的危险性;甲氧苄啶(TMP)阻碍叶酸的合成,影响妊娠早期神经管的发育;氨基糖苷类抗生素可引起第 8 对脑神经的损害;喹诺酮类药物可引起胎儿关节软骨的病变。因此,这些药物均不能在妊娠期间使用。

妊娠妇女患肾盂肾炎,现建议使用第二、三代头孢菌素和氨苄西林,疗程 7~14 天。如果在怀孕期间反复出现菌尿建议每晚 50mg 呋喃妥因直至分娩。对于在怀孕期间有 APN、单剂治疗失败或有少见病原菌感染的妇女,分娩后还要进一步随访,并做影像学方面的检查,排除尿路异常。

2. 发生于糖尿病患者的 APN 许多因素可使糖尿病患者易于发生泌尿系感染,包括自主神经病变使膀胱排空延迟、糖尿病肾病和宿主的防御功能损害等。糖尿病病程的长短和并发症的存在,也与糖尿病泌尿系感染的发生频率有关。病原学方面,大肠杆菌仍是主要的病原菌,其次是 β 族链球菌。与正常人相比,糖尿病患者更容易发生真菌感染。

抗生素建议用足 14 天的疗程,如果复发,疗程应延长至 6 周,并做影像学检查。如果被真菌感染,治疗更应积极,用抗真菌药冲洗肾盂,同时口服或静脉使用抗真菌药物。

3. 发生于男性的 APN 发生于大多数男性的 APN 是复杂性 APN,患者往往有尿路形态学异常、曾有过尿路手术或近日插过导尿管。膀胱输尿管反流和尿道瓣膜在泌尿道感染的男婴中十分常见,可以引起肾脏的瘢痕和慢性肾损害。因此,对所有 APN 男性患者都应做影像学检查以排除尿路形态和功能上的异常。

大肠杆菌和其他肠杆菌仍是主要的病原菌。对性生活活跃的男性,肠球菌、奈瑟球菌和沙眼衣原体也十分常见。治疗失败常提示耐药菌感染,解剖结构的异常尿路中存在未知感染灶,对其必须采用从非创伤性的显像到创伤性检查来确定病变的部位和性质,以进一步指导治疗、缓解梗阻纠正狭窄等。

总之,急性肾盂肾炎的治疗要彻底,对发热和泌尿系症状明显的患者一般应卧床休息,并鼓励多饮水以增加尿量,促使细菌和炎症渗出物易于排出;要吃易消化的食物,有足够的热能和维生素。抗生素的使用应遵循下列原则:①一般选用对革兰氏染色阴性杆菌有效的药物;②使用抗生素前最好行清洁中段尿培养,根据药敏结果选用抗生素;③切忌盲目使用抗生素而不注意去除复杂因素,感染严重者,需静脉联合用药。

二、中医认识

在中医古籍中未见明确的关于急性肾盂肾炎的记载,根据其临床特点大多数学者认为其属于中医"热淋""腰痛"范畴。

【病因病机】

(一)病因

中医经典理论认为,本病多因恣食辛热、肥甘,或酗酒太过,酿成湿热;或感受暑邪未及时清解,而导致湿热注于下焦;或下阴不洁,秽浊之邪侵入下焦,酿成湿热;或风热风寒之邪乘虚袭表,太阳经气先病,引动膀胱湿热之邪,邪气充斥于足太阳经和腑;或因心火亢盛,下移小肠而致。以上诸因皆可导致湿热蕴结下焦,膀胱气化不利,发生热淋。正如《诸病源候论》所云:"热淋者三焦有热,气搏于肾,流入于胞而成淋也,其状小便赤涩。"

(二)病机

中医学认为,本病是因湿热温毒等邪侵及于肾所致,以发热、腰痛、排尿异常等为主要表现的内脏热病类疾病。病机为湿热毒邪客于膀胱,气化失司,水道不利;盖火性急,故溲频而急;湿热壅盛,肾与膀胱气化失常、气机失宣,水道不利,故尿难涩、淋漓不尽;湿热蕴蒸,灼热刺痛,故尿黄赤、小腹不适;湿热阻滞于肾脏,故腰痛。正如《金匮要略·五脏风寒积聚病脉证并治》说:"热在下焦者,则尿血,亦令淋秘不通。"《景岳全书》曰:"淋之初病,则无不由乎热剧,无容辨矣。"

【辨证论治】

1. 膀胱湿热证

主症:身热不扬,小便频急短涩,灼热疼痛,淋漓不畅,尿色黄赤,腰部酸胀、重着、疼痛,少腹拘急,口干口苦,口渴不欲饮,舌红,苔黄腻,脉滑数。

治法:清热利湿,解毒通淋。

方药:八正散合小蓟饮子加减。生地黄、茯苓各 15g,萹蓄、瞿麦各 20g,车前子、滑石各 15g,石韦、虎杖、土茯苓、蒲公英各 25g,甘草 10g,大黄 5g[后下]。

加减:血尿甚,加白茅根、茜草;小腹坠胀,加乌药、枳实;持续高热,加忍冬藤、柴胡。

2. 肝经湿热证

主症:小便短涩不畅或混浊,少腹拘急,腰痛,或伴有寒热往来,口苦,恶心呕吐,大便干结,舌红苔黄腻,脉弦滑数。

治法:清利肝经湿热。

方药:龙胆泻肝汤加减。柴胡 10g,黄芩 10g,龙胆 10g,车前草 15g,木通 10g,当归 10g,生地黄 12g,泽泻 10g,生甘草 3g。

加减:少腹疼痛者,加青皮、陈皮、白芍;发热明显者,加金银花、蒲公英;大便干结者,加生大黄,或龙胆泻肝汤合大柴胡汤加减;呕吐者,加温胆汤化裁。

3. 下焦瘀滞证

主症:腰部或小腹部胀痛与刺痛,痛处不移,拒按,小便色暗红或夹血丝,舌暗或有瘀斑、瘀点,脉弦涩。

治法:活血化瘀,清利湿热。

方药:血府逐瘀汤合二妙散加减。柴胡 12g,枳壳 6g,赤芍 10g,黄柏 15g,苍术 6g,牛膝 10g,生地 10g,桔梗 6g,桃仁 10g,红花 10g,当归 6g,甘草 6g。

加减:小腹疼痛者,加琥珀、延胡索;下腹胀满者,加青皮、陈皮、香附;小便不畅者,加王不留行。

4. 阴虚邪恋证

主症:尿热、尿痛、尿色黄,伴有低热,或手足心热,头晕耳鸣,腹痛,咽干舌燥,舌红少苔,脉细数。

治法:滋阴清热,利湿通淋。

方药:知柏地黄丸合二至丸加减。知母、黄柏各 15g,墨旱莲 50g,白花蛇舌草 35g,山药、茯苓、泽泻、熟地黄、牡丹皮、胡黄连各 15g。

加减:夜尿频,加芡实、桑螵蛸;持续性菌尿,加败酱草、土茯苓。

【名医经验】

1. **谢昌仁提出治淋当以疏和清利之法**　谢昌仁认为肾盂肾炎急性发作期都为实证,多呈现湿热下注或瘀热蓄于膀胱,阻滞气化,下窍不利,此时治疗必须以清化下焦湿热为主。而当肾盂肾炎迁延日久,一部分患者往往存在枢机不和、伏邪不透之象,按六经辨证,当属邪在半表半里,少阳枢机不利。谢昌仁认为,此时治疗此证,如用清利之法,则少阳证不解,且引邪深入;倘解表透达,因病不在表,且少阳禁汗,于病不利。谢昌仁宗前贤之经典,选疏和清利之法:疏和者,疏理气机,和表解里;清利者,清利下焦湿热,使邪去正安,转枢如常,则寒热可退,湿热得除。方药当选柴胡四逆散合小柴胡汤加减。

2. **柴浩然强调病因治疗,以清利湿热贯穿始终,及早祛散外邪**　柴浩然在治疗肾盂肾炎方面积累了丰富经验,治法上注意病证结合,强调病因治疗,以清利湿热贯穿始终,突出阶段性辨证论治特色。

柴浩然认为,在肾盂肾炎急性发作阶段,其病机虽以下焦湿热,毒邪内蕴肾与膀胱为主,但其发病又与受寒劳累、感受外邪密切相关,所以急性发作阶段的治疗,在突出清利湿热的前提下,及早地解除表证、祛散外邪,是提高疗效,防止迁延或转成慢性肾盂肾炎的关键。

急性发作阶段,证属"热淋"者,以八正散为清热利湿的基本方;证属"血淋"者,以小蓟饮子为清热凉血、通淋止血的基本方;然后根据兼夹表证的轻重与不同证型,分别选用相应的解表方药,与之相合,增强其解表祛邪的针对性。

3. **万文谟提出急性肾盂肾炎清利当慎苦寒**　万文谟认为,急性肾盂肾炎在急性阶段多见湿热蕴结下焦证候,故清热利湿为治疗大法,常在清利以后症状明显缓解。但值得注意的是,若停用清利过早,病情反复较大,检查患者尿液或前列腺液,往往有脓白细胞等物。吴瑭所云"治外感如将",有去邪务尽之意,用于本病彻底清除病灶,防止复发,似有一定的指导意义。另一方面,选择高效药物,避免大剂苦寒,也是应该注意的。习用鱼腥草、白花蛇舌草、凤尾草、石韦、滑石、土茯苓、忍冬藤等药。这些药物有较好的清热解毒、利尿通淋之功,有的还有止痛、止血、排石、消肿、抗菌、抗病毒等作用。其中,滑石是较好的渗利之品,每遇溺窍不爽的患者,屡用奏效。

4. **邹燕勤辨证治疗急性肾盂肾炎经验**　邹燕勤认为,急性肾盂肾炎以湿热实证多见,治当以清利湿热为主,但素体虚弱及急性肾盂肾炎恢复期往往有虚实夹杂证候,不可忽视。

湿热证以热为主者往往伤及阴分,出现阴虚湿热证;湿热证以湿为重者往往伤气,致气虚夹湿证。恢复期乃湿热余邪未尽,而体质已虚,对恢复期的治疗应予重视,否则迁延反复或转为慢性疾病,后患无穷。

（1）湿热蕴结证:本病乃湿热蕴结下焦,膀胱气化不利所致。清热利湿通淋为治疗总则。辨证中湿热证往往有热偏重或湿偏重之别,热重者起病急骤,发热腰痛、大便干结明显,以八正散加减治疗。若有胸闷呕恶,舌苔白腻之症,乃湿邪偏重,宜燥湿蕴脾,以胃苓汤加减治疗,不用苦寒之品。若寒热往来,口苦口干者,乃肝胆郁热,邪入少阳,致枢机不和,以和解清热、利湿通淋法治之,予小柴胡汤合八正散加减治疗。

（2）阴虚湿热证:湿热证往往伤阴,特别是热偏重者易热耗肾阴,且用药偏猛也易伤阴。此时湿热留恋,内郁未尽,肾阴耗伤,湿热之证缓解,但小溲黄混微热,腰酸不适,口干舌红,或手足心热,治宜滋肾清利,选知柏地黄丸合滋肾通关丸加减。

（3）气虚夹湿证:湿热证偏湿重者,在恢复期往往出现气虚症状,乃脾肾气虚,湿邪内恋未尽,症见倦怠乏力、食欲不振、腰痛绵绵等,有时小便频数,面、肢轻度浮肿,以健脾补肾、益气渗利法进治,予六味补气汤合参苓白术散加减治疗。

（4）肝郁气滞证:恢复期也有肝经症状出现,如嗳气、胸闷、胁部不适、性急易怒、小腹急胀诸症,乃肝气失疏,肝郁气滞,治宜清疏肝气,予丹栀逍遥散加减。

三、典型案例与诊治评析

【典型案例】

蔡某,女,60岁,入院日期:2016年8月24日。

主诉:发热、腰痛伴尿频急痛3天。

现病史:患者3天前开始出现发热,双侧腰痛,伴尿频、尿急、尿痛,头痛,少许胸闷气促,自测体温38.4℃。自行服用保济丸、阿莫西林、中药(具体不详),发热仍反复,腰痛呈进行性加重,昨日小便呈浓茶色,并出现恶心呕吐,遂至我院急诊就诊。测体温37.8℃,血常规示WBC 19.65×10⁹/L、NEUT% 88.3%;尿常规示白细胞酯酶(++)、潜血(+)、蛋白(++),白细胞计数343.9个/μl;肾功能示Urea 10.14mmol/L,Cr 251μmol/L;肝功能示ALT 103U/L,TBIL 35.2mol/L,DBIL 27.3mol/L;LAC 3.1mmol/L;CRP 243.4mg/L;PCT 5.03ng/ml。泌尿系彩超示右肾包膜下少量积液。诊断为急性肾盂肾炎,予亚胺培南-西司他汀钠抗感染,以及补液扩容等治疗,症状稍有改善,现为求监护治疗,拟"脓毒症、急性肾盂肾炎"收入ICU。

入院症见:神清,精神疲倦,头晕,乏力,暂无发热,少许胸闷,无咳嗽气促,恶心欲呕,嗳气反酸,口干无口苦,腰部及右下腹疼痛,尿频量少,呈茶色,尿涩痛,大便正常。

既往史:高血压病史2年,最高血压达160/100mmHg,口服氨氯地平调控血压,血压控制在130/70mmHg左右。

查体:T 36.4℃,P 83次/min,R 20次/min,BP 95/50mmHg。双肺叩诊呈清音,双肺呼吸音清,未闻及明显干湿啰音。心前区无隆起,心界不大,心率83次/min,律齐,各瓣膜听诊区未闻及病理性杂音。腹部平软,右下腹压痛,无明显反跳痛,肝脾肋下未触及,墨菲征阴性,双肾区及右侧输尿管走行区叩击痛阳性,肠鸣音约3次/min。舌偏红苔薄黄,脉细弦。

入院诊断:

中医:①脏衰(气阴两虚,湿瘀热结);②腰痛(气阴两虚,湿瘀热结)。

西医:①感染性多器官功能障碍综合征(肾、循环、肝);②脓毒症;③急性肾盂肾炎;④高血压 2 级（中危组）。

诊治过程：入院后予鼻导管中流量吸氧，留置尿管，加强膀胱冲洗；药物方面，予亚胺培南 - 西司他汀钠静脉滴注抗感染，碳酸氢钠片口服碱化尿液，同时加强补液等对症支持治疗。

中医方面，初诊：患者疲倦，乏力，头晕，恶心欲呕，嗳气反酸，口干，腰部及右下腹疼痛，尿频量少，呈茶色，尿涩痛，舌暗红，苔黄微腻，脉沉弦。辨证为气阴两虚，湿瘀热结，治以益气养阴、清热利湿、活血通络为法，予尿感宁颗粒口服清热利尿通淋，中药以八正散加减。方如下：

太子参 15g，麦冬 10g，五味子 5g，甘草 5g，车前草 20g，萹蓄 10g，白茅根 20g，大黄 5g[后下]，滑石 10g，灯心草 1g，淡竹叶 15g，丹参 15g。每日 1 剂，共 3 剂。

二诊：小便仍见混浊，尿色较前转清，腰脊部尚觉酸楚，仍觉神疲乏力，无发热，大便溏薄，舌红，苔薄，脉细。辨证为脾肾亏虚，湿热余邪内蕴，治以补益脾肾，佐以清利下焦湿热，予六味地黄丸合缩泉丸加减。方如下：

山茱萸 30g，金钱草 30g，薏苡仁 30g，生地黄 10g，泽泻 10g，牡丹皮 10g，茯苓 10g，山药 10g，黄芪 10g，白术 10g，女贞子 10g，补骨脂 10g，乌药 10g，益智仁 10g，杜仲 10g，狗脊 10g，车前子 10g。每日 1 剂，共 6 剂。

经中西医治疗后患者体温下降，腰痛、尿频急痛症状好转，于 8 月 27 日转普通病房继续治疗。8 月 30 日复查血常规提示白细胞恢复正常；尿常规示白细胞计数 66.66 个 /μl；肾功能示 Cr 89μmol/L；CRP 41.7mg/L；PCT 0.117ng/ml。继续治疗至 9 月 1 日带药出院。

出院西医诊断：①感染性多器官功能障碍综合征（肾、循环、肝）；②脓毒症；③急性肾盂肾炎；④高血压 2 级（中危组）。

出院后随访，患者继续服用头孢克肟胶囊 100mg，2 次 /d，定期门诊复诊，9 月 10 日复查尿常规未见异常。

【诊治评析】

该案例患者先天禀赋不足，加之盛夏暑湿相蒸，湿热外袭，侵入肌表，下迫尿道，膀胱气化失司，水道不利，发为本病。整个辨证过程中虚实夹杂，单纯中医治疗极为棘手。西药抗生素见效快，中药可以缩短病程、增强疗效，二者相互结合可发挥各自优势，扬长避短，提高急性肾盂肾炎的诊治效果。

在中医辨证施治过程中，初诊时正盛邪实，毒邪嚣张，下焦湿瘀热阻比较突出，此时治疗当谨守因机，廓清邪气，治以清利湿热为主，兼以益气养阴。二诊时湿热之邪基本已除，进入恢复期，然此阶段尽管菌转阴，尿色转清，并不完全等于彻底治愈，此时还应加强善后治疗与生活调理，以巩固疗效，防止死灰复燃。根据该患者的体质情况，此阶段应以补益脾肾为主，适当佐以清利下焦湿热之品，以固本善后。

综上所述，中医辨证治疗急性肾盂肾炎临床疗效显著，然临证遣药必须辨明虚实，调整阴阳之偏颇，还应注意养正不碍邪，祛邪不损正，从而正复邪祛，阴平阳秘。

参 考 文 献

1. 中华医学会 . 临床诊疗指南：肾脏病学分册 [M]. 北京：人民卫生出版社，2011.

2. 陆再英，钟南山 . 内科学 [M]. 7 版 . 北京：人民卫生出版社，2008.

3. 柴瑞霭，柴瑞霁，柴瑞震 . 柴浩然 [M]. 北京：中国中医药出版社，2009.

4. 单书健,陈子华.古今名医临证金鉴:淋证癃闭卷[M].北京:中国中医药出版社,1999.

5. 陈建,郭立中,谢福安.肾脏病辨病专方治疗[M].北京:人民卫生出版社,2000.

6. 谷清溪.中医名家学术经验集(二)肾病诊疗[M].北京:中医古籍出版社,2007.

7. 史宇广,单书健.当代名医临证精华:淋证专辑[M].北京:中医古籍出版社,1992.

第二节　急性尿路梗阻合并感染

一、西医认识

【诊断标准】

急性尿路梗阻在临床上比较常见,梗阻部位之上多伴较明显的扩张积液,一旦被细菌污染,则迅速演化成肾积脓。如处理不当,不能迅速解除梗阻,很容易诱发尿源性脓毒血症,导致多器官功能障碍,危及患者生命。

(一)急性尿路梗阻合并感染的诊断标准

典型病例诊断并不困难,但明确梗阻的性质、部位和病因尤为重要,往往需做系统检查方能确定。

1. **病因诊断**　尿路梗阻所导致的肾盂肾炎中,按病因分类可分为尿路结石、肿瘤、妊娠、尿路异常和手术,发病率分别为 65%、21%、5%、5% 和 4%。此外,由神经系统病变所致的膀胱功能障碍,如脑血管意外、脊髓病变或糖尿病晚期的神经病变等所致的自律性膀胱、瘫痪性膀胱或麻痹性膀胱,也是造成功能性尿路梗阻的重要因素。

2. **临床症状**　多有诸如发热、寒战、腰痛、肾绞痛、尿频尿急尿痛等尿路刺激症状及血尿或脓尿,排尿困难、尿流变细、尿后淋漓不尽,甚至少尿或无尿,若有肾功能不全时,可出现纳呆、恶心、呕吐、乏力、精神不振、嗜睡等。

3. **体征**　急性尿路梗阻有肾绞痛者往往合并有肾区叩击痛及输尿管走行区压痛,一般扪不到肾脏增大。注意肋脊角有无压痛,膀胱有无肿大,如膀胱肿大提示尿潴留,在膀胱以下输出道有梗阻。

4. **实验室检查**　血尿素氮和肌酐明显增高,TCO_2 下降,往往合并电解质紊乱,尤其是血钾增高;外周血白细胞计数增多,降钙素原、C 反应蛋白异常升高;尿中出现白细胞及脓细胞,尿培养(清洁中段尿或膀胱穿刺尿)可检出致病菌。

5. **影像学检查**

(1)B 超和腹平片:B 超检查简便可行,通常作为鉴别尿路梗阻的常规检查手段,所以疑有急性尿路梗阻者首选 B 超检查,可了解尿路扩张积水的程度、部位以及肾脏大小、膀胱有无残余尿、尿路周围有无肿块压迫、有无结石梗阻,并可间接推测残余肾功能。腹平片可帮助发现肾、输尿管阳性结石,了解肾脏大小,或见恶性肿瘤影。

(2)CT 检查:CT 已经广泛应用于复杂性泌尿道感染的影像学鉴别诊断,而且对尿路结石和肾脓肿诊断的敏感性明显优于超声检查。

(3)MRI 检查:磁共振尿路成像对确定梗阻部位、病因及肾脏情况有帮助。

(4)逆行性输尿管插管造影:是确定上尿路梗阻性肾衰竭的一个重要手段,既可帮助明确梗阻的存在、发生的部位和原因,又可以通过逆行插管超过梗阻部位。

(5)尿道、膀胱及输尿管镜:可直接发现下尿路及输尿管病变的存在、部位、性质、部分患者可同时镜下解除梗阻。

（二）尿源性脓毒症的诊断标准

尿源性脓毒症为急性尿路梗阻最为凶险的并发症之一，病情进展迅速，病死率高。当确诊急性尿路梗阻患者有尿路感染证据，且序贯性器官功能衰竭评价（sequential organ failure assessment，SOFA）评分急性改变≥2分，即可诊断为尿源性脓毒症。由于SOFA评分在重症监护室外难以实施，因而另外发展出quick SOFA（qSOFA）评分系统。qSOFA诊断标准包含3项指标：

1. 低血压（收缩压小于或等于100mmHg）。

2. 呼吸急促（呼吸频率大于或等于22次/min）。

3. 意识障碍[格拉斯哥昏迷量表（GCS）评分低于15分]。

只要符合上述其中2项，加上有证据显示尿路感染，就能诊断为尿源性脓毒症。

【常见病原学】

尿路梗阻引起的尿路感染属于复杂性尿路感染中的一种类型。复杂性尿路感染（complicated urinary tract infection，CUTI）是指由于患者尿路系统解剖、功能存在异常或伴随肾外发病所致的持续且反复的尿路感染，可对患者的肾功能造成严重损害。

根据国内相关临床研究，目前复杂性尿路感染的病原学仍以革兰氏阴性菌为主，约占69%，其次为革兰氏阳性菌及真菌，分别占21%和9%。在革兰氏阴性菌中，又以大肠埃希菌、肺炎克雷伯菌和奇异变形杆菌为主要菌群，而其他常见的阴性菌包括铜绿假单胞菌、阴沟肠杆菌、鲍曼不动杆菌。在革兰氏阳性菌中，最常见的为粪肠球菌，约占50%，其次为金黄色葡萄球菌、表皮葡萄球菌。

近年来也有研究观察了尿路结石患者并发尿路感染时的病原菌分布及耐药性情况，结果发现病原学情况与复杂性尿路感染整体一致，均以革兰氏阴性菌为主，约占70%，其次为革兰氏阳性菌及真菌。阴性菌中，同样以大肠埃希菌最为常见，占比可达46.8%，其后依次为肺炎克雷伯菌、鲍氏不动杆菌、奇异变形菌、阴沟肠杆菌。而阳性菌同样以粪肠球菌最为常见。真菌感染同样见于免疫抑制人群。

【治疗】

急性上尿路梗阻合并感染的治疗包含以下4个主要方面：①早期目标治疗；②早期足量的优化抗生素治疗；③复杂泌尿道的早期处理；④脓毒症的特殊治疗。上述目标的完成存在2个前提：首先，时间就是生命，有效治疗开始时间越早，成功率越高；另外，适当的抗生素治疗方案。由于此类患者起病较急，多伴有严重的全身中毒症状甚至低血压休克，紧急处理的关键在于积极纠正休克的同时尽早解除梗阻、引流尿液，挽救肾功能，不能过分强调抗生素的作用。

（一）复苏、支持治疗

如果怀疑为尿源性脓毒症引起的持续低血压，必须在早期（即脓毒血症诱发低血压1小时内）进行复苏、支持治疗。通畅气道、维持呼吸、提高灌注，必要时可机械通气。维持水、电解质平衡是治疗尿源性脓毒症患者的重要部分，特别是当病情进展到感染性休克阶段。通过输液扩容、稳定动脉压、提供足够的氧气输送能力的联合治疗，来维持充分的组织灌注和氧输送。对于肾上腺皮质功能相对不足的患者可应用氢化可的松治疗，同时控制体内炎症反应的强度。

（二）尽快解除梗阻

早期解除梗阻是治疗的重要环节，去除梗阻后才能使肾功能恢复。如在急性梗阻 24 小时内解除梗阻，肾功能恢复约需 7 天；肾功能的恢复和梗阻的持续时间、严重程度均有关，因此尽早纠治梗阻肾，力争去除梗阻病因，使肾功能尽快恢复有着极重要的临床意义。

所有尿源性脓毒症中最值得关注的是梗阻性肾盂肾炎的处理，而是否存在梗阻应及时诊断并予以处理。所有怀疑尿源性脓毒症的患者，如影像学发现泌尿系积水征象即应行外科引流治疗。主要的引流方法包括经皮肾造瘘引流、输尿管内支架管引流及外科手术治疗。应遵循的原则是执行最轻微的侵入性操作。经皮肾造瘘术现已成为治疗梗阻引起泌尿系感染的主要治疗方法之一，但穿刺后的严重并发症包括出血、感染加重、血管损伤、腹膜及胸膜损伤等，其中最常见的为穿刺后出血和感染加重。急诊输尿管内引流曾经不被认为是治疗尿源性脓毒症的一线治疗方法，但是随着摄像系统、光纤、输尿管内支架管的改进以及操作者技术的熟练，这一方法治疗梗阻引起的尿源性脓毒症逐渐受到重视。能否行输尿管内支架管置入术关键取决于麻醉风险大小，如麻醉风险过高则无法进行这一操作。

（三）抗感染治疗

尿源性脓毒症应早期经验性选择抗生素治疗。一项回顾性研究分析指出，脓毒症休克患者如能在第 1 小时内应用适当的抗生素，生存率在 80% 以上，而随着时间的延长，在 6 个小时以内，时间每拖延 1 小时，则生存率下降 8%。

抗生素的选择首选广谱 β- 内酰胺类抗生素；针对产 ESBL 的肠杆菌以及重度脓毒症患者，可选择碳青霉烯类抗生素，但在保证患者用药安全的前提下，需严格掌握碳青霉烯类抗生素的应用指征以避免耐药率的上升。

在尿源性脓毒症抗生素治疗过程中，合理使用抗生素还要注意药物的药代动力学和药效动力学。下述几点值得关注：①尿源性脓毒症患者常常合并肝和 / 或肾功能不全，需酌情调整药物剂量；②脓毒症患者药物清除能力增强，表观分布容积增加，致使抗微生物药物低暴露，尤其是水溶性药物（如 β- 内酰胺类和氨基糖苷类）；③ β- 内酰胺类抗生素属于时间依赖性药物，持续静脉滴注为最佳给药方式，而喹诺酮类抗生素是浓度依赖性药物，脓毒症时液体分布对其表观分布容积影响较小，非肾功能不全者无须调整剂量。

对急性尿路梗阻合并感染性休克的治疗，在纠正休克的同时，应积极引流，解除梗阻，治疗过程中需积极抗炎，但不能过分强调抗生素的作用，应争取早期认识休克、创伤、感染的发生，尽量预防多器官功能障碍的发生。

二、中医认识

根据本病的临床特征，以高热、腰痛，甚则神志障碍等为主要表现，可考虑归属于中医学中的"肾着""腰痛""温病"等范畴。

【病因病机】

（一）病因

本病病因复杂，常见的原因为外感湿热之邪，蕴结下焦，煎熬津液，结为砂石，阻塞尿道；或年老久病体弱、劳累过度、房事不节等，致脾肾亏虚，气化障碍，导致湿聚痰凝血瘀，阻滞尿道，气化不利而为本病。

（二）病机

对于本病，多属正虚邪恋、虚中夹实之证。古代文献中，对淋证有"肾虚而膀胱热"的病机认识,与本病有一定的相符之处。无论外感湿热之邪,又或年老体弱等导致湿热邪毒内生,本病病机的核心为湿热之邪反复侵袭,蕴结下焦,或瘀浊内阻,阻塞尿道,尿路不畅,损伤肾脏,导致肾之阴阳失调,气化不利,水道不利,从而出现虚实夹杂之证。膀胱湿热蕴结,导致气化不利,则小便不通,或频数短赤;湿热互结,气机不畅,经阻络塞,则腰部或胀或痛,小腹胀满;热盛迫血妄行则尿血;湿盛下焦,清浊不分则脓尿;湿热熏蒸则寒战高热。若湿热久恋,可灼伤肾阴,湿去热留,迫血妄行或煎熬精血,致血结瘀滞,变生他证。部分患者素体脾肾虚衰明显,加之湿热邪毒内盛,可形成正衰邪盛的病机,进一步导致脱证、神昏等坏证。

【辨证论治】

本病治疗的关键在于抗生素的选择及外科及时干预对原发病的处理。这方面西医治疗占有优势,而梗阻解除后,通过中医辨证施治,有益于促进肾功能恢复。

1. 湿热蕴结证

主症:尿频、尿急、尿痛或小便点滴难解,小腹胀满,口苦口黏,舌红苔黄腻,脉濡数。

治法:清热利湿,利尿通闭。

方剂:八正散加减。通草 12g,车前子 15g^{包煎},萹蓄 12g,瞿麦 12g,滑石 15g^{包煎},栀子 12g,黄柏 9g,牛膝 9g,金银花 15g,甘草梢 12g。

加减:舌苔厚腻者,加苍术、厚朴以化湿;见心烦、口舌生疮者,合用导赤散以清心火;阴伤口干咽燥,手足心热者,改用滋肾通关丸加生地黄、车前子、牛膝等以养阴利尿;湿热蕴结三焦,气化不利,可用黄连温胆汤加车前子、白茅根等以清热利湿。

2. 血瘀阻滞型

主症:腰痛固定或呈刺痛,小便点滴不通或小便中夹有血块,舌质紫暗或有瘀点、瘀斑,脉细涩。

治法:活血化瘀,泄浊通滞。

方剂:桂枝茯苓丸加减。桂枝 9g,茯苓 12g,当归 12g,赤芍 12g,牡丹皮 12g,桃仁 12g,穿山甲 9g,大黄 6g,红花 12g,牛膝 10g,生地黄 20g。

加减:尿有砂石者,加金钱草、海金沙、鸡内金、冬葵子、瞿麦、萹蓄,以排石通淋;久病气血两虚,加黄芪、丹参、太子参,以益气养血;尿闭胀痛难忍,加麝香少许吞服,以香窜通窍;有血尿者,可吞服三七粉、琥珀粉等,以化瘀止血。

3. 气阴两虚,邪毒结聚证

主症:面色无华,口干咽燥,小腹胀满,小便点滴不通或尿频、尿急、尿痛,舌质偏红,苔黄,脉细数。

治法:滋阴益气,清热解毒。

方剂:大补元煎加减。人参 12g,山药 25g,熟地黄 25g,山茱萸 15g,当归 12g,枸杞子 20g,龙胆 12g,益母草 20g,半枝莲 15g,白花蛇舌草 20g,黄柏 9g,蒲公英 12g。

加减:若偏于中气不足,可用四君子汤合清热解毒之品,以补中清热;阴虚火旺,则可加知母、地骨皮、龟甲胶等,以养阴清热。

4. 阳气衰败,内闭外脱证

主症:骤然神志昏蒙,呼之不应,面色无华,身热肢厥,或骤然热退,四末不温,冷汗淋漓,小便点滴不通或脓尿,舌质暗,苔黄,脉细数、无力欲绝。

治法:回阳固脱。

方剂:参附龙骨牡蛎汤合来复汤加减。人参 15g^{另煎},熟附子 15g,干姜 10g,炙甘草 10g,

龙骨 30g,牡蛎 30g,白芍 15g,生山茱萸 45g。

加减:阳脱明显者,可加大熟附子、人参、山茱萸的用量;出现汗出如油、舌暗、苔少等阴脱之象者,改以生脉散加减。

【名医经验】

1. **黄春林采用"消、托、补"三法治疗** 广东省名中医黄春林认为,中医学很早就对感染性疾病及其所引起的炎症反应有深刻的认识,其中代表性的治疗为中医外科治疗疮疡不同阶段的"消、托、补"三法。他长期以来借鉴消托补的方法治疗内科难治性感染性疾病,取得了较好的临床疗效。我们大胆推测,运用中医整体辨证的方法判断急性尿路梗阻并发尿源性脓毒症患者的免疫状态,并针对不同免疫状态分别采取消、托、补的治疗方法,可望通过中药多环节、多靶点、整体调节的特点调理患者的免疫状态,从而达到促进阴阳平衡、提高治愈率的目的。

2. **邹云翔认为本病肾虚为本,湿热为标,立法用药应顾护肾气** 邹云翔强调指出,本病之治,一般不外把握虚实两端,或分而治之,或兼而治之,据证取舍。初起湿热瘀阻,气化不利者,治宜清热利湿,化瘀通淋;病久肺肾两虚,或脾肾不足,气化不及州都者,宜予补益;虚实夹杂者,尚需标本兼顾。此外,尚可根据病情,或参止血,或配化石,或益泄浊之品,合而治之,但立法用药还当时时注意顾护肾气。

3. **王树声重视扶助阳气,标本兼顾** 王树声认为,阴阳失调或失衡是人体基本病理变化之一,尤以阳气受损和阳气失常为先导。所以,阳气受损与失常,乃疾病或死亡之根源。在临床治疗中,王树声强调根据阳气受损的不同程度,对急性尿路梗阻合并感染的病情轻重缓急需及时作出判断;若不能固护已经损伤的阳气,部分患者即使手术成功,也会出现比较糟糕的愈后。王树声通常在这种情况下,在手术治疗前后,切入中医扶阳法,运用扶阳的中药方剂,中西医结合,标本同治,促进患者全身功能的早日康复。

在临床中,王树声根据不同病程和病机,总结出三大病程和治法、主方:初期阳气郁闭,治法当通阳化气,以桂枝汤类为主方;中期脾肾阳虚,水湿壅滞,当以扶阳固肾、利水通淋为主,以五苓散合四逆汤为主方;晚期阳气暴脱,以回阳救逆固脱为大法,以四逆汤合独参汤为主方。

此外,王树声在重视阳气的同时,也重视实邪的损伤。他认为急性尿路梗阻合并感染多属虚实夹杂之证,常兼有湿、热、瘀等实邪阻滞,因此临床治疗中,在扶阳法的大则下,常结合化湿、除热、祛瘀等方法,常用的中药有茵陈、木通、金钱草、丹参、赤芍等。

三、典型案例与诊治评析

【典型案例】

黎某,男,65 岁,2011 年 5 月 29 日入院。

主诉:左侧腰腹疼痛 1 天,高热寒战伴气促半天。

现病史:患者劳累后于 5 月 28 日凌晨 3 时出现左侧腰腹部疼痛,呈持续性绞痛,向会阴部放射,恶心呕吐胃内容物 1 次,无发热腹泻,无尿急尿痛等。至我院急诊就诊,查左腹部压痛阳性,左肾区叩痛阳性;查血常规:WBC 15.19×10^9/L,NEUT% 91.7%;尿常规:酮体(KET)(++),白细胞(−);血淀粉酶正常;B 超示左侧输尿管上段结石并左肾积液。考虑"肾绞痛",予山莨菪碱、黄体酮解痉止痛,头孢曲松钠、甲硝唑抗感染,经治疗后症状缓解,患者签字自动离院返家。当日下午出现高热、寒战伴气促,再次就诊,测体温 40.8℃,伴头晕。复查血常规：WBC 6.68×10^9/L，NEUT% 92.8%，HGB 98g/L；离子：Na^+ 135mmol/L，K^+ 2.72mmol/L；胸片及尿路平片：左下肺野阴影，考虑炎症，左上腹 L2/3 水平密度影，左侧尿路结石待排。予头孢哌酮钠/舒巴坦静脉滴注抗感染，并配合退热、补液等对症治疗，至 29 日凌晨患者出现血压下降，波动在 70~83/50~56mmHg，心率波动于 106~110 次/min。复查血常规：WBC 28.04×10^9/L，NEUT% 95.4%，HGB 98g/L。考虑"脓毒症、感染性休克"，收入 ICU 监护治疗。

入院症见：神清，精神疲倦，气促，恶寒，暂无发热，左侧腰腹部疼痛，呈持续性胀痛，无咳嗽咳痰，无胸闷心悸，无恶心呕吐，口干，纳眠差，无尿频尿急尿痛，大便正常。

既往史："甲状腺功能低下"病史，经治已愈。双肾结石病史 4~5 年，未行肾功能等检查。否认高血压等其他重大内科疾病病史。

入院查体：T 36.1℃，P 100 次/min，R 27 次/min，BP 78/59mmHg；双肺呼吸音粗，左下肺可闻及湿啰音；腹平软，未触及包块，左中上腹压痛阳性，左侧输尿管行程压痛阳性，肝脾肋下未触及，左肾区叩击痛阳性，移动性浊音阴性，肠鸣音正常。舌尖红，苔黄微腻，脉数。

入院诊断：

中医：①外感高热（毒热证）；②淋证（石淋，湿热瘀结）。

西医：①脓毒症（尿源性）；②感染性多器官功能障碍综合征（呼吸、循环、肾）；③急性肾盂肾炎；④肺部感染；⑤泌尿系结石。

辅助检查：血气分析（吸氧 5L/min 下）示 pH 7.426，PCO_2 24.7mmHg，PO_2 74.2mmHg，BE-ecf −7.6mmol/L；CRP 201.8mg/L；生化：Cr 136μmol/L；PCT 32.87ng/ml。心电图：窦性心动过速。全腹 CT 平扫＋三维重建（图 8-2-1，图 8-2-2）：①左侧输尿管上段结石并左肾、左输尿管中度积液，左肾周围炎性渗出；②双肾结石，右肾周围轻度炎症，双肾囊肿；③肝脏多发囊肿；④膀胱小结石，膀胱留置管术后改变。

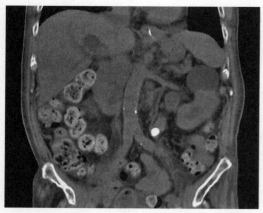

图 8-2-1　全腹 CT：左侧输尿管上段结石并左输尿管扩张、积液

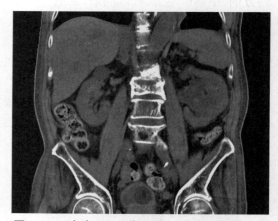

图 8-2-2　全腹 CT：左肾积液、左肾周围炎性渗出

诊治过程：入院后予液体复苏，经补液扩容、去甲肾上腺素泵入后患者血压可回升。患者重症感染，予亚胺培南-西司他汀钠静脉滴注抗感染，碳酸氢钠片碱化尿液，加强补液及对症支持治疗。至 17:20，患者再次出现寒战高热，气促明显，再次留取血培养及厌氧菌培养。至次日（5 月 30 日），患者气促不能缓解，予无创呼吸机辅助通气。检验科口头报告：血培养阳性预警，考虑为革兰氏阴性杆菌。请外科会诊考虑诊断明确，有急诊解除左侧尿路梗

阻手术指征,当日下午送手术室行经尿道膀胱镜下碎石、左侧输尿管支架置入术。术中见膀胱黏膜光滑,双侧输尿管开口清晰,左侧输尿管上段结石,经碎石处理后输尿管通畅,可引流出脓性尿液,留取标本送检细菌培养。5月31日,患者精神好转,体温下降至37.7℃,左侧腰部疼痛明显缓解,气促改善,维持中流量吸氧,血压稳定在正常范围。复查血常规:WBC 24.3×10^9/L,NEUT% 90.9%;尿常规:白细胞(LEU)(+++),尿隐血(BLD)(++++),尿蛋白(PRO)(++),KET(+),尿白细胞计数82个/μl,尿红细胞计数288个/μl;复查肾功能恢复正常。6月1日,患者热退,安静下无气促。血培养及肾积液细菌培养均为大肠埃希菌,根据药敏降阶梯治疗,改用头孢哌酮钠/舒巴坦抗感染。

中医方面,初诊:患者疲倦,气促,发热,恶寒,左侧腰腹部持续性胀痛,口干,纳眠差,舌尖红,苔黄微腻,脉数。入院时以"实则泻之"为则,以"清热解毒、排石利尿通淋"为法,予清开灵注射液静脉滴注清热解毒,方选五味消毒饮加减。拟方:金银花10g,紫花地丁15g,野菊花10g,蒲公英15g,青天葵10g,紫苏子15g,黄芩15g,金钱草15g,石韦15g,车前草15g,厚朴15g,海金沙15g,甘草10g。此外,予四黄水蜜(广东省中医院院内制剂,主要成分为大黄、黄柏、黄连等)外敷腰腹部,清热活血止痛。

二诊:上方服用2剂后,患者热退,左侧腰腹仍觉隐痛,口干,纳呆,舌淡红,苔白微腻,脉弦。考虑毒热之象渐消,辨证为"脾虚湿热瘀阻",治以"健脾行气化湿、清热利尿排石"为法。拟方:栀子15g,车前草15g,石韦15g,金钱草15g,党参15g,黄芪20g,白术15g,陈皮10g,香附5g,柴胡5g,海金沙15g,当归15g,炙甘草5g。服用2剂后,患者左侧腰腹痛缓解,予停用四黄水蜜外敷。

经治疗至6月4日,患者精神良好,无特殊不适,生命体征平稳,血培养回复为无菌生长。6月5日复查胸片示双肺感染较前明显减少,左侧胸腔及右侧叶间积液较前减少,故予出院。出院西医诊断:西医:①脓毒症(尿源性);②感染性多器官功能障碍综合征(呼吸、循环、肾);③急性肾盂肾炎;④肺部感染;⑤泌尿系结石。

【诊治评析】

案例患者的西医学诊断并不困难,但需要注意的是,包括案例患者在内的部分尿源性脓毒症患者,其初检尿常规结果可以为阴性。其原因在于上尿路梗阻,脓性尿液无法下行,所留取的尿液标本来源于对侧正常肾脏,从而导致尿液常规检查假阴性,不能因此否认、忽视尿源性脓毒症的诊断,导致漏诊、误诊。

本案例患者劳累后起病,考虑为外感湿热,蕴而化毒,湿热下注而发为本病,病性属实证、热证。临证需注意鉴别湿邪与热毒之邪孰重孰轻,结合患者临床表现,毒热之象更甚,弥漫三焦,热入营血,出现高热、气促、血压低等重危证候,此时应以清热解毒为主,同时兼顾利湿通淋、行气活血,方以五味消毒饮清热解毒,同时外用四黄水蜜加强局部清热解毒活血之效。

本病中医治疗的干预点可着眼于对脓毒症全身炎症反应的处理,通过清热解毒类中药的应用,减轻其全身炎症反应。按照淋证病机,总以湿热毒邪为患,但往往兼夹瘀血、正虚等情况,治疗上需在清热利湿解毒的基础上辅以活血化瘀,而对于邪毒炽盛、正气欲脱者可先急固其本,不必拘于"淋证忌补"之说。

参 考 文 献

1. 陈建,郭立中,谢福安. 肾脏病辨病专方治疗[M].北京:人民卫生出版社,2000.

2. 谢剑锋,邱海波.拯救脓毒症运动:脓毒症与感染性休克治疗国际指南(2016)的进展与评论[J].中华重症医学电子杂志,2017,3(1):18-25.

3. 周立新.尿源性脓毒症[J].医学新知杂志,2012,22(1):13-15.

4. 关升,唐喆,田洪雨,等.尿脓毒症的诊治进展[J].中华临床感染病杂志,2012,5(2):121.

5. 李化升,杨传.结石相关性尿源性脓毒血症的研究进展[J].中国内镜杂志,2015,21(4):381-385.

6. 刘云海.梗阻性肾病的早期诊断与中西医治疗进展[J].中国中西医结合肾病杂志,2000,3(1):131-134.

7. 曹书华,王今达,李银平.从"菌毒并治"到"四证四法"——关于中西医结合治疗多器官功能障碍综合征辨证思路的深入与完善[J].中国危重病急救医学,2005,17(11):641-643.

8. 甘澍,李思逸.王树声教授中西医结合治疗梗阻性肾病验案介绍[J].新中医,2015,46(2):304-305.

第三节　腹膜透析相关性腹膜炎

一、西医认识

【诊断标准】

腹膜透析相关性腹膜炎(peritoneal dialysis related peritonitis,PDAP)是腹膜透析(peritoneal dialysis,PD)最常见的严重并发症,严重影响腹膜超滤和透析效能,妨碍长期腹膜透析的进行,虽然只有5%以下的腹膜炎会导致死亡,但腹膜炎是16%的PD患者直接或主要的死亡原因。

(一)腹膜透析相关性腹膜炎的诊断标准

1. 患者出现腹膜炎的症状和体征,如腹痛、发热、恶心、呕吐等症状,腹膜透析液混浊。

2. 腹膜透析液常规检查发现白细胞计数大于100/mm³,且多核细胞占50%以上。

3. 培养可以发现病原体的存在。

在这3条标准中,若符合2条即可以明确诊断,具有任何1条者为疑诊。

在腹膜透析相关性腹膜炎的诊断上,详尽的病史采集和体检对于病原学和病因学的诊断具有重要意义。在病史采集中,应注意患者是否存在操作错误和/或腹膜透析液及管路的污染;应注意询问近期腹膜透析导管外口感染的情况,明确是否有腹膜透析管路相关的腹膜炎存在;如果患者在近期曾经发生过腹膜炎,应注意询问上次腹膜炎发生的情况,它往往与本次腹膜炎的发生具有一定的相关性;采集病史时也应注意患者是否存在便秘或腹泻情况,了解是否为肠源性感染;另外,还应重视询问患者其他疾病状况,如免疫功能低下等,以及近期抗生素或免疫抑制剂等药物的使用情况,这些问题往往与真菌性腹膜炎的发生相关。

(二)重症腹膜透析相关性腹膜炎的诊断标准

确诊腹腔透析相关性腹膜炎的患者,其腹腔感染的严重程度应依据患者年龄、生理失调和基础内科疾病的综合指标来确定,以严重程度评分系统来表示。临床上将APACHEⅡ(急性生理和慢性健康评估系统)评分≥15界定为严重腹腔感染。

(三)病原体的确定

病原体的培养在腹膜炎的诊断中具有举足轻重的作用。病原体确定后,可以根据药敏结果指导抗生素的选用,除此之外,病原体的种类还可以提示可能的感染源。一旦疑诊有腹腔感染,应及早行微生物培养,特别是在使用抗生素之前进行,有助于提高培养的阳性率,但不能因等待结果而耽搁最初的治疗时机。透出液标本行革兰氏染色可以简单而快速地找到病原体,虽然有报道称其阳性率仅为9%~40%,但对诊断真菌方面则非常敏感。

有研究认为,透析液常规送检时液体存腹时间应>4小时,夜间放空透析液时,可临时灌入1 000ml透析液存腹2小时,透析液应整袋送检;留取腹膜透析液培养时,将透析液静置悬挂1小时,从透析液袋底部抽取10ml液体置于血培养瓶中送检。这种留取标本的方法可把细菌培养阳性率提高至84.09%,明显高于国际腹膜透析协会(ISPD)指南中要求的80%。

【常见病原学】

（一）常见致病菌的流行病学特点

腹膜炎感染中,革兰氏阳性菌是最常见的致病菌。有国外学者报道,革兰氏阳性菌所占比例高达61%~63%,当中又以凝固酶阴性葡萄球菌最为多见,约占26.6%,以表皮葡萄球菌、溶血葡萄球菌和金黄色葡萄球菌等葡萄球菌属多见。此类细菌多为接触污染,操作不规范是主要原因,需在临床中加强患者预防感染的培训以及随访过程中的再培训。

近年来,国内革兰氏阴性菌腹膜炎的比例呈上升趋势,菌种主要为大肠埃希菌,其次为肺炎克雷伯菌。国外报道则为铜绿假单胞菌和大肠埃希菌。革兰氏阴性菌感染腹膜炎较革兰氏阳性菌感染腹膜炎的预后差,炎症反应更重,在有效的治疗方案下,治疗反应也差,治愈率明显低于革兰氏阳性组,其中转血液透析及死亡的比例也较高,需引起足够的重视。

真菌性腹膜炎相对少见,国外有透析中心报道其发病率为3%~6%,但它却是腹膜透析的致命性并发症,死亡率达20%~30%。此外,近年来培养阴性的腹膜透析相关性腹膜炎逐渐引起人们的关注,国外报道腹膜透析液培养阴性比例为8.8%~48.5%,如何进一步提高培养的阳性率已成为当务之急,不至于因等待结果而耽误治疗。

（二）致病菌入侵的途径

一般认为引起腹膜透析相关性腹膜炎的常见途径包括因操作不规范导致细菌通过腹膜透析导管和管周侵入腹膜腔、血行感染及逆行感染。此外,细菌经肠道移行进入腹腔也是另一个重要的发病原因,近年来研究证明便秘、低钾血症、结肠镜检查、妇科检查等都可通过该途径增加肠道细菌异位进入腹腔的风险,此也为革兰氏阴性杆菌所引起的腹膜炎占有一定比例的原因。

【治疗】

（一）透析方式的调整

过去一旦发生腹膜炎,倾向于立刻将腹膜透析的方式由持续不卧床腹膜透析(CAPD)改为间歇性腹膜透析(IPD),但研究发现,透析液保留时间越短,腹膜局部防御能力越受损害,而且还改变了透析膜的免疫功能,降低了腹膜透析效能,使得尿毒症毒素的消除率下降,同时还减少了药物在体内停留的时间,降低了药效。因此,CAPD患者发生腹膜炎时不应改为IPD。

一旦怀疑是腹膜炎,应立即用透析液冲洗腹腔至细菌及纤维素消除,同时继续行CAPD。这样一方面可以持续消除尿毒症毒素及水分,另一方面保持腹腔内24小时均有药物存在达到持续杀菌的效果,从而提高疗效,大大地缩短了腹膜炎治愈时间。

（二）最初抗生素的选择

抗菌药物的应用对于腹膜炎的治疗尤为重要,特别是在初始治疗阶段,腹膜炎的治疗应在知道致病菌之前即开始。国际腹膜透析协会(International Society for peritoneal dialysis, ISPD)建议初始治疗药物的选择应当遵循个体化的原则,根据患者的既往腹膜炎病史、药物过敏史及各腹膜透析中心的病原菌分布和耐药情况选择适当的治疗方案。

ISPD 腹膜透析相关性腹膜炎治疗指南提出,腹膜炎的经验用药不应以革兰氏染色的结果为依据,而必须同时覆盖绝大多数革兰氏阳性和革兰氏阴性细菌。抗生素的使用应采取"降阶梯"的治疗方式,即首先使用广谱强效的抗生素,并要求可以覆盖绝大多数的革兰氏阳性和革兰氏阴性细菌,可选用第一代头孢加抗革兰氏阴性细菌的抗生素(如氨基糖苷类、头孢他啶、头孢吡肟)联合用药,其中经典的处方是头孢唑林钠和头孢他啶的联合配伍。而近年来,有研究发现,糖肽类药物(如万古霉素)联合头孢他啶与头孢唑林钠联合头孢他啶对腹膜透析相关性腹膜炎的疗效相当,均可用于腹膜透析相关性腹膜炎的初始经验抗菌治疗。此外,亦有研究报道,对于 CAPD 治疗的患者,亚胺培南 - 西司他汀钠连续给药,即先予500mg/L 加入第一袋透析液中,在腹腔内作用 6 小时,然后 100mg/2L 加入透析液中腹腔给药,与头孢唑林钠和头孢他啶两者合用的效果一样。

(三)抗生素方案的调整和拔管的指征

通常在 48~72 小时后可以得到细菌培养和药物敏感实验的结果,此时应根据这一结果并充分考虑临床工作的实际情况调整抗生素的种类和用法。ISPD 在 2005 年制订的《腹膜透析相关性感染的建议》中详细介绍了各种病原体的抗生素使用方法,根据个体不同情况,选择合适的抗生素用量,比如应根据患者的肾功能状况适当调整抗生素的剂量等。

腹膜炎的治疗原则是保护腹膜,以便将来有机会重新开始腹膜透析,而不是仅仅保护腹膜透析导管,某些情况下甚至应考虑拔除腹膜透析导管。根据 ISPD 制订的《腹膜透析相关性感染的建议》,将拔管指征总结如下:①难治性腹膜炎:经过合适的抗生素治疗 5 天后,腹膜炎的病情仍不能控制者;②复发性腹膜炎:治愈后 4 周内再次出现与前次致病菌相同的感染;③真菌性腹膜炎;④与外口感染相同致病菌的腹膜炎;⑤严重的金黄色葡萄球菌、铜绿假单胞菌感染;⑥分歧杆菌腹膜炎,多种肠道微生物,对治疗无反应;⑦表皮葡萄球菌和大肠杆菌等感染,腹膜透析导管表面可以形成所谓的"生物膜",并往往由此导致腹膜炎的反复发作,此时往往需要更换腹膜透析导管以控制感染。

(四)给药途径与疗程

ISPD 的指南认为,腹腔给药优于静脉给药,原因主要包括:①腹腔给药时腹腔的局部浓度高;②不需要静脉穿刺,通过良好的培训患者可以自己进行操作;③有研究证明,腹膜炎的患者腹膜吸收抗生素的能力较正常者大大增强。因此,目前腹膜炎患者多采取腹腔给药。用药方式多采用 1 次 /d 给药的形式,并强调抗生素在腹腔内应作用在 6 小时以上。

抗生素的疗程主要取决于治疗的效果。一般而言,在初始抗生素使用后 72 小时内,腹膜炎的症状体征应该有所改善,若合适的抗生素使用 4~5 天后,腹膜透出液仍混浊,则应考虑拔管。对于相对简单的感染,如凝固酶阳性葡萄球菌感染及细菌培养阴性的腹膜炎,抗生素应在腹膜透析液澄清后继续使用 1 周,但总疗程不应低于 2 周;而复杂的腹膜炎,如金黄色葡萄球菌、革兰氏阴性菌和肠球菌等则需要至少 3 周。

总之,积极预防、及时诊断及合理治疗是控制腹膜透析相关性腹膜炎的关键。一旦发生腹膜炎,应及时予以初始抗生素,并从方法和技术的角度提高病原体培养的阳性率,根据病原体培养的结果及病情的严重程度选择合适的抗生素,同时注意合理的给药方式及疗程。一旦有拔管指征时,应权衡利弊,果断拔管,以保护腹膜功能。

二、中医认识

腹膜透析是 20 世纪 70 年代开始发展起来的一门新兴学科,因此,腹膜透析相关性腹膜炎在中医古籍中并无相关论述。但根据其临床表现,可考虑将其归于"腹痛""肠痈""心腹痛""厥逆"等范畴中。

【病因病机】

(一)病因

腹膜透析相关性腹膜炎患者,由于已有肾衰竭,从中医而言,多具有脾肾虚衰的本气亏虚。而一旦出现腹膜透析操作不规范、饮食不当、寒温不适、劳累过度等诱因,均可影响到肠腑气机的通降而化腐化热,引起腹痛、腹胀、呕恶、发热等症,故其病因主要为本气亏虚,复受邪毒。

(二)病机

究其病机,患者多具有脾肾虚衰的本气亏虚,一旦感受邪毒,则邪毒直入于里,导致脾胃、肠腑气机功能郁滞,继则气滞阻结、郁结化热而致里实热证,表现为腹痛、发热。由于其人肾虚不能统水,平素水湿偏盛,热与湿结,往往可见湿热并重,而见纳差、呕吐等湿热蕴结中焦的表现。若热、结、瘀互相结聚不散,又可以深入营血,而见斑疹、神志模糊等表现。若失治误治,病情继续进展,甚则导致气血逆乱,而致四肢厥冷、脉微欲绝的厥证。厥证并非腹膜炎病机发展的普遍规律,如果出现,即提示危重之候,必须给予足够重视。

总的来说,本病发生于肾衰竭、腹膜透析治疗的患者中,素体脾肾虚衰,复受邪毒,而见本虚标实之证,在治疗上要处理好攻邪与补虚的关系。在早期、极期注意攻邪以存正,在出现脱证时以救脱为先,恢复期则以扶正、佐以化浊为法。

【辨证论治】

从病机的演变来看,腹膜透析相关性腹膜炎大体可归纳为郁、结、热、厥4个基本证候。这些基本证候既可作为分型的依据,又可作为中医辨证论治的基础。

1. **郁滞型**(早期)

主症:腹痛,腹胀,腹部拒按,发热,口干,便秘,尿少,舌红,苔黄腻,脉弦数。

治法:行气通腑,清热开郁。

方药:柴胡清解汤加减。柴胡10g,黄芩10g,枳壳10g,大黄5g^{后下},山栀子10g,元胡10g,川楝子10g,金银花10g,连翘10g,白芍10g,生甘草6g。

加减:大便不通者,加芒硝;高热者,加石膏、知母;腹胀明显者,可加党参、桃仁、厚朴。

2. **湿热型**(中期)

主症:腹胀加重、高热、出汗、舌红绛、苔黄燥、脉洪数等全身中毒现象,并常出现阳明经证(大热、大汗、大渴、脉洪大)和阳明腑实证(痞、满、燥、实、坚)。

治法:清热解毒,通腑泻下。

方药:黄连解毒汤或石膏知母汤加减。黄连5g,黄芩10g,黄柏6g,栀子10g,大黄10g^{后下},石膏30g^{先煎},知母10g。

加减:大便不通、腑实严重,可加用芒硝、木香、厚朴、牡丹皮、柴胡等;血瘀重,有腹腔脓肿或有炎性肿块者,可加用赤芍、桃仁、乳香、没药、穿山甲、皂角刺等。

3. **毒热型**(极期)

主症:高热,谵妄狂躁,斑疹隐隐,口干不欲饮,舌质红,苔黄燥,脉数。

治法:清气凉营,凉血解毒。

方药:清营汤或犀角地黄汤加减。水牛角30g^{先煎},生地15g,玄参10g,竹叶10g,金银花15g,连翘10g,黄连5g,丹参10g,麦冬10g,芍药15g,牡丹皮10g。

加减：神昏谵语者，可加用安宫牛黄丸；高热者，可加用紫雪。

4. 脱证

主症：神昏，或见烦躁，面色晦暗瘀紫，肢冷汗出，二便失禁，脉微欲绝。

治法：回阳救逆。

方药：参附汤合生脉散加减。党参 20g，附子 10g^先煎，麦冬 20g，五味子 10g。

加减：手足厥冷者，加当归、桂枝、细辛、白芍；腹痛明显者，加延胡索、丹参。

【名医经验】

1. 邓铁涛认为宜早用下法 邓铁涛认为，多种原因引起的继发性腹膜炎，多由寒温失调或饮食失节或喜怒无度，而使"邪气"与"营卫"互相搏结于肠道，致使运化失职，糟粕积滞，气血瘀阻，积于肠道，郁而化热，甚者瘀热与血肉腐败成脓。因此，有效而便捷的治法便是祛邪从下而出，邪有出路，则脓不成而正自安。

"下法"的运用，需在辨证基础上早用、坚持用，且用必达到泻下的目的，其方法是内服配合保留灌肠，争取时机，尽快控制病情。但后期泻下药应有所减轻，而酌加清热解毒、益气扶正之品。当然，如病情恶化，正气衰微，"下法"则宜慎用。

2. 杨洪涛提出斡旋中焦、顾护脾胃之法 杨洪涛认为，腹膜透析导致的内源性腹膜炎，其中医辨证多为脾肾阳虚，脾胃气机升降失调，湿浊中阻所致。治疗当斡旋中焦、顾护脾胃。因此，经过长期的临床诊疗总结出以健脾和中、通腑泄浊为功效的扶肾方（陈皮 10g，半夏 15g，土茯苓 30g，枳壳 10g，砂仁 10g，竹茹 10g，枇杷叶 30g，熟大黄 10g，丹参 30g，甘草 6g）。

此外，杨洪涛认为长期腹膜透析患者，多以气血阴阳亏虚为其病机根本，因此配伍用药时必须遵循祛邪而不伤正、扶正而不留邪的组方原则，如此才能有效保护残肾功能。扶肾方兼具"补、消、和"三法，是杨洪涛治疗思想的代表体现，也符合西医对残肾功能保护的治疗要求。

3. 张沛虬主张清热、扶正双管齐下 张沛虬认为，腹膜炎为急病暴症，其病机关键乃脓毒浸淫肠腔内外，热毒鸱张而致气阴两虚，证属危笃，急宜扶正救阴，清热解毒。张沛虬把人参白虎汤与白头翁汤结合起来，以清热与扶正双管齐下，奏效甚捷。

待热毒锐势已挫，气阴开始回复，益气养阴生津宜再予加强，扶持元气；祛邪方能安正，扶正之时宜续进加强清利湿热之力，祛湿排脓。后期热毒基本消除，治则以益气和血健脾为主，以改善邪却正虚之候。

三、典型案例与诊治评析

【典型案例】

危某，男，68 岁，2016 年 9 月 4 日入院。

主诉：维持性腹膜透析 3 年余，腹痛伴引流不畅 1 天。

现病史：患者于 2012 年 5 月因痛风在当地医院就诊，查血肌酐 200μmol/L，患者未予重视。2013 年 1 月患者出现面浮肢肿，伴活动后气促，至我院住院治疗，查血肌酐 1 351μmol/L，诊断为"慢性肾脏病 5 期、急性心力衰竭"，予行紧急血液透析治疗。病情稳定后于 1 月 25 日行腹膜透析置管术，2 月 7 日开始行腹膜透析治疗。经治疗后，患者病情稳定出院，后定期回院评估，调整腹膜透析方案。2016 年 4 月 12 日因腹痛、恶心呕吐、腹膜透析液混浊再次至我院住院治疗，诊断为腹膜炎，腹膜透析液细菌培养提示为粪肠球菌，根据药敏予万古霉素抗感染，病情好转出院。2016 年 7 月 9 日再次因腹痛伴腹膜透析液混浊至我院住院治疗,腹膜透析液细菌培养提示为缓症链球菌,腹膜透析导管隧道口分泌物细菌培养提示为奇异变形杆菌。经万古霉素留腹、阿莫西林片口服抗感染治疗后,病情好转出院。昨日晚上患者再次出现腹痛加重,汗出,恶心呕吐,呕吐非咖啡色胃内容物数次,腹膜透析液混浊,引流不畅,经休息后不能缓解,遂至我院急诊就诊,完善相关检查,考虑再发腹膜炎可能,为求进一步监护治疗,由急诊拟"脓毒症、腹膜透析后腹膜炎"收入我科。

入院症见:患者神清,精神疲倦,痛苦面容,乏力,发热,腹痛,时有恶心呕吐,咳嗽咳痰,痰白量多,无头晕头痛,无胸闷心悸,双下肢少许浮肿,纳差,眠一般,无尿,大便2日未解。舌暗,苔黄腻,脉细滑数。

既往史:高尿酸血症病史23年,曾查出双肾尿酸结石,现间断服用别嘌醇降尿酸,近期无关节疼痛发作。高血压病史6年,现服用科素亚(氯沙坦钾片)控制血压,但血压控制情况不详。

查体:T 38.7℃,HR 102次/min,R 28次/min,BP 156/72mmHg。全腹稍膨隆,腹软,全腹压痛,以剑突下及下腹部为甚,局部有反跳痛,腹膜透析导管固定在位,腹膜透析液引流尚通畅,腹膜透析液混浊、夹有絮状物,肝脾肋下未及,肝区无叩痛,双肾区叩击痛阳性,双输尿管行程区无压痛,移动性浊音阳性,双下肢轻度浮肿。

入院诊断:

中医:①腹痛(湿热瘀阻);②慢性肾衰(脾肾气虚,湿热瘀阻)。

西医:①脓毒症;②腹膜透析相关性腹膜炎;③慢性肾脏病5期(维持性腹膜透析);④高血压3级(很高危组)。

辅助检查:血常规示WBC 19×10^9/L,NEUT 17.21×10^9/L,NEUT% 90.6%。降钙素原4.04ng/ml;hs-CRP 26.7mg/L。急诊生化:Cr 885μmol/L,Urea 16.49mmol/L,K^+ 2.84mmol/L,Na^+ 129mmol/L。腹水常规:颜色淡黄色,透明度混浊,红细胞计数 $2\,000 \times 10^6$/L,有核细胞计数 $11\,000 \times 10^6$/L;全腹CT平扫(图8-3-1):①肝实质密度普遍减低,较前变化不大,肝左外叶小囊肿;②脾大;③胆囊多发结石,慢性胆囊炎;④双肾萎缩,双肾多发囊肿,双肾窦致密影,肾结石与血管粥样硬化相鉴别;⑤腹盆腔积液,大网膜肿胀。

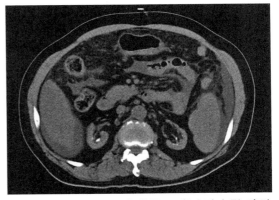

图8-3-1　腹部CT:双肾萎缩,双肾窦致密影;腹腔积液,大网膜肿胀

诊治过程:入院后即予头孢哌酮钠/舒巴坦静脉滴注抗感染,继续维持腹膜透析治疗,予万古霉素、硫酸阿米卡星夜间留腹局部抗感染,同时加强护胃、化痰、改善肾脏代谢等对症治疗。9月7日复查腹水常规:透明度混浊,红细胞计数 $1\,000 \times 10^6$/L,有核细胞计数 $4\,164 \times 10^6$/L,中性粒细胞比例98%;腹膜透析导管隧道口分泌物涂片发现少量革兰氏阴性杆菌;腹水细菌培养提示为肺炎克雷伯菌,对目前用药头孢哌酮钠/舒巴坦敏感。考虑腹水常规较前好转,结合腹水培养结果,维持原抗感染方案。

9月8日,患者自觉腹痛腹胀较前加重,结合病史及相关检查结果,不除外真菌感染可能,予加用大扶康(氟康唑胶囊)加强抗真菌治疗。考虑患者难治性腹膜炎,合并腹膜透析导管隧道感染,反复发作,不利于腹膜功能的保护,经患者及家属同意后,拔除原腹膜透析导管,留置股静脉血液透析导管行血液透析治疗。

9月13日,查腹水常规:透明度混浊,红细胞计数3 000×10⁶/L,有核细胞计数1 359×10⁶/L,中性粒细胞比例71%。B超示腹腔大量积液,结合相关检查结果,考虑与腹膜炎、低蛋白血症有关,予行腹腔穿刺术,留置引流管引流腹水。

9月22日,腹水常规示有核细胞计数较前进一步降低,感染相关指标明显下降,腹膜炎基本控制,改口服抗生素维持疗程;腹水明显减少,尝试夹管后腹水未见进一步增多,予拔除腹腔引流管。

中医方面,9月5日初诊:患者发热,乏力,腹痛,时有恶心呕吐,咳嗽咳痰,痰白量多,双下肢少许浮肿,纳差,眠一般,无尿,大便2日未解,舌暗,苔黄腻,脉细滑数;辨证为脾肾气虚,湿热瘀阻,治以益气健脾、化湿祛瘀为法。方予四君子汤合三仁汤加减。方如下:

党参15g,茯苓15g,白术10g,杏仁10g,白蔻仁10g,薏苡仁30g,厚朴10g,法半夏10g,通草10g,滑石30g^{包煎},法半夏10g,淡竹叶10g,甘草5g。每日1剂,共3剂。

9月8日二诊:服用上药后呕吐减轻,但仍发热,腹痛仍明显,大便数日未解,口干欲饮,舌干苔黄腻有裂纹,脉滑数。考虑为腑实阴伤之象,治以滋阴增液、泄热通便为法。方予增液承气汤主之。方如下:

玄参15g,麦冬15g,生地黄15g,酒大黄10g^{后下},芒硝10g^{冲服},甘草5g。每日1剂,共2剂。

9月10日三诊:服用上方后大便已通,腹痛较前明显减轻,仍觉疲倦、纳差、腹胀,辨证为脾肾气虚,湿浊瘀阻证,治以健脾补肾、化湿祛瘀为法,予健脾开胃饮改善胃纳,方以参苓白术散加减。方如下:

黄芪30g,党参20g,白术15g,山药15g,茯苓30g,菟丝子15g,砂仁5g^{后下},藿香15g,丹参15g,桃仁10g。

9月13日四诊:患者疲倦乏力较前好转,口干明显,去黄芪以免过于温燥,加用当归、三七止血消瘀。方如下:

党参20g,白术15g,山药15g,茯苓30g,菟丝子15g,砂仁5g^{后下},藿香15g,丹参15g,桃仁10g,防风10g,陈皮10g,白芍10g,三七片10g,当归10g。

9月16日五诊:患者胃纳较前转佳,腹胀、大便调,仍有反复口干,考虑疾病后期阴虚之象明显,中药去原方砂仁、藿香,加石斛、生地、知母加强养阴之效。其后在此基础上加减治疗。

经治疗至9月24日,患者精神良好,无特殊不适,生命体征平稳,复查相关感染指标未见明显异常,予出院。出院西医诊断:①腹膜透析相关性腹膜炎;②脓毒症;③慢性肾脏病5期(维持性腹膜透析);④高血压3级(很高危组)。

【诊治评析】

该案例患者收入我科时发热,伴有腹痛,咳嗽咳痰,结合舌脉,考虑为脾肾气虚,湿热瘀阻,治以补益脾肾、化湿祛瘀为法。但至转入第3天,患者大便仍未解,结合四诊资料,考虑腑实阴伤,予滋阴增液、泄热通便,病情得到逆转。待患者情况好转后,中病即止,再次调整治疗思路,改以健脾补肾、化湿祛瘀为法,并随证加减,促进胃肠功能恢复。在腹膜透析相关性腹膜炎的治疗中,患者往往素体脾肾亏虚,但腹膜炎的急性发作又表现为明显的实证,为本虚甚而标实重。但对于标实明显者,亦应放胆攻之,但需注意中病即止,待其标实去后再调补本虚。

总的来说,对于腹膜透析相关性腹膜炎,抗生素治疗能有效控制感染,但临床上中医药亦有较大环节优势或阶段优势,如中医药通腑解毒祛瘀等治法可适时切入干预。此外,在辨证论治过程中,要充分重视脾胃气机升降在调理胃肠运动障碍中的作用,把调补脾胃作为腹膜炎后期治疗的重要环节。

参 考 文 献

1. 温雯,李月红.2016年国际腹膜透析协会腹膜炎预防和治疗推荐指南解读[J].临床内科杂志,2017,34(1):70-72.

2. 范立明,黄远航.腹膜透析相关性腹膜炎中西医诊疗进展[J].现代中西医结合杂志,2010,19(29):3803-3804.

3. 黎磊石,刘志红.中国肾脏病学[M].北京:人民军医出版社,2008.

4. 葛关庭,许勇.中医药辨治腹膜炎析义[J].辽宁中医学院学报,2003,5(4):318.

5. 陈建,郭立中,谢福安.肾脏病辨病专方治疗[M].北京:人民卫生出版社,2000.

6. 姜晨,杨洪涛.杨洪涛教授运用中医药在腹膜透析治疗中的经验[J].中国中西医结合肾病杂志,2014,15(4):287-289.

7. 陈道生.弥漫性腹膜炎治验[J].浙江中医学院学报,1995,19(6):50.

第九章
其他重症感染性疾病

第一节 导管相关性血流感染

一、西医认识

【诊断标准】

导管相关性血流感染（catheter-related bloodstream infection，CRBSI）是指带有血管内导管或拔除血管内导管 48 小时内的患者出现的菌血症或真菌血症。本病伴有发热（>38℃）、寒颤或低血压等感染表现，除血管导管外没有其他明确的感染源。CRBSI 是导管相关感染中最严重的类型，而导管相关感染还包括出口部位感染、隧道感染、皮下囊感染等类型。

（一）导管相关性血流感染的诊断标准

1. 确诊 导管能被证明为感染来源，至少包括以下各项中的 1 项：①有 1 次半定量（每导管节段≥15CFU）或定量（每导管节段≥100CFU）导管培养阳性，从导管节段和外周血中分离出相同的微生物（种属和抗生素敏感性）；②从导管和外周静脉同时抽血做定量血培养，两者血培养菌落计数比（导管血：外周血）≥5：1；③阳性时间差：从中心静脉导管和外周静脉同时抽血做定性血培养，中心静脉导管血培养阳性比外周血培养阳性至少早 2 小时；④导管出口部位流出的脓液中培养出与外周血中同样的细菌。

2. 临床诊断 导管极有可能为感染来源，但未达到确诊标准，称为与导管有关的血行感染，需要包括以下 1 条或者 2 条：①导管相关脓毒症：具有严重感染的临床表现，导管头或导管节段的定量或半定量培养阳性，但血培养阴性，除了导管外无其他感染来源，在拔除导管 48 小时内，并未用新的抗生素治疗下，症状好转；②菌血症或真菌血症患者，有发热、寒战和 / 或低血压等临床表现，且至少有 2 个血培养（包括 1 个来源于外周血）的阳性结果，其结果为皮肤共生菌（如类白喉菌、芽孢杆菌、丙酸菌、凝固酶阴性葡萄球菌、微小球菌、念珠菌等），但导管节段培养阴性，且除了导管没有其他明显血行感染的来源。

3. 拟诊 既不能确诊也不能排除导管相关感染，具备下述任意 1 项，不能除外导管为感染的来源：①具有导管相关的严重感染表现，在拔除导管和适当抗生素治疗后症状消退；②菌血症或真菌血症患者，有发热、寒战和 / 或低血压等临床表现，且至少有 1 个血培养阳性（导管血或外周血均可），其结果为皮肤共生菌（如类白喉菌、芽孢杆菌、丙酸菌、凝固酶阴性葡萄球菌、微小球菌、念珠菌等），但导管节段培养阴性，且无其他引起血行感染的来源可寻。

（二）重症导管相关性血流感染的诊断标准

相关指南并未提出重症导管相关性血流感染的概念，根据脓毒症的相关定义，将并发感染性休克、多器官功能障碍者定义为重症导管相关性血流感染。

【常见病原学】

（一）常见病原学的流行病学

各种类型导管的血行感染发生率不同,以千导管留置日统计,为(2.9~11.3)/1 000 导管日。发生血行感染率较高的分别为切开留置的周围静脉导管和带钢针的周围静脉导管,而经皮下置入静脉输液港和中长周围静脉导管的感染率较低;以导管感染发生率来计算,长期留置隧道式带套囊透析导管的感染率最高,周围静脉留置针的感染率最低。CRBSI 不仅与导管类型有关,还与医院规模、置管位置、导管留置时间有关。

革兰氏阳性菌是 CRBSI 最主要的病原体。常见的致病菌有表皮葡萄球菌、凝固酶阴性葡萄球菌、金黄色葡萄球菌、肠球菌等;表皮葡萄球菌感染主要由皮肤污染引起,约占 CRBSI 的 30%。金黄色葡萄球菌曾是 CRBSI 最常见的病原菌,目前约占院内血行感染的 13.4%,而万古霉素耐药肠球菌感染的发生率亦在升高。其他致病菌有铜绿假单胞菌、嗜麦芽窄食单胞菌、鲍曼不动杆菌等,而放射性土壤杆菌亦有报道。铜绿假单胞菌和阴沟杆菌在大面积烧伤患者中比较多见。随着广谱抗生素的应用日趋广泛,真菌在院内血行感染中的比例越来越高。白念珠菌是常见病原体,念珠菌引起的血行感染率为 5.8%。长期接受全肠外营养的患者,念珠菌感染的机会亦会增多,在骨髓移植患者中可达 11%。免疫力低下的患者,尤其是器官移植后接受免疫抑制剂治疗者,亦可发生曲霉感染。

（二）导管相关性血流感染的发病机制

微生物引起导管感染的方式有以下 3 种:

1. 皮肤表面的细菌在穿刺时或穿刺之后经过导管隧道至导管表面及尖端定植,随后引起局部或全身感染。

2. 另一感染灶的微生物通过血行播散至导管,在导管上黏附定植,引起 CRBSI。

3. 微生物污染导管接头和内腔,导致管腔内细菌繁殖,引起感染。

其中,前两种属腔外途径,第三种为腔内途径。在小于 1 周的短期留置导管中,如周围静脉导管、动脉导管、无套囊非隧道式导管,通过腔外途径感染最为常见;在超过 1 周的长期留置导管中,如带袖套式的隧道式中心静脉导管、皮下输液港、经外周中心静脉导管,腔内定植为主要机制。此外,致病微生物的附着在发病过程中亦起重要作用。

【治疗】

（一）导管的处理

根据指南,当临床拟诊导管相关感染时,应在考虑临床相关因素后再作出是否拔除或更换导管的决定。临床相关因素主要包括导管种类、感染程度和性质、导管对患者的意义、再次置管的可能性及并发症、更换导管和装置可能产生的额外费用等。

1. **周围静脉导管**　如果怀疑周围静脉导管导致导管相关感染时,应立即拔除周围静脉导管,并进行导管与外周血标本的培养。

2. **中心静脉导管**　对于中心静脉导管,当临床出现中心静脉导管相关感染的早期表现时,由于通常难以获得即时的病原学证据,故大多数情况需要医师根据临床经验及有关感染流行病学资料作出判断。

根据指南建议,仅有发热的患者(如血流动力学稳定、无持续血行感染的证据、无导管局部或迁徙感染灶时)可不拔除导管,但应及时判断导管与感染表现的相关性,同时送检导管内血与周围血 2 份标本进行培养。但当怀疑是中心静脉导管导致的发热,同时患者出现严重疾病状态、穿刺部位脓肿时,应立即拔除导管。

在获得病原学资料后,是否拔除导管很大程度上取决于病原体的种类、患者的疾病状况,如有无持续感染、复杂性感染的表现等。根据指南的建议,中心静脉导管合并金黄色葡萄球菌感染应立即拔除导管,并需明确是否并发感染性心内膜炎;对革兰氏阴性杆菌导致的导管相关菌血症、念珠菌导致的导管相关菌血症,指南建议拔除中心静脉导管。

3. 隧道式中心静脉导管与埋置式装置　携带有隧道式中心静脉导管、埋置式装置的患者出现临床感染表现时,应及时判断导管与感染表现的相关性,若同时有导管出口或隧道感染,并伴有严重感染、血流动力学异常、持续性菌血症等情况,指南建议应及时拔除导管和去除植入装置。

(二)抗感染治疗

一旦怀疑血管内导管相关感染,无论是否拔除导管,除单纯静脉炎外均应采集血标本,并立即行抗生素治疗。根据临床表现和感染的严重程度,以及导管相关感染的病原菌是否明确,可分为经验性抗生素应用、目标性抗生素应用。

1. 经验性抗生素应用　危重患者发生导管相关感染后,容易导致感染性休克或加重器官功能损害,因此早期经验性药物治疗显得很有必要。初始抗生素药物的选择需要参照患者的疾病严重程度、可能病原菌及当时当地病原菌流行病学特征。

鉴于葡萄球菌是导管相关感染最常见的病原菌,且存在高耐药性,因此糖肽类抗生素应作为导管相关感染经验性治疗的首选药物。

对危重患者或免疫功能低下的患者,应注意覆盖革兰氏阴性杆菌。由于常见的不动杆菌、铜绿假单胞菌、肠杆菌科细菌的耐药现象非常普遍,可以考虑使用碳青霉烯类和头孢哌酮钠/舒巴坦、哌拉西林钠-他唑巴坦钠等酶抑制剂的复合制剂作为经验用药的选择。

另外,若考虑导管相关感染的病原体是真菌时,因真菌血症可导致危重患者病死率明显升高,应早期给予积极的经验性抗真菌治疗。

2. 目标性抗生素应用　导管相关感染的病原体及抗生素敏感性一旦明确,应根据微生物和药敏结果调整抗生素,使经验性治疗尽快转为目标性治疗。

抗生素应用的疗程亦是决定疗效的重要因素。一般情况下,抗生素应用的疗程取决于感染的严重程度、是否发生严重并发症及病原菌的种类。

根据指南建议,金黄色葡萄球菌引起的导管相关感染,抗生素治疗至少2周。而念珠菌导管相关感染,应立即行抗真菌治疗,疗程至临床症状消失及血培养最后一次阳性后2周。目前,缺乏关于评估革兰氏阴性杆菌感染后抗生素选择与疗程的研究。指南建议根据患者感染严重程度,选择敏感抗生素,必要时联合治疗,一般拔除导管后抗感染治疗10~14天。

(三)并发症处理

1. 感染性心内膜炎　导管内定植细菌是导致院内发生感染性心内膜炎的主要原因。留置血管内导管的患者,若表现较长时间的低热,或出现心脏杂音、贫血、脾大、蛋白尿或镜下血尿,应高度考虑感染性心内膜炎,积极行血培养及超声心动图等检查,且抗生素治疗应长于4周。如为真菌性心内膜炎,抗生素疗程不短于6周,必要时需外科手术治疗。

2. 感染性血栓性静脉炎　感染性血栓性静脉炎是中心静脉或动脉长期置管的严重并发症之一。导管拔除后仍有全身性感染的表现,且反复血培养阳性。感染性血栓性静脉炎若继发于周围静脉,则可能有周围静脉受累的表现,如局部硬结、可触及的条索状改变;外周动脉置管导致的感染性血栓可表现为血栓产生的缺血症状和假性动脉瘤;由中心静脉导管引起的感染性血栓性静脉炎,可能出现上肢、颈部、胸部的肿胀。

感染性血栓性静脉炎主要由金黄色葡萄球菌引起,其他病原体还包括念珠菌和革兰氏阴性杆菌。目前尚无感染性血栓性静脉炎适当疗程的随机研究结果。主要治疗包括拔除导管、抗凝如低分子肝素(中心静脉受累时)、外科切开引流或结扎切除受累的静脉等,不推荐溶栓治疗。抗生素疗程一般4~6周。

二、中医认识

本病是西医治疗带来的并发症,中医古籍无相应疾病,但根据其以发热、休克等为主要表现,可参考中医学"温病""脱证"等疾病范畴实施治疗。

【病因病机】

(一)病因

本病均发生于住院患者,多存在本气受损、正气虚衰的基础,在住院期间,由于邪毒循导管而直接入血,导致本病的发生。

(二)病机

本病的发生主要责之于正气虚弱,邪毒入侵,正邪相争,入里化热,热毒炽盛,耗气伤阴。由于毒邪直接内陷营血,络脉气血营卫运行不畅,导致毒热、瘀血、痰浊内阻,瘀滞脉络,进而令各器官受邪而损伤,引发本病。基本病机是正虚毒损,毒热、瘀血、痰浊瘀滞脉络,气机逆乱,脏腑功能失调,邪实未去、正气已虚。病机特点为本虚标实。

【辨证论治】

1. 热毒炽盛

主症:高热,大汗出,大渴饮冷,咽痛,头痛,喘息气粗,小便短赤,大便秘结,舌质红绛、苔黄燥,脉沉数或沉伏。

治法:清热凉血,泻火解毒。

方药:清瘟败毒饮合凉膈散加减。大黄10g,芒硝6g,连翘10g,山栀10g,石膏(先煎)30g,薄荷5g,黄芩15g,桔梗10g,玄参10g,生地黄15g,丹参15g,竹叶10g,甘草5g。

2. 热入营血

主症:气促喘憋,发绀,发热以夜晚尤甚,喘促烦躁,往往伴有意识障碍症状,口干,汗出,气短无力,斑疹隐隐,舌质红绛、苔薄,脉细数。

治法:清营解毒,益气养阴。

方药:清营汤合生脉散加减。水牛角(先煎)30g,生地黄15g,玄参10g,金银花10g,连翘6g,黄连5g,麦冬15g,丹参6g,竹叶5g,西洋参15g,天冬10g,沙参10g。

3. 血热动风

主症:高热不退,烦闷躁扰,手足抽搐,发为痉厥,甚则神昏,舌质绛而干,或舌焦起刺,脉弦而细数。

治法:凉肝息风,增液舒筋。

方药:羚角钩藤汤加减。羚羊角(先煎)15g,霜桑叶10g,川贝母12g,生地黄15g,钩藤10g,菊花10g,茯神木10g,白芍10g,生甘草5g,淡竹茹10g。

4. 内闭外脱

主症:突发高热、神昏、惊厥,大汗淋漓,面色苍白,四肢厥冷,唇指发绀,呼吸不匀,血压下降,或初起神志尚清,旋即神迷而错,烦扰躁动无力,舌质淡暗,舌苔灰黑而滑,脉伏而数,或散乱无根,或脉微欲绝。

治法:回阳救逆,益气固脱。等阳回气纳,则可扶正与解毒并进。

方药:参附龙牡汤加减。人参 30g,熟附子 15~30g^{先煎},生龙骨 30g^{先煎},生牡蛎 30g^{先煎},山茱萸 30g,干姜 10g,炙甘草 15g。

【名医经验】

由于导管相关性血流感染是较新的一个概念,通过文献检索,发现目前名中医治疗此病的文献数量极少。考虑到本病最严重的表现即为感染性休克,且本书中未有专门的章节阐述,故在本节中介绍一些名医治疗感染性休克的经验。

1. 姜良铎治疗感染性休克经验　姜良铎根据多年来治疗危重证的临证经验,提出治疗感染性休克中医急症辨证应注重"虚实"的变化,急症发病的病机关键是"正气虚于一时,邪气暴盛而突发",病机变化突出"正邪交争",故治疗上应扶正与祛邪并用。

临床上,扶正法用于急虚证,正气暴脱之时;祛邪法用于邪气壅盛,正气不衰之时。单独的扶正法和祛邪法多用于疾病的早期、突发期。然而更多疾病表现为虚实夹杂之证,此时多联合使用以达到救治的目的。应排毒解毒与扶正相结合,强调扶正与祛邪并用,治标治本与急救除因相结合。单纯采用扶正或祛邪,都有失片面。

取西洋参、大黄二药,研制出扶正排毒液,功能益气养阴、解毒活血,用于感染性休克之温毒脱证者。推荐用大黄,认为大黄能推陈致新,损阳和阴。清热解毒中药是祛邪以安正,故具有清热解毒功效的大黄也可称为"补药",通过"安和五脏"以祛除毒邪。大黄在扶正排毒液中主要是用其清热解毒、活血化瘀等功效来排毒解毒。西洋参补气养阴,清火生津。扶正排毒液中,西洋参体现扶正一面,扶正以利于祛邪。因此本方使用西洋参益气兼以滋阴,较之人参单纯益气略胜一筹。若伴有大便秘结,口服效果可能更好;若患者阴伤较重,泻下恐导致脱水,或病情危重口服药物困难,则采用注射剂型较为妥当。

感染性休克早、中期病机多为虚实夹杂,气阴耗伤,邪毒炽盛,单纯扶正或单纯祛邪皆有失病机,不合病性,必存偏颇,且药力亦显单薄;扶正、祛邪并用,谨守病机,效果更好。扶正排毒液既针对感染性休克病因,又注重扶正固本,祛邪与扶正并重,更加符合感染性休克复杂的病理机转,体现了中医辨证论治的思想。

2. 朱良春治疗感染性休克经验　感染性休克多属于中医厥脱证范畴。朱良春根据张锡纯升陷镇潜之法,对于感染性休克,主张从燮理升降入手,中气下陷以脾胃见症为主,宗气下陷以心脾见症为主,大气下陷则全身气虚下陷,包括宗气和中气下陷的证候。提出使用升陷汤、回阳升陷汤以及理郁升陷汤治疗感染性休克表现为大气下陷的诸多危重症。对于气血骤虚或元气本亏,大气虚极下陷,气失固摄,元气上脱,阴火上冲之真寒假热、气虚发热证的治疗,采用甘温除热法,在升陷汤中用敛肝猛将乌梅助人参、山茱萸、生牡蛎,挽回元气将脱之危。

3. 赵淳治疗感染性休克经验　赵淳在多年临床实践中,对感染性休克有较深入细致的研究。他认为感染性休克多为热毒炽盛,正不胜邪,以至热毒内陷,造成脏腑气血逆乱、正气耗脱之厥脱;血瘀贯穿于厥脱证始终,且厥脱的发展过程中存在急性虚证,与西医学的微循环障碍及重要脏器损伤的发病机制吻合。

细菌及其毒素导致炎性介质失控性释放是感染性休克发生发展的重要病理环节。选用有效的抗生素联合足量静脉给药,并根据细菌培养以及药敏试验调整抗生素,同时应用具有中和降解内毒素、拮抗炎性介质失控性释放的中药制剂尤为重要。使用清热解毒类药物具有一定功效。由于热毒内陷、气血郁闭、阳气不能外达而致四肢厥冷、微循环障碍,且由于血瘀贯穿厥脱证全过程,使用具有活血化瘀作用的丹参注射液和血府逐瘀汤进行加减。

厥脱的发展过程中存在急性虚证,故应投以益气养阴、回阳救逆类中药如参麦注射液、参附注射液以扶正祛邪。感染性休克的治疗应积极控制感染,选用有效的抗生素进行杀菌抑菌;同时应用清热解毒中药对抗或中和降解细菌内毒素,拮抗炎性介质失控性释放,达到细菌、内毒素、炎性介质并治。

在救治过程中,要权衡扶正祛邪和标本缓急,综合清热解毒、活血化瘀、益气养阴、回阳救逆、开窍醒神等多种法则联用,充分发挥中医药优势,做到中西医结合优势互补,为感染性休克的治疗开辟新途径。

4. 张云鹏治疗感染性休克热厥证经验 张云鹏认为热厥证多是急性热病的危重期,来势比较急。必发热是说热厥必由发热而来,尤其是多由高热变化而来。热厥应以大承气汤之类攻下通里。治疗热厥邪盛之证,如《伤寒论》言:"伤寒一二日至四五日厥者,必发热,前热者后必厥,厥深者热亦深,厥微者热亦微。厥应下之,而反发汗者,必口伤烂赤。"

厥证用温阳之品,为治厥之常法,但更应注意热厥,因其邪热深伏于里,阳气被阻,为真热假寒之病,临床最易为假象所惑。针对热厥应运用攻下通里之法,使用大承气汤加清热解毒之品。热厥之辨治,应正确及时,识别热邪内伏之病机,通过现象,探索本质,不失时机,予以清热,或用攻下,使热毒外泄,则病易治愈,如失治误治,邪气内盛则危险。热厥之证,若邪盛正衰或治疗不当,可转化为寒厥,临证则当审证候之缓急,度邪正之虚实,可先祛邪、后扶正,或祛邪与扶正同时并举。

三、典型案例与诊治评析

【典型案例】

陈某,女,79 岁,2014 年 7 月 25 日入院。

主诉:口干多饮 21 年,尿少 3 个月,加重伴高热、气促 1 天。

现病史:患者 21 年前开始出现口干多饮,伴多食,至我院门诊就诊,诊断为 2 型糖尿病,先后使用口服药物、注射皮下胰岛素治疗,血糖控制情况不详。2013 年 7 月在我院内分泌科住院,查血肌酐为 240μmol/L,尿量正常,诊断为 2 型糖尿病性肾病(Ⅴ期)。至 2014 年 4 月,患者于外院查血肌酐进行性升高,尿量逐渐减少,后因尿少于 5 月 30 日在我院住院,入院时无尿,每日仅 10ml 左右,遂于 6 月 2 日予留置右股静脉血液透析导管开始行血液透析治疗,经治疗情况好转后出院。其后于 6 月中旬至广州市某医院行左上肢动静脉内瘘形成术,出院后在外院维持 1 周 3 次血液透析治疗。此次患者于 7 月 24 日在外院透析过程中出现高热、寒战,测体温 39.8℃,伴气促,外院予完善血培养,并停止血液透析,予头孢他啶抗感染。当日患者自行转我院继续治疗,至我院时患者发热、气促、无尿。查血常规:WBC 22.73×10^9/L,NEUT% 96.6%,HGB 101g/L,PLT 152×10^9/L;生化:TCO$_2$ 13mmol/L,Glu 23mmol/L,Urea 18.37mmol/L,Cr 602μmol/L;β-羟丁酸 1.06mmol/L;CRP 85.8mg/L;降钙素原 22ng/ml;超敏肌钙蛋白Ⅰ 0.057μg/L;D-二聚体 3 490μg/L;胸片:①主动脉硬化,主动脉型心脏,请结合临床;②左下肺感染。急诊予特治星(注射用哌拉西林钠他唑巴坦钠)抗感染以及对症支持治疗,考虑病情危重,收入 ICU 治疗。

入科症见:神清,精神疲倦,发热,无寒战,右股留置血液透析导管,管口处皮肤红肿疼痛,气促,胸闷,心悸,咳嗽,痰少,无头痛头晕,双眼视物模糊,双下肢无浮肿,口干,纳、眠差,无尿,大便干结。

既往史：高血压病史，最高 190/90mmHg，平时服用拜新同（硝苯地平控释片），血压控制情况不详；2013 年 10 月于外院住院期间尚诊断为"下肢动脉硬化闭塞症、心脏瓣膜病（二尖瓣中度关闭不全）"。

入院查体：T 37.5℃，HR 100 次 /min，R 29 次 /min，BP 174/73mmHg；双肺呼吸音清，双下肺闻及少量湿啰音，叩诊心界向左下扩大，心律齐，二尖瓣听诊区可闻及 SM3/6 级吹风样杂音。左上肢动静脉内瘘可触及明显震颤；右股静脉血液透析导管穿刺口红肿，未见明显脓性分泌物流出；双下肢无浮肿。舌淡暗，苔微黄，脉沉细数。

入院诊断：

中医：①发热（毒热证）；②慢性肾衰（脾肾阳虚，湿热瘀阻）。

西医：①脓毒血症；②导管相关性血流感染（？）；③慢性肾脏病 5 期（维持性血液透析）；④肺部感染；⑤ 2 型糖尿病性酮症；⑥慢性心力衰竭。

辅助检查：血气分析（吸氧 5L/min）示 pH 7.402，$PaCO_2$ 24.2mmHg，PaO_2 88.5mmHg，BE-ecf −9.1mmol/L，SaO_2 97.7%；BNP 977pg/ml；肝功能示 ALB 26.9g/L。内毒素定量 12.7pg/ml；心肌酶、肌钙蛋白定量正常；心电图示窦性心律，V_1、V_2 导联呈 QS 型，ST 段改变。

诊治过程：入院考虑导管相关性血流感染，予拔除原右股静脉血液透析导管，由于患者上肢动静脉瘘管仍未成熟，遂重新留置右颈内静脉血液透析导管。入院后次日行床边 CRRT。抗感染方面，予注射用哌拉西林钠 - 他唑巴坦钠 4.5g，1 次 /8h，静脉滴注，抗感染。此外，予硝酸甘油注射液静脉泵入及硝苯地平控释片口服降压，富马酸比索洛尔片口服控制心率，氯吡格雷片、阿司匹林肠溶片口服抗血小板聚集，立普妥（阿托伐他汀钙片）口服调脂稳斑等治疗。入院后追踪外院血培养检查结果，回报为金黄色葡萄球菌，非 MRSA，考虑患者同时存在肺部感染，遂维持原抗感染方案不变。

中医方面，入院时首诊：患者神清，精神疲倦，发热，无寒战，右股静脉置管口处皮肤红肿疼痛，气促，胸闷，心悸，口干，纳、眠差，无尿，大便干结，舌淡暗，苔微黄，脉沉细数。辨证为毒热证，治以清热凉血、泻火解毒为法，予血必净注射液静脉滴注化瘀解毒，中药汤剂拟清瘟败毒饮合凉膈散加减。大黄 10g，芒硝 6g，连翘 10g，山栀 10g，石膏 30g^{先煎}，党参 15g，黄芩 15g，生地黄 20g，丹参 15g，竹叶 10g，甘草 5g。

7 月 28 日二诊：患者神清，精神好转，已无发热，原右股静脉穿刺口已无红肿，无胸闷气促，少许心悸，口干，纳、眠仍差，无尿，大便已解，舌淡暗，苔薄黄，脉沉细。辨证考虑热病后期气阴两伤，中药汤剂改以益气健脾、养阴清热为法，以生脉散加减。党参 15g，麦冬 10g，五味子 5g，天花粉 10g，沙参 10g，浮小麦 15g，大枣 15g，炙甘草 6g，焦三仙各 10g。

经积极治疗，患者感染得到控制，无发热，生命体征平稳，7 月 28 日复查胸片提示原左下肺感染较前大部吸收。7 月 29 日转普通病房继续治疗，至 7 月 31 日出院。

出院西医诊断：①脓毒血症；②导管相关性血流感染；③慢性肾脏病 5 期（维持性血液透析）；④肺部感染；⑤ 2 型糖尿病性酮症；⑥慢性心力衰竭。

【诊治评析】

案例患者的血培养为外院留取，故未能明确该标本是否经血液透析导管抑或外周静脉留取。由于该患者有明确的血液透析导管管口的不适，且血培养结果为金黄色葡萄球菌，是常见 CRBSI 的致病菌，且该患者治疗后体温迅速好转，故临床诊断为导管相关性血流感染。提示在怀疑 CRBSI 时，一定需同时留取 2 套血培养标本，方能更好地明确诊断。

中医方面，案例患者年近八旬，各脏腑功能衰退，平素脾肾亏虚。此次导管护理不当，致毒热内侵,毒热交炽,湿瘀化热,故成本病。证属本虚标实,标实为急,在中医辨证施治中,以清热解毒为主要治法,虽高龄、平素脾肾亏虚,亦能耐受寒凉,有故无殒,后期益气养阴,再使正气逐渐恢复。

参考文献

1. 中华医学会重症医学分会. 血管内导管相关感染的预防与治疗指南(2007)[J]. 中华内科杂志,2008,47(8):691-699.

2. 侯天文,冯志. 国内医院获得性假丝酵母菌血症流行病学特点[J]. 国际检验医学杂志,2015,6,36(11):1601-1603.

3. Rhodes A,Evans LE,Alhazzani W,et al. Surviving sepsis campaign:international guidelines for management of sepsis and septic shock:2016[J]. Intensive Care Med,2017,43(3):304-377.

4. 中国中西医结合学会急救医学专业委员会. 脓毒症中西医结合诊治专家共识[J]. 中华危重病急救医学,2013,25(4):194-197.

5. 马宏博,姜良铎. 论攻补兼施治疗感染性休克[J]. 中华中医药杂志,2006,21(9):548-549.

6. 邱志济,朱建平,马璇卿. 朱良春用锡纯升陷方治疗急症的经验选析——著名老中医学家朱良春教授临床经验(32)[J]. 辽宁中医杂志,2002,29(8):457-458.

7. 黄明霞,谢健. 赵淳中西医结合救治感染性休克经验浅探[J]. 中国中医急症,2001,10(5):285-286.

第二节 登 革 热

一、西医认识

【诊断标准】

根据国家卫生和计划生育委员会 2014 年发布的第 2 版《登革热诊疗指南》,登革热(dengue fever)是由登革病毒引起的急性传染病。登革病毒属黄病毒科黄病毒属,主要通过埃及伊蚊或白纹伊蚊叮咬传播。本病主要表现为急性起病、高热、疼痛、皮疹和淋巴结肿大,属于自限性疾病。重症登革热可发生大出血、休克或多器官功能障碍,病死率较高。

登革热是《中华人民共和国传染病防治法》规定的乙类传染病。

(一)登革热的诊断

根据流行病学史、临床表现及实验室检查结果,可作出登革热的诊断。在流行病学史不详的情况下,根据临床表现、辅助检查和实验室检测结果作出诊断。

1. 疑似病例 符合登革热临床表现,有流行病学史(发病前 15 天内到过登革热流行区,或居住地有登革热病例发生),或有白细胞和血小板减少者。

2. 临床诊断病例 符合登革热临床表现,有流行病学史,并有白细胞、血小板同时减少,单份血清登革病毒特异性 IgM 抗体阳性。

3. 确诊病例 疑似病例或临床诊断病例,急性期血清检测出 NS1 抗原或病毒核酸,或分离出登革病毒或恢复期血清特异性 IgG 抗体滴度呈 4 倍以上升高。

(二)重症登革热的诊断

有下列情况之一者为重症登革热。

1. **严重出血** 皮下血肿、呕血、黑便、阴道流血、肉眼血尿、颅内出血等。

2. **休克** 心动过速,肢端湿冷,毛细血管充盈时间延长 >3 秒,脉搏细弱或测不到,脉压差减小或血压测不到等。

3. **严重的器官损害** 肝脏损伤(ALT 和 / 或 AST>1 000U/L)、急性呼吸窘迫综合征、急性心肌炎、急性肾衰竭、脑病和脑炎等表现。

（三）重症登革热的预警指征

1. **高危人群** 有下列情况者,为重症登革热的高危人群:①二次感染患者;②伴有糖尿病、高血压、冠心病、肝硬化、消化性溃疡、哮喘、慢性阻塞性肺疾病、慢性肾功能不全等基础疾病者;③老人或婴幼儿;④肥胖或严重营养不良者;⑤孕妇。

2. **临床表现** 出现下列临床表现者,需警惕重症登革热的可能:①退热后病情恶化;②腹部剧痛;③持续呕吐;④胸闷、心悸;⑤嗜睡,烦躁;⑥明显出血倾向;⑦血浆渗漏征;⑧肝肿大 >2cm;⑨少尿。

3. **实验室指征** 以下实验室指征提示重症登革热可能:①血小板计数低于 50×10^9/L;②血细胞比容升高(较基础值升高 20% 以上)。

【病原学及流行病学】

（一）病原学

登革病毒属黄病毒科黄病毒属。登革病毒颗粒呈球形,直径 45~55nm。登革病毒共有 4 个血清型(DENV-1、DENV-2、DENV-3 和 DENV-4),均可感染人,其中 2 型重症率及病死率均高于其他型。登革病毒对热敏感,56℃时 30 分钟可灭活,但在 4℃条件下其感染性可保持数周之久。超声波、紫外线、0.05% 甲醛溶液、乳酸、高锰酸钾溶液、甲紫溶液等均可灭活登革病毒。登革病毒在 pH7~9 时最为稳定,在 –70℃或冷冻干燥状态下可长期存活。

（二）流行病学

1. **传染源** 登革热患者、隐性感染者和登革病毒感染的非人灵长类动物以及带毒的媒介伊蚊。

2. **传播途径** 主要通过伊蚊叮咬传播。传播媒介主要为埃及伊蚊和白纹伊蚊。

3. **易感人群** 人群普遍易感,但感染后仅有部分人发病。登革病毒感染后,人体可对同型病毒产生持久免疫力,但对异型病毒感染不能形成有效保护,若再次感染异型或多个不同血清型病毒,机体可能发生免疫反应,从而导致严重的临床表现。

4. **流行特征** 登革热流行于全球热带及亚热带地区,尤其是在东南亚、太平洋岛屿和加勒比海等 100 多个国家和地区。我国各省均有输入病例报告,广东、云南、福建、浙江、海南等南方省份可发生本地登革热流行,主要发生在夏秋季,居家待业和离退休人员较多。

【治疗】

目前尚无特效的抗病毒治疗药物,主要采取支持及对症治疗措施。治疗原则是早发现、早诊断、早治疗、早防蚊隔离。重症病例的早期识别和及时救治是降低病死率的关键。

（一）一般治疗

1. 卧床休息,清淡饮食。

2. 防蚊隔离至退热及症状缓解,不宜过早下地活动,防止病情加重。

3. 监测神志、生命体征、液体入量、尿量、血小板、血细胞比容(HCT)、电解质等。对血小板计数明显下降者,进行动静脉穿刺时要防止出血、血肿的发生。

（二）对症治疗

1. **退热**　以物理降温为主,对出血症状明显的患者,避免采用酒精擦浴。解热镇痛类药物可能出现严重并发症,应谨慎使用。

2. **补液**　口服补液为主,适当进流质食物,对频繁呕吐、进食困难或血压低的患者,应及时静脉输液。

3. **镇静止痛**　对疼痛明显、烦躁的患者,可给予对症镇痛、镇静处理。

（三）重症登革热的治疗

除一般治疗中提及的监测指标外,重症登革热病例还应动态监测电解质的变化。对出现严重血浆渗漏、休克、ARDS、严重出血或其他重要脏器功能障碍者,应积极采取相应治疗措施。

1. **补液原则**　重症登革热补液原则是维持良好的组织器官灌注。同时,应根据患者 HCT、血小板、电解质、尿量及血流动力学情况随时调整补液的种类和数量,在尿量达约 $0.5ml/(kg \cdot h)$ 的前提下,应控制静脉补液量。

2. **抗休克治疗**　出现休克时应尽快进行液体复苏治疗,初始液体复苏以等渗晶体液为主(如生理盐水等),对初始液体复苏无反应的休克或更严重的休克可加用胶体溶液(如白蛋白等)。同时积极纠正酸碱失衡。液体复苏治疗无法维持血压时,应使用血管活性药物;严重出血引起休克时,应及时输注红细胞或全血等。有条件可进行血流动力学监测并指导治疗。

3. **出血的治疗**

（1）出血部位明确者,如严重鼻衄给予局部止血。胃肠道出血者,给予制酸药。尽量避免插胃管、尿管等侵入性诊断及治疗。

（2）严重出血者伴血红蛋白低于 70g/L,根据病情及时输注红细胞。

（3）严重出血伴血小板计数低于 $30 \times 10^9/L$,应及时输注血小板。临床输血(包括红细胞、血小板等)时要注意输血相关急性肺损伤和血小板无效输注等。

4. **重要脏器损害的治疗**

（1）急性心肌炎和急性心力衰竭:应卧床休息,持续低或中流量吸氧,保持大便通畅,限制静脉输液及输液速度。存在房性或室性期前收缩时,给予美托洛尔或胺碘酮等抗心律失常药物治疗。发生心力衰竭时,首先予利尿处理,保持每日液体负平衡在 500~800ml,其次给予口服单硝酸异山梨酯片 30mg 或 60mg。

（2）脑病和脑炎:降温、吸氧,控制静脉输液量和输液速度。根据病情给予甘露醇或利尿剂静脉滴注以减轻脑水肿。脑炎患者可给予糖皮质激素减轻脑组织炎症和水肿。出现中枢性呼吸衰竭时,应及时给予辅助通气支持治疗。

（3）急性肾衰竭:可参考急性肾损害标准进行分期,及时予血液净化治疗。

（4）肝衰竭:部分患者可发生严重肝损伤,如出现肝衰竭,按肝衰竭常规处理。

二、中医认识

多数医家认为,登革热当属中医学"瘟疫"范畴,可参照温病学"疫疹""湿温""暑温""暑湿""伏暑"等辨证论治。

【病因病机】

（一）病因

登革热起病急骤,发于夏秋季节,每易形成大范围流行。吴又可《温疫论》谓:"疫者感天地之厉气,在岁运有多寡,在方隅有厚薄,在四时有盛衰。此气之来,无论老少强弱,触之者即病,邪自口鼻而入,则其所客,内不在脏腑,外不在经络,舍于夹脊之内,去表不远,附近于胃,乃表里之分界,是为半表半里……"现代医家多认为本病因夏季摄生不慎,感受暑热阳邪、疫疠之邪,邪气随蚊虫叮咬,从皮肤而入,且由于长夏多湿,故暑热疫邪多夹湿伤人,或当即发病流行则为温疫,或暑湿郁越而发则为伏暑。正如《杂病源流犀烛·瘟疫源流》所云:"盛夏湿温之症,即藏疫疠,一人受之为湿温,一方传遍即为疫疠,以春夏间湿热暑三气交蒸故也。"虽然温疫症状多类同,但人禀赋有厚薄,素体阴阳寒热有偏颇,及其受邪,又有寒化、热化之不同,其见证及传变更加多端。

（二）病机

本病为夏季摄生不慎,感受暑湿、疫疠之邪,暑湿郁遏,热毒炽盛,充斥三焦,外达肌肤所致。暑湿疫毒入侵,初起邪气盛于卫分,郁遏卫阳,壅滞太阳经脉而见恶寒发热、头痛、眼痛及周身酸痛;暑湿郁遏,伏潜于三焦膜络之间而见胸闷、身重、纳呆;疫邪传入气分,热毒炽盛,充斥三焦,伤津耗液而见高热、口渴;毒热入营,轻者外现皮疹,甚者热毒瘀结,入营动血耗血,毒瘀互结,血脉壅滞,血不循经,溢于脉外,或从口鼻出,或从二窍出,或败血内蓄脏腑。热毒不解,内陷心包,致神昏痉厥之变,甚者耗伤精血津液,阴气内竭,邪气内伐正气,阳气内溃,甚至阴阳离决。或者素体阳虚之人,暑湿缠绵,伤及阳气,气不摄血而见血溢脉外。初期热盛为主,中期湿热毒瘀壅盛,伤津耗液,后期主要表现余邪未尽、气阴两伤,或正虚邪恋。本病虽具有卫、气、营、血的传变规律,但表现传变迅速和跳跃传变的特点。

【辨证论治】

（一）急性发热期

湿热郁遏,卫气同病

主症:发病初期,发热,恶寒,无汗,乏力,倦怠,头痛、腰痛、肌肉疼痛,口渴,可见出血性皮疹,多伴恶心、干呕、纳差、腹泻,舌红,苔腻或厚,脉濡滑数。

治法:清暑化湿,解毒透邪。

方药:甘露消毒丹、达原饮等加减。香薷 10g,藿香 15g^{后下},葛根 30g^{先煎},青蒿 10g^{后下},羌活 10g,白蔻仁 15g,法半夏 15g,滑石 30g^{包煎},赤芍 15g,茵陈 15g,草果 10g,生甘草 6g。

加减:见皮疹者,加紫草;见高热不退、不恶寒、汗多、烦渴等阳明热盛为主,方用白虎汤加味。

（二）极期

1. 毒瘀交结,扰营动血

主症:热退,或发热迁延,烦躁不寐,口渴,多见恶心、呕吐,可见鲜红色出血样皮疹,多伴鼻衄,或牙龈出血,咯血、便血、尿血、阴道出血,舌红,苔黄欠津,脉洪大或沉细滑数。

治法:解毒化瘀,清营凉血。

方药:清瘟败毒饮加减。生石膏 60g^{先煎},生地 30g,水牛角 30g^{先煎},金银花 10g,黄连 10g,黄芩 10g,赤芍 15g,茜草 10g,牡丹皮 10g,炒山栀 10g,青蒿 15g^{后下},生甘草 6g。

加减:神志昏迷、谵妄、抽搐者,加用紫雪、安宫牛黄丸、片仔癀等。

2. 暑湿伤阳,气不摄血

主症:热退或发热迁延,乏力倦怠,皮疹隐隐,或见暗色瘀斑,或无皮疹,多伴鼻衄,或牙龈出血,咯血、便血、尿血、阴道出血,舌暗苔腻,脉细弱无力。

治法:温阳、益气、摄血。

方药:附子理中汤合黄土汤加减。灶心黄土 30g,炮附子 15g^{先煎},党参 30g,炮姜 10g,黄芩 10g,荆芥炭 10g,炒白术 30g,炙甘草 10g。

加减:正气暴脱者,可用生脉饮合四逆汤加减。

(三)恢复期

余邪未尽,气阴两伤

主症:发病后期,多见乏力倦怠,恶心,纳差,口渴,大便不调,多见皮疹瘙痒,舌淡红,苔白腻,脉虚数。

治法:清热化湿,健脾和胃。

方药:竹叶石膏汤合生脉饮加减。竹叶 15g,南沙参 15g,生薏苡仁 30g,生山药 30g,法半夏 15g,芦根 30g,麦冬 15g,生稻麦芽各 30g,春砂仁 10g^{后下},西洋参 15g,生甘草 6g。

加减:若湿热未清为主,方用薛氏五叶芦根汤加减。

【名医经验】

1. 邓铁涛治疗登革热经验

(1)对病邪的认识:邓铁涛认为本病属中医学"温疫"范畴,乃因素体正气不足,复感疫疠毒邪而致病。疫疠毒邪从肌肤入侵,先犯卫气或侵犯膜原;内可破溃入胃,或可熏蒸全身;疫毒炽盛则传入营血,耗损营阴,扰乱心神,故见烦躁、神志昏蒙;疫毒灼伤血络,则出现斑疹;迫血妄行则出现各种出血证;瘀滞脉络而致毒瘀交结;疫毒内闭心脑,则神志昏迷;热毒亢盛可引动肝风,而出现痉厥;若因疫毒亢盛,耗伤元气或因出血过多,气随血脱,则可致厥脱;病变后期,疫毒渐退,每表现为余邪留恋。概而言之,本病的病机为疫毒内侵,充斥内外,迫血妄行,毒瘀交结,耗伤津液、气血,导致脏腑功能失常或实质损害。

(2)辨证论治:疫疠毒邪,先犯卫气,宜透表解肌、清暑化湿、卫气同治,方用新加香薷饮合柴葛解肌汤加减;营卫同病者,治以清暑透邪,凉营透疹,用银翘散去豆豉加生地丹皮大青叶倍玄参方加减。邪困中焦者,用白虎汤合苍术汤加减清热化湿;邪遏膜原者,疏利透达,辟秽化浊,方用达原饮;邪热燔灼气营(血)者,用清瘟败毒饮清气凉营(血)解毒;瘀毒交结者,凉血化瘀解毒,方用犀角地黄汤加减;若邪陷心包,引动肝风,则清心开窍,镇痉息风,方用清宫汤加味送服安宫牛黄丸或紫雪;正气不支,真气暴脱者,用生脉散合四逆汤益气固脱;后期余邪未净者,用薛氏五叶芦根汤加减清除余邪。

2. 刘仕昌治疗登革热经验　刘仕昌认为本病可归属温病学中"湿热疫"或"暑热疫"范畴。

(1)热毒壅盛、毒瘀交结为其病机:刘仕昌认为疫疠毒邪中,热邪与毒邪同属阳热性质的病邪。一般来说,热毒比热邪致病更急更重,故有毒为热之甚之说。临床上常将疫毒引起的高热证称为热毒证或火毒证,以示区别于一般热证。

登革热有湿热疫和暑燥疫两种。湿热疫是感受湿热秽浊之毒邪所致,传变有两种趋向,如病邪外出,即可见太阳表证,证见憎寒壮热、头痛身痛等症;如入里化燥,可出现阳明腑实证或气分热盛证,证见但热不寒、日晡尤甚等症。由于疫毒深重,多反复传变,所以《温疫论》中又有九传之论述。总之,本类型登革热传变多端,与一般温病有所不同,临证时不可忽视。暑燥疫是感受暑燥淫热之毒邪所致,余师愚认为疫毒虽从口鼻而入,侵犯部位在胃而不在膜原,病势充斥十二经,因此临床上出现表里上下内外受病,症状复杂而严重,治以杀其炎炎热毒之势,方可中病。

(2)临床证候变化复杂:疫疠毒邪暴戾猖獗,致病来势迅猛,发病急骤,起病后热毒充斥表里内外,且病情险恶,证候变化复杂。临床上以下列几种证型较多见:①卫气同病:此型多见于本病初期,可分为湿重于热和热重于湿两型;②气分热盛:此型见于本病极期,可分为阳明热盛和湿热阻遏膜原两型;③气血两燔:此型亦见于本病极期;④毒犯心脑;⑤毒瘀交结;⑥余邪未清:此型见于本病恢复期,可分为湿热未清和热伤阴液两型。

（3）治疗以清解疫毒为本:卫气同病治宜清气泄热解毒,佐以辛凉解表,若属湿重于热者,治宜宣透膜原法;若属热重于湿者,方选银翘散加减。气分热盛,治宜清热解毒,佐以理气化湿,若属阳明热盛者,方用加味白虎汤;若属湿热阻遏膜原者,方用达原饮加减。气血两燔,治宜清热凉血解毒,方用加减清瘟败毒饮。毒犯心脑,治宜清心开窍,凉血解毒,方用清宫汤加减。毒瘀交结,治宜清热解毒,凉血化瘀,方用犀角地黄汤加减。余邪未清,治宜清涤余邪,养阴生津,若属湿热未清者,方用五叶芦根汤加减;若属热伤阴液者,方用沙参麦冬汤或竹叶石膏汤加减。

3. 彭玉林治疗登革热经验　彭玉林认为本病属中医学"温疫"范畴,为感受暑热疫毒所致,并名之为"暑湿疫"。

（1）病因病理认识:暑湿疫邪外袭,初起多见卫气同病,因卫阳受遏,邪正交争,故恶寒发热。暑湿阻遏,经气不利,则头痛、身痛等症并见。由于感受邪之轻重不同,以及个体强弱的差异,临床症状则并不完全一致。如感受暑热较重或人体素蕴内热者,则临床表现为热(暑)重于湿;如感受湿邪较重,或其人平素脾虚,湿邪内蕴者,则表现为湿重于热(暑)。感受暑湿疫疠,初起症见卫气同病,虽有湿重或热(暑)重之不同,但及至病情进展,湿从热化,则进入极期。热入于胃则出现气分热盛证候,表现为高热多汗不恶寒,或寒战高热;火热上攻则头痛如破、面红目赤,热盛伤津则口渴;如热盛迫血,则见斑疹隐隐。亦有感受暑热疫邪重者,初起即见里热亢盛的气分热盛证候。暑热亢炽阳明,燔于血分,或湿热化燥,热盛迫血,血从肌肤而出,则外发斑疹而高热不退,出现气血两燔证候。及至斑疹外透,热毒渐解,则转入恢复期,多见邪退正虚。此时热渐退,疹渐收,可出现津气亏损或暑(热)湿未尽,胃气不和。如病者素体脾虚,或因暑(热)湿损伤脾胃则亦可出现脾胃虚弱证候。

（2）辨证论治经验:根据临床表现,分初期、极期、恢复期辨证施治。初期卫气同病,湿重于热者,用宣透膜原法。药用厚朴、槟榔、藿香、法半夏、黄芩、甘草、草果、生姜;热重于湿者,法以清热利湿透邪,方用加减银翘散。极期之气分热盛(热入于胃),法以清热利湿解毒,方用白虎加苍术汤加减。气血两燔证,治以清热凉血解毒,方用加减清瘟败毒饮。恢复期热伤阴液,以石斛、扁豆、天花粉、沙参、牡丹皮、玄参、谷芽、甘草等药养阴生津,津气两伤、汗多少气、面白者合生脉散;湿热未尽、胃气不和者,以芳香醒胃、清涤余邪为法,方用五叶芦根汤加减;脾胃虚弱者,以六君子汤加味益气健脾。

4. 何炎燊治疗登革热经验　何炎燊认为登革热发于秋者,有伏暑、兼寒、夹湿各种不同类型。何炎燊诊治登革热,按伤寒温疫之法治之。其治暑疫,善用大剂寒凉,然亦不避辛温解表,每"首用败毒散去其爪牙"。治登革热初期卫气同病,出现外寒极盛而里热方炽,类似大青龙汤证者,何炎燊每用人参败毒散顿挫病势;表寒解后,料其阳明气分之热必盛者,续服白虎加葛根汤合清心凉膈散,使敌邪无喘息之机会。登革热特征之一为身痛。如背脊疼痛如折,治在太阳,药用羌活、独活。如四肢疼烦者,治在阳明,遵《金匮》治温疟法,用白虎加桂枝汤。薏苡仁是阳明专药,用之以代粳米。桑枝、地骨皮、丝瓜络、白茅根等清凉透解,皆能疏阳明之络,清阳明之火。登革热邪不即解,除化热入阳明气分外,又多出现半表半里之证。对于外邪夹湿,滞留三焦者,方用柴胡温胆汤,旋转枢机,合栀子豉汤宣其陈腐郁结,使半表之邪从外解而汗出热降,半里之邪下泄。再视邪气之出路,随证治之。如药后湿气假大肠而出,痛泻,里急后重者,合葛根芩连汤升散余邪,撤热燥湿,俾表里之邪得清,避免余邪流连。

三、典型案例与诊治评析

【典型案例】

赖某,男,82 岁,2014 年 8 月 20 日入院。

主诉:高热、咳嗽 4 天,加重伴皮疹 1 天,黑便 1 次。

现病史:患者 8 月 16 日开始出现发热恶寒,自测体温 39.4℃,伴咳嗽咳黄痰,咽痛,全身酸痛、乏力,遂至我院急诊就诊。查血常规:WBC 12.23×10⁹/L,LYM% 4.1%,NEUT% 82.6%,余正常;生化:Urea 4.98mmol/L,Cr 140μmol/L;胸片:双肺未见病变。急诊给予抗感染、退热、补液等对症处理后大汗出,但发热仍反复。8 月 17 日测体温 39.6℃,查血常规示 WBC 3.24×10⁹/L,LYM% 19.8%,PLT 56×10⁹/L;LAC 4.05mmol/L;降钙素原 1.07ng/ml;尿常规示尿隐血(+++),尿蛋白

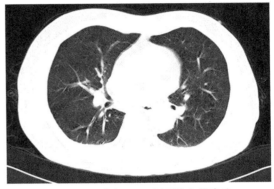

图 9-2-1　胸部 CT:右下肺少量炎症

(++);生化示 Cr 106μmol/L;乙型流感病毒抗原弱阳性(±),甲型流感病毒抗原弱阳性;胸部 CT 平扫(图 9-2-1)示右下肺少量炎症。急诊考虑流感可能,给予呼吸道隔离,先后给予阿奇霉素、奥司他韦抗感染及对症处理,昨晚患者出现颜面部红色斑丘疹,解黑色烂便 1 次,量约 200ml,查粪便潜血(++++),复查血小板计数下降至 13×10⁹/L,考虑病情危重,收入 ICU。

入院症见:患者神清,烦躁,暂无发热,少许恶风,咳嗽,有痰难咳,周身乏力,少许腹痛不适,口干欲饮,无口苦,纳眠欠佳,排尿费力,解黑烂便。

查体:T 36.0℃,P 106 次/min,R 26 次/min,BP 121/68mmHg。颜面、胸前区皮肤可见散在红色斑丘疹,无瘙痒,无破溃渗液。双肺叩诊呈清音,双肺呼吸音清,右下肺可闻及少许湿啰音,未闻及干啰音。叩诊心界不大,心率 106 次/min,律齐,各瓣膜听诊区未闻及病理性杂音。舌暗红,苔黄腻,脉滑细数。

既往史:糖尿病病史 5 年余,高血压病史 3 年余,平素用药情况不详,近期血压、血糖情况不详;否认近期发热患者接触史,居住条件可,居住环境有蚊子;无烟酒嗜好。

过敏史:否认药物、食物及接触过敏史。

入院诊断:

中医:①外感高热(气虚湿热内阻);②黑便(脾虚湿瘀内阻)。

西医:①脓毒症(严重);②肺部感染(右下肺,细菌、病毒混合性?);③登革热(?);④血小板减少;⑤急性上消化道出血。

诊治过程:入院后查血常规示 WBC 3.18×10⁹/L,NEUT% 52.9%,LYM% 31.4%,PLT6×10⁹/L;肝功能示前白蛋白(PA)82mg/L,ALB 28.9g/L;外周血细胞形态示中性分叶核粒细胞百分比 45%,单核细胞百分比 17%,红细胞形态大致正常,血小板罕见。胸片(图 9-2-2):①右下肺斑片状磨玻璃密度影,考虑少许炎症,对比 2014 年 8 月 19 日 CT 定位片,右下肺渗出较

前明显；②右侧少量胸腔积液；③主动脉硬化。入院后考虑登革热不能排除，送血标本至广州市 CDC 检验登革热相关抗体，至 9 月 5 日广州市 CDC 回报登革热抗体 IgM 阳性（+），流行性出血热抗体阴性。

治疗上，予奥司他韦抗病毒，哌拉西林钠 - 他唑巴坦钠抗细菌，配合氨溴索化痰，奥美拉唑抑酸护胃，注射用重组人白介素 -11、利可君等治疗白细胞、血小板减少，输新鲜冰冻血浆改善凝血功能，输注血小板补充血小板，谷胱甘肽、多烯磷脂酰胆碱护肝，免疫球蛋白增强免疫以及补液营养支持治疗。

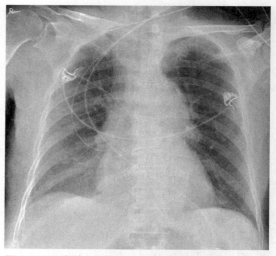

图 9-2-2 胸片：右下肺斑片状磨玻璃密度影，较前明显，右侧少量胸腔积液

中医方面，入院时一诊：患者神清，烦躁，低热汗出，少许恶风，偶咳，有痰难咳，颜面部、胸前区潮红、斑丘疹，右上腹痛，口干欲饮，纳眠欠佳，排尿稍费力，大便黑烂。舌暗红，苔黄腻，脉滑细数。四诊合参，辨证为气虚湿热内阻。治疗上以清热化湿，佐以益气养阴为法。方用白虎加人参汤加味。生石膏 30g^先煎，知母 15g，炙甘草 10g，山药 15g，生晒参 15g，生地黄 15g，苍术 15g。日 1 剂，水煎服，共 2 剂。患者右上腹痛，外用四黄水蜜凉敷右上腹以清热利湿止痛。

8 月 22 日二诊：患者神清，烦躁减，仍有发热，体温 38.2℃，汗出，偶咳，痰少难咳，颜面部、胸前区红疹有所消退，脱屑明显，右上腹痛减轻，口干欲饮，纳眠仍欠佳，小便黄，大便黄软。舌暗红，苔黄腻，脉滑细数。辨证仍为气虚湿热内阻，但热势有所缓解。治疗上仍以清热化湿，佐以益气养阴为法。原方加生山茱萸育阴，加薄荷以解表。方如下：

生石膏 40g^先煎，知母 15g，炙甘草 10g，山药 15g，生晒参 15g，生地黄 15g，苍术 15g，生山茱萸 30g，薄荷 5g^后下。

8 月 25 日三诊：患者神清，疲倦，寒热往来，咳嗽，痰多难咳，颜面部、胸前区红疹已退，脱屑，右上腹隐痛，时有呕吐，口干口苦，纳眠欠佳，小便黄，大便黄烂。舌暗红，苔黄腻，脉细弦。患者新增寒热往来、呕吐、口苦，考虑邪毒由阳明转少阳，为邪气外达。治疗上以健脾祛湿、和解少阳为法。方用小柴胡汤合芍药甘草汤加味。炙甘草 10g，生晒参 15g，苍术 15g，柴胡 25g，法半夏 10g，黄芩 10g，生姜 10g，茯苓 15g，白芍 30g。

8 月 27 日四诊：患者神清，疲倦，发热已退，时有咳嗽咳痰，颜面部、胸前区局部脱屑，右上腹疼痛减，腹胀，纳差，无口干口苦，无恶心呕吐，眠一般，小便调，昨日解黄烂便 2 次。舌暗淡，苔黄白腻，脉沉细略数，尺脉无力。邪毒已去，而正气虚衰，辨证为脾肾阳虚，以温补脾肾为法。予吴茱萸 250g 热奄包外敷腹部行气消胀，方用破格救心汤加味。方如下：

炮附片 30g，干姜 15g，炙甘草 15g，生山茱萸 30g，龙骨 15g，牡蛎 15g，磁石 15g，生晒参 10g，沉香 5g^后下，砂仁 5g^后下。

经治疗后，患者病情好转稳定，于 8 月 27 日转入普通病房继续治疗，至 9 月 10 日出院。

出院时西医诊断：①登革热（重症）；②脓毒症（严重）；③肺部感染（细菌、病毒混合性）；④急性胆囊炎；⑤急性上消化道出血。

【诊治评析】

登革热早期表现与流感及肺炎相似，难以完全区分，且该例患者存在部分重叠，随着病情发展，出现颜面潮红、血小板明显减少、消化道出血，结合流行病学，故高度怀疑登革热，同时需排除流行性出血热等其他病毒性疾病。患者为高危人群，很快进展到重症登革热，后收入 ICU 救治，经积极支持治疗而康复，最后经 CDC 的检验而确诊。

登革热西医无特效治疗，在中医学中属于"瘟疫"范畴，而中医主要运用温病理论进行救治，积累了丰富经验，取得了良好的效果。该例患者初期为阳明热盛兼有湿热郁遏，故给予白虎加人参汤加味。其后邪气留于三焦，有从少阳而解的机会，给予小柴胡汤加味而发热退，最后因患者高龄，基础病多，两本亏虚，邪去正虚，故给予破格救心汤进行温养，固护两本。案例提示，温病与伤寒同属"热病"范畴，本是一体，治法可以互相结合，熔寒温于一炉，用以救治危重患者。

参 考 文 献

1. 陈灏珠，林果为，王吉耀．实用内科学［M］．14 版．北京：人民卫生出版社，2013.
2. 彭胜权．中医对登革热几个问题的认识［J］．新中医，1981（8）：39-41.
3. 肖鲁伟，叶真．碥石集（第7集）：著名中医学家经验传薪［M］．北京：中国中医药出版社，2004.
4. 史志云．刘仕昌教授治疗登革热经验［J］．新中医，1994（10）：11-12.
5. 彭玉林，刘博仁．辨证治疗登革热 484 例［J］．新中医，1980（3）：37-40.
6. 马凤彬．何炎燊［M］．北京：中国中医药出版社，2001.

第三节　恙　虫　病

一、西医认识

【诊断标准】

恙虫病（scrub typhus 或 tsutsugamushi disease）又名丛林斑疹伤寒，是由恙虫病东方体（orientia tsutsugamushi，Ot）所引起的急性传染病，属于自然疫源性疾病。本病以鼠类为主要传染源，经恙螨幼虫叮咬传播。临床以发热、焦痂或溃疡、淋巴结肿大及皮疹为特征，严重者可致死。

恙虫病是《中华人民共和国传染病防治法》规定的丙类传染病。

（一）恙虫病诊断标准

依据流行病学史、临床表现和实验室结果进行诊断。在恙虫病流行区内、流行季节时，凡是有不明原因发热或淋巴结肿大者，应考虑恙虫病可能。野外活动史，花草、农作物等接触史对诊断有重要意义。

1. 流行病学史　流行季节，发病前 3 周内曾在或到过恙虫病流行区，并有野外活动史，主要有田间劳作、农村垂钓、野营训练、草地坐卧、接触和使用秸秆等。

2. 临床表现

（1）发热。

（2）淋巴结肿大。

（3）皮疹。

（4）特异性焦痂或溃疡。

3. 实验室检查

（1）外斐试验阳性：单份血清 OXk 效价≥1∶160。

（2）间接免疫荧光试验阳性：双份血清 IgG 抗体滴度 4 倍及以上升高。

（3）PCR 核酸检测阳性。

（4）分离到病原体。

满足以下条件者为疑似病例：具备 1 和临床表现中的第 1 条，加临床表现中的第 2、第 3 条中任何 1 条，且明确排除其他疾病；或无法获得明确的流行病学史，在流行季节同时具备临床表现中的前 3 项。

满足以下条件者为临床诊断病例：疑似病例加临床表现中的第 4 条；或同时具备流行病学史和临床表现中的第 1、第 4 条这 3 项。

满足以下条件者为实验室诊断病例：疑似病例加实验室检查中第 2、第 3、第 4 中的任何 1 项；或临床诊断病例加实验室检查中的任何 1 项。

（二）重症恙虫病诊断标准

目前尚无统一的诊断标准。Park 等提出的重症诊断标准如下：

1. 中枢神经系统表现　意识改变、抽搐、脑出血或脑梗死。

2. 呼吸系统表现　胸片或 CT 显示双肺浸润，以及下列至少 1 项：氧合指数≤250mmHg（1mmHg≈0.133kPa），呼吸频率≥30 次/min，或需要机械通气。

3. 心脏表现　心肌炎、心肌缺血或新发的心律失常。

4. 肾脏表现　血肌酐（Scr）≥177μmol/L。

5. 感染性休克　收缩压低于 90mmHg，或较基础值下降 40mmHg 以上，且除外其他原因。

6. 消化道出血（无消化性溃疡基础）。

符合其中 1 项即可诊断为重症恙虫病。一般认为，合并器官功能损伤及障碍者，属于重症恙虫病。

【病原学及流行病学】

（一）病原学

恙虫病病原体是恙虫病东方体，原属于立克次体科（Rickensieae）的立克次体属（Rickettsia），后经研究发现，该病原体的部分生物学特性明显不同于该属其他立克次体，从而将其另立一属，称东方体属（Orientia），故将恙虫病立克次体改称恙虫病东方体。

恙虫病东方体的分型：

1. 血清型　恙虫病东方体存在抗原型的多样性和混合型。迄今为止，世界各地已从患者、媒介昆虫及啮齿动物中分离到百余株恙虫病病原体，公认的标准型为 Karp、Kato 和 Gilliam 3 个血清型，在中国均有分布。据目前文献报道，我国长江以南地区以 Karp 型为主，长江以北地区以 Gilliam 型居多。

2. 基因型　目前，恙虫病东方体的基因分型多以 56kD 表面蛋白基因作为目的基因。基因分型主要包括 Karp、Kato、Gilliam、TA763、TA678、TA716、Kawasaki、Kuroki、Shimokoshi 等。据现有文献报道，我国福建、广东地区以 Karp 型为主，江苏北部、山东地区以 Kawasaki 型为主。

（二）流行病学

1. 宿主动物与传播媒介 鼠类是最重要的储存宿主。我国目前已在啮齿目的 18 种动物中发现恙虫病东方体的自然感染，如黄毛鼠、黑线姬鼠、黄胸鼠等；其次为食虫目动物，如臭鼩鼱、四川短尾鼩。此外，兔、猪、猫和禽类也能感染。

本病的传播媒介是恙螨（chigger mite），全球已发现 3 000 多个种，我国有 500 多个种，分布遍及全国。只有少数恙螨能成为恙虫病的传播媒介，我国已经证实的媒介有地里纤恙螨、小盾纤恙螨、微红纤恙螨、高湖纤恙螨、海岛纤恙螨和吉首纤恙螨等。恙螨一生经历卵、次卵、幼虫、若蛹、若虫、成蛹和成虫 7 个时期，仅幼虫时期营寄生生活，能够传播疾病，其他阶段都生存于地面浅表层。恙螨活动范围极小，呈点状分布，聚集于一处，形成"螨岛"。

2. 传播途径 本病通过携带恙虫病东方体的恙螨幼虫叮咬传播。恙螨幼虫孵出后，在地面草丛中活动，遇到宿主动物或人时即附着其体表叮咬组织液，3~5 天吸饱后落于地面。恙螨一生一般只在幼虫期叮咬宿主动物 1 次，获得东方体后经卵垂直传播，当子代恙螨叮咬人时传播本病。

人与人之间不传染，尚无接触危重患者或带菌动物的血液等体液导致传播的报道。

3. 人群易感性 人对恙虫病东方体普遍易感，病后可获得较稳固的免疫力。流行地区居民多经感染而获得免疫，通常表现为散发，外来人群进入疫区常易发生流行。

田间劳作的农民、野外作业人员（伐木工人、筑路工人、地质勘探人员等）、野外训练部队和野外旅游者等受恙螨侵袭机会较多，容易发生感染。

4. 地理分布和发病季节特点 本病主要流行于热带和亚热带，东亚各国流行较为广泛，日本、韩国、泰国和澳大利亚等国家报道发病较多。恙虫病在我国呈广泛分布，除内蒙古、青海、宁夏和西藏外，其余省份都曾有病例报告。我国北方和南方的流行季节有显著差异。长江以南地区以 6—8 月为流行高峰，属于"夏季型"，宿主动物以黄毛鼠、黄胸鼠、褐家鼠和黑线姬鼠为主，主要媒介为地里纤恙螨；长江以北地区以 10—11 月为流行高峰，属于"秋季型"，宿主动物以黑线姬鼠、社鼠和褐家鼠为主，主要媒介为小盾纤恙螨；此外，福建 1—2 月也曾出现流行高峰，以小盾纤恙螨为主要媒介生物。

【治疗】

（一）病原治疗

恙虫病东方体为专性细胞内寄生，应选用脂溶性抗生素。β-内酰胺类抗生素及氨基糖苷类对恙虫病的治疗无效。目前，临床上较常应用的抗生素有多西环素、大环内酯类、喹诺酮类和氯霉素，一般以多西环素为首选。

1. 多西环素 目前较常应用的是多西环素：成人 100mg，每 12 小时口服 1 次，退热后 100mg/d 顿服；8 岁以上小儿 2.2mg/（kg·d），1 次 /12h，退热后按体重 2.2mg/kg，每日口服 1 次。

多西环素可引起恶心、呕吐、腹痛、腹泻等胃肠道反应，以及肝功能损害、脂肪肝变性，同时应注意过敏反应的发生。孕妇不宜服用多西环素，8 岁以下儿童禁止服用多西环素。

2. 大环内酯类 常用的是罗红霉素、克拉霉素和阿奇霉素。

罗红霉素：成人每次 150mg，2 次 /d，退热后 150mg/d 顿服；儿童每次 2.5~5mg/kg，2 次 /d，退热后剂量减半。

克拉霉素：成人每次 500mg，1 次 /12h；6 个月以上的儿童每次 7.5mg/kg，每 12 小时口服 1 次。

阿奇霉素：成人每次 500mg 顿服，退热后 250mg/d 顿服，儿童 10mg/kg（1 日量最大不超过 500mg）顿服,退热后剂量减半,亦可静脉滴注阿奇霉素。

大环内酯类的主要不良反应为恶心、腹痛、腹泻、肝功能异常（ALT 及 AST 升高）、头晕和头痛等。孕妇及哺乳期妇女需慎用。

3. 氯霉素 成人患者 2g/d,分 4 次口服,退热后 0.5g/d,分 2 次口服;危重患者亦可静脉滴注。儿童 25~50mg/（kg·d）,分 3~4 次服用;新生儿不超过 25mg/（kg·d）,分 4 次服用。

氯霉素可引起外周血白细胞和血小板减少,有可能诱发不可逆性再生障碍性贫血、溶血性贫血、过敏反应等。在泰国、缅甸和我国都曾发现对氯霉素耐药的恙虫病东方体株。

根据患者的情况选用上述 3 类药物,疗程均为 7~10 天,且疗程短于 7 天者可出现复发。复发者疗程宜适当延长 3~4 天。

（二）一般治疗

患者应卧床休息,加强营养,进食流质或半流质食物;注意多饮水,保持水、电解质、酸碱和能量平衡;高热者可予物理降温、解热镇痛药;加强护理和观察,以便尽早发现各种并发症;不需要对患者实施隔离。

（三）重症恙虫病的治疗

密切观察病情变化,出现相关并发症时加强对症、支持处理;重症患者应收入重症医学科救治,除上述治疗外,给予器官功能支持治疗。慎用糖皮质激素,但中毒症状明显的重症患者,在使用有效抗生素的情况下,可适当使用糖皮质激素。

二、中医认识

恙虫病的中医病名为"沙虱热""沙虱毒",可参照中医学"暑湿""湿温""温毒""沙虱热"等辨证论治。

【病因病机】

（一）病因

中医认为,本病是外感沙虱湿热毒邪气所致。《肘后备急方·治卒中沙虱毒方》记载:"山水间多有沙虱,甚细,略不可见。人入水浴及以水澡浴,此虫在水中着人身,及阴天雨行草中亦着人,仅钻入皮里。其诊法:初得之,皮上正赤,如小豆、黍米、粟粒,以手摩赤上,痛如刺。三日之后,令百节强,疼痛寒热,赤上发疮。此虫渐入至骨,则杀人。"夏秋季节,气候炎热,水湿较多,湿则生虫,且天暑地湿,人处天地气交之中,则易感受沙虱湿热毒邪,一旦摄生不慎,野外活动,接触沙虱,同时正气内虚,脾胃虚弱,水湿内停,兼之沙虱湿毒内侵,内外相引而致本病。

（二）病机

本病为外感沙虱,致湿热毒邪郁遏为患。湿热毒邪壅滞肌表,卫气失宣,则寒战,高热,头痛,全身酸痛不适,口干;热邪上炎头面,则面目赤;湿热阻滞中焦,脾胃失运,胃气上逆,则食欲不振,恶心呕吐;湿热毒盛,升降失司,中焦气血壅遏而胁下结块痞硬;湿热流注四肢,则肢体困倦,酸痛乏力;湿热毒邪弥漫三焦,灼津为痰,痰热壅滞,结聚经络,发为肿块;湿毒郁滞肌肤,营气稽留不行,则皮肤赤疹生疮。热毒内扰心营,可致谵语、嗜睡。后期邪热退却,阴气内伤,正气羸弱,则疲乏气短,口干咽燥。总之,其病理机制为湿热毒邪内遏机体充斥三焦所致。

【辨证论治】

1. 湿热毒邪壅滞,卫气同病

主症:寒战,高热,头痛全身不适,肌肉酸痛,面赤口干,舌红,苔薄腻,脉浮数。

治法:解表透邪,清热除湿。

方药:麻杏薏甘汤加石膏。麻黄 9g,苦杏仁 9g,生石膏 45g^{先煎},甘草 6g,薏苡仁 30g。

加减:小便短黄者,加白茅根;恶寒明显者,可加荆芥穗、防风。

2. 热入营血

主症:高热持续,身体赤疹发疮,神志不清或烦躁,谵语,舌红绛,苔焦黄,脉数。

治法:清热凉血,散血解毒。

方药:升麻鳖甲汤合犀角地黄汤加减。升麻 10g,当归 5g,鳖甲 30g^{先煎},甘草 5g,大青叶 30g,牡丹皮 10g,赤芍 10g,水牛角 30g^{先煎},生地黄 30g。

加减:大便干结、腑气不畅者,加芒硝、大黄;昏迷抽搐者,合安宫牛黄丸或紫雪。

3. 湿热阻遏中焦

主症:发热,恶心呕吐,乏力,肌肉酸痛,小便不利,舌红,苔黄厚腻,脉滑。

治法:解热化气利湿。

方药:桂苓甘露饮加减。石膏 30g^{先煎},茯苓 10g,猪苓 10g,泽泻 15g,桂枝 5g,滑石 30g^{先煎},甘草 6g。

加减:头身痛甚者,加葛根;胸闷、苔腻者,加广藿香、佩兰。若湿温初起及暑温夹湿之湿重于热证,可用三仁汤加减。

4. 气阴两虚

主症:发热已退,疲乏懒言,气短心悸,口干咽燥,舌红,少苔,脉细数。

治法:清热养阴,益气生津。

方药:竹叶石膏汤加减。竹叶 15g,生石膏 45g,生晒参 15g,麦冬 60g,炙甘草 10g,粳米 30g,法半夏 15g,桂枝 5g。

加减:纳差、口干者,可加石斛、山药;仍有发热者,可加知母、天花粉。

【名医经验】

1. **郭梅峰按温病论治恙虫病** 郭梅峰论治恙虫病、伤寒、登革热等病,皆从温病辨治。郭梅峰认为治温病之大法初治以辛凉,后热不解,转用甘凉,始终均参以芳香透解为法。以甘凉养阴为大法,恒予甘凉生津之品,禁发表及清心,并服粥水、牛奶、蛋黄等以扶胃气。郭梅峰治疗温病,按初起或发热多日时间顺序用药为苇茎、白薇草、小环钗、石斛、白茅根、小生地、糯稻根等,五日温成取小生地为君药,退热以白薇代连翘之苦;又以橙汁、杨桃汁等五果为助,又多饮水分流质,药与流质(白粥、米汤等)频频间服。

郭梅峰提出"肝胆为发温之源",故用钩藤、杭菊花、蝉花,乃至羚羊、竹叶清平肝木。又认为"肠胃为成温之薮(巢穴)",故戒面,饮以米汤流质,药用谷芽、麦芽,但不用神曲等燥剂。强调不用麻桂辛温燥剂表散,防耗液伤阴,改以南豆花等花类芳香透解,以花类代薄荷之散。近人杨干潜把郭梅峰此法,尊师定名为"梅峰温病方"。组成:小生地四钱,茅根七钱,南豆花二钱,生麦芽四钱(孕妇、乳妇不用),甘草一钱半,糯稻根须四钱(洗去泥),莲子肉(去心)四钱,杭菊花二钱,金蝉花三钱,白薇草一钱,小环钗三钱,橙一个(榨、冲汁,或雪梨汁、杨桃汁)。以方加减治疗登革热、伤寒(肠热病)、麻疹、肺炎、恙虫病、病毒性脑炎等,发热较久,有伤阴的病症。

郭梅峰曾治四岁小儿,恙虫病发热,螫口溃疡数点,予处方:南豆花 4.5g,葛花 4.5g,杭白菊花 4.5g,金蝉花 4.5g,细生地 24g,小甘草 2.4g,白薇 4.5g,小环钗 9g,瓜蒌皮 9g,北杏仁 4.5g,杨桃汁 30ml(冲),日服 2 剂,加减治之,疗程 15 天,热退痊愈。

2. 李健颐从温毒病论治恙虫病 李健颐认为恙虫病与温病当中的温毒病相同。治疗本病以清凉解毒抗毒为治疗原则。起初发热、头痛,开始宜用银翘散,加蒲公英、地丁草、杭菊花,或加减普济消毒饮。体温 39~40℃,稽留不退,颜面发生红赤斑疹者,加神犀丹、化斑汤。大热炽甚,并呈神志不清者,重加石膏、鲜芦根、金汁水、紫雪。口渴舌干燥无津液者,可加增液汤。神昏谵语者,并给安宫牛黄丸、紫雪之属,如六七日大便秘结不通者,可与护胃承气汤、调胃承气汤。但此病初起时,还须要用轻清疏表、寒凉透邪之药,不宜遂投苦寒攻下之剂,恐温毒之邪未尽透出,而早投苦寒攻泻之药,则温毒内陷,而变生危险。亦忌辛温热药,辛热焰灼,内传心包,为害更甚。如果按法治疗,病势减退,热亦降低。但舌苔干燥、口渴甚者,就可改与生津养液之药。如甘露饮、参麦饮之类,口渴不甚者仅宜服参麦饮善其后。

3. 梁剑波从湿热邪气论治恙虫病 梁剑波曾以三仁汤加减治疗 1 例沙虱热患者,症见头微痛,疲乏,口干微苦,小便黄,大便不爽,纳眠差,左侧腋窝可见一焦痂,舌暗红,苔厚微黄,脉滑。梁剑波认为沙虱为湿热之邪,侵入人体后困遏中焦,生湿化热,滞而难除,故发为病。并认为治疗此类病证应以清热祛湿为法,先是湿热分离,然后分而治之。通阳利小便,使湿从下夺,湿去而热孤。微汗以表散之,发热自除。初以三仁汤化裁治之,湿邪已去大半,又针对其余湿邪、热邪加减用药,诸药合用,宣上畅中渗下,使湿热之邪从三焦分消,湿祛热清,则诸症自解。

三、典型案例与诊治评析

【典型案例】

苏某,男,66 岁,2017 年 5 月 25 日入院。

主诉:反复发热 8 天。

现病史:患者 5 月 17 日开始出现发热,体温约 38℃,伴头痛、恶寒,无咽痛,无胸闷胸痛,无咳嗽咳痰,无腹痛等。5 月 23 日到我院急诊,查血常规:WBC 10.21×10^9/L,NEUT% 49%,余无异常;肝功能:ALT 151U/L,AST 124U/L,γ-谷氨酰转肽酶(γ-GTP)133 U/L;hs-CRP 78.94mg/L;胸片:左肺上叶舌段及右肺中叶炎症。腹部 CT 平扫:①肝 S3 段囊肿,轻度脂肪肝;②双肾囊肿,右肾小结石,阑尾改变,注意慢性阑尾炎;③拟胆囊点状结石并慢性胆囊炎,前列腺点状钙化;④左肺上叶下舌段、右肺中叶内侧段少许慢性炎症、纤维灶;⑤胰腺、脾、膀胱未见明确异常。急诊给予抗生素、护肝、抗病毒等治疗,仍反复发热,后收入我院普通病房。入院继续完善相关检查,查外斐试验、肥达试验阴性,登革病毒 NS1 抗原检测阴性,登革病毒抗体 IgM 检测阴性,登革病毒抗体 IgG 检测阴性。入院后给予哌拉西林钠-舒巴坦钠抗感染,并予谷胱甘肽护肝以及其他对症支持治疗。患者入院后出现气促加重,至 5 月 27 日查血气分析:pH 7.554,PaO_2 59.7mmHg,$PaCO_2$ 22.9mmHg,全血碱剩余(BE-b)-0.6mmol/L,LAC 1.2mmol/L;复查胸片(图 9-3-1,对比 2017-05-24 片)示:①左肺上叶舌段及右肺中叶炎症较前增多;②轻度肺淤血,左侧少量胸腔积液,请注意心功

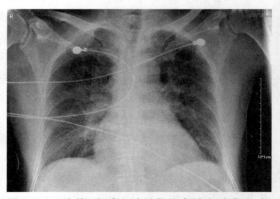

图 9-3-1 胸片:左肺上叶舌段及右肺中叶炎症,轻度肺淤血,左侧少量胸腔积液

能。患者出现 I 型呼吸衰竭,考虑病情危重,转入 ICU 监护治疗。

既往史:慢性支气管炎病史 40 余年,未系统治疗。嗜烟史 30 余年,每天 1 包左右。

转入 ICU 时症见:患者神清,疲倦乏力,仍有反复发热,体温最高达 39.2℃、午后为甚,发热时头痛明显,恶寒,气促,偶有咳嗽咳痰,口干口苦,纳眠差,大便 6 次、水样便,小便茶色,舌红苔黄腻,舌尖偏红,脉弦滑。

查体:T 38.3℃,P 89 次/min,R 28 次/min,BP 108/64mmHg。腹部皮肤可见少许皮疹,右下腹有一椭圆形皮损,无疼痛、瘙痒,全身皮肤黏膜及巩膜无黄染,浅表淋巴结未触及肿大。双肺呼吸音粗,双肺未闻及明显干湿啰音,心率 89 次/min,律齐,各瓣膜听诊区未闻及病理性杂音。腹平软,肝脾肋下未触及,无压痛及反跳痛,肠鸣音正常。

辅助检查:尿常规示尿潜血(++),尿葡萄糖(++),尿酮体(±);心电图正常。

转入诊断:

中医:发热(湿温病)。

西医:①恙虫病(?);②呼吸衰竭(I 型);③肺部感染;④肝功能异常;⑤胆囊结石伴慢性胆囊炎。

诊治过程:转入后追问病史,患者发病前有草地接触史,右下腹皮损考虑为恙虫病焦痂可能性大,给予多西环素口服。胸片提示肺部渗出病灶增大,不除外重症肺炎,停用哌拉西林钠,改用亚胺培南-西司他汀钠抗感染治疗。此外,予无创呼吸机辅助通气,谷胱甘肽及复方甘草酸苷静脉滴注改善肝功能,胸腺素及免疫球蛋白调节免疫功能,以及其他支持治疗。至 5 月 28 日复查外斐试验:OXk 阳性 1:160,OX19 阴性 1:40,OX2 阳性 1:80。外斐试验复查阳性,支持恙虫病诊断。

中医方面,5 月 27 日一诊:患者神清,疲倦乏力,仍有反复发热,体温最高达 39.2℃,发热时头痛明显,恶寒,气促,偶有咳嗽咳痰,口干口苦,纳眠差,大便 6 次、水样便,小便茶色,舌红苔黄腻,舌尖偏红,脉弦滑。辨证考虑为少阳阳明合病,兼有湿热为患。治法以清热燥湿、和解少阳为法。方用葛根芩连汤合小柴胡汤加减。拟方:葛根 20g,黄芩 15g,黄连 10g,炙甘草 10g,柴胡 20g,法半夏 15g,生晒参 10g,生姜 10g,生石膏 60g^{先煎},山药 15g,大枣 10g,乌梅 20g。

5 月 31 日二诊:患者神清,精神好转,仍乏力,已无发热恶寒,双眼结膜少许充血,气促缓解,偶有咳嗽,痰色白、质黏难咳,口干改善,口苦,无头晕头痛,胸闷,无心悸,腹胀,无腹痛,纳眠尚可,小便调、2 日 1 行。舌淡红,苔黄白腻,右脉弦滑大有力,左脉弦。辨证考虑热势已挫,而湿邪内困,气机不畅,辨证为肝脾气郁、湿邪内困。治法上以理气健脾、祛湿化浊为法。方用四逆散加味。拟方:柴胡 15g,枳实 15g,赤芍 15g,炙甘草 15g,法半夏 15g,茯苓 15g,春砂仁 5g^{后下},厚朴 10g,苦杏仁 10g。

6 月 1 日三诊:患者神清,少许倦怠,无发热恶寒,双眼结膜少许充血,无气促,偶有咳嗽,咳少量白痰,已无胸闷、腹胀,四末稍凉,稍口干,无口苦,纳差,眠尚可,二便调。舌淡,苔白腻,右脉滑、沉取无力,左脉濡。考虑四末凉、舌淡,有湿邪内盛伤阳表现,辨证为寒湿困脾。治以温阳祛寒,益气健脾祛湿。方用砂半附子理中汤。拟方:熟附子 10g,红参 10g,干姜 15g,白术 15g,炙甘草 15g,春砂仁 5g^{后下},法半夏 15g。

经治疗后,患者病情稳定,转回普通病房继续治疗,至 6 月 3 日出院。

出院西医诊断:①恙虫病(重症);②呼吸衰竭(I 型);③肺部感染;④肝功能异常;⑤胆囊结石伴慢性胆囊炎。

【诊治评析】

恙虫病的症状无特异性,常以隐蔽的焦痂或溃疡为其特异性体征。该病例以焦痂为切入点,结合其他临床表现及野外活动史进行临床诊断并给予多西环素治疗,其后的外斐试验也进一步证实诊断。该病例合并呼吸衰竭,为重症恙虫病,治疗原发病的同时,给予无创呼吸机及其他支持治疗,促进疾病康复。

中医方面,转入 ICU 时考虑病已传入阳明而为少阳阳明合病,治以清热燥湿,和解少阳。其后邪去正虚,兼素体脾肾阳气不足,致寒湿困脾,最后以砂半附子理中汤固护其先后天两本而收功。湿邪为患贯穿了疾病的整个过程,外湿引动内湿,需内外兼顾,早期以清除外邪为主,兼顾内湿,后期去除内湿的同时兼顾扶正,方能祛邪而不伤正。

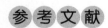

1. 陈灏珠,林果为,王吉耀 . 实用内科学[M]. 14 版 . 北京:人民卫生出版社,2013.

2. Park SW,Lee CS,Lee CK,et al. Severity predictors in eschar-positive scrub typhus and role of serum osteopontin [J]. Am J Trop Med Hyg,2011,85(5):924-930.

3. 陈香蕊 . 恙虫病和恙虫病东方体[M]. 北京:军事医学科学出版社,2001.

4. 赵国荣 . 中西医临床用药手册:传染科分册[M]. 长沙:湖南科学技术出版社,2010.

5. 周德生,谭元生 . 中医名方全书(珍藏本)超值版[M]. 长沙:湖南科学技术出版社,2012.

6. 刘小斌,郑洪 . 岭南医学史(中)[M]. 广州:广东科技出版社,2012.

7. 李健颐 . 恙虫病用中药治疗的初步体会[J]. 福建中医药,1957,2(5):42-44.

8. 梁宏正 . 梁剑波教授疑难病验案方临床应用[M]. 广州:广东科技出版社,2015.

第四节　流行性出血热

一、西医认识

【诊断标准】

流行性出血热(epidemic hemorrhagic fever,EHF)是由汉坦病毒引起的、经鼠传播的自然疫源性疾病。临床上以发热、低血压、出血、肾损伤等为特征,主要病理变化是全身小血管和毛细血管广泛性损伤,是我国常见的急性病毒性传染病。1982 年世界卫生组织将具有发热、出血和肾损伤特征的病毒性疾病统称肾综合征出血热(hemorrhagic fever with renal syndrome,HFRS)。

流行性出血热是《中华人民共和国传染病防治法》规定的乙类传染病。

(一)流行性出血热诊断标准

依据患者的流行病学史、临床表现及实验室检查结果的综合判断进行诊断,确诊须有血清学或病原学检查结果。诊断标准如下:

1. 流行病学史　发病在 EHF 疫区及流行季节,或病前 2 个月内有疫区旅居史,或病前 2 个月内有与鼠类或其排泄物(尿、粪)/ 分泌物(唾液)直接或间接接触史。

2. 临床表现

(1)早期症状和体征:起病急,发冷,发热(38℃以上);全身酸痛,乏力,呈衰竭状;头痛,眼眶痛,腰痛(三痛);面、颈、上胸部充血潮红(三红),呈酒醉貌;眼睑浮肿、结膜充血,水肿,有点状或片状出血;上腭黏膜呈网状充血,点状出血;腋下皮肤有线状或簇状排列的出血点;束臂试验阳性。

(2)病程经过:典型病例有发热期、低血压休克期、少尿期、多尿期和恢复期五期。前三期可有重叠,并存在大量五期不全的异型或轻型非典型病例。

3. 实验室检查

(1)血液检查:早期白细胞数低或正常,3~4天后明显增多,杆状核细胞增多,出现较多的异型淋巴细胞,血小板明显减少。

(2)尿液检查:尿蛋白阳性,并迅速加重,伴显微血尿、管型尿。

(3)血清特异性 IgM 抗体阳性。

(4)恢复期血清特异性 IgG 抗体比急性期有 4 倍以上增高。

(5)从患者血液白细胞或尿沉渣细胞检查到 EHF 病毒抗原或 EHF 病毒 RNA。

4. 病例分类

(1)疑似病例:同时具备 1 及临床表现中的(1),且不支持其他发热性疾病诊断者。

(2)临床诊断病例:疑似病例,同时具备临床表现中的(2),实验室检查(1)(2)中至少 1项者。

(3)确诊病例:疑似病例或临床诊断病例,同时具备实验室检查(3)(4)(5)中至少 1项者。

(二)重症流行性出血热诊断标准

一般认为流行性出血热的低血压休克期及少尿期阶段属于重症流行性出血热,建议收入重症医学科救治。此期常合并器官功能障碍,如循环功能障碍,导致组织、微循环灌注不足;肾功能障碍导致严重内环境紊乱、液体负荷过重;血液功能障碍导致严重出血等;严重者可导致患者死亡。

【病原学及流行病学】

(一)病原学

导致流行性出血热的病毒属布尼亚病毒科(Bunyaviridae)汉坦病毒属(Hantavirus genus),现统称汉坦病毒(hantavirus,HV)。本病毒为有包膜的 RNA 病毒,形态有圆形、卵圆形和长形3种。病毒核心为基因组 RNA 和核壳,外层为脂质双层包膜,表面是糖蛋白,直径 70~210nm。

汉坦病毒对一般有机溶剂和消毒剂敏感,乙醚、氯仿、丙酮、苯酚、酸(pH<3.00)、甲醛等均可灭活。一般消毒剂及戊二醛也可灭活。水温 60℃ 10 分钟或紫外线照射 30 分钟可使之灭活。

(二)流行病学

1. 传染源 鼠类是主要传染源。黑线姬鼠是亚洲地区的主要传染源。在国内,农村的主要传染源是黑线姬鼠和褐家鼠,东北林区的主要传染源是大林姬鼠,城市的主要传染源是褐家鼠,实验动物室的主要传染源是大白鼠。此外,黄胸鼠、小家鼠、巢鼠、普通田鼠等亦可为本病的传染源。

近年来,已在猫、狗、猪、兔、臭鼩鼱等动物体内检出本病毒或抗原。此外,在青蛙、蛇及鸟类中也检出 HV,说明本病毒的宿主动物范围较广。要注意通过鸟类远距离传播本病毒的可能。由于臭鼩鼱、猫等为自然带毒动物,故在疫区不宜提倡养猫。

2. 传播途径 本病的传播途径迄今还未完全阐明,可能有以下两种。

（1）虫媒传播：日本学者在 20 世纪 40 年代提出革螨是传播本病的媒介之一。革螨通过叮咬吸血可在鼠间传播，也是鼠人之间传播本病的途径之一。

（2）动物源传播：是本病的主要传播方式。

1）呼吸道传播：黑线姬鼠感染后第 10 天，其唾液、尿和粪便中开始有病毒排出，尿排毒时间可长达 1 年以上。带病毒的排泄物可污染尘埃，人经呼吸道吸入后可引起发病。

2）消化道传播：摄入被鼠排泄物污染的食物或水后，病毒可通过破损的口腔黏膜进入体内引起发病。

3）接触传播：由感染鼠的排泄物或患者血标本污染破损皮肤、黏膜而感染引起发病的报道已引起重视，但此种感染机会毕竟较少，不作为主要传播途径。

此外，在患病孕妇流产胎儿的肝、肾、肺等脏器内，以及疫区黑线姬鼠、褐家鼠等的胎鼠中，也均分离到本病毒，说明本病毒可经胎盘垂直传播。

综上可见，本病的传播可通过多种途径，但究竟以何者为主，尚有待进一步研究。

3. 人群易感性　人群普遍易感。本病多见于青壮年，儿童发病者极少见。发病后血清抗体在 2 周可达高峰，持续时间较长，感染后可获终身免疫。

4. 流行特征和疫区分型　本病的流行有一定的地区性，但可扩展而产生新疫区。病例多呈散发性，也可局部地区暴发，多发生在集体居住的工棚及野营帐篷中。国内疫区有河湖低洼地、林间湿草地和水网稻田等处，以前者为最多。感染与人群的活动、职业等有一定关系。

我国流行季节有双峰和单峰两种类型。双峰型系指春夏季（5—6 月）有一小峰，秋冬季（10—12 月）有一流行高峰。单峰型只有秋冬一个高峰。野鼠型以秋冬季为多，家鼠型以春季为多。除季节性流行外，一年四季均可散发。

近年来的疫情趋势，家鼠型逐年增多，野鼠型则相对减少，疫区逐渐趋向混合型。

【治疗】

西医无特效治疗药物，治疗原则是早发现、早诊断、早休息、早治疗、就地或就近治疗。

（一）抗感染治疗

对于流行性出血热的抗病毒治疗尚无统一意见，目前常用的抗病毒药物为利巴韦林，建议早期使用，对晚期患者治疗效果较差。在该药用量上，不同的文献报道有所差异。有报道采用首剂 33mg/kg 体重，后用 16mg/kg 体重，连用 4 天，再以 8mg/kg 体重，连用 6 天，疗程共 10 天。亦有报道，用利巴韦林 700~750mg/d，静脉滴注治疗，疗程为 3 天。

（二）其他治疗

按照流行性出血热发病不同时期的临床特点，分别给予相应的支持治疗。

在发热期，对高热、中毒症状严重者可给予氢化可的松 100~300mg/d，连用 3~5 天。在低血压休克期，积极补充血容量，调整血浆胶体渗透压，纠正酸中毒，必要时应用血管活性药物，首选去甲肾上腺素。如合并心功能不全而休克持续者，可使用强心药物，如去乙酰毛花苷；合并心衰肺水肿或呼吸衰竭者，可给予机械通气，有条件可行有创血流动力学监测，指导休克治疗。

在少尿期，必须严重区别是肾前性还是肾性少尿，确定肾性少尿后，可按急性肾衰竭处理。此期应严格控制输液量，应用利尿药，如呋塞米。如使用利尿药无反应，或存在严重高钾血症、代谢性酸中毒、高血容量、肺水肿等，应进行血液净化治疗。少尿期出血现象最为突出，应根据出血、血小板及凝血情况，给予输注成分血。

在多尿期,主要是维持水、电解质平衡,补充足量的液体及钾盐,应口服为主,静脉为辅,过多静脉补液易使多尿期延长。

在恢复期主要为补充营养,病情重者,休息时间宜延长,体力活动逐渐增加。

二、中医认识

根据本病的发生季节和临床表现,多数医家认为流行性出血热当属瘟疫中的"疫疹""温毒疫斑""疫毒热斑""冬温时疫""伏气温疫"等范畴。

【病因病机】

(一)病因

流行性出血热的病因主要是由于肾精不足,脾失健运,感受湿热疫毒之邪气。《素问·金匮真言论》曰:"夫精者,身之本也。故藏于精者,春不病温。"平素摄生不慎,肾精不足,致使卫外失职,从而感受湿热疫毒之邪,且易直接伤及营血,进而伤及肝肾阴精。或平素贪凉饮冷,饮食不节或不洁,损伤脾胃,运化失司,水湿内停,聚湿化热,湿热内蕴,外界湿热疫邪与内生湿热相合而为病。流行性出血热之病邪非一般六淫邪气,其气悍疬,与地区相关,与季节相关,传变迅速,易伤津动血,为瘟疫之疫毒。正如吴又可所云:"疫者感天地之疬气。在岁运有多寡,在方隅有厚薄,在四时有盛衰。此气之来,无论老少强弱,触之者即病。"

(二)病机

本病主要因正气不足,同时感受温热疫毒而引起。发病之初,外邪侵袭人体,先犯卫表,邪正相争,而见恶寒、发热、头身痛等;温邪迅速入里而见卫气或气营两燔,见高热恶寒、汗出口渴、面红目赤、颈胸潮红或斑疹、鼻血、呕血、咯血、便血等。若疫毒夹湿中于中焦,或素体脾虚湿困而感受疫毒,则汗出热不退、头身重痛、胸脘痞闷。若热毒内炽,气机闭郁,则发厥逆,热瘀互结而至阴阳不相顺接,见壮热斑衄、烦渴肢冷,或邪伤气阴,阴损及阳而见神倦面青喜温、手足厥冷过膝。血室位居下焦,而水又汇聚下焦,若热毒入于下焦,则易与血水搏结。偏结在水,则小便短赤、尿少尿闭、小腹满;偏结在血,则腰腹刺痛、下血、少腹急结。若邪热伤及下焦阴分,肾阴亏虚,则小便短少、唇焦齿槁、皮肤干燥。至疫毒衰退,膀胱气化未复,而邪热稽留肺胃,则尿量频多、烦渴多饮、多食善饥;若肾阳衰惫,则下焦固摄无权,可见尿频清长、神疲脉微。病程后期,湿热疫毒退却,而肝肾阴精已伤,可见头晕耳鸣、腰膝酸软、潮热盗汗。

【辨证论治】

(一)发热期

1. 卫气同病

主症:高热恶寒,汗出口渴,面红目赤,颈胸潮红,头痛腰痛,眼眶痛,小便黄短,苔黄燥,脉洪大而数。

治法:辛凉解表,清热解毒,兼消气热。

方药:白虎汤合银翘散加减。生石膏45g[先煎],知母15g,山药30g,芦根30g,桔梗10g,金银花、连翘各15g,薄荷[后下]、生甘草各6g,板蓝根30g。

2. 气营两燔

主症:壮热引饮,头痛欲裂,面目俱赤,烦躁,时有谵语斑疹或鼻血、呕血、咯血、便血等,舌红绛,苔燥或焦黑,脉洪滑数。

治法:清热解毒,凉血散血。

方药:清瘟败毒饮加减。生石膏^{先煎}、水牛角^{先煎}各 30g,知母、黄芩、牡丹皮、赤芍、紫草、大黄^{后下}各 10g,川黄连 6g,生地黄 15g,半边莲 30g。

3. 湿热遏伏

主症:壮热,汗出热不退,头身重痛,心烦,胸脘痞闷,呕恶不食,腹胀,大便不爽,小便短赤或身有斑疹,舌红,苔黄腻或白腻,脉滑数。

治法:清热化湿,解毒凉血。

方药:甘露消毒丹加减。滑石 15g,茵陈蒿 15g,黄芩 12g,石菖蒲 10g,川贝母 9g,木通6g,藿香 9g,射干 9g,连翘 10g,薄荷 6g,白蔻仁 12g,板蓝根 15g,丹参 15g。

(二)低血压休克期

1. 热厥闭证

主症:胸腹灼热,面赤,身有斑疹,渴欲冷饮,心烦,四肢肤冷,血压下降,舌红苔黄,脉沉细数。

治法:清热宣郁,行气开闭。

方药:周仲瑛经验方。柴胡 10g,大黄 10g,广郁金 10g,枳实 15g,知母 15g,鲜石菖蒲 15g。

加减:热盛加生石膏 60g,黄连、连翘心各 5g。出现内闭现象者,配用至宝丹或安宫牛黄丸。

2. 阳虚欲脱

主症:神志恍惚,汗出淋漓如油,颜面青暗,手足厥冷过膝肘,声息低怯,舌质淡,苔薄白,脉微欲绝。

治法:回阳救逆固脱。

方药:参附龙骨牡蛎汤合来复汤加减。人参 15g^{另煎},熟附子 15g,干姜 10g,炙甘草 10g,龙骨 30g,牡蛎 30g,白芍 15g,生山茱萸 45g。

(三)少尿期

1. 瘀热蕴结下焦

主症:尿少或尿闭,腰腹刺痛,小腹胀满,尿血、便秘或便黑,或有谵语,舌紫暗有瘀点瘀丝,苔腻,脉弦涩。

治法:活血化瘀,清热通窍。

方药:桃核承气汤加减。桃仁 15g,红花 12g,丹参 30g,生大黄 15g,芒硝 20g^{冲服},白茅根20g,连翘 15g,金银花 20g,木通 10g,赤芍 12g。

2. 肾阴亏耗

主症:小便短少,烦渴引饮,咽干唇燥,大便秘结,舌红,少苔,脉细数无力。

治法:滋阴降火,解毒利尿。

方药:知柏地黄汤合猪苓汤加减。知母、黄柏、牡丹皮、生山茱萸各 12g,茯苓、泽泻、麦冬各 15g,生地黄、山药、白茅根各 30g,猪苓 10g,阿胶 10g^{烊化},大黄 10g。

(四)多尿期

1. 肺胃燥热

主症:尿量频多,烦渴多饮,多食善饥,口舌干燥,舌红,苔黄而干,脉沉细数。

治法:清肺胃热,养阴生津。

方药:竹叶石膏汤加减。淡竹叶 10g,西洋参 10g,生石膏 45g^{先煎},炙甘草 6g,麦冬 30g,法半夏 15,知母 15g,白术 15g,茯苓 15g,泽泻 20g。

2. 肾虚不固

主症:尿频清长,夜尿尤多,口渴多饮,神疲乏力,舌淡,苔薄白,脉细无力。

治法:补肾固摄。

方药:肾气丸合缩泉丸加减。熟地黄 40g,山药 15g,生山茱萸 15g,泽泻、牡丹皮、茯苓各 15g,益智仁、桑螵蛸各 15g,乌药 6g,熟附子 10g,生龙牡各 15g。

(五)恢复期

主症:头晕耳鸣,腰膝酸软、无力,失眠多梦,形体消瘦,潮热盗汗,五心烦热,小便黄,大便干结,舌红,少苔,脉细数。

治法:滋肾养阴,佐以清火。

方药:加减复脉汤。生地黄 30g,麦冬 15g,玉竹 15g,阿胶 10g^烊化,白芍 15g,生山茱萸 10g,女贞子 15g,山药 20g,茯苓 12g,知母 15g。

若余邪未净,可合竹叶石膏汤加减,以清除余热。

【名医经验】

1. 刘仕昌以清热解毒祛湿为本治疗流行性出血热　刘仕昌认为,本病病因为温疫热毒,发病原因是由于人体元气不足,阴津亏损,温疫热毒乘虚而入。岭南地域,本病病机多表现为毒热夹湿,其临床表现和治法有别于其他地区。

(1)治以清热解毒祛湿为本:刘仕昌认为,岭南地区流行性出血热的治疗,发热期主要以清热解毒祛湿为原则。初起邪在卫气,波及营分,治宜清气解表、解毒泄热,佐以凉营祛湿,常用银翘散合白虎汤加减。解毒可加入大青叶、板蓝根、黄芩之类;凉营可加牡丹皮、赤芍、生地黄等药;祛湿可加藿香、佩兰、薏苡仁等。气营(血)两燔,治宜清热解毒、凉营止血,佐以祛湿,常用清瘟败毒饮加减。

斑疹及出血症状明显者,加紫草、三七末、丹参;头痛剧烈者,加白蒺藜、菊花、苍耳子;骨节疼痛者,加秦艽、葛根、防风;湿浊明显者,加茵陈、薏苡仁、佩兰、滑石。至于低血压休克期及少尿期,在岭南发生的流行性出血热较少见。若少尿期出现急性肾衰竭,除服用滋阴养液、解毒利湿中药外,常用中药保留灌肠。药物组成:生大黄、白花蛇舌草、崩大碗各 30g,槐花、枳实各 30g。浓煎至 250ml,保留灌肠,1 次/d。对促进排尿,解除尿毒症,缩短病期,都有一定作用。

(2)后期治宜清余热、补气阴:流行性出血热至多尿期、恢复期,属本病后期,治宜清余热、补气阴为主。方药:茵陈、知母、葛根、女贞子、墨旱莲各 15g,茯苓、黄芩、天花粉、覆盆子、益智仁各 12g,生地黄 20g,山药 30g。恢复期症见身热已退,斑疹隐退,神疲懒言,纳少,或头晕耳鸣,舌红、苔少,脉弦细。治宜补益气阴,方用沙参麦冬汤加减,常用:太子参、生地黄各 20g,沙参、麦冬、石斛、天花粉、白芍、麦芽各 15g,鸡内金 12g,甘草 6g。

(3)对危重症状应及时处理:流行性出血热由于感受温疫热毒,具有发病急剧、热势亢盛、病情险恶、传变迅速、证候变化复杂等特点。若邪气太盛,正气虚弱,往往出现危重症状,应变之法必须及时。刘仕昌认为,只有及时处理这些危重症状,才能使病情得到控制,否则就会前功尽弃。如出现水气犯肺(急性肺水肿),可用加味葶苈大枣泻肺汤以泻肺利水。若见高热不退,烦躁不安,或神昏谵语,可用安宫牛黄丸或紫雪。全身弥漫性多腔道出血,可用云南白药 1g 内服,3 次/d,或用紫地合剂 50ml、紫地宁血散 2 支内服,3 次/d。若见抽搐痉厥,可用止痉散 2g,3 次/d,或用紫雪。高热、昏迷、抽搐时,亦可配合针刺治疗。

2. 周仲瑛治疗流行性出血热经验　周仲瑛认为,流行性出血热因感受瘟邪疫毒致病,进而酿生热毒、瘀毒、水毒，"三毒"几乎贯穿病变的整个过程，发热、低血压休克期以热毒、瘀毒为主，少尿期以瘀毒、水毒为主，多尿、恢复期则为正气亏虚，余毒未清。因此，治疗当以清瘟解毒为基本原则。

（1）发热期治以清气凉营法，到气即可气营两清：本病卫气营血传变过程极为迅速，在气分甚至卫分阶段，邪热多已波及营分，往往重叠兼夹，两证并见，气营两燔证基本贯穿于发热、低血压、休克、少尿三期，表现为"病理中心在气营"。为此，到气就可气营两清，只要见到面红目赤、肌肤黏膜隐有出血疹点、舌红等热传营分的先兆，即当在清气的同时加入凉营之品，以防止热毒进一步内陷营血。实践证明，清气凉营法广泛适用于发热、低血压休克、少尿三期，而以发热期为主。基本方药：大青叶 30g，金银花 30g，青蒿 30g，白茅根 30g，赤芍 15g，知母 15g，生石膏 60g，大黄 10g。若湿热偏盛，内蕴中焦，脘痞呕恶，便溏，苔黄腻，脉濡数，酌加法半夏、藿香、苍术各 10g，厚朴 6g，黄连 5g，去大黄、知母。

（2）低血压休克期采用开闭固脱法，行气活血，扶正固脱：在本病发展过程中，因热毒过盛，阴津耗伤，阳气内郁，不能外达，可见热深厥深的厥证或闭证，进而正虚邪陷，阴伤气耗，内闭外脱，甚则由闭转脱，阴伤及阳，阳虚阴盛，阳不外达，成为寒厥、亡阳重证。在热厥闭证阶段，治当清热宣郁、行气开闭。药用：柴胡 10g，大黄 10g，广郁金 10g，枳实 15g，知母 15g，鲜石菖蒲 15g。热盛加生石膏 60g，黄连、连翘心各 5g。出现内闭现象者，配用至宝丹或安宫牛黄丸。若邪热伤阴耗气，势已由厥转脱，出现气阴耗伤者，当养阴益气固脱，药用西洋参（或生晒参）、麦冬、山茱萸、玉竹各 10~15g，五味子、炙甘草各 5g，龙骨 20g，牡蛎 30g，石菖蒲 10g。阴阳俱脱者，复入四逆汤意以回阳救逆，加制附子、干姜各 6~10g。同时必须注意，厥脱虽证多分歧，但俱有气滞血瘀的病理表现，而行气活血实为重要的基本治法，故在辨证论治的同时，应酌配青皮、陈皮、枳实、丹参、赤芍、牡丹皮、川芎等。

（3）少尿期当用泻下通瘀法，疏泻下焦瘀热水毒：出血热少尿期的病理机制，主要表现为三实一虚，三实指热毒、瘀毒、水毒的错杂为患，一虚指阴津的耗伤。因此治疗时，必须全面考虑，权衡主次，采取相应的处理措施。临证以泻下通瘀为主，兼以滋阴利水。基本方药：方宗《温疫论》桃仁承气汤及《温病条辨》增液承气汤、导赤承气汤，《伤寒论》猪苓汤，《千金》犀角地黄汤等加减出入。药以大黄泻下通便、凉血解毒、化瘀止血，便秘者可重用之，合芒硝加强通腑泄热，伍生地、麦冬滋阴生津，配白茅根凉血止血、清热生津利尿，木通利水泄热，桃仁、牛膝活血化瘀；水邪犯肺，喘咳气促不得卧，加葶苈子泻肺行水；血分瘀热壅盛，加水牛角、牡丹皮、赤芍等凉血化瘀；津伤明显，舌绛干裂，口干渴，可合入玄参，取增液汤全方以滋阴生津；小便赤少不畅，可再加阿胶、猪苓、泽泻、车前子等滋阴利水。基本方药：生大黄 30g，猪苓 15g，芒硝^{冲服} 15g，枳实、桃仁各 10g。瘀热在下，加牡丹皮、赤芍各 10g；水邪犯肺，加葶苈子、桑白皮各 10g；热郁阴伤，加生地黄、白茅根各 30g，麦冬、玄参各 15g。

（4）出血者宜凉血化瘀止血：由于本病疫毒极易陷入营血，热毒炽盛则迫血妄行，火热煎熬又可导致血瘀，血热、血瘀、出血三者往往互为因果，贯穿于发热、低血压休克、少尿三期，并见于弥散性血管内凝血（DIC）导致的出血，表现为不同程度的循环障碍。因此，当取凉血散血法，清血分之毒，散血分之热，化血中之瘀，止妄行之血，通过凉血散血，达到活血止血的目的，适用于血热妄行之多腔道出血及发斑、低血压休克期之热厥夹瘀证、少尿期之下焦蓄血证等。药用水牛角片、紫珠草各 15g，牡丹皮、赤芍、黑山栀各 12g，鲜生地 60g，丹参、煅人中白各 10g，白茅根 30g 等。结合各期病机特点加减配伍。

（5）各个病期均应采用滋阴生津法，顾护阴液：温病顾阴，早有明训，留得一分津液，即有一分生机。出血热热毒炽盛,传变迅速,故尤易伤阴耗液。临证所见,患者均有不同程度的口渴、舌干红甚至无津、唇齿枯燥等阴伤表现,故全过程均应养阴保津。从三期经过而言,发热期多为肺胃津伤,低血压休克期多见心肾阴虚、津气耗伤,少尿期为肾阴耗伤、热郁下焦。为此当分别采用养肺阴、增胃液、滋肾阴等不同方药以救阴。辨证选用北沙参、麦冬各12g,金钗石斛、玄参各15g,西洋参、阿胶各10g,生地、鲜芦根各30g,龟甲、鳖甲各15~30g等。本法为治疗出血热不可忽视的大法之一,可以起到重要的辅助支持作用,使阴伤程度迅速改善,加快病情好转。

3. 朱良春运用"通利疗法"治疗流行性出血热　朱良春认为,流行性出血热属于温病范畴,早期类似于温毒发斑、疫疹、疫斑等。温邪为病,传变迅速,气血两燔,深入营血,热盛动风,气阴俱伤;热毒内传,蕴结下焦,终则邪热告退,气阴渐复而愈;或气阴耗伤,正不胜邪,脱变而亡。本病据东海县人民医院统计,60%的患者有便秘症状,35%的患者在病程中出现少尿现象,5%的患者甚至出现时间长短不一的尿闭,并有腹痛、呕吐、呃逆等气机不畅的见症,即"腹腔综合征",表现腹微循环障碍。这时邪热夹滞、气滞血瘀的症象加重,耗损真阴,变端蜂起,危在顷刻,此时应中西医结合,加以抢救,而"通利疗法"尤为必要。因为不急下即不能存阴,不急下即无以疏通气机,不急下其瘀热难获出路,所以通利疗法对流行性出血热来说是一个十分重要的措施。实践证明,在本病的治疗过程中,如果能尽早地采取通利疗法,就能有效地阻断其恶化传变,缩短疗程;倘若通利剂用之太迟,或用量太轻,往往导致留邪生变,产生不良后果。因为瘀热阻滞下焦,而致小便不利,欲利小便,必下瘀热,欲下瘀热,必先通利。

本病最危险的阶段是少尿期,由于热毒内传,温热蕴结下焦,膀胱气化不利而少尿;热邪销灼肾阴,津液枯涸,化源欲竭,小便涩少,甚至尿闭;热结于下,上壅于肺,肺失通调水道之职,不能下输膀胱,水津不布,气不化津,上凌心肺,可见面浮肢肿、咳呛带血、胸闷气短、喘促心悸等险象,此时最宜滋肾解毒、通腑泄热、泻肺行水,而通下法是最重要的一环。《温病条辨》导赤承气汤(生地、赤芍、大黄、芒硝、黄连、黄柏)可资借鉴。

朱良春认为,温热病是急性热性传染病,来势既猛,传变也速,必须根据疾病的发展规律,要有预见性,防微杜渐,采取果断、有力、相应的措施,不可因循等待。因此,就必须"先发制病",只要不是"表寒""表虚"之证或年老体衰之躯,均可早用"通利疗法"。因为这是清热祛邪的一个重要途径,保存阴液、防止恶化的具体措施,能达到缩短疗程、提高疗效的目的,发挥中医中药治疗急性热性病的应有作用。

4. 米伯让治疗流行性出血热经验　米伯让用解表剂、清热剂加补药作为治疗本病卫分证的主方,提出热病寒厥当慎辨之警语,颇有深意。并将本病分型辨治如下:

(1)卫分证治:恶寒发热,头痛,腰热,无汗或微汗不畅,颜面潮红,眼结膜轻微红肿,苔薄白或略黄,脉浮滑而数。治则:辛凉解表,透热解毒,益气护阴,散血净血。方药:银翘散加味。金银花、连翘各15~30g,薄荷、竹叶、淡豆豉、牛蒡子、白芍、升麻、党参各9g,生甘草、葛根各12g,荆芥穗6g,鲜芦根30g。

(2)气分证治:壮热,大渴引饮,大汗,面红目赤,气粗似喘,小便黄赤,大便秘,苔略黄或黄干,脉象洪数。以但恶热不恶寒,脉洪大为特点。治则:辛凉清气,养阴解毒,壮水制火,预防出血。方药:白虎增液汤加味。生石膏48~60g,知母12~24g,生大米15g,生甘草9g,生地、葛根、麦冬各24g,玄参30g,连翘、金银花各15~30g。

(3)营分证治:以心烦不安,身热夜甚,斑疹隐隐,时有谵语,口干舌燥,或不欲饮,舌质红绛,脉弦细而数为特点(往往有低血压)。治则:清营解毒,透热养阴。方药:清营汤加味。犀角6g(现用代用品),生地60g,玄参30g,麦冬24g,黄连、竹叶各9g,牡丹皮、金银花、连翘各15g,白茅根120g。

(4)血分证治:斑疹透露,血尿,少尿或尿闭,或解小便时伴恶心呕吐,少腹剧痛,或尿中有膜样组织,舌质红绛或紫干涩,脉象细数。治则:滋阴补肾,凉血解毒,降火利尿。方药:知柏地黄汤加味。生地、茯苓、泽泻各30g,黄芩、黄柏、阿胶各9g,麦冬、知母各24g,山药、山茱萸、焦栀各12g,牡丹皮15g。

(5)厥逆证治

1)火郁血实热厥证:鼻衄或吐血,皮肤弥漫片状血斑,皮下水肿,眼球结膜水肿显著,腰痛如被杖,口气臭秽,神志昏迷,或谵语狂躁,四肢时有抽搐,躯体灼热,四肢厥冷,舌质深绛或青紫干燥,脉象沉或伏细而数。治则:清热解毒,凉血救阴。方用清瘟败毒饮:犀角9g(现用代用品),生地30g,赤芍15g,生石膏60g,知母24g,黄连、黄芩、黄柏、竹叶、桔梗各9g,玄参、焦栀、牡丹皮、赤芍各15g。

2)气脱血瘀寒厥证:畏寒战栗,身冷蜷卧,下利清谷,渴欲热饮,四肢厥冷,烦躁不安,脉微欲绝或无脉,苔白腻或白滑略黄,舌质青紫或淡红,面色苍白,口唇发绀,眼球结膜水肿(有此证者往往血压测不出)。治则:益气固脱,回阳救逆。方药:六味回阳饮加味。黄附片30g,干姜45g,人参15g,炙甘草、熟地黄、当归各30g,葱白4根。

多尿期多见食欲逐渐增加、口渴、尿频、乏力、苔白干或黄干、脉虚大。治宜滋阴益肾,方用参麦地黄汤。恢复期气液两伤,余热未尽,症见虚弱头昏、潮热自汗、气逆欲呕、食少乏力、睡眠不佳,治宜清热生津、益气和胃,方用竹叶石膏汤。

三、典型案例与诊治评析

【典型案例】

邓某,男,56岁,2014年1月1日入院。

主诉:发热5天,少尿、肢肿3天。

现病史:患者12月27日开始发热,体温最高39.0℃,伴恶寒,鼻塞流涕,头痛,周身肌肉酸痛,咳嗽,痰白黏,腹泻稀烂便2次,无皮疹,无胸闷气促,无腹胀腹痛及呕吐,至社区医院就诊,给予对症处理后无改善。12月29日到我院急诊,测体温39.0℃。血常规:WBC 6.94×10⁹/L,NEUT% 72.1%,LYM% 21.3%,HGB 166g/L,HCT 50.6%,PLT 16×10⁹/L;胸片未见异常。考虑病毒感染,给予奥司他韦口服,建议输注血小板,患者拒绝,并自行出院。12月30日,患者腹泻稀烂便4次,大便色黑,咽痛,双上肢浮肿,少尿,再次至我院急诊就诊。查血常规:WBC 8.23×10⁹/L,NEUT% 65.6%,LYM% 26.1%,HGB 176g/L,HCT 51.4%,PLT 11×10⁹/L;尿常规:尿潜血(+++),尿蛋白(++);粪便潜血(++++);急诊生化:Urea 16.04mmol/L,Cr 279μmol/L;心肌酶:CK 999U/L,CK-MB 43U/L,LDH 3 375U/L;凝血:APTT 63.1秒;肝功能:ALT 464U/L,AST 1 214U/L,γ-GTP 288U/L;D-二聚体71 360μg/L。急诊予输注血小板、新鲜冰冻血浆,配合护胃、护肝、营养心肌以及补液支持治疗。至1月1日复查血常规:WBC 25.68×10⁹/L,NEUT% 52.4%,HGB 140g/L,HCT 36%,PLT 70×10⁹/L;急诊生化:Urea 39.44mmol/L,Cr 522μmol/L。胸片(图9-4-1):①右下肺野阴影,考虑右下肺盘状肺不张;②双侧胸腔及叶间少量积液。腹部CT平扫(图9-4-2):双肾周阴影,未除炎症,请结合临床。考虑患者出现多器官功能损害,病情危重,收入ICU治疗。

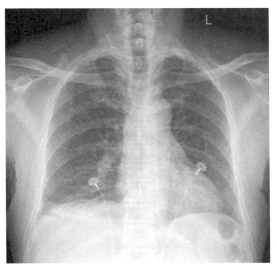

图 9-4-1 胸片:右下肺盘状肺不张;双侧胸腔及叶
间少量积液

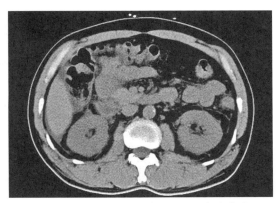

图 9-4-2 腹部 CT:双肾周阴影,未除炎症

入院症见:神清,精神疲倦,双眼充血明显,暂无发热,头痛,肢体困重,鼻塞流清涕,咳嗽,痰少难咳,少许胸闷气促,双上肢肿胀、肤色较暗,无疼痛,肤温可,双下肢无浮肿,胃纳差,嗳气,小便黄少,大便暂未解。舌暗红,苔黄腻,脉滑数。

既往史及个人史:在码头从事工作,工作环境较恶劣,有嗜烟史。

过敏史:否认药物过敏史。

入院查体:T 36.4℃,P 100 次 /min,R 20 次 /min,BP 129/82mmHg。双眼结膜充血明显,咽充血阳性。双肺叩诊呈清音,双肺呼吸音清,右下肺可闻及少许湿性啰音;心界叩诊不大,心率 100 次 /min,律齐,各瓣膜听诊区未闻及病理性杂音。腹平软,无压痛、反跳痛,肝脾肋下未触及,肝、肾区无叩击痛,肠鸣音稍活跃。双上肢中度水肿,双下肢无浮肿。

入院诊断:

中医:发热(湿热内阻)。

西医:①脓毒症;②多器官功能障碍综合征(肾、血液);③流行性出血热(?);④肺部感染;⑤消化道出血。

诊治过程:入院后考虑患者白细胞计数、中性粒细胞百分比明显升高,存在细菌性感染,给予亚胺培南 - 西司他汀钠静脉滴注抗感染;针对器官功能障碍,予谷胱甘肽护肝,维生素 K_1 改善凝血,奥美拉唑抑酸护胃,注射用重组人白介素 -11 促进血小板生成,维持水电解质平衡等治疗。患者以血小板计数下降、肾功能损害为突出表现,结合其他情况,考虑流行性出血热不能排除,予采血送标本至 CDC 完善相关检查。

中医方面,1 月 2 日一诊:患者神清,精神疲倦,烦躁,气促,发热,少许恶寒,咳嗽,痰少难咳,肢体困重,胸闷,口腻口干不欲饮,纳差,小便偏少、色黄,解棕色烂便、量共约 400ml。舌暗红,苔黄腻,脉滑数。中医辨证为湿热内阻,治疗上以清热化湿、宣畅气机、升清降浊为法,予尿毒清颗粒化湿祛浊,电针双足三里调理气机,方用藿朴夏苓汤合升降散加减。方如下:

藿香 15g,厚朴 10g,法半夏 15g,茯苓 15g,薏苡仁 15g,白术 15g,砂仁 10g^{后下},大黄 10g,

姜黄 10g,蝉蜕 10g,僵蚕 10g,炙甘草 10g。

1月6日二诊:患者神清,精神疲倦,已无发热,无咳嗽咳痰,肢体困重减轻,呕吐胃内容物 2次,口干多饮,纳差,眠一般,小便量多,大便量少,质烂色黄。舌干红,苔黄腻,脉细滑。辨证考虑阴虚湿热,治疗上清热化湿,兼以养阴,予保济丸口服和中化湿止呕,方用藿朴夏苓汤合增液汤加减。藿香 15g,厚朴 10g,法半夏 15g,茯苓 15g,薏苡仁 15g,白术 15g,砂仁 10g[后下],炙甘草 10g,玄参 15g,麦冬 10g,生地黄 15g。

1月9日三诊:患者神清,精神仍疲倦,恶心欲呕,无发热恶寒,无咳嗽咳痰,口干口苦,纳差,眠可,小便量可,大便 3次,质烂色黄。舌干红,苔微黄,脉细滑。辨证考虑湿浊邪郁少阳,治疗上以和解少阳、化湿和中为法,方用小柴胡汤加减。法半夏 15g,茯苓 15g,薏苡仁 15g,白术 15g,炙甘草 10g,麦冬 10g,柴胡 15g,黄芩 10g,党参 15g,白芍 15g,生姜 10g,大枣 15g。

1月15日四诊:患者神清,精神倦怠,口干多饮,动则汗出,少许恶心欲呕,未诉其余不适症状,纳可,眠差,小便量可,大便调。舌红,少苔,脉细滑。辨证考虑余邪未尽,方用竹叶石膏汤加减。淡竹叶 10g,石膏 30g,党参 15g,麦冬 15g,法半夏 10g,炙甘草 10g,知母 10g。

经治疗后,患者发热渐退,尿量逐渐增多,肌酐最高至 606μmol/L,其后逐渐下降,肾功能逐渐改善。送广州市 CDC 查流行性出血热抗体检测示阳性 1:100;登革热抗体检测示阴性。综合检查结果,考虑流行性出血热诊断基本明确,治疗至 1月4日病情好转,转入肾内科继续治疗。至 1月8日复查血常规:WBC 17.63×10⁹/L,NEUT 12.75×10⁹/L,HGB 120g/L,PLT 197×10⁹/L。生化:Urea 16.86mmol/L,Cr 285μmol/L。治疗至 1月16日出院。随访至 4月30日,肾功能示 Urea 6.76mmol/L、Cr 191μmol/L,患者无不适。

【诊治评析】

流行性出血热以发热、低血压、出血、少尿、肾损伤为特征,早期表现与登革热、流行性感冒相似,但其流行病学有差异。该患者发病在非登革热流行季节,故初始即判断登革热可能性小。患者血小板计数明显下降、肌酐升高等与流行性感冒表现不符。临床考虑流行性出血热可能性最高,最终经 CDC 的检查明确。该病例出现肝、凝血功能障碍,合并消化道出血,属于重症流行性出血热。因流行性出血热无特异性治疗,在 ICU 中给予积极支持治疗,最终使患者脱离危险。

中医方面,患者身处岭南湿土,早期表现为湿热遏伏,邪气有入血分之象,给予藿朴夏苓汤合升降散加减。升降散被蒲辅周誉为治温总方,使血分之热得清。其后湿热虽减,但伤及阴液,故稍合增液汤以护其阴液、兼清余热。热病中后期,湿热之邪郁于少阳,故给予小柴胡汤以和解邪气、化湿和中,疏通三焦,助邪气外出。进入多尿期后,进一步伤及肺胃津液,致肺胃燥热,给予竹叶石膏汤加减,以益气养液、兼清余热,使邪去正安。

参 考 文 献

1. 陈灏珠,林果为,王吉耀. 实用内科学[M]. 14 版. 北京:人民卫生出版社,2013.

2. 杨爱东. 温病学传承与现代研究[M]. 上海:上海科学技术出版社,2013.

3. 乔富渠. 流行性出血热中医防治研究[M]. 西安:陕西科学技术出版社,1991.

4. 钟嘉熙,林培政. 刘仕昌[M]. 北京:中国中医药出版社,2001.

5. 周仲瑛. 周仲瑛[M]. 北京:中国中医药出版社,2004.

6. 李景荣. 米伯让辨证治疗流行性出血热 76 例[J]. 陕西中医,1988,9(11):490-491.

第五节　布鲁氏菌病

一、西医认识

【诊断标准】

根据 2012 年中国卫生部制定的《布鲁氏菌病诊疗指南(试行)》,布鲁氏菌病(又称布鲁菌病,简称布病)是由布鲁氏菌感染引起的一种人畜共患疾病。布鲁氏菌病(brucellosis)属自然疫源性疾病。患病的羊、牛等疫畜是布病的主要传染源,布鲁氏菌可以通过破损的皮肤黏膜、消化道和呼吸道等途径传播。急性期病程在 6 个月以内,病例以发热(常见为波状热、弛张热)、乏力、多汗、肌肉、关节疼痛和肝、脾、淋巴结肿大为主要表现。慢性期病程超过 6 个月以上,病例多表现为关节损害等。布鲁氏菌可侵犯大多数器官,最常发生的是心内膜炎,并且是布鲁氏菌导致死亡的主要原因之一。

布病是《中华人民共和国传染病防治法》规定的乙类传染病。

(一)布鲁氏菌病诊断标准

应结合流行病学史、临床表现和实验室检查进行诊断。

1. 免疫学检查

(1)平板凝集试验:虎红平板(RBPT)或平板凝集试验(PAT)结果为阳性,用于初筛。

(2)试管凝集试验(SAT):滴度为 1∶100++ 及以上或病程 1 年以上滴度 1∶50++ 及以上;或半年内有布鲁氏菌疫苗接种史,滴度达 1∶100++ 及以上者。

(3)补体结合试验(CFT):滴度 1∶10++ 及以上。

(4)布病抗人免疫球蛋白试验(Coomb):滴度 1∶400++ 及以上。

2. 病原学检查　血液、骨髓、关节液、脑脊液、尿液、淋巴组织等培养分离到布鲁氏菌。急性期血液、骨髓、关节液阳性率较高,慢性期阳性率较低。骨髓培养被认为是诊断布鲁氏菌病的金标准,其敏感性比血培养高得多,检出时间更短,且既往使用抗生素不会降低其敏感性。

3. 疑似病例　符合下列标准者为疑似病例。

(1)流行病学史:发病前与家畜或畜产品、布鲁氏菌培养物等有密切接触史,或生活在布病流行区的居民等。

(2)临床表现:发热,乏力,多汗,肌肉和关节疼痛,或伴有肝、脾、淋巴结和睾丸肿大等表现。

4. 临床诊断病例　疑似病例免疫学检查第 1 项(初筛试验)阳性者。

5. 确诊病例　疑似或临床诊断病例出现免疫学检查第 2、3、4 项中的 1 项及以上阳性和/或病原学检查分离到布鲁氏菌者。

6. 隐性感染病例　有流行病学史,符合确诊病例免疫学和病原学检查标准,但无临床表现。

(二)重症布鲁氏菌病诊断标准

目前尚无重症布鲁氏菌病的诊断标准,可将合并循环、呼吸、血液、肝肾等器官功能障碍者,考虑为重症布鲁氏菌病,建议收入重症医学科救治,具体可参照 SOFA 评分。布病急性期还应与结核病、系统性红斑狼疮等鉴别；慢性期还应与其他关节损害疾病及神经症等鉴别。

【病原学及流行病学】

（一）病原学

布鲁氏菌病的病原是布鲁氏菌（Brucella）。该菌是一种革兰氏染色呈阴性的细胞内寄生菌，短杆菌或球状杆菌，有荚膜，无芽孢，无鞭毛不能运动。按照感染动物的不同和抗原性的差异将布鲁氏菌属分为 6 个种 19 个生物型，即羊布鲁氏菌、牛布鲁氏菌、猪布鲁氏菌、绵羊附睾布鲁氏菌、沙林鼠布鲁氏菌、犬布鲁氏菌等。

（二）流行病学

1. 传染源　羊在国内为主要传染源，其次为牛和猪。其他动物如鹿、麋鹿和狗也可以成为传染源。这些病畜早期往往导致流产或死胎，其阴道分泌物特别具有传染性。

2. 传染途径　可经消化道、体表直接接触和呼吸道传播。人与人的水平传播病例罕见。

（1）经消化道传播：非职业人群通过与羊玩耍，食入被细菌污染的生乳、乳制品和未煮熟的病畜肉类，则病菌可自消化道进入体内。

（2）经体表直接接触传播：国内以牧民接羔为主要的传播途径，兽医为病畜接生也极易感染。此外，剥牛羊皮、剪打羊毛、挤乳、切病畜肉、屠宰病畜时病菌从破损皮肤进入人体均可受染。实验室工作人员常可由皮肤、黏膜感染细菌。以上均属职业人群感染。

（3）经呼吸道传播：布鲁氏菌可以气溶胶的形式长期悬浮在空气中，且混杂羊毛的尘土中可含本菌，可经呼吸道黏膜、眼结膜发生感染。

3. 易感人群　人群对布鲁氏菌普遍易感，国内以牧区牧民的感染率最高，多发生于羊的产羔季节。患病后有一定的免疫力，但再感染者并不少见。

【治疗】

（一）一般治疗

注意休息，补充营养，高热量、多维生素、易消化饮食，维持水及电解质平衡。高热者可用物理方法降温，持续不退者可用退热剂等对症治疗。

（二）抗菌治疗

治疗原则为早期、联合、足量、足疗程用药，必要时延长疗程，以防止复发及慢性化。常用四环素类、利福霉素类药物，亦可使用喹诺酮类、磺胺类、氨基糖苷类及三代头孢类药物。治疗过程中注意监测血常规、肝肾功能等。

1. 急性期治疗

（1）一线药物：多西环素合用利福平或链霉素。

（2）二线药物：不能使用一线药物或效果不佳的病例可酌情选用以下方案：多西环素合用复方新诺明或妥布霉素；利福平合用氟喹诺酮类。

（3）难治性病例可加用氟喹诺酮类或三代头孢菌素类。

（4）隐性感染病例是否需要治疗，目前尚无循证医学证据，建议给予治疗。

2. 慢性期治疗　抗菌治疗：慢性期急性发作病例治疗多采用四环素类、利福霉素类药物，用法同急性期，部分病例需要 2~3 个疗程的治疗。

3. 并发症治疗

（1）合并睾丸炎病例，抗菌治疗同上，可短期加用小剂量糖皮质激素。

（2）合并脑膜炎病例，在上述抗菌治疗的基础上加用三代头孢类药物，并给予脱水等对症治疗。

（3）合并心内膜炎、血管炎、脊椎炎、其他器官或组织脓肿病例,在上述抗菌药物应用的同时,加用三代头孢菌素类药物;必要时给予外科治疗。

4. 特殊人群治疗

（1）儿童:可使用利福平联合复方新诺明治疗。8 岁以上儿童治疗药物选择同成年人。

（2）孕妇:可使用利福平联合复方新诺明治疗。妊娠 12 周内选用三代头孢菌素类联合复方新诺明治疗。

（3）合并器官功能障碍者,给予相应器官功能支持治疗。

二、中医认识

布鲁氏菌病属于中医"湿温""痹病""温疟"等范畴,因其具有传染性,故可纳入湿热疫病范畴。

【病因病机】

（一）病因

本病主要由于感受湿热疫邪所致,分外感和饮食所伤。或因摄生失衡,卫外不固,外感湿热疫邪。湿热之邪既可以外袭肌腠,进而流注于关节筋骨痹阻气血,又可以深入伏藏于三焦半表半里之地,致使湿热缠绵不愈,反复发作,病如疟状。并且因同气相求,湿邪又可以直接损伤脾胃,导致脾失健运,蕴湿生热。或因误食不洁之物,湿热疫毒则直中脾胃,湿热熏灼三焦,外注四肢、肌腠。

（二）病机

本病急性期以邪实为主,或湿热侵袭,或为湿浊痹阻,湿热外袭肌腠,营卫失和,故恶寒发热汗出;湿邪黏滞,故汗出而热不解。邪气流窜筋骨关节,痹阻气血经脉,而身体困重,全身肌肉和关节疼痛。湿热阻滞中焦,脾胃升降失调则脘腹痞闷,循肝经下注阴器则睾丸肿痛。若湿热疫毒壅盛,内困肝胆导致转枢失司,日久气闭痰凝血滞而胁下结块。慢性期以正虚为主,疾病迁延日久,正气内虚,又因湿浊久羁中焦,脾胃失其健运,气血生化乏源,故体倦乏力、自汗心悸。脾阳久困,肾阳亦衰,阳气不得养筋,寒湿滞留关节,则腰腿酸困、关节屈伸不利。

【辨证论治】

（一）急性期

1. 湿热侵袭

主症:发热或呈波状热,午后热甚,恶寒,大汗出而热不退,烦渴,或伴胸脘痞闷、头身关节肿痛、睾丸肿痛,舌红,苔黄或黄腻,脉滑数。

治法:清热透邪,利湿通络。

方药:生石膏 30g,知母 15g,苍术 15g,厚朴 15g,生薏苡仁 30g,青蒿 15g,黄芩 15g,忍冬藤 15g,汉防己 10g,杏仁 10g,广地龙 10g,六一散 15g^{包煎}。

加减:恶寒身痛重者,加藿香、佩兰;睾丸肿痛者,加川楝子、延胡索。

2. 湿浊痹阻

主症:发热,汗出,午后热甚,身重肢困,肌肉关节疼痛,肝脾肿大,睾丸肿痛,舌苔白腻或黄腻,脉弦滑或濡。

治法:利湿化浊,宣络通痹。

方药:独活 15g,桑寄生 15g,生薏苡仁 30g,汉防己 10g,秦艽 10g,桑枝 15g,苍术 15g,广地龙 10g,赤芍 15g,丹参 15g,黄芩 10g,生甘草 5g。

加减:热甚者,加栀子、知母;关节痛甚者,加刺五加、木瓜。

（二）慢性期

气虚络阻

主症:病情迁延,面色无华,气短懒言,汗出,肌肉关节困胀,舌质淡,苔白,脉沉细无力。

治法:益气化湿,养血通络。

方药:生黄芪 30g,党参 15g,苍术 15g,茯苓 15g,山药 30g,当归 15g,白芍 15g,威灵仙 15g,鸡血藤 30g,生薏苡仁 30g,白术 15g,炙甘草 10g。

加减:腰痛重,加杜仲、川断、骨碎补;肢体关节肿痛,加乌梢蛇、松节、泽泻;盗汗、五心烦热者,加生地黄;畏寒重者,加巴戟天。

【名医经验】

1. 杜雨茂认为邪恋正虚是慢性布病的关键

（1）清热化湿,解毒活血,直驱顽邪:杜雨茂认为本病急性期临床表现以发热恶寒或寒热往来,全身关节疼痛,甚至关节变形、皮下结节、囊肿、肝脾肿大等为主,与中医的"湿温病"和"热痹"很相似,转入慢性期后仍多有间断发热或急性发作及关节肿胀疼痛,举动艰难,故分析其病邪为湿热,因湿热相合久留机体,难解难分,不易速去而顽固难愈。邪留既久,化毒入络成瘀,侵于肌腠关节或内脏,凝滞气血,形成肿痛、囊肿、结节及胁下痞块、妇女闭经等。治疗侧重于祛邪,以清热化湿,解毒活血。主药如柴胡、黄芩、黄柏、秦艽、木瓜、藤梨根、丹参等。如毒瘀气血凝结较著,关节肿胀变形、肝脾肿大者,可再酌加乌蛇、露蜂房、红花、川牛膝、川芎等搜剔活血、理气化瘀药,效果甚为显著。

（2）滋阴养血,益气温阳,随证取用:慢性期患者,由于病邪久留,耗伤正气,患者均具有一定程度的肝肾心脾正气亏虚之征,且其具体临床表现可因病程的长短、病情的轻重、体质的差异及治疗的当否而有所不同。

据临床经验可分为 3 种情况:

1）气阴两虚:倦怠乏力,头昏气短,自汗盗汗,手足心热,肢节酸痛,症状在劳累时加剧,休息时减轻,舌淡红,脉细无力。治宜益气养阴,常用黄芪、党参、炙甘草、生地、麦冬、天花粉等。

2）阴血亏虚:乏力头昏,多梦少寐,五心烦热,潮热盗汗,肢节酸痛,形体消瘦,妇女月经量少,面色萎黄,舌淡红少苔,唇甲色淡,脉细数。治宜滋阴养血,选用生地、当归、白芍、女贞子、墨旱莲、麦冬等。

3）肾脾阳虚:神疲乏力,畏恶风寒,手足逆冷,腰膝酸软,腹胀便溏。舌质淡嫩,舌体胖大、边有齿痕,脉沉缓、细微。治拟益气温阳,常用黄芪、太子参、白术、制附片、桂枝、炙甘草等。

以上正虚情况可单独出现,亦可相兼互见,故可随证相机选药,同时与病邪互恋之情结合起来,组成方剂应用,坚持久服,其效自彰。

2. 张博文应用扶正固本法治疗慢性布病　张博文认为其病机是脾胃受损,正气内亏,营卫失调,外感湿热病邪,内外相引。湿热病邪,经口侵入于胃,或由皮肤通过经络而渗透于肌肉,使脾失运化转输之力,胃失腐熟水谷之机,致清阳不升,浊阴不降。若中气虚者,则邪从湿化（阴化）。湿热交炽,郁蒸气分,可由中焦脾胃上干心肺,或下犯肝肾。由于脾受湿困,胃受火炽,湿伤阳气,热伤精血,湿热久羁化燥化火,劫烁肝肾之阴,致成肝肾阴津亏损、气血耗伤之虚损证。慢性布病,病邪缠绵,反复发作,经久不愈,病者多呈虚象,为本虚标实之证。肾为先天之本,故疗此疾应用扶正固本方剂可取得较好疗效。据此,张博文自拟扶正固本三方治疗慢性布病。

细辛壮力汤:菟丝子、狗脊、淫羊藿、黄精、五味子、怀牛膝、陈皮各 15g。阳虚者原方之补阳药加倍,再加附子、桂枝,养阴药减 5g。阴虚者原方之补阴药加倍,再加知母、黄柏,补阳药减 5g。气虚者加黄芪、党参。血虚者加当归、杞子。疼痛者加细辛 5~10g;疼痛较重者单服细辛煎(细辛 10g,陈皮 10g,水煎服)。用法与疗程:煎服,1 天 1 个疗程,每疗程间隔 2~3 天,全程 6 个疗程。

改进细辛壮力汤:菟丝子、狗脊各 20g,桂枝、党参各 15g,黄精、怀牛膝各 20g,五味子、防风、陈皮 15g,细辛 7.5g。腹泻或浮肿加苍术,肌肤麻木加鸡血藤、黄芪。辨证治法同前。

甲号方:肉苁蓉 15g,菟丝子、黄芪各 30g,枸杞子、黄精各 30g,当归 15g,地龙、陈皮各 10g,穿山龙 50g。阳虚者加桂枝、附子、淫羊藿、川断,阴虚者枸杞子、黄精增量。

3. 曹一鸣运用达原饮治疗布病经验　曹一鸣认为布病患者常反复高热,病程久,其中有一类反复憎寒壮热,发无定时,纳少腹胀,脉弦数,舌红,苔黄厚腻,系属湿热之邪伏于膜原。法当开达膜原,辟秽化浊,清热利湿。达原饮方中草果味辛香,能辟秽燥湿,宜透伏邪,厚朴能除湿散满,槟榔能消磨,行气破结,共为主药,因气味辛烈,能直接达膜原,使邪气溃散,逐出膜原。知母、黄芩清在里之热,为辅药。因热病最易伤阴,故加白芍和营敛阴,配知母滋津而和阴,甘草调和诸药,各药合用使秽浊得化,热邪得清,邪去病解。

达原饮的现代药理分析:黄芩解热能力显著,其煎剂对细菌有较强的抑制作用,尤其对猪、羊、牛三型布氏杆菌有明显作用。厚朴的抑菌作用较强,性质稳定,不易受热、酸、碱的破坏。知母对各种类型发热皆有疗效,同时亦有较强较广的抑菌作用。白芍抗菌解痉,草果解表、散风、健胃、消毒,槟榔抑菌行气。故本方不仅治疟疾、瘟疫,对流感,证属半表半里湿遏热伏者,亦属对证。

三、典型案例与诊治评析

【典型案例】

钟某,男,54 岁,2016 年 6 月 2 日入院。

主诉:反复发热 1 个半月。

现病史:患者于 4 月 25 日开始出现高热,体温最高 39℃,伴头痛,当时无寒战、汗出,关节酸痛,少许咳嗽。至广州市某医院就诊并住院,考虑为"急性支气管炎",予抗生素及对症处理后发热退,咳嗽咳痰好转,后于 5 月 12 日出院。但出院后发热反复,多集中在下午、晚上,白天体温正常,发热时多饮温水及运动出汗后热势可稍退。患者为求进一步诊治,于 6 月 2 日入住我院普通病房。发病以来体重下降 6kg。入院后完善相关检查,血常规:HGB 127g/L,PLT 56×10⁹/L,余正常;降钙素原 0.22ng/ml;hs-CRP 30.8mg/L;免疫 6 项正常;肥达试验、外斐试验均阴性;胸片(图 9-5-1)示右中肺轻度感染,建议抗炎后复查。自身免疫 12 项示抗核抗体(ANA)(+),余未见异常。血管炎三项阴性。登革病毒 NS1 抗原检测阴性。入院后查血培养,后预警为阳性,考虑患者高热、脓毒血症,于 6 月 8 日转 ICU 进一步诊治。转入时症见:神清,精神疲倦,仍反复发热,发热时头部胀痛,无恶心欲呕,口腔溃疡,口干口淡,无口苦,无咳嗽咳痰,无尿频尿急,无腹痛,二便尚调。

查体:T 38.6℃,P 85 次 /min,R 20 次 /min,BP 125/70mmHg。未见皮肤皮疹、出血点及瘀斑。双肺呼吸音清,未闻及干湿啰音;心界叩诊不大,心率 85 次 /min,律齐,各瓣膜听诊区未闻及病理性杂音。舌暗红,苔腻微黄,脉沉滑。

既往史:无特殊。

过敏史:否认药物、食物及接触过敏史。

辅助检查:血常规示 PLT 21×10^9/L,HGB 130g/L,NEUT% 57%,LYM% 36.6%,WBC 3.61×10^9/L。心脏彩超示 EF 73%,主动脉瓣轻度关闭不全,左室顺应性减退。

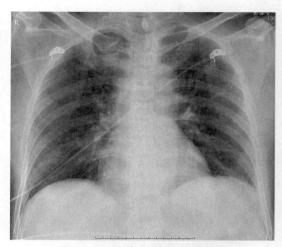

图 9-5-1　胸片:右中肺轻度感染

转入诊断:

中医:发热(气阴两虚,毒热瘀阻)。

西医:①脓毒血症;②肺部感染(右肺中叶)。

诊治过程:转入后予左氧氟沙星静脉滴注抗感染,后血培养结果回报检出疑似马耳他布鲁氏菌。追问病史,患者诉今年 2 月过年时曾从事羊肉售卖,考虑布鲁氏菌病,予填写传染病报告卡,并采血标本送广州市 CDC 完善相关检查。治疗上,抗感染方案改予盐酸多西环素片、利福平、左氧氟沙星,后期停用左氧氟沙星,维持盐酸多西环素片、利福平治疗,输注血浆及血小板补充血液成分,予重组人白介素 -11 升血小板,并配合给予谷胱甘肽、多烯磷脂酰胆碱护肝,以及补液支持等治疗。至 6 月 13 日广州市疾病预防控制中心回报布鲁氏杆菌试管凝集试验阳性,1:200,亦支持布鲁氏菌病诊断。

中医方面,转入后一诊:患者神清,疲倦,反复发热,体温 38~39℃,无恶寒,头晕,无皮疹、皮下瘀斑,无恶心欲呕,口腔溃疡,口干欲饮,小便量多,纳一般,眠差,大便调。舌暗红,苔腻微黄,脉沉滑。辨证为气阴两虚,毒热瘀阻。治疗上以益气养阴、清热解毒为法。方用五味消毒饮合生脉饮加减。方如下:

蒲公英 15g,金银花 20g,野菊花 15g,淡竹叶 15g,牡丹皮 15g,紫草 10g,干鱼腥草 15g,太子参 30g,麦冬 15g,北沙参 15g,生地黄 20g,苍术 15g。

6 月 11 日二诊:患者神清,仍有发热,体温 38.6℃,夜间发热为主,晨起汗出热退,无恶寒,头晕好转,无皮疹及皮下瘀斑,无恶心欲呕,咽痛,口腔溃疡,口干稍欲饮,无口苦,小便量多,色偏红,无尿频尿急,大便调。舌红绛,苔黄干,脉弦滑。辨证考虑气营两燔,改以清营凉血、透热转气为法,方用清营汤加减。水牛角 30g先煎,生地黄 15g,玄参 15g,麦冬 15g,丹参 15g,黄连 5g,金银花 10g,连翘 10g,郁金 10g,生石膏 15g先煎,太子参 10g。

6 月 13 日三诊:患者发热好转,体温波动于 37.4~38.0℃,精神改善,全身稍觉困重,咽痛及口腔溃疡好转,无胸闷、气促,无头晕,全身皮肤无出血点,纳好转,眠一般,小便仍偏红,大便黏腻不爽。舌暗红,苔黄腻,脉滑。病情好转,辨证为气营两燔,兼夹湿邪。治疗上除清营凉血、透热转气外,佐以清热利湿。方用清营汤加减。水牛角 15g先煎,生地黄 10g,玄参 10g,麦冬 10g,丹参 15g,黄连 5g,金银花 10g,连翘 10g,生石膏 15g先煎,太子参 20g,黄芩 10g,苍术 15g,法半夏 15g。

6 月 16 日四诊:患者神清,倦怠,发热已退,口干明显,咽干不适,少许咳嗽,痰少,下半夜为甚,纳稍差,二便调。舌红,苔少,脉弦滑。考虑热病后期,气阴两伤。治疗上以清养肺胃,兼清余热为法。方用麦门冬汤加味。麦冬 40g,法半夏 20g,生晒参 10g,生甘草 10g,大枣 15g,淡竹叶 15g,天花粉 15g,生地黄 15g。

经治疗后,患者发热退,诸症好转,于 6 月 15 日转回普通病房继续治疗,治疗至 6 月 20日痊愈出院。出院西医诊断:①布鲁氏菌病;②脓毒血症;③肺部感染(右肺中叶)。

【诊治评析】

布病的临床表现无特异性,常表现为不明原因发热,需结合接触史及是否为流行区进行鉴别,一旦疑诊,即进行筛查及病原学查找以明确诊断。该例患者身处南方,非布病流行区,但详细询问病史,有贩卖羊肉的经历,反复发热超过 40 天,结合血培养,可明确诊断,后 CDC相关检测亦支持诊断。患者入住我院中医科,未使用抗生素治疗,使得血培养阳性率明显升高,也是诊断的关键,提示在抗生素治疗前留取病原学的重要性。

中医方面,按照卫气营血辨证,结合湿邪为患的特点,给予清营汤加清热利湿之品,热退后考虑邪气伤及肺胃津液、余热未清,给予麦门冬汤加减滋养肺胃、兼清余热,也促进了疾病的迅速康复。

参 考 文 献

1. 中华人民共和国卫生部 . 布鲁氏菌病诊疗指南(试行)[J]. 传染病信息,2012,25(6):323-359.

2. 陈灏珠,林果为,王吉耀 . 实用内科学[M]. 14 版 . 北京:人民卫生出版社,2013.

3. 邱模炎 . 中医疫病学[M]. 北京:中国中医药出版社,2004.

4. 杜雨茂 . 杜雨茂[M]. 北京:中国中医药出版社,2003.

5. 张博文 . 扶正固本法治疗慢性布病的体会[J]. 吉林中医药,1984(6):31.

6. 曹一鸣,张文宾,柯谦,等 . 达原饮治愈一例布鲁氏菌病[J]. 天津医药,1976(11):564-565.

中文名称	英文简称	正常值	单位
白细胞计数	WBC	3.50~9.50	$\times 10^9$/L
中性粒细胞百分比	NEUT%	40.0~75.0	%
淋巴细胞百分比	LYM%	20.0~50.0	%
中性粒细胞计数	NEUT	1.80~6.30	$\times 10^9$/L
淋巴细胞计数	LYM	1.10~3.20	$\times 10^9$/L
红细胞计数	RBC	4.30~5.80（男）/3.80~5.10（女）	$\times 10^{12}$/L
血红蛋白	HGB	130~175（男）/115~150（女）	g/L
血细胞比容	HCT	40.0~50.0（男）/35.0~45.0（女）	%
血小板计数	PLT	125~350	$\times 10^9$/L
尿比重		1.003~1.030	
尿酸碱度		4.5~8.0	
尿白细胞酯酶		阴性	
尿白细胞计数		0~10	个/μl
尿红细胞计数		0~6	个/μl
亮氨酸氨基肽酶	LAP	20~60	U/L
腺苷脱氨酶	ADA	0.0~25.0	U/L
前白蛋白	PA	180~390	mg/L
谷丙转氨酶	ALT	9~50（男）/7~40（女）	U/L
谷草转氨酶	AST	15~40（男）/13~35（女）	U/L
总蛋白	TP	65.0~85.0	g/L
白蛋白	ALB	40.0~55.0	g/L
球蛋白	GLB	20.0~40.0	g/L
γ-谷氨酰转肽酶	γ-GTP	10~60（男）/7~45（女）	U/L
碱性磷酸酶	ALP	45~125（男）/50~135（女）	U/L
总胆红素	TBIL	2.1~22.3	μmol/L
直接胆红素	DBIL	0.0~6.5	μmol/L
间接胆红素	IBIL	0~19	μmol/L

续表

中文名称	英文简称	正常值	单位
总胆汁酸	TBA	0.0~10.0	$\mu mol/L$
尿素	Urea	2.14~7.14（男）/2.86~8.21（女）	mmol/L
肌酐	Cr	59~104（男）/45~84（女）	$\mu mol/L$
尿酸	UA	208~428（男）/155~357（女）	$\mu mol/L$
总二氧化碳	TCO_2	23.0~29.0	mmol/L
葡萄糖	GLU	3.90~6.10	mmol/L
钠离子	Na^+	137~147	mmol/L
钾离子	K^+	3.50~5.30	mmol/L
氯离子	Cl^-	99.0~110.0	mmol/L
钙离子	Ca^{2+}	2.08~2.60	mmol/L
磷	P	0.87~1.45	mmol/L
镁离子	Mg^{2+}	0.65~1.05	mmol/L
血酸碱度	pH	7.350~7.450	
二氧化碳分压	PCO_2	35.0~45.0	mmHg
氧分压	PO_2	80.0~100.0	mmHg
细胞外液剩余碱	BE-ecf	−3.0~3.0	mmol/L
全血剩余碱	BE-b	−3.0~3.0	mmol/L
动脉血氧饱和度	SaO_2	91.9~99.0	%
肌酸激酶	CK	26~174	U/L
肌酸激酶同工酶	CK-MB	0~24	U/L
乳酸脱氢酶	LDH	109~245	U/L
肌红蛋白	MYO	0.00~110.00	$\mu g/L$
心肌肌钙蛋白 I	cTnI	0.000~0.150	$\mu g/L$
脑钠肽	BNP	视年龄定	pg/ml
D- 二聚体	D-Dimer	0~500	$\mu g/L$
凝血酶原时间	PT	10.0~13.0	s
凝血酶原活动度	AT	70.0~130.0	%
国际标准化比值	INR	0.80~1.20	
纤维蛋白原	FIB	2.00~4.00	s
活化部分凝血活酶时间	APTT	22.0~32.0	s
凝血酶时间	TT	14.0~21.0	mmol/L
血乳酸	LAC	0.90~2.30	mg/L
C 反应蛋白	CRP	0.0~6.0	ng/ml

续表

中文名称	英文简称	正常值	单位
降钙素原	PCT	<0.05	ng/ml
内毒素定量		<10.00	pg/ml
(1,3)-β-D 葡聚糖		<60.00	mmol/L
β-羟丁酸	β-HB	0.00~0.30	%
糖化血红蛋白 A1c	HbA1c	3.0~6.0	%
糖化血红蛋白 A1	HbA1	5.0~8.0	
三碘甲腺原氨酸	T_3	0.92~2.79	nmol/L
四碘甲腺原氨酸	T_4	58.10~140.60	nmol/L
游离三碘甲腺原氨酸	FT_3	3.50~6.50	pmol/L
游离四碘甲腺原氨酸	FT_4	11.50~22.70	pmol/L
促甲状腺激素	TSH	0.550~4.780	mIU/L
甲状旁腺激素	PTH	10~69	pg/ml
肺炎支原体抗体	MP-IgM	<1∶20	
血氨	NH_3	9.0~33.0	μmol/L
血淀粉酶	AMY	30~110	U/L
尿淀粉酶		32~640	U/L
总胆固醇	TC	3.38~5.20	mmol/L
甘油三酯	TG	0.55~1.70	mmol/L
高密度脂蛋白胆固醇	HDL-C	>1.15	mmol/L
低密度脂蛋白胆固醇	LDL-C	<3.37(心脑血管危险人群应控制 <2.59)	mmol/L
载脂蛋白 A1	Apo-A1	1.00~1.80	g/L
载脂蛋白 B	Apo-B	0.60~1.33	g/L
24 小时尿蛋白浓度		0.0~100.0	mg/L
24 小时尿蛋白总量	Pro,24h	0~150	mg/24h
甲胎蛋白	AFP	0.00~8.10	ng/ml
癌胚抗原	CEA	0~5	ng/ml
糖类抗原 19-9	CA19-9	0~27	U/ml
癌抗原 15-3	CA15-3	0~25	U/ml
神经元特异性烯醇化酶	NSE	0~16.30	ng/ml
鳞癌相关抗原	SCC-Ag	0~1.50	ng/ml
组织多肽抗原	TPA	0~1.20	ng/ml
总前列腺特异性抗原	TPSA	0~4	ng/ml
游离前列腺特异性抗原	FPSA	0~0.72	ng/ml

中文名称	英文简称	正常值	单位
结合前列腺特异性抗原	CPSA	0~3.28	ng/ml
胆碱酯酶	CHE	5 900~12 220	U/L
铁蛋白	FER	48.0~708.0	pmol/L
叶酸	FOL	>12.19	nmol/L
维生素 B_{12}	VB_{12}	156~672	pmol/L
血沉	ESR	0~15（男）/0~20（女）	mm/H
抗 "O"	ASO	0~200	IU/ml
类风湿因子	RF	0~20	IU/ml
免疫球蛋白 IgA	IgA	0.70~4	g/L
免疫球蛋白 IgG	IgG	7~16	g/L
免疫球蛋白 IgM	IgM	0.40~2.30	g/L
补体 C_3	C_3	0.90~1.80	g/L
补体 C_4	C_4	0.10~0.40	g/L
总补体 CH_{50}	CH_{50}	23~46	U/ml
中性粒细胞胞浆抗体 Anti-PR3 定量	Anti-PR3	0~4.90	U/ml
中性粒细胞胞浆抗体 Anti-MPO 定量	Anti-MPO	0~4.90	U/ml
抗肾小球基底膜抗体 Anti-GBM 定量	Anti-GBM	0~19.90	U/ml

acute exacerbation of chronic obstructive pulmonary disease, AECOPD	慢性阻塞性肺疾病急性加重期
acute interstitial pneumonia, AIP	急性间质性肺炎
acute kidney injury, AKI	急性肾损伤
acute left heart failure, ALHF	急性左心衰竭
acute lung injury, ALI	急性肺损伤
acute pulmonary embolism, APE	急性肺栓塞
acute respiratory distress syndrome, ARDS	急性呼吸窘迫综合征
American thoracic society, ATS	美国胸科学会
aspiration pneumonia, AP	吸入性肺炎
chronic obstructive pulmonary disease, COPD	慢性阻塞性肺疾病
colony-stimulating factor, CSF	集落刺激因子
connective tissue disease, CTD	结缔组织病
connective tissue disease with interstitial lung disease, CTD-ILD	结缔组织病伴间质性肺疾病
continuous renal replacement therapy, CRRT	连续性肾脏替代治疗
cryptogenic fibrosing alveolitis, CFA	隐源性纤维化性肺泡炎
cryptogenic organizing pneumonia, COP	隐源性机化性肺炎
deep venous thrombosis, DVT	深静脉血栓形成
desquamative interstitial pneumonia, DIP	脱屑性间质性肺炎
diabetic ketoacidosis, DKA	糖尿病酮症酸中毒
diffuse alveolar damage, DAD	弥漫性肺泡损伤
disseminated intravascular coagulation, DIC	弥散性血管内凝血
dysfunctional ventilatory weaning response, DVWR	呼吸机依赖
endoscopic retrograde cholangiopancreatography, ERCP	内镜逆行胰胆管造影
endoscopic sphincterectomy, EST	内镜下十二指肠乳头括约肌切开术
endoscopic nasobiliary drainage, ENBD	内镜下鼻胆管引流术
erythropoietin, EPO	促红细胞生成素
European Respiratory Society, ERS	欧洲呼吸学会
extracorporeal membrane oxygenation, ECMO	体外膜氧合

Glasgow coma scale, GCS	格拉斯哥昏迷量表
Guillain-Barré syndrome, GBS	吉兰 - 巴雷综合征
gut origin sepsis, GOS	肠源性脓毒症
high frequency oscillatory ventilation, HFOV	高频振荡通气
histamine poisoning, HP	组胺中毒
hyperlipidemia, HP	高脂血症
hyperosmolar hyperglycemic state, HHS	高渗性高血糖状态
idiopathic interstitial pneumonia, IIP	特发性间质性肺炎
idiopathic pulmonary fibrosis, IPF	特发性肺纤维化
infective endocarditis, IE	感染性心内膜炎
interleukin-18, IL-18	白细胞介素 -18
international prognostic scoring system, IPSS	国际预后评分系统
interstitial lung disease, ILD	间质性肺疾病
intra-abdominal pressure, IAP	腹内压
intra-abdominal hypertension, IAH	腹腔内高压
invasive fungal infection, IFI	侵袭性真菌感染
invasive positive ventilation, IPV	有创正压通气
kidney injury molecule-1, KIM-1	肾损伤分子 -1
long Q-T syndrome, LQTS	长 Q-T 间期综合征
lymphocytic interstitial pneumonia, LIP	淋巴细胞性间质性肺炎
macrophage activation syndrome, MAS	巨噬细胞活化综合征
microscopic polyangitis, MPA	显微镜下多血管炎
mild acute pancreatitis, MAP	轻症急性胰腺炎
multi drug resistant bacteria, MDRB	多重耐药菌
multiple organ dysfunction syndrome, MODS	多器官功能障碍综合征
multiple organ failure, MOF	多器官功能衰竭
myasthenia gravis, MG	重症肌无力
myelodysplastic syndrome, MDS	骨髓增生异常综合征
neutrophil gelatinase associated lipocalin, NGAL	中性粒细胞明胶酶相关脂蛋白
non-invasive positive ventilation, NIPV	无创正压通气
nonspecific interstitial pneumonia, NSIP	非特异性间质性肺炎
percutaneous coronary intervention, PCI	经皮冠脉介入术
percutaneous nephrostomy, PCN	经皮肾造瘘术
percutaneous transhepatic biliary drainage, PTCD	经皮经肝胆管引流术
positive end-expiratory pressure, PEEP	呼气末正压

procalcitonin, PCT	降钙素原
pulmonary arterial wedge pressure, PAWP	肺动脉楔压
pulmonary embolism, PE	肺栓塞
pulmonary infarction, PI	肺梗死
pulmonary infection control window, PIC window	肺部感染控制窗
pulmonary thromboembolism, PTE	肺血栓栓塞症
respiratory bronchiololitis-associated interstitial lung disease, RBILD	呼吸性细支气管炎相关间质性肺疾病
severe acute pancreatitis, SAP	重症急性胰腺炎
severe acute respiratory syndrome, SARS	严重急性呼吸综合征
severe pneumonia, SP	重症肺炎
severe traumatic brain injury, STBI	重型颅脑损伤
spontaneous breathing trial, SBT	自主呼吸试验
subarachnoid hemorrhage, SAH	蛛网膜下腔出血
sudden cardiac death, SCD	心脏性猝死
supraventricular tachycardia, SVT	室上性心动过速
systemic inflammatory response syndrome, SIRS	全身炎症反应综合征
systemic lupus erythematosus, SLE	系统性红斑狼疮
systemic lupus erythematosus disease activity index, SLEDAI	系统性红斑狼疮疾病活动指数
tidal volume, TV	潮气量
torsade de pointes, TdP	尖端扭转型室性心动过速
toxic epidermal necrolysis, TEN	中毒性表皮坏死松解症
traumatic brain injury, TBI	颅脑损伤
urinary tract infection, UTI	尿路感染
usual interstitial pneumonia, UIP	普通型间质性肺炎
venous thromboembolism, VTE	静脉血栓栓塞症
vitamin K antagonists, VKA	维生素 K 拮抗剂

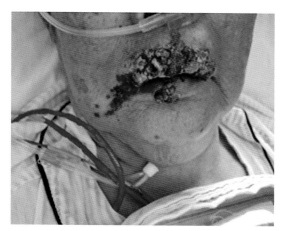

彩图1　患者口周疱疹,部分结痂

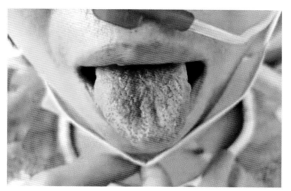

彩图2　郭某首诊舌象:舌尖边红,苔黄厚而干

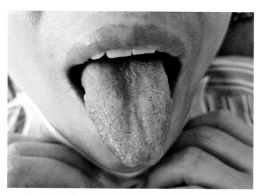

彩图3　郭某出院前舌象:舌淡红,苔白腻

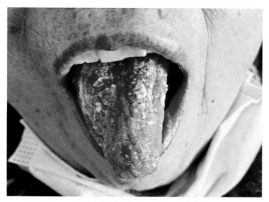

彩图4　张某首诊舌象:舌红,苔黄、剥、光

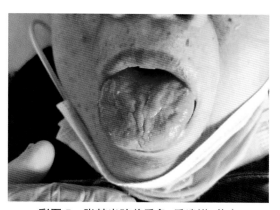

彩图5　张某出院前舌象:舌淡嫩,苔少